小儿推拿
临证精要

井夫杰 编著

全国百佳图书出版单位
中国中医药出版社
·北京·

图书在版编目（CIP）数据

小儿推拿临证精要 / 井夫杰编著 . —北京：中国
中医药出版社，2021.3
ISBN 978-7-5132-6448-8

Ⅰ . ①小…　Ⅱ . ①井…　Ⅲ . ①小儿疾病—推拿
Ⅳ . ① R244.154

中国版本图书馆 CIP 数据核字（2020）第 186927 号

中国中医药出版社出版

北京经济技术开发区科创十三街 31 号院二区 8 号楼
邮政编码　100176
传真　010-64405721
保定市西城胶印有限公司印刷
各地新华书店经销

开本 787×1092　1/16　印张 30.25　字数 554 千字
2021 年 3 月第 1 版　2021 年 3 月第 1 次印刷
书号　ISBN 978 - 7 - 5132 - 6448 - 8

定价　138.00 元
网址　www.cptcm.com

社 长 热 线　**010-64405720**
购 书 热 线　**010-89535836**
维 权 打 假　**010-64405753**

微信服务号　**zgzyycbs**
微商城网址　**https://kdt.im/LIdUGr**
官 方 微 博　**http://e.weibo.com/cptcm**
天猫旗舰店网址　**https://zgzyycbs.tmall.com**

如有印装质量问题请与本社出版部联系（010-64405510）

前　言

　　小儿推拿疗法具有简、便、廉、验及无毒副作用等特点，深受广大人民群众的喜爱与认可。近年来，随着该疗法的推广普及，小儿推拿市场发展非常迅速，小儿推拿从业人员日益增多，但从业者的水平参差不齐，尤其是小儿推拿行业内"重术轻道"现象日益严重，导致临证时"重手法轻辨证"，甚至造成误诊误治，直接影响了小儿推拿的疗效和儿童的身心健康，亦给小儿推拿疗法带来了不良的社会影响。因此，为贯彻落实《"健康中国2030"规划纲要》，大力发展中医非药物疗法，使其在常见病、多发病和慢性病防治中发挥独特作用，推广普及小儿推拿适宜技术，推进健康中国建设，笔者在"勤求古训、博采众长、融合中西"的基础上，结合自己的临证经验，几易其稿，不负艰辛，终于完成了《小儿推拿临证精要》一书，以期能为小儿推拿疗法的健康发展起到抛砖引玉的作用，更好地为儿童健康成长保驾护航。

　　小儿推拿疗法是指在中医基础理论指导下，基于小儿的生理病理特点，应用推拿手法作用于小儿体表穴位或特定部位，以防治儿科常见病、保障儿童健康成长为主要目的的一门中医外治技术，是中医推拿学的重要组成部分。本书内容集众家之长，结合笔者临证经验，突出临床实用，重点阐释了诊法辨证、功法与手法、穴位应用、辨证思路、辨证推拿、预防调护、饮食宜忌及临证提要等内容，融理、法、穴、术于一体，基本囊括了小儿推拿临证时所必备的知识点，以期能为临床医生、医学生以及小儿推拿爱好者日后从事小儿推拿临床、教学及科研工作奠定坚实的理论与技能基础。本书是广大推拿爱好者学习小儿推拿的必备参考书，亦可作为全国高等中医药院校及职业技能培训学校的教学参考书。

　　本书内容包括基础篇、手法与穴位篇、治疗篇、保健篇及附篇五部分，其中，部分内容通过二维码链接视频的形式呈现，便于读者理解和掌握。基础篇包括第一章到第六章，主要介绍了小儿生长发育与喂养、小儿生理病理特点、诊法与辨证概要、小儿推拿常用治法与处方、小儿推拿基本知识及推拿功法；手法与穴位篇包括第七章到第八章，主要介绍了小儿推拿手法及小儿推拿常用穴位与部位；治疗篇包括第九章到第十五章，主要介绍了新生儿病证、肺系病证、脾胃病证、心系病证、肝系病证、肾系病证及其他病证的病因病机、临床诊断、鉴别诊断、辨证思路、治则治法、辨证推拿、预防调护、饮食宜忌及临证提要等内容；保健篇包括第十六章到第十七章，主要介绍了小儿养育保健及保健推拿；附篇主要介绍小儿推拿发展简史及小儿推拿各派医家常见病推拿处方。本书在编写形式上，力求图文并茂，并结合现代教育技术，采用二维码链接视频的形式展示手法操作、功法练习及穴位实训等内容，便于读者理解和掌握。

　　本书在编写过程中，得到研究生郎青菊、冯慧超、张星贺、戎姣、曾豊婷、刘润峰、杨宝焱、金俊芳、陈书径、王钧曜、李倩、肖赟鹏、卢天娇、庄倩、范晓琳、吕月明、潘琪、李梦甜、李朝霞、孟红岩、许璿、傅东辉、蔡京华、黄大伟、于全君、邵彦龙、李金鑫、刘苗、李苗秀、钟贻凯等的大力支持与帮助，在此表示衷心的感谢！

　　限于笔者学术水平有限，书中难免存在不足及疏漏之处，敬请各位读者把发现的问题和缺点及时反馈给我们，以便今后修订完善。书中图片的拍摄及制作得到郎青菊、冯慧超、曾豊婷、王乾及爱心小朋友的大力支持与帮助，在此亦表示衷心的感谢！

井夫杰

2020 年 10 月 10 日于泉城

作者简介

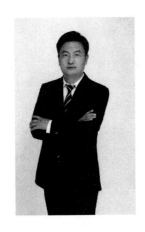

　　井夫杰，男，主任医师，教授，医学博士，博士研究生导师，国家中医药管理局第四批全国中医临床优秀人才，山东省有突出贡献中青年专家，山东省中医院知名专家，山东中医药大学"123人才工程"入选者。先后师从詹红生教授、欧阳兵教授、王新陆教授、田常英教授、韦贵康教授、张素芳教授，学习小儿推拿、伤科推拿、中医医史文献及中医内科临证思路等。现任山东中医药大学推拿学系主任兼推拿基础教研室主任，山东针灸学会小儿经络推拿专业委员会主任委员，中华中医药学会整脊分会常务委员，中华中医药学会推拿分会委员，中华中医药学会儿科分会委员，山东针灸学会常务理事，山东中医药学会整脊专业委员会副主任委员，中国中医药研究促进会手法医学专业委员会副主任委员，中国民族医药学会推拿分会常务理事，世界中医药联合会中医外治技术专业委员会常务理事，山东省疼痛研究会颈肩腰腿痛专业委员会副主任委员。临床擅长应用推拿防治儿科及伤科疾病。主持省部级及厅局级课题9项，参与国家、省部及厅局级课题6项。作为首位完成人，获"山东省社会科学优秀成果奖"二等奖1项，获"山东省科技进步奖"三等奖3项，获"山东高等学校优秀科研成果奖"二等奖4项。发表学术论文80余篇，发表SCI论文4篇。山东省一流本科课程"推拿手法学"课程负责人，山东省研究生教育优质课程"小儿推拿学"课程负责人。主编《小儿推拿学》《小儿推拿入门》《推拿手法实训教程》《推拿学》等多部教材，参编全国中医药行业高等教育"十二五""十三五"规划教材10余部。

目 录

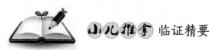

手法与穴位篇

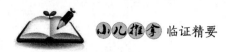

小儿推拿 临证精要

治疗篇

保健篇

附篇

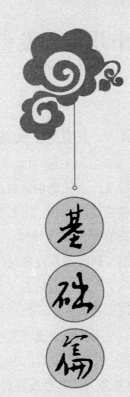

基础篇

第一章 小儿生长发育与喂养

第一节 小儿生长发育

生长发育是小儿的基本生理特点。生长是指体格的增长和器官形态的增大；发育是指细胞组织结构的成熟和生理功能的完善。生长与发育两者关系密切，故一般统称为生长发育。小儿的生长发育有一定的规律性，年龄愈小，发育愈快，尤以1周岁之内发育最快，以后逐渐减慢，到青春期发育又转为旺盛。影响生长发育的主要因素有以下几方面：①遗传：除了疾病与遗传有关外，体形、身高、外貌等均与遗传有关，故应重视遗传因素及遗传咨询；②环境：包括胎内和出生后的环境，如营养供应、疾病影响、体格锻炼、早期教育及是否重视保健等；③生活条件及经济条件等；④个体差异。因此，掌握小儿生长发育的基本知识，对预防保健、疾病防治以及判定小儿生长发育是否正常等各方面具有重要意义。

一、年龄分期

1. 胎儿期

妊娠前8周为胚胎期，第9周到分娩为胎儿期。自孕期28周至出生后1周为围产期。遗传因素、孕期感染、中毒、孕妇营养、心理状态均影响胎儿的发育。因此，孕妇应保证营养供应，预防感染，保持良好的精神状态，定期体检均有助于胎儿的正常发育。围产期小儿死亡率约占新生儿死亡率的70%，因此，应重视围产期保健，防止胎内感染和早产，必要时进行羊水脱落细胞染色体以及其他生化检查，对某些遗传性疾病和先天性畸形及早做出产前诊断，并采取相应措施，可降低围产期小儿死亡率。胎儿期的保健措施，包括孕妇咨询、孕母营养、孕母感染性疾病的防治（如弓形体、巨细胞病毒、风疹病毒、疱疹病毒以及梅毒等）、高危妊娠的监测及早期处理、胎儿生长的监测以及一些遗传性疾病的筛查等。

2. 新生儿期

从胎儿娩出、脐带结扎后至满28天。新生儿期是出生后胎儿生理功能进行调节并适应宫外环境的时期，出现问题多由适应不良所引起，如环境过冷、过热均不相适应，其他如先天性缺陷、早产、畸形等。新生儿期免疫功能不足，皮肤黏膜及其他屏障功能弱，易于感染。生长发育快而消化功能差，故应重视喂养，逐渐适应其消化功能。因此，此期应合理喂养，最好选用母乳喂养，隔离保护，预防感染。此期应让产妇与新生儿即刻接触并于数小时内开始哺乳，不仅可以促进母乳分泌，而且对建立母婴相依感情有重要作用。

3. 婴儿期

自出生 28 天至 1 周岁。此期以乳类为主食，生长发育迅速，如身高增长 50%，体重增加 200%，头围增加 30%，开始出乳牙，能坐，会爬并开始学走。生长发育迅速需要足够的营养供应，而此期小儿的消化功能不足，免疫功能差，容易发生消化功能紊乱、营养不良等。同时，婴儿体内来自母体的抗体逐渐减少，自身的免疫功能尚未成熟，抗感染能力较弱，易发生各种感染和传染性疾病。因此，此期应重视母乳喂养，合理人工喂养，及时添加辅食，有计划地进行各种预防接种，预防呼吸道感染，促进小儿正常生长发育。

4. 幼儿期

1 ~ 3 岁。该期生长发育速度减慢，大脑皮质功能进一步完善，语言表达能力逐渐丰富，模仿性增强，智能发育快，要求增多，能独立行走、活动，见识范围迅速扩大，接触事物增多，但仍缺乏自我识别能力。消化系统功能仍不完善，断乳和其他食物添加需在此时完成，适宜的喂养仍然是保持正常生长发育的重要环节。此期易患感染性疾病及传染病。因此，此期应进行合理喂养并养成良好的饮食及卫生习惯，及早进行语言训练与早期教育，注意安全护理及预防传染病。

5. 学龄前期

3 ~ 6 岁。学龄前期儿童的体格发育速度减慢，智能发育进一步加快，求知欲强，好问，好奇心强，自我控制能力仍差。因此，此期是进行学前教育的重要时期，应重视智能开发，但应循序渐进，避免强求，以适应其发育速度。同时，还应注意营养供应充分及安全护理。

6. 学龄期

6 ~ 12 岁。学龄期儿童除生殖系统以外的大部分器官已发育成熟，脏器功能特别是大脑发育更加完善，记忆力强，智力发育迅速，基本接近成人，机体抵抗力增强，感染性疾病减少，但结缔组织病、肾炎、过敏性紫癜等变态反应性疾病增多，疾病的临床表现基本与成人相似。因此，此期应重视思想教育，加强体格锻炼，并鼓励参加适当劳动。

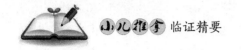

7. 青春期

青春期为儿童体格生长发育第二高峰，年龄范围一般从 10～20 岁，女孩的青春期开始年龄和结束年龄都比男孩早 2 年左右。此期的突出特点是生殖系统迅速发育成熟。如女孩乳房隆起、月经来潮，男孩喉结显现、变声、长胡须、遗精等。因此，此期应合理进行生理、心理卫生和性知识教育，培养良好的道德情操，建立正确的人生观，保障青春期的身心健康。

二、体格生长及智能发育

1. 体格生长

（1）体重：体重是判断健康水平的重要指标，反映了机体生长发育的综合情况。体重不足或增加缓慢、停滞提示营养不良或有慢性疾患。体重增长过速，超过一般规律，应检查是否为肥胖病。

体重增长的一般规律：新生儿体重与母亲营养状况、胎次、婴儿性别等有关，足月新生儿出生体重男婴平均为 3.3kg，女婴平均为 3.2kg。出生体重不足 2.5kg 者称未成熟儿。1 周岁以内体重增长规律，前半年平均每月增长约 700g，后半年平均每月增长 250g，因此，4～5 个月小儿的体重为出生时的 2 倍，约 6.6kg。1 周岁体重为出生时的 3 倍，约 9kg。体重计算公式如下：

半岁内体重 = 出生体重（kg）+ 月龄 ×0.7

7～12 个月体重 = 出生体重（kg）+6×0.7+（月龄 –6）×0.25

1～2 岁体重每月增长 0.25kg，故 2 岁体重为 9+3=12kg

2～10 岁体重（每年平均增加 2kg）=（年龄 –2）×2+12= 年龄 ×2+8

10～12 岁以后进入青春期，体重增加极快，不能按公式计算。

（2）身长：足月出生儿的身长约为 50cm。身长增长的规律也是年龄越小，增长越快。第一年增长最快，全年约增长 25cm，因此 1 周岁时身长约为 75cm，1 周岁后增长减慢，全年增长 10cm，因此 2 周岁小儿身长约 85cm，2 周岁以后增长更慢，平均每年增长 5cm，故 2～10 周岁小儿身长可按下列公式计算（年龄 –2）×5+85= 年龄 ×5+75。

（3）头颅：以头围的增长代表头颅的发育，其测量方法为平眉弓及枕骨粗隆处的周长。头围增长规律年龄越小增长越快，第一年特别是前半年增长最快，六个月头围约为 42cm，以后变慢，10 周岁约为 50cm。头围过小及过大均为病理情况，应查明原因及时防治。

（4）囟门：有前囟、后囟之分。前囟是额骨和顶骨之间的菱形间隙，后囟是顶骨和枕骨之间的三角形间隙。其测量方法为测囟门对边中点连线距离。后囟约25%儿童在出生时已闭合，其余也应在生后2～4个月内闭合。前囟应在生后12～18个月内闭合。囟门反映小儿颅骨间隙闭合情况，对某些疾病诊断有一定意义。囟门早闭且头围明显小于正常者，为头小畸形；囟门迟闭且头围大于正常者，多为脑积水、佝偻病等。囟门凹陷多见于阴伤液竭之脱水；囟门凸出多见于热炽气营之脑炎、脑膜炎等。

（5）胸围：胸围的大小与肺和胸廓的发育有关。测量胸围时，3岁以下小儿可取立位或卧位，3岁以上取立位。被测者处于安静状态，两手自然下垂或平放（卧位时），两眼平视，测量者立于被测者右侧或前方，用软尺由乳头向背后绕肩胛下角下缘1周，取呼气和吸气时的平均值。测量时软尺应松紧适中，前后左右对称。新生儿胸围约32cm。1岁时约44cm，接近头围，2岁后胸围渐大于头围。营养不良小儿由于胸部肌肉、脂肪发育差，胸围超过头围的时间较晚；反之，营养状况良好的小儿，胸围超过头围的时间则提前。

（6）牙齿发育：小儿乳牙一般于4～10月萌出，也可早于4个月出牙，最迟不超过10个月。若10个月后未出牙，多系异常，应查明原因。乳牙共20颗，最晚于2岁半出齐，若2岁半乳牙仍未出齐亦属异常。如患克汀病、佝偻病、营养不良的患儿出牙较晚。恒牙于6岁时开始长出。婴幼儿乳牙个数可用以下公式推算：乳牙数＝月龄－6。出牙时一般不伴随任何症状，有的小儿可伴有暂时流涎、烦躁不安或低热等症状。

（7）骨龄：骨的成熟与生长有直接关系，骨化中心的出现和骨骺与骨干的融合标志着骨的生长结束，故骨龄（骨发育成熟度）是监测生长的较好指标。评价骨龄最简单的依据是X线片所显示的骨化中心的数目及大小。手及腕X线平片最多用于儿童期，婴儿早期可摄膝及髋关节平片。

（8）呼吸、脉搏、血压：小儿由于新陈代谢旺盛，年龄越小，呼吸、脉搏越快，而血压则随着年龄的增加而上升。小儿呼吸、脉搏、血压易受发热、运动、哭闹等影响，测量应在安静状态下进行。

①小儿呼吸频率：新生儿平均40～45次/分，1岁以内30～40次/分，1～3岁25～30次/分，4～7岁20～25次/分，8～14岁接近于成人18～20次/分。

②小儿脉率：新生儿平均120～140次/分，1岁以内110～130次/分，1～3岁100～120次/分，4～7岁80～100次/分，8～14岁接近于成人70～90次/分。

③小儿血压：4岁以内小儿的血压约为11.5/8.0kPa。4岁以后收缩压约为

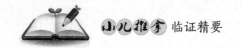

（10.5+0.27×周岁数）kPa，舒张压约为收缩压的 2/3。

2. 智能发育

智能发育在婴幼儿时期大量地反映于日常的行为之中，也称为"行为发育"。影响智能发育的因素有：①遗传：染色体异常可引起一定程度的智能迟缓，如 21- 三体综合征；单基因遗传病、多种代谢缺陷病也可引起严重智能迟缓，如苯丙酮尿症。②环境：出生前后严重营养不良，锌、铁等元素缺乏也可影响智力发育，教养条件对智能发育的影响也非常重要。③个体差异等。

了解小儿智能发育规律，可以适时开发智力、及早发现异常，有利于做好儿童保健和疾病防治。

（1）感知的发育：感知的发育主要体现在以下四个方面：①初生儿的视觉器官已相当完善，且发育迅速，生后几天就能辨别光亮和黑暗，新生儿期已能辨别红色及蓝色；1 个月左右能注视物件，6 ～ 8 周已能感知物件的大小和形状，4 个月能认人。②听觉反应于一个半月开始，2 个月能寻找出声的方向，3 ～ 4 个月能辨别母亲（或保姆）的声音。③嗅觉：3 个月小儿对强烈气味有反应。④味觉：新生儿味觉反应较敏感，出生数日就能辨别甜与苦，并对不同味的食物做出不同的反应。

（2）运动的发育：运动发育表现如下规律：①"头尾"发展，即运动功能自头端向足端发展（唇、眼、颈、腰、上肢到下肢）；②从泛化到集中；③自近到远，即协调运动先出现于最近身躯的肌群，而后发展到四肢；④"正性"的动作（抓握、站起、往前走）先于相反的动作（放下、坐下、停步）；⑤由粗动作到细动作。

新生儿的动作缓慢而无目的，肌张力高，这是由于大脑发育不成熟的表现。以后由于大脑皮质功能逐渐健全，小儿也就能掌握各种新的动作和技巧，训练对运动发育具有一定的促进作用。运动发育是视、听、感知及情感发育的综合反应，小儿运动发育正常发生时间：2 ～ 3 个月会抬头，4 ～ 5 个月伸手抓物，6 ～ 7 个月能独坐，8 ～ 9 个月会爬，10 个月左右扶站，1 岁左右扶走，12 ～ 15 个月会独走。至 2 岁后会做较精细的动作，协调功能也逐渐完善。

（3）语言的发育：语言是表达思想、观念的心理过程，与智能有直接关系，讲话乃有声的语言行为。说话能力分理解和表达两方面。小儿学语，先理解而后表达，先会发语音而后会应用词和句。在词的理解和应用上，先名词而后动词、形容词、介词等。一般生后 2 个月即"咿啊"，6 ～ 7 个月发"爸、妈"音，8 ～ 10 个月会叫"爸爸""妈妈"（初语），渐能理解语言的含义，并学会短句，2 ～ 3 岁时思维、语言发育迅速，模仿性强，语言发育较完善，已能朗诵及唱歌，这时应重视语言训练及正确发音。语言发育与中枢神经系统的发育有关，故中枢神经系统疾病或染色体畸形都可影响语言发育。在语言发育过程中，正常的听觉器官也很重要，若学话以前丧失听力，就会影响语言发育而为哑，称"聋哑病"。

婴幼儿智能发育是否正常的参考指标如下：2～3个月抬头；2～3个月会笑；6～7个月独坐；8～10个月初语；12～15个月独走。小儿智能发育有较大的个体差异，为了开发小儿的潜在智能，合理营养、早期教育和训练是十分重要的。

（4）反射：反射是基本的神经活动方式，小儿在出生后数小时即可出现腱反射，1岁以内小儿腱反射较为亢进。3～4个月的小儿四肢屈肌紧张度高，可见阳性克匿格（Kernig's）征。2岁以内巴彬斯基（Babinski）征阳性，也可以是生理现象。2个月以内，小儿还有握持反射，拥抱（Moro's）反射等，都属于生理现象。若在新生儿期，特别是生后数日内，这些反射消失，可能有颅内出血或其他疾病。腹壁及提睾反射在新生儿期后才逐渐出现。

（5）性格发育：性格是意愿、毅力、是非判断、对周围人物与事物适应能力的情绪反应等特征的总称。性格发育在婴幼儿期常称为个人－社会性行为发育。性格发育主要包括情绪反应、相依感情、游戏、违拗性等。

新生儿已表现出不同的气质，在活动度、敏感、适应性、哺乳、睡眠等规律性方面表现出个人特点。婴儿的活动及面部表情很早就受外界刺激的影响，对于哺乳、搂抱、摇晃等具有愉快反应，不愉快则表现为啼哭。随着月龄增长，不愉快逐渐减少。6个月以后已较能忍耐饥饿，9个月后能较久地离开母亲。真正的脾气发作见于3～4岁的幼儿。

婴儿与亲人相依感情的建立是社会性心理发育的最早表现。亲人在日常生活中对婴儿生理需要做出及时、适当的满足，可以促使相依感情的牢固建立。婴儿在5～6个月时有畏陌生表现及8～9个月拒让生人抱，10～18个月表现最为明显地与母亲分离时的焦虑情绪等都与相依感情有关。

小儿性格在游戏中可以得到表现和发展。5～6个月时，开始知道与别人玩"躲猫猫"；9～10个月，可玩拍手游戏；1岁小儿，多独玩；2～3岁，多各玩各的玩具；3岁以后，多两人对玩；4岁以后，开始找伙伴玩；3～4岁时，开始参加竞赛性游戏；5～6岁时，能自由地参加3人以上竞赛性游戏；学龄儿童中，可出现以强凌弱的带头人和以理服人的带头人。婴儿1岁前的生理需要完全依赖成人予以满足；1.5～2岁小儿已有一定程度的自立感，故2岁左右小儿常表现出明显的违拗性；3岁后又可出现喜爱纠缠亲人；4岁后依赖情绪逐渐减弱。正确认识小儿发育过程中的违拗性，对于小儿性格发育具有重要意义。

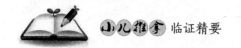

第二节 喂 养

婴儿期是小儿生长发育最快的时期，需要摄入足量的营养素，才能保证正常的生长发育，并预防营养不良、佝偻病、贫血等。但此时消化与吸收功能尚不够完善，与摄入需要很不适应，易发生呕吐、腹泻等消化系统疾病，并导致小儿生长发育障碍。因此，合理喂养对保障婴儿健康成长极为重要。

一、小儿各种营养素的需要量

人体必需的营养素包括水、蛋白质、脂肪、糖、维生素、矿物质及微量元素等。

1. 水

小儿处于生长发育时期，新陈代谢旺盛，热量需要多，但肾脏浓缩功能差，因此所需水分相对较多。牛乳中含蛋白质及盐类较多，摄入蛋白质和无机盐多者，水的需要量增加，婴儿每日需水 100 ~ 150mL/kg，3 ~ 7 岁 90 ~ 110mL/kg。婴幼儿每日摄入量少于 60mL/kg，即可发生脱水症状。

2. 蛋白质

由于小儿生长发育需要正氮平衡，故蛋白质按体重计算需要量比成人高。婴儿饮食中蛋白质含量约占总热量的 15%，母乳喂养每日需蛋白质 2g/kg，牛乳喂养为每日 3.5g/kg，混合喂养为每日 3g/kg。

3. 脂肪

脂肪主要来源于乳类、肉类、植物油。婴幼儿饮食中脂肪供给占总热量的 35%，每日需 4 ~ 6g/kg，6 岁以上为每日 2 ~ 3g/kg。

4. 糖类

糖类是供给热量的主要来源，其供热量约占总热量的 50%，婴儿每日需 10 ~ 12g/kg，儿童每日需 8 ~ 12g/kg。食物中糖类过多，发酵过剩刺激肠蠕动可引起腹泻。

5. 维生素

维生素是维持正常生长及生理功能所必需的营养素，与酶关系密切。维生素种类很多，水溶性包括维生素 B_1、维生素 B_2、维生素 B_6、维生素 C 等，在烹饪过程中易损失，体内不能贮存。脂溶性包括维生素 A、维生素 D、维生素 E、维生素 K，吸收后可在体内贮存，过量则易蓄积中毒。造成维生素缺乏的原因除膳食摄入不足外，还可因消化吸收障碍、分解破坏增强、生理需要量增加以及肠道细菌合成障碍引起。其中，维生素 A、维生素 B_1、维生素 B_2、维生素 C、维生素 D、维生素 B_{12}、叶酸等容易发生膳食中含量不足。

6. 微量元素

钙、磷是正常凝血和神经肌肉功能所必需。由于它们是骨骼的重要组成部分，故又称"大元素"。必需微量元素具有明显营养作用及生理功能，如铜、铁、锌、锰、硒、碘、铬等，缺乏后可发生特征性生化紊乱、病理改变及疾病。儿童易因微量元素代谢不平衡引起疾病，如缺碘可引起克汀病，缺硒可引起克山病，缺铁可引起贫血。

二、母乳喂养

1. 母乳的营养成分

（1）蛋白质：母乳的蛋白质含量较低，由酪蛋白和乳白蛋白组成，前者提供氨基酸和无机磷；后者约占总蛋白的 2/3，主要成分有 α-乳白蛋白、乳铁蛋白、溶菌酶、白蛋白。母乳富含必需氨基酸，营养价值高，在胃内形成凝块小，有利于消化吸收。

（2）碳水化合物：母乳中的乳糖较牛乳中含量高，是出生后 6 个月内婴儿热能的主要来源。

（3）脂肪：以细颗粒的乳剂形态存在，其中较易吸收的油酸酯含量比牛乳多一倍，而挥发性短链脂酸比牛乳少 7 倍，长链不饱和脂酸较多，易于消化吸收。

（4）维生素：乳汁中维生素 A、维生素 E、维生素 C 较高，而维生素 B_1、维生素 B_2、维生素 B_6、维生素 B_{12}、维生素 K、叶酸含量较少，但能满足生理需要。维生素 D 在人乳及牛乳中的含量均低。

（5）矿物质：母乳矿物质含量约为牛乳的 1/3。母乳钙、磷含量比牛乳低，但钙、磷比例适宜，钙的吸收良好，故母乳喂养儿较少发生低钙血症。铁在人乳和牛乳中含量均低，但母乳中铁的吸收率明显高于牛乳。若不及时添加辅食和补充含铁食品，仍易发生缺铁性贫血。母乳锌含量比牛乳低，但其生物利用率高。

2. 母乳的免疫成分

母乳中含有多种抗细菌、病毒和真菌感染的物质，对预防新生儿和婴儿感染有重要意义。

（1）体液免疫成分：母乳中含有 IgG、IgA 和 IgM，以初乳（产后 2～4 天内的乳汁）中浓度最高，其中分泌型 IgA 是所有外分泌液中含量最高者。随泌乳期延长，IgG 和 IgM 含量显著下降。sIgA（分泌型免疫球蛋白 A）在成熟乳（产后 2～9 个月的乳汁）中的含量也有明显下降，但由于成熟乳的泌乳量增加，婴儿摄入 sIgA 的总量并无明显减少。此外，母乳中尚含有多种抗体，主要成分为 IgA。这些抗体分布在婴儿的咽部、鼻咽部和胃肠道局部黏膜表面，中和毒素，凝集病原体，以防侵入人体。乳铁蛋白在人乳中含量丰富，明显高于牛乳，能与细菌竞争结合乳汁中的元素铁，阻碍细菌的代谢和分裂繁殖，从而达到抑菌效果，在预防新生儿和婴儿肠道感染中起重要作用。

（2）细胞成分：母乳中含大量免疫活性细胞，包括巨噬细胞、中性粒细胞和淋巴细胞。具有吞噬和杀灭葡萄球菌、致病性大肠杆菌和酵母菌的能力，能合成 C3、C4、溶菌酶和乳铁蛋白，在预防疾病方面有重要意义。

（3）其他因子：双歧因子在母乳中含量高而稳定，可促进肠道内乳酸杆菌生长，从而抑制大肠杆菌、痢疾杆菌的生长繁殖。母乳中溶菌酶较牛乳中高 300 倍，能水解细菌细胞膜上的黏多糖，溶解其细胞膜而杀伤细菌。初乳中的 C3、C4 经活化后具调理性的趋化性，可溶解破坏与特异性抗体结合的细菌。

3. 母乳喂养的优点

（1）母乳营养丰富、热量高，营养素比例适合小儿消化能力与需要，尤其最初 4～6 个月最为适宜，此期单独母乳喂养即可满足营养需要。

（2）母乳含有丰富的免疫成分，有抗感染作用，优于牛乳。

（3）母乳为直接喂哺，无感染变质的可能，且方便经济，乳量随小儿生长而增加。

（4）喂哺母乳可增进母子感情，并可密切观察小儿生长发育变化。

（5）产后即哺乳，有助于乳母子宫收缩并促其早日恢复。

4. 哺乳方法

（1）开奶时间：产后应尽早开始哺喂母乳，如母子情况良好，可在产后 1～2 小时开始吸吮母亲乳头，以促进乳汁的分泌和排出。出生后数日内乳汁分泌少，可适当加喂糖水。

（2）喂乳次数：可根据婴儿饥饱和吸吮情况掌握，不宜严格规定间隔时间及次数。

（3）喂乳时间和方法：出生 2～3 天，每次每侧乳房喂 2～4 分钟，以后延长至 10 分钟左右。一般最初 5 分钟内已吸出大半乳量，10 分钟后乳汁几乎吸空，故每次最长喂乳时间不超过 15～20 分钟。喂哺时，应抱起婴儿呈半坐姿势躺在母亲怀里，保持呼吸道通畅。哺乳后应将婴儿抱起，头放在母亲肩上，轻轻拍背，使胃内空气排出，以防止吐奶。

5. 影响乳汁分泌及成分的因素

（1）乳汁分泌：这是一个复杂的生理过程，包括多种内分泌因素的参与和影响。催乳素与乳腺腺泡上皮受体结合而开始泌乳。婴儿吸吮乳头和乳晕的刺激使垂体分泌催乳素，随之引起乳腺肌上皮细胞收缩，将腺泡中的乳汁挤入导管，迅速达到乳头而射出。在婴儿开始吸吮后的30～45秒内，突然双侧乳房射出乳汁，称为"射乳反射"，可使婴儿在短时间内获得大量乳汁。乳母血中催乳素的浓度和婴儿吸吮的强度和频繁度有关。吸吮次数越多，越有力，乳腺排空越好，可使催乳素血液浓度增加，从而促进乳汁的合成和分泌。如果没有催乳素引起的射乳反射，乳汁不能大量排出，乳腺排空不好，乳量即明显下降。

（2）影响乳汁分泌及成分的因素：乳母膳食均衡、营养充足，所分泌的乳量及乳汁成分差异不大，一般能保证婴儿的营养需要。但乳母饮食量少或营养较差，总泌乳量常常减少，实际也影响了婴儿对蛋白质和其他营养物质的摄入量。因此，乳母在哺乳期应保持充足的营养，以保证泌乳量。焦虑、愤怒、抑郁、疲劳、怕痛等都可减少或抑制催乳素分泌，阻止射乳反射的建立，使泌乳量减少。此外，乳母饮酒、疾病、怀孕等均影响泌乳量。如果乳母泌乳量不足，可以多吃催乳食物，如鱼汤、鸡汤等。

三、人工喂养、断乳及辅助食品添加

1. 人工喂养的对象

乳母没有乳汁分泌；乳母患有较严重的器质性疾病，如心、肺、肾脏病及内分泌疾病，或患有慢性传染病如肝炎、肺结核等，均不宜哺喂婴儿；婴儿患有苯丙酮尿病、半乳糖血症等遗传代谢病，亦不适合母乳喂养。

2. 人工喂养的选择与喂养方法

（1）鲜牛乳：鲜牛乳是最常用人工喂养的乳品，其与人乳的区别：①牛乳中含蛋白质为3.3%，较母乳高但以酪蛋白为主。酪蛋白遇胃酸后容易凝结成坚韧的乳块，不易消化，因而食用前应加水稀释，加热煮沸或加酸以使凝块变小变软。②牛乳中不饱和脂酸较母乳少，脂肪球大不易消化。③牛乳中各种矿物质浓度均高于人乳，需要加水稀释，以降低渗透压负荷。④母乳中所含的免疫成分及酶等成分在牛乳中含量极少，无法弥补。婴儿所需热量为每日418～460kJ/kg，需水量为每日

150mL/kg。每日 1000mL 牛乳含热量 2761kJ，含蛋白质 33g，加糖 5%，故 5% 糖牛乳 100mL 含热量为 360kJ。

（2）喂养方法：最好选用大口玻璃奶瓶，易于清洗，便于煮沸消毒；将每日小儿所需之牛乳、蔗糖及应加入水的总量一并加热，直至煮沸；喂哺时，婴儿半卧位于母亲怀中，奶瓶前端充满乳汁，以免小儿吸入过多空气。喂完后拍背几分钟，排出空气以防止吐奶；以 3～4 小时 1 次为宜，但由于婴儿食量的个体差异很大，故很难统一。

3. 混合喂养与断乳

（1）混合喂养：母乳不足需同时添加牛乳者称为混合喂养。添加量和方法取决于婴儿的需要量及母乳缺乏的程度。可于下午或傍晚母乳缺乏时，喂牛乳；也可在每次喂哺母乳后加喂一定量的牛乳，这样哺乳次数并未减少，仍能保持按时刺激乳房以维持乳汁分泌。

（2）断乳：婴儿生后头 6 个月内生长发育迅速，母乳喂养是最理想的。但 6 个月以后单纯母乳已不能满足小儿生长发育的需要，而且小儿常因眷恋母乳而拒绝其他食品，出现食欲缺乏或食欲异常，常有体重减轻、营养不良或贫血等。因此，母乳喂养儿应在适当时期断奶。断奶应逐渐进行，在正常添加辅助食品的条件下，8～12 个月为断奶最适当的时期。一般先从 6～8 个月起，每日先减少一次哺乳，用辅助食品代替，以后逐渐减少哺乳次数直至断奶。在乳品缺乏地区，可每日保留 1～2 次母乳喂哺，直至 1 岁半至 2 岁。2 岁时，即使仍有少量母乳也应停止哺喂。在炎热夏季或婴儿患病时不宜断奶，可延至秋凉时进行，以免发生腹泻等消化功能紊乱性疾病。

4. 辅食添加时间、原则及顺序

（1）辅食添加时间：婴儿长至 4 个月以后，单纯哺喂母乳已不能满足机体的需要。因此，不论是母乳喂养儿还是人工喂养儿，到一定时候均需适时地添加辅助食品。提示添加辅食的信号有婴儿的体重增长缓慢，出现生理性厌奶，母乳喂不饱，发育缓慢，出现觅食行为及挺舌反射消失等。一般建议是，当观察到婴儿能够自己立起脑袋、自己坐稳、对食物产生兴趣、舌头能够左右移动时，4～6 个月就可以开始添加辅食了。

（2）辅食添加原则：辅助食品应含有各种重要营养素，并应适合婴儿的消化能力，最初宜选择糊状，不含纤维者，如奶糕、菜麦糊、豆腐、鱼松、蛋黄等。添加辅助食品的原则：由少到多，由稀到稠，由细到粗；不能同时添加几种，需适应一种食物后再添加另一种；应在婴儿健康、消化功能正常时添加。

（3）辅食添加顺序：1～3个月，可添加菜汤、水果汁、鱼肝油，以补充维生素A、B族维生素、维生素C、维生素D和铁、钙、磷等；4～6个月，可添加米糊、奶糕、稀粥、蛋黄、鱼泥、菜泥等以补充热量，锻炼小儿从流质过渡到半流质食物；7～9个月，可添稀粥、面条、碎菜、蛋、肝泥、肉末、豆腐、饼干、馒头片、熟土豆等以补充足够的热量、蛋白质等，并由半流质过渡到固体食物；10～12个月，即可吃软饭、挂面、带馅食品、碎肉等，直至断奶。

四、膳食合理

小儿从出生到青春期都处在旺盛的生长发育过程中，合理的膳食非常重要。婴幼儿期脾胃受纳、运化功能尚未健全，如果膳食安排及营养调配不当，均会影响小儿的身体健康。学龄期至青春期，一方面机体迅速成长，一方面智力增长、学习繁重，为保证小儿健康成长，必须合理安排好小儿膳食。

1. 营养合理

食物的种类多种多样，有谷有果，有粗有细，有荤有素。《素问·脏气法时论》曰："五谷为养，五果为助，五畜为益，五菜为充，气味合而服之，以补精益气。"这些食物只有相互搭配，才能较好地补益充养机体。在小儿膳食中，应以谷类为主食品，肉类为副食品，以蔬菜、水果为辅助。

2. 科学安排

食品的烹调加工，应适合小儿的消化功能。特别是婴幼儿食品的加工，应做到细、碎、软、烂。膳食调配，要多样化、合理化，做到粮菜搭配、荤素搭配、粗细搭配。忌选肥甘油腻及辛辣刺激之食品。食谱的变化宜随季节的更迭，每日更新调换，勿使小儿嫌恶，避免产生厌食。饮食的次数及数量，要求做到规律化，即根据实际需要定时、定量配给。一般可执行三餐二点制（1～2岁）或三餐一点制（3岁以上），不可使小儿过饥或过饱。

五、饮食禁忌

1. 忌偏食

有的小儿不爱主食爱零食，不均衡饮食而偏爱某一两种饮食，最终导致营养不良，影响生长发育，甚至造成疳积。如不吃蔬菜瓜果，易致肠道运输受碍，维生素摄入不足，影响生长发育。偏好肥甘厚味，最易损伤脾胃。甘是指各种甘甜之食品，如奶糖、巧克力、蜂王浆、各种糕点等，此常为小儿所好。甘能满中，是因甘甜食品皆为厚味，不易消化，多食则脾胃呆滞，令儿不饥，而生厌食。肥是指奶油、肥肉等含脂肪量多的食物。正如《素问·奇病论》所曰："肥令人内热，甘令人中满。"

2. 忌营养过剩

摄入营养过多，超过每日自身所需的能量及营养素量，会加重机体代谢负担，给小儿身体健康带来危害。营养过剩，不仅会使肝、肾负担加重，还会影响智力发育；营养过剩，可使脂肪在小儿脑组织堆积过多，影响神经的发育，从而使智力水平降低。同时，饱餐后胃肠供血过多，而脑部供血相对不足，也会影响智力的发育。营养过剩，小儿肥胖，则心脏负担加重，导致心血管疾病提前出现，甚至影响生殖等。可见营养过剩的危害，当引起普遍重视。

3. 忌五味太过

在小儿膳食中，五味宜调和而不宜过偏。正如《素问·生气通天论》所曰："是故谨和五味，骨正筋柔，气血以流，腠理以密，如是则骨气以精。谨道如法，长有天命。"说明只有注意饮食五味的调和，才能使骨骼健壮，筋脉柔和，气血流通，腠理固密，谷气坚强，机体壮实，享有天年。

4. 忌生冷不洁

生冷是指各种生冷水果、饮料、冰糕以及各种性寒之食物。阴寒生冷之物最易损伤脾阳，脾失运化，导致疳积的发生。又如，无论冬夏小儿多喜食甘甜饮料及冰冻奶酪，常因此而发生吐泻，特别是先天不足、脾阳虚弱者更需谨慎。小儿脾常不足，不洁之物入胃，则病从口入。剩饭菜、乳类易腐败，不要喂食；要防止蝇、蟑、鼠等污染食物；食前便后洗手，以防自身不洁。

5. 忌饮食过量

小儿脾常不足，饮食切忌太饱。小儿饮食不知自节，往往见物爱物，食之无度。《素问·痹论》曰："饮食自倍，肠胃乃伤。"在短时间内进食过多，胃肠负担过重，必然损伤脾胃之功能，从而导致疾病的发生。伤食的最大危害，是损伤脾胃，导致受纳运化功能失调，引起腹胀、腹痛、呕吐、腹泻等。若乳食不化，积滞中焦，可引起厌食、腹胀、消瘦，甚至因气血生化不足而发展成疳证。同时还可因脾胃受损，痰湿内生，而出现反复咳嗽、痰喘等肺系病证。

6. 食物禁忌

小儿每个阶段的饮食都有一定的忌吃食物，喂养过程中应该注意，以免喂养不当影响小儿健康。如1岁之内不要吃盐，母乳、配方奶及辅食里所含的盐已经完全满足1岁以内的婴儿身体发育需求。1岁之内婴儿的肠道正常菌群尚没有完全健全，食用蜂蜜之后容易引起感染，出现恶心、呕吐、腹泻等症状，故不宜食蜂蜜。3 岁以内的幼儿不宜饮茶，茶叶中含有大量鞣酸，会干扰人体对食物中蛋白质、矿物质及钙、锌、铁的吸收，导致婴幼儿缺乏蛋白质和矿物质而影响其正常生长发育；茶碱是一种类似咖啡因的兴奋剂，对幼儿的神经系统可产生不良刺激。5 岁以内不要吃补品，补品中含有许多激素或类激素物质，激素会干扰生长发育，导致性早熟。10 岁以内不要吃腌制食品，腌制品（咸鱼、咸肉、咸菜等）含盐量太高，易诱发高血压病；腌制品中含有大量的亚硝酸盐，其与黄曲霉素、苯丙芘是世界上公认的三大致癌物质。10 岁以前开始吃腌制品的孩子，成年后患癌的可能性比一般人高 3 倍。

第二章 小儿生理病理特点

小儿始终处于不断生长发育过程中，无论是形态结构、生理功能，还是病因、病理、疾病种类、疾病演变转归等方面，都有其特点。正确认识并掌握这些特点，对指导儿童保健及疾病防治具有重要的临床意义。

第一节 生理特点

一、脏腑娇嫩，形气未充

脏腑即五脏六腑。娇，指娇气、娇弱，不耐攻伐，不耐寒暑；嫩，指柔嫩、嫩弱。形，是指形体结构，即四肢百骸、筋肉骨骼、精血津液等；气，是指生理功能活动，如肺气、脾气、肾气等；充，即充实。脏腑娇嫩，形气未充，是指小儿时期机体各系统和器官的形态发育和生理功能都处在不成熟和不完善的阶段。正如《小儿药证直诀·变蒸》所曰："五脏六腑，成而未全……全而未壮。"此充分说明了小儿出生后，机体赖以生存的物质基础虽已形成，但尚未充实和坚固；机体的各种生理功能虽已运转，但尚未成熟和完善。

清代医家吴鞠通把"形气未充"又概括为"稚阴稚阳"。这里的稚，是指幼小、幼稚。阴是指机体的精、血、津液、脏腑、筋骨、脑髓、血脉、肌肤等有形之质而言，而阳是指体内各脏腑的生理功能而言。小儿五脏六腑的形气不足，尤以肺、脾、肾三脏不足更为突出。小儿肺脏娇嫩，卫外机能未固，外邪易由表而入，侵袭肺系，故小儿感冒、咳喘等肺系病证最为常见；小儿脾常不足，脾胃的运化功能尚未健旺，但生长发育迅速，对营养物质的需求却比成人多，易为饮食所伤，出现积滞、呕吐、腹泻等病证；肾中元阴元阳为生命之根，关系到小儿的禀赋体质与成长，各脏之阴有赖于肾阴之滋润，各脏之阳有赖于肾阳之温养，小儿生长发育，抗病能力，以及骨骼、脑髓、发、耳、齿等的正常发育与功能皆与肾有关。小儿初生发育不够成熟，脏腑娇嫩，气血未充，肾气未盛，易患五迟、五软等肾气虚衰病证。

此外，小儿心、肝两脏功能亦尚不健全。心主血脉、主神明，小儿心气未充、心神怯弱，表现为思维及行为的约束能力较差，易受惊吓；肝主疏泄、主风，小儿肝气尚未充实、经筋刚柔未济，易患惊惕、抽风等病证。

二、生机蓬勃，发育迅速

生机，是指生命力、活力。生机蓬勃，发育迅速，是指小儿在生长发育过程中，无论在机体的形态结构方面，还是生理功能方面，都在迅速地、不断地向着成熟、完善而发展。

年龄越小，这种发育的速度越快，而且是遵循一定的规律和速度。主要表现在体格生长和智能发育两个方面。这是小儿"纯阳之体"的生理特点，好比旭日初升，草木方萌，蒸蒸日上，欣欣向荣。《颅囟经·脉法》曰："孩子三岁以下，呼为纯阳。"所谓"纯阳"，是指小儿 3 岁以下禀受父母先天之气，真元未耗，其生长力旺盛而言。

纯阳学说高度概括了小儿在生长发育、阴长阳充过程中，生机蓬勃、发育迅速的特点。此后，历代医家多从病理进行阐述。如叶天士《幼科要略·总论》曰："襁褓小儿，体属纯阳，所患热病最多。"刘河间《黄帝素问宣明论方·小儿门》曰："大概小儿病者纯阳，热多冷少也。"指出了小儿一旦患病，邪气易从热化，因此小儿以热性病最多。

总之，小儿"稚阴稚阳"与"纯阳"之体，是小儿生理特点的两个方面。前者说明小儿肌肤柔嫩，血气未充，脏腑未坚，筋脉未盛，阴阳二气和成人相比均属不足；后者说明小儿生机旺盛，发育迅速，阴液相对不足，水谷精微需求相对较多。

第二节　病因病理特点

由于小儿的生理特点不同于成人，所以其病因病理特点亦与成人有差异，正确认识并掌握小儿的病因病理特点，可指导儿科疾病的诊治。

一、病因特点

小儿由于脏腑娇嫩，形气未充，正气不足，卫外功能尚差，故在发病上有其特殊性。如小儿多外感六淫，多时行疾病，多内伤乳食，多感染诸虫，多意外伤害；少情志致病；而胎产因素（先天因素）和养护不周则是小儿的特有病因。因此，了解小儿的病因特点对临床诊疗具有重要的指导价值。

小儿疾病具有明显的季节性和地域特点。如冬季气候寒冷，小儿冷暖不知自调，喜好活动，出汗多，不能及时增减衣裤，夜间踢被，易受风寒外袭而患感冒、咳嗽、哮喘、肺炎喘嗽等病证。春季气候温暖多风，有利于病毒细菌繁殖，易感时行之邪而患麻疹、痄腮、春温、水痘、百日咳等传染性疾病。夏秋季气候炎热，饮水多，常进食冷饮和不洁食物，易受湿邪并内伤饮食而患呕吐、泄泻、痢疾等消化系统疾病；同时随着生活水平提高，空调、电冰箱所致的寒邪疾病在夏秋季亦逐渐增多。北方地区新生儿硬肿症、猩红热冬季多见，南方地区夏季热多见。

小儿病因与年龄密切相关。如新生儿期疾病多与胎产因素相关；婴儿期发病多与喂养有关；幼儿期传染病多发；学龄前期易发生意外伤害；学龄期和青春期常发生心理和行为性疾病等。

小儿病因与体质也有一定的关系，不同体质类型的小儿对各种病因的易感性也不同。小儿体质与父母的体质有关，若父母易患呼吸道、消化道等疾病，其子女也易患呼吸道、消化道疾病；某些疾病的发生与遗传有关。

上述病因有时可同时出现，互为影响。如风寒感冒可兼有内伤饮食，形成感冒夹滞；风热感冒可因过早服用泻下药而夹内伤。现将小儿病因特点分述如下：

1. 先天因素

先天因素是指禀赋胎产因素，指小儿出生前已形成的病因。《格致余论·慈幼论》曰："儿之在胎，与母同体，得热则俱热，得寒则俱寒，病则俱病，安则俱安。"《幼幼集成·护胎》也指出："胎婴在腹，与母同呼吸，共安危，而母之饥饱劳逸，喜怒忧惊，食饮寒温，起居慎肆，莫不相为休戚。"可见，父母的遗传因素、健康状况及营养状态对胎儿均有重要的影响。特别是妊母的健康与否，对胎儿的影响更为突出，包括禀赋因素、体质相传、病证相传等。或父系遗传性疾病基因，或者妊娠期间母病、母弱、母血不壮，或孕母患病治疗用药不当、起居失常等因素，致胎儿宫内发育不良，形成胎弱、胎怯、胎惊、胎痫、痴呆及各种先天性畸形、遗传代谢性疾病等。

除此之外，妊娠分娩损伤也可导致小儿初生诸疾，如头颅血肿、产伤、母婴垂直传播型肝炎、骨折、斜颈、脐带绕颈，重者甚至导致窒息而死亡。因此，为避免分娩导致小儿疾病，孕妇应进行常规的产前检查。

2. 外感因素

小儿为稚阴稚阳之体，脏腑娇嫩，形气未充，肺常不足，加之寒温不知自调，家长护养不周，因而六淫和疫疠之邪等外感因素致病最为多见。

（1）六淫：六淫是风、寒、暑、湿、燥、火六种外感病邪的统称。外感六淫因客犯部位不同而所患病证不同。如风寒之邪客犯肺卫,则病感冒、乳蛾、喉痹;客犯肺系气道,则病咳嗽;客犯于肺,则病肺炎喘嗽;客犯于胃,胃气上逆则病呕吐;客犯脾则病泄泻。

(2)疫邪:疫疠之邪是一类具有强烈传染性的病邪,其性峻烈、迅猛,具有较强的传染性并可造成流行,其发病常有明显的季节性,多从鼻、口而入。其具有发病急骤、进展迅速、症状相似等特点,即某种疫疠之邪会专门侵犯某脏腑经络或某一部位而发某病。某一种疫疠之邪只能引起某一种疫病,如暑温、痄腮、顿咳、疫毒痢及麻疹等发疹性疫病。小儿为稚阴稚阳之体,机体处于生长发育时期,形气未充,抗病能力低下,较成人更易感染疫毒,一年四季皆可发生,在幼儿园、学校等集体机构有时还可出现流行。

3. 内伤因素

内伤因素,包括内伤饮食和心理因素。小儿智识未开,脾常不足,饮食不知自节而致伤食病证,年龄越小越易患脾胃病证。随着年龄的增长,智识渐开,大脑发育日臻成熟,因此,小儿因心理因素发病者亦渐增多,但饮食内伤仍是主要因素。如《儿科诊断学·问诊纲要》曰:"小儿至成童,外感内伤,大致与少壮相同。但因饮食自倍,肠胃乃伤最多,故谚云:小儿病多从食上起……此皆临证探源之大要也。"

(1)饮食因素:饮食因素包括乳食不节、乳食不洁。

乳食不节的致病机理:①饮食损伤脾胃:喂养方法不当,饮食性质不适宜,饮食量或质的过度,均可损伤脾胃,引起脾气受损、肠胃不和,使腐熟、运化、泌别、传导功能失健或失司,发生呕吐、泄泻、厌食、积滞、疳证等病证。②饮食不足伤正:由于饮食量少、质次等引起水谷精微摄入量不足,如因初生缺乳,或未能按期添加辅食,乳食偏少使脏腑失养,造成脏腑阴阳气血虚弱,常发生厌食、疳证、血虚等病证。③饮食营养不均:由于小儿幼稚,不能自调、自控饮食,易于养成挑食、偏食、嗜食等不良习惯,导致营养成分不均衡,致使阴阳、脏腑、气血失衡,造成小儿体质不平和,成为某些病证好发的内在基础及条件。如过食寒凉易伤阳,过食辛热易伤阴,过食肥甘厚腻易伤脾,食用某些食品易过敏等。正如茹十眉《小儿病·哺乳通论》所曰:"五味饥饱,勿令太过,过甜成疳,过饱伤气,过酸伤志,过冷成积,过苦耗神,过咸闭气,过辛伤肺,过肥益痰。"《景岳全书·小儿则》认为:"小儿饮食有任意偏好,无不致病,所谓爽口味多终作疾也,极宜慎之。"

饮食不洁也是常见的致病因素。小儿智识未开、缺乏卫生知识,脏手取食,或误进污染食物,易引起脾胃疾病,如吐泻、腹痛、肠道虫症,甚至细菌性痢疾、伤寒、病毒性肝炎等。

（2）情志因素：一般七情为病，小儿少于成人。但由于小儿神志发育逐渐完善，五志已全，七情皆有，亦可过极而致病。《景岳全书·小儿则》指出："小儿血气尤非大人之比，若受大惊，则神气失散，溃乱不堪……盖小儿肝气未充，胆气最怯，凡耳闻骤声，目视骤色，虽非大惊卒恐，亦能怖其神魂。"家长对孩子的过于溺爱，以及教育不得法，责打凌辱，或环境改变，均可引起情志抑郁成疾，由于神志发育尚未完善，婴幼儿因惊致病更为多见，可形成夜啼、心悸、惊惕、惊风等病证；所欲不遂，或食时责骂，思虑伤脾是小儿情志致病的又一常见形式，其发病有厌食、积滞、腹痛、腹胀等。此外，家长对子女的期望值过高、学习负担过重，亦易于引发精神行为障碍类疾病。

4. 意外因素

由于小儿智识未开，缺乏生活经验和自理能力，对外界一切危险事物和潜在的危险因素缺乏识别和防范，加之生性好奇，以及保育人员的一时失误，意外因素发病的可能性则大为增加。诸如中毒、误入异物、外伤、溺水、触电、毒虫毒蛇咬伤等意外，轻则给小儿带来痛苦，重则可造成伤残，甚至死亡。

（1）中毒：小儿中毒主要是由于年幼无知，缺乏生活经验，不能辨别有毒或无毒物质，急性中毒是儿科常见急症之一。婴儿常常拿到东西就放入口中，使接触的毒物在短时间内通过吞食、吸入、皮肤吸收等途径进入体内，迅速引起症状，甚至危及生命。以3岁以下儿童多见，如食物中毒、酒精中毒、一氧化碳中毒、有机磷中毒等。

中毒的临床症状与体征常无特异性，小儿急性中毒首发症状多为腹痛、腹泻、呕吐、惊厥或昏迷，严重者可出现多脏器功能衰竭。要注意有重要诊断意义的中毒特征，如呼气和呕吐物的特殊气味、口唇甲床是否发绀或樱红、出汗情况、皮肤色泽、呼吸状态、瞳孔、心律失常等。

（2）异物：小儿对于周围物体的好奇和对于自身感官的好奇，使得小儿易吞食异物，导致异物阻塞气管，造成呼吸困难、窒息甚至死亡。

（3）外伤：小儿生性好奇，智识未开，缺乏对周围危险的认知和判断，导致小儿易受到外界的伤害，如擦伤、异物刺伤、砸伤或撞伤、抓伤、割伤、烧烫伤、动物咬伤及蚊虫咬伤等。

（4）溺水、触电：溺水是婴幼儿和学龄期儿童常见的意外事故，是指小儿被水淹没面部，出现窒息、呼吸、心跳停止的一种状态。多发生于5岁以下，夏季多见，大约10%死于喉痉挛，20%以上的幸存者留有神经系统后遗症。婴幼儿跌入浴缸发生溺水，是1岁左右婴儿发生在户内溺水的主要原因。小儿到江、河、湖或池塘边不慎落水，是小儿户外溺水的常见原因。小儿经验不足，常因玩弄电源发生触电事故，玩弄电器、误触电源及断裂的电线或插座漏电，均可导致电击。在夏秋季节，天气炎热潮湿，风雨较多，有时会因为直接或间接触碰了倒塌电线杆上的电线而致触电。

5. 其他因素

（1）鞠养调护不当：在分娩过程中，如产程过长或胎吸、产钳等工具使用不当，可致头颅血肿、斜颈、窒息、五迟五软等病证；在断脐及脐带结扎过程中，护理不当，则可发生脐部疾病、脐风、赤游丹等病证。养护不周可引起外感六淫、内伤饮食、胎产不利等病证。

小儿起居、摄食及活动等也可导致疾病的发生。家庭装修或通风不好等导致残留的化学物质如甲醛等浓度较高，可使小儿出现胸闷、头晕、恶心等症状，甚至引发哮喘等疾病。家长呵护小儿心理较重，天气稍凉，就穿衣裹被，使小孩出汗多，耐寒力下降，反而导致呼吸道感染等。新生儿不勤换尿布，尿液浸渍皮肤，易患脐疮、脐湿、红臀等病证。哺乳婴儿未及时添加辅食，或幼儿膳食结构不合理，易患贫血、佝偻病甚至营养不良等病证。这些疾病直接影响小儿生长和智力发育。此外，若家长随意给小儿补充维生素、钙剂，易造成维生素A、维生素D慢性中毒；若误服补药、强壮药，可引发性早熟。

（2）医源性损害：医源性损害，包括诊断失误、用药不当、药品不良反应、手术损伤、护理不当、院内感染等，有逐年增多的趋势。医源性损害发生率越来越高，应尽量减少失治误治和药物毒副作用造成的疾患，降低医源性疾病的发生。小儿为纯阳之体，患病后易趋发热，所以热病居多。如一见发热，不分析病情，即用皮质激素、广谱抗生素，反复使用易招致机体抵抗力低下，发生二重感染及其他并发症。

小儿脏腑娇嫩，不耐寒热，凡大苦、大辛、大寒、大热之品，以及攻伐、峻烈、有毒药物皆应慎重使用，若必须应用，应中病即止。如风寒感冒发热，用板蓝根冲剂口服，又注射清开灵，则会使人体阳气受抑，脾胃受损，出现恶心、纳呆、泄泻等副作用，使病情迁延。临床治疗要治病求本，不要只治发热，用药要顾脾胃，护津液，不能使旧病未除、新病又增。此外，有些药物具有毒性，如马钱子、雷公藤、朱砂、乌头、巴豆等应慎重使用。如木通对肾脏有一定的损害，应慎用。有些疾病，如6-磷酸葡萄糖脱氢酶（G-6-PD）缺乏性贫血患儿，黄连、银花等中药可能影响该酶，引起红细胞溶血，应避免使用。

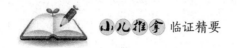

二、病理特点

由于小儿具有不同于成人的生理特点。因此，在发病情况、疾病种类及病情演变与转归上具有与成人不同的病理特点。

1. 发病容易，传变迅速

小儿由于脏腑稚弱，形气未充，适应外界环境、抵御外邪入侵及其他各种病因的能力均较成人低下，易于感受外邪或为饮食、药物等所伤，较成人容易发病，且一旦发病之后，较成人病情多变且传变迅速。所以，小儿需要加倍精心保育调护，方能减少疾病的发生。

小儿易发疾病，除先天禀赋及与胎产护理有关的病证外，常见病、多发病突出表现在肺、脾、肾系疾病和传染病等方面。小儿肺脏娇嫩，卫外功能未固，对环境气候变化的适应能力以及被外感邪毒侵袭后的抗御能力均较低，加之小儿寒热不能自调、家长护养常有不当，故外感诸因，不论从鼻口入或从皮毛而入，均可客犯肺系而发病，如患感冒、喉痹、咳嗽、肺炎喘嗽等，使肺系疾病成为儿科发病率最高的一类疾病。

小儿脾常不足，脾胃发育未臻完善，其脾胃之体成而未全、脾胃之气全而未壮，某些家长缺乏育儿知识，喂养不当，加之小儿饮食不知自节，冷暖不能自调，疾病治疗用药不当，易于损伤脾胃，造成受纳、腐熟、精微化生传输方面的异常，出现脾系疾病，如呕吐、腹痛、泄泻、厌食、积滞、疳证等，进而造成其他脏腑的濡养不足，衍生出多种相关疾病或使原有疾病加重。脾系疾病是目前儿科临床上发病率占第二位的一类疾病。

小儿"肾常虚"，是针对小儿"气血未充，肾气未固"而言。肾藏精，主骨，为先天之本。肾的这种生理功能对于处在不断生长发育之中的小儿尤为重要，它直接关系到小儿骨骼、脑、发、耳、齿的形态发育及功能成熟。因而在临床上小儿易患肾精失充、骨骼改变的疾病，如五迟、五软、解颅、遗尿、水肿等。

小儿形气未充，抗御外邪的能力低下，故易受时疫邪毒侵袭而发病。邪从口鼻与皮毛而入，袭于肺卫，发为麻疹、水痘、痄腮、丹痧、顿咳、手足口病等传染性疾病；邪从口入，脾胃受邪，导致轮状病毒性肠炎、痢疾、肝炎等疾病，传染病一旦发生，很容易在儿童中相互传播，造成流行。此外，小儿"肝常有余""心常有余"的生理特点也会在病理上有所表现。由于小儿心肝发育尚未完善，心怯神弱、肝气未盛，外邪一旦侵袭，易于入里化毒化火，犯肝而生风、犯心而生惊，导致心肝病证，如壮热、昏迷、抽搐之惊风、疫毒痢、暑温等。

小儿患病后容易出现高热惊风等病证。这是由于小儿脏腑娇嫩，感受病邪，每易致邪气鸱张而壮热。同时小儿神气怯弱，邪易深入，内陷心包则谵语、昏迷；引动肝风则抽搐；肝风心火相煽则火热炽盛，真阴内亏，柔不济刚，筋脉失养而见壮热、抽搐、昏迷甚则角弓反张。故《丹溪心法》小儿"肝常有余"之说，是对小儿易动肝风这一病理特点的概括。

小儿疾病发生之后传变迅速的病理特点，主要表现在寒热虚实等病性的迅速转化、演变与夹杂较成人突出，也即易虚易实、易寒易热。

由于小儿阴阳、脏腑、气血娇嫩稚弱，形气未充，邪气客犯易于鸱张而炽盛；又由于小儿脏气清灵、生机旺盛、活力充沛、反应敏捷，对于病因能做出迅速反应，全力与邪气抗争，则形成邪盛正抗之实证。由于小儿脏腑娇嫩稚弱，形气未充，起病后则易出现邪盛伤正，致正气耗伤而呈虚证，如诸热证之灼津、伤阴、耗气、损阳均比成人容易出现。

由于小儿"稚阴未长"，邪热又易伤阴津，故易见邪热炽盛之实热证与阴虚阳亢之虚热证。又由于小儿"稚阳未充"，阳气稚弱又易遭损伤，故易见外感寒邪、内伤生冷之寒实证，或者阳气亏虚之虚寒证。在邪正交争的过程中，又易见寒证邪炽化热、热证伤阳转寒，或者寒热夹杂、虚实夹杂的演变转化为复杂证候。如小儿外感风寒易于化热，表现为表实热证；发病后易于传变入里，由感冒而发展为肺炎喘嗽，表现为痰热闭肺之里实证；若患儿阳气不足，加之邪气伤阳，则又可迅速并发心阳虚衰之变证；继而经及时救治，回阳救逆，又可以再由虚转实，重回痰热闭肺证。这就是儿科临床常见的寒热、虚实转化的实例。

小儿疾病传变迅速除具体表现为病性转化迅速外，还表现在病位的扩大与传变等方面，表现为一脏而及他脏、一经而及他经，于脏腑经络之间迅速传变。如感受风邪，病感冒而发于肺，但常可传至大肠而致泄泻；痄腮病发于少阳经，造成腮部漫肿疼痛，又易传至厥阴经，产生睾丸肿痛、少腹疼痛的变证；水痘、痄腮等传染病邪盛易内陷心肝发生急惊风；疫疠之邪可传变于心、肾、经络，发为心悸、水肿、痹证等疾病。

2. 脏气清灵，易趋康复

小儿易于发病，发病后又易于传变，但小儿生机蓬勃，体属纯阳，患病之后，常常病情好转快，治愈率较高。小儿患病易趋康复的原因：一是小儿生机蓬勃，活力充沛，修复再生能力强；二是小儿痼疾顽症相对少于成人，脏气清灵，随拨随应；三是以外感六淫和内伤饮食居多，病情相对单纯，治疗效果较好。正如《景岳全

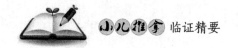

书·小儿则》所曰："其脏气清灵，随拨随应，但能确得其本而撮取之，则一药可愈，非若男妇损伤、积癖痴顽者之比。"所以，小儿病证一般比成人易趋康复。

总之，对于儿科病证，既要掌握小儿易于发病、病后易于传变的特点，也要了解其脏气清灵、易趋康复的特点，做到诊断准确、及时治疗。对于儿科的轻病浅证要有信心，即使是重病顽症也不要轻易气馁，要充分应用各种治疗方法，积极调动小儿机体自身的抗病能力，达到最佳临床疗效。

第三章　诊法与辨证概要

第一节　诊断概要

小儿疾病应通过望、闻、问、切收集临床资料，然后四诊合参进行识病认证。但在四诊方面，有其不同于成人的特点。婴幼儿不会叙说病情，较大儿童的主诉也不一定可靠；小儿闻诊诊查范围有限；切诊易因小儿啼哭叫闹而受到影响。因此，小儿诊法既主张四诊合参，又尤重望诊。

一、望诊

望诊是医生运用视觉观察患儿的全身和局部情况，从而获得与疾病相关临床资料的一种诊断方法。在儿科四诊中，闻诊、问诊、切诊均易受干扰，且应用受到一定的限制，历代医家对望诊尤为重视。《幼科铁镜·望形色审苗窍从外知内》云："望、闻、问、切，固医家之不可少一也。在大方脉则然，而小儿科，则惟以望诊为主。"小儿望诊内容包括望神色形态、审苗窍、辨斑疹、察二便、望指纹等。可将望神色、望形态等诊查全身的病情变化归纳为整体望诊；将审苗窍、辨斑疹、察二便、望指纹等诊察局部的病情变化归纳为分部望诊。此外，借助各种仪器设备进行的病情检查称为微观望诊。临床望诊应在光线充足的地方进行，尽量让患儿安静，诊查要既全面又有重点，细心而又敏捷，以提高诊查的准确性。

1. 望神色

望神色，包括望神和望色。望神，即望精神、意识、体态、面目等，尤以察目为要；望色，包括望部位颜色、光泽，以望面部气色为主，兼望肌肤、目睛、毛发、爪甲等。

（1）望神：主要辨得神与失神。若小儿精神振作，目光有神，表情活泼，反应灵敏，是为得神；提示正气尚充，脏腑功能未衰，无病或病轻。若小儿精神萎靡不振，目光无神，表情淡漠，嗜睡或谵语，是为失神；提示正气不足，脏腑功能衰败，有病或病重。

（2）望色：望色以面部望诊尤为重要，兼望肌肤、目睛、毛发、爪甲等。察色方法为五色主病和五部配五脏。五色指红、青、黄、白、黑。《小儿卫生总微论方·诸般色泽纹证论》云："色青为风，色赤为热，色黄为食，色白为气，色黑为寒。"并须察色之荣枯，"滋荣，其色生……枯夭，其色死。"五部配五脏，最早见于钱乙《小儿药证直诀·面上证》："左腮为肝，右腮为肺，额上为心，鼻为脾，颏为肾。"临床望色，当部位、颜色、光泽综合分析，其中又以五色变化最具临床意义。

色有常色、病色之分。小儿常色为色微黄，透红润，显光泽；新生儿则全身皮肤嫩红，此为气血调和的表现。小儿患病之后，色泽变化较成人更为敏感。

面色青，多见于惊风、寒证、痛证、血瘀证。惊风欲作或已作，常见眉间、鼻梁淡青；唇周、爪甲青紫，是为肝风。寒证分虚实，青灰晦暗为阳气虚；乍青乍白为里寒甚。痛证色青多见于腹部中寒，常伴啼哭不宁。血瘀证色青见口唇青紫、面色青灰，乃心阳不振，血脉瘀阻。凡小儿面呈青色，病情一般较重，应注意多加观察。

面色赤，多主热证，又有实热、虚热之分。热证，表热常见面红目赤、恶寒发热，里热常见面赤气粗、高热烦渴，虚热常见潮热颧红、低热绵延。若病重者见面红如妆或两颧艳红，多为虚阳上越的戴阳证。小儿也有因衣被过暖、活动过度、日晒烤火、啼哭不宁等原因而面红者不属病态。

面色黄而非常色者，多主虚证、湿证。面色呈铁锈色，多为食积或外感初起；面色萎黄，多为脾胃气虚；面黄浮肿，多为脾虚湿滞；面色枯黄，多为气血枯竭；面黄肌瘦、腹胀纳呆者，多为疳积；面黄无华伴有白斑者，多为蛔虫症；面黄而鲜明如橘色属阳黄，见于黄疸型肝炎；黄而晦暗如烟熏是阴黄，多见于阻塞性黄疸。新生儿在一周内出现面、目黄染，并能自行消退者，则为生理性黄疸。

面色白，多主虚证、寒证。外感初起，面白无汗，是风寒外束；阵阵面白，啼哭不宁，常为中寒腹痛；突然苍白，肢冷汗出，多是阳气暴脱；面白无华，爪甲苍白，多为营血亏虚；面白色滞，肢面浮肿，多属阳虚水泛。

面色黑，多主虚寒证、水饮证、血瘀证。小儿面色青黑，四肢厥冷，是阴寒内盛；面色灰黑暗滞，多是肾气虚衰；面唇黧黑，多是心阳久衰；唇指紫黑多是心阳虚衰，血脉瘀滞；面黑浅淡虚浮，常是肾阳亏虚，水饮内停。若因经常日晒风吹，肤色红黑不属病态。

2. 望形态

望形态是指察患儿的形态和动态，即从患儿的形体强弱、胖瘦和活动的状态来判断疾病的寒热虚实。

（1）望形：形，指形体、外形。形体包括头囟、躯体、四肢、肌肤、筋骨、毛发、指（趾）甲，诊察时应按顺序进行。人是有机的整体，内有五脏六腑，外合筋骨皮毛，所谓肺主皮毛、脾主肌肉、心主血脉、肝主筋、肾主骨，就是对脏腑内外相应关系的概括。因此，可以根据小儿外形和体质强弱，来判别脏腑功能的寒热虚实。小儿形体，与生理、病理及先天、后天都有密切的关系。脾主肌肉，肾主生长，显然小儿的高矮、胖瘦，与脾、肾关系最为密切。

凡小儿身高正常、胖瘦适中、皮肤柔嫩、肌肉壮实、筋骨强健、身材匀称、毛发黑泽是先天禀赋充足，发育营养良好的表现；若形体矮小、肌肉瘠薄、筋骨不坚、毛发稀细萎黄是先天禀赋不足，发育营养不良的表现。

若头方发稀、囟门宽大迟闭，可见于五迟；头大颈缩、前囟宽大、头缝开解、目睛下垂，见于解颅（脑积水）；前囟及眼窝凹陷、皮肤干燥，可见于小儿泄泻脱水之证。若胸廓高耸、形如鸡胸，可见于佝偻病、哮喘病。若肌肉松弛、皮色萎黄，多见于偏食、厌食、反复呼吸道感染。若腹部膨大、肢体瘦弱、毛发焦稀、额上有青筋显现，属疳积。小儿头发稀疏黄软、生长迟缓，甚至久不生发，皆为先天不足、肾精亏损所致；或喂养不当，气血虚亏，发失所养而致。

（2）望姿态：是指观察小儿的动静姿态和肢体异常动作来诊察病情的方法。多动少静为阴亏阳盛，多静少动为阴盛阳虚。对于小儿望姿态，应将患儿具有的动作能力与该年龄组儿童应具备的动作能力相对照，可及早发现五迟等发育迟缓病证。

小儿卧位自能转侧、面常向外，大多是阳证、热证、实证。如难于转侧、面常向里、精神萎靡，则以阴证、寒证、虚证为多。睡时仰面伸足、常揭衣被，多属热证。蜷卧缩足、睡喜覆被，多属寒证。喜侧卧，多为胸胁疼痛；若仰卧少动、两目无神，多为久病、重病体虚。小儿端坐喘促、张口抬肩、痰鸣哮吼，是为哮喘；咳逆鼻扇、胁肋凹陷如坑、呼吸急促，多为肺炎喘嗽；婴儿点头呼吸，常属肺炎。颈项强直、角弓反张、四肢抽搐、两目上视，皆属惊风。小儿身体蜷缩、紧偎母怀、欲近衣被，常为恶寒之表寒证。喜俯卧者，为乳食内积；喜蜷卧者，多为腹痛。若小儿翻滚不安、呼叫哭闹、两手捧腹、起卧颠倒，多为急性腹痛；若抱头而哭或双手击头，常为头痛。儿童手足伸屈扭转、挤眉眨眼、努嘴伸舌，状似舞蹈，不能自制，为舞蹈病。

3. 望苗窍

苗窍指口、舌、目、鼻、耳及前后二阴。舌为心之苗，肝开窍于目，肺开窍于鼻，脾开窍于口，肾开窍于耳及前后二阴。脏腑病变，每能在苗窍上有所反映。正如《幼科铁镜·看病秘诀》所曰："凡小儿病有百端，逃不去五脏六腑气血；病虽多怪，怪不去虚实寒热风痰；病纵难知，瞒不过颜色苗窍。"

（1）察舌：是望诊的重要内容。舌通过经络与脏腑广泛相连，依靠脏腑的精气上荣而灵活，多种脏腑的病变可以从舌象上反映出来，故有"辨舌质可辨五脏之虚实，视舌苔可察六淫之浅深"之说。临床望舌，主要观察舌体、舌质和舌苔三个方面的变化。正常小儿舌象应该舌体柔软，活动自如，舌质淡红，舌苔薄白质润。一旦患病，舌质和舌苔就会发生相应变化。

①舌体：舌体嫩胖、舌边齿痕明显，多为脾肾阳虚；舌体突然肿大、色泽青紫而暗，可见于中毒；舌体肿大、舌色深红，多为心脾积热；舌体淡胖伴有裂纹，多为气血两虚，阴伤液耗；舌体强硬，多为痰浊阻滞；急性热病中出现舌体短缩多为热盛风动，伴舌干红绛则为热病伤津，经脉失养而挛缩，也有因厥阴寒极而致舌体缩短者。

②舌质：正常舌质淡红明润，表明脏腑气血功能正常，即使有病变也较轻浅。舌质淡白不荣，多因气血不足，主虚主寒；舌色鲜红，主热证、实热证；舌老红，多见于急性热病；舌红干，为热伤阴津；舌尖红，为上焦温病或心火上炎；舌边红，为肝胆有热。虚热证，舌嫩红伴质干，为阴虚内热。舌质红绛主热入营血、瘀热互结；红绛质干为热灼阴津；舌色深绛为血瘀夹热；舌质紫暗为气滞血瘀。舌起粗大红刺，状如杨梅，常为烂喉痧热入营血之表现。

③舌苔：正常舌苔由胃气所生。新生儿亦多见薄白苔，少数舌红无苔，常于48小时内转为淡红舌，长出白苔。新生儿舌苔情况可作为观察其胃气升发的指标之一。舌苔望诊，要注意苔色、苔质。苔色多与病邪性质有关，苔质则与病情的轻重、病势的进退、津液的变化以及邪正的消长等有密切的关系。薄苔表示正常或表邪初见，病情轻浅，如外感初起；厚苔表示里邪已深，病情较重，如食积痰湿。苔质滋润为有津；苔质滑润为湿滞；苔质干燥为津伤；苔质腐垢为胃浊；苔质黏腻为痰湿。舌苔色白多主正常或表、寒、湿；薄白为外感风寒或风热初起；白腻主寒湿内蕴；苔白如积粉，多见于外感秽浊，热毒炽盛的瘟疫病。黄苔主热证、里证。薄黄为风热在表、风寒化热或热邪传里；黄腻主脾胃湿热或痰热蕴肺；苔淡黄而滑润、舌质淡而胖嫩，多因阳虚水湿内停所致；舌苔老黄，主燥主热则耗伤气阴；舌苔灰黑、舌面干燥、舌质红绛，为热炽津伤；舌苔灰黑、舌面润滑、舌质淡白，为寒邪内盛，痰湿内停；苔面干燥、望之枯涸、扪之无津，为燥苔，甚则粗糙有刺之感为糙苔，主津液不足，前较轻，后较重；舌苔花剥如地图主脾胃病，脾胃气虚兼舌质淡、胖嫩、有津，脾胃阴虚兼舌质红、苔少、少津，也有因体质因素而产生。舌面无苔、光亮如镜，为镜面舌，多为阴津枯竭或胃气将竭之久病、重病；舌上有苔表示正气

尚盛，邪虽未去，胃气尚未大伤；无苔，表示正气不足，抗病能力低下，胃气已伤，多主阴虚。

观察舌象时，应注意动态变化。舌质由淡红转绛，是热证由浅入深；舌苔由白转黄转灰，是热证由轻转重。舌苔从无到有，说明胃气逐渐恢复；舌苔由薄转厚，说明食积湿滞加重；舌苔由厚转薄，说明食积湿滞渐化。

在观察小儿舌象时，应注意排除假象。小儿伸舌的姿势可影响舌色，如舌尖上翘可造成舌尖和舌边发红，伸舌不完全亦影响观察效果。注意染苔，如吃乌梅、山楂片、橄榄、铁剂可使舌苔染黄，服黛蛤散可使舌苔染青，喝牛奶、豆浆等可使舌苔染白。染苔色泽比较鲜艳而浮浅，与病苔不同，有疑问时，注意询问即可明了。

（2）察目：目为肝之窍，五脏六腑之精气皆上注于目。所以，通过察目可了解内脏的病变，尤其是肝脏的疾病和神气的有无。察目包括观察眼神、眼球、眼睑、巩膜和结膜等情况。小儿黑睛等圆，目睛灵活，目光有神，眼睑张合自如，是为肝肾精血充沛之征；反之，目无光彩，或闭目无神，则为病变。眼睑浮肿，是风水相搏；眼睑开合无力，是元气虚惫；寐时睑开不闭，是脾虚之露睛；寤时睑不能闭，是肾虚之睑废；眼睑结膜苍白，为血虚之象；眼睑赤烂，为湿热郁蒸；目赤肿痛，或眼睑红肿，为风热上攻。巩膜色黄，是湿热熏蒸之黄疸；目红多眵畏光，为麻疹之兆。眼结膜干燥，为肝血不足之肝疳；目眶凹陷，啼哭无泪，多见于泄泻气虚液脱，阴津大伤。若见瞳孔缩小或不等，或散大，对光反射消失，表明正气衰亡，病情危重；两目呆滞，转动迟钝，是肾精不足；二目直视、斜视，或二目上窜，瞪目不活，是肝风内动致惊痫之兆。

（3）察鼻：鼻为肺之窍，是呼吸之门户，肺气通于鼻，同时胃经亦起于鼻旁，夹鼻上行，所以鼻的病变与肺、胃密切相关。望鼻，主要是观察鼻内分泌物和鼻的外形。鼻塞流清涕，为外感风寒；鼻流浊涕，为外感风热，或感冒经久向愈之征；长期鼻流浊涕，气味腥臭，为肺经郁热；鼻衄，为肺经郁热，血热妄行；鼻内生疮糜烂，多为肺火上炎；鼻孔干燥，为肺热伤阴或外感燥热之邪；鼻翼扇动，为肺气郁闭；麻疹患儿在鼻尖出现疹点为麻疹顺症表现；乳儿鼻塞不通，无其他症状，常为鼻腔分泌物或异物阻塞。

鼻根两目内眦之间，名曰"山根"，常有青筋隐现。山根脉纹形色对疾病诊断有一定参考价值。一般认为，色青多见于惊风、腹痛、痫证等属肝病的证候；色红多见于感冒、肺炎、哮喘等属肺病的证候；色黄多见于积滞、呕吐、疳病等属脾胃病的证候。此外，从形态看，横形多见于脾胃病证；竖形多见于肺系病证；斜形多无临床意义。

（4）察口：包括察口唇、察口腔、察齿龈、察咽喉。

①察唇：正常人唇色红润，是胃气充足，气血调匀的表现。若唇色淡白为气血亏虚；唇色淡青为风寒束表；唇色红赤为热；唇色红紫为瘀热互结。环口发青为惊风先兆；面颊潮红，唯口唇周围苍白，是丹痧征象。唇内及舌面出现白点多是虫积；唇边生疮，红肿疼痛，为心脾积热。口噤不语，兼四肢抽搐，多为痉病或惊风；口撮，上下口唇紧缩，兼见角弓反张，多为破伤风患儿；新生儿撮口不能吮乳，多为脐风；口频繁开合，不能自禁，是胃气虚弱之象；若口角掣动不止，为动风之象。

②察口腔：黏膜色淡为虚为寒；黏膜色红为实热。口腔破溃糜烂，为心脾积热；口内白屑成片，为鹅口疮。两颊黏膜见针尖大小的白色小点，周围红晕，多为麻疹黏膜斑。上下白齿间腮腺管口红肿如粟粒，按摩腮部无脓水流出者，为痄腮（流行性腮腺炎），有脓水流出者为发颐（化脓性腮腺炎）。

③察齿龈：齿为骨之余，龈为胃之络。牙齿萌出延迟，为肾气不足；齿衄龈痛，为胃火上冲；寐中磨牙，是肝火亢盛；牙龈红肿，是胃热熏蒸。新生儿牙龈上有白色小斑块，称为"马牙"，并非病态。

④察咽喉：咽喉为肺胃之门户。外感时咽红为风热，色淡多为风寒。咽部疱疹色红，为外感邪毒；咽部滤泡增生，为瘀热壅结。乳蛾红肿，是肺胃热结；乳蛾溢脓，是热壅肉腐；乳蛾大而不红，称为肥大，多为阴伤瘀热未尽或肺脾气虚不敛。咽喉部有灰白色伪膜，拭之不去，重擦出血，常为白喉。

（5）察耳：肾开窍于耳。小儿耳壳丰厚，耳舟清晰，色泽红润，是先天肾气充沛之征。反之，耳壳薄软，耳舟不清，则为肾气不足或体质较差。先天肾气不足的胎怯患儿，如早产儿，耳壳薄软且紧贴二颞，耳舟不清。耳壳肿胀灼热，见于热毒壅结耳部；耳壳湿疮浸淫，由于胆脾湿热上蒸；耳内流出脓液，因风热犯咽传耳或肝胆火盛上炎；若见耳背络脉隐现，耳尖发凉，兼身热面赤、眼泪汪汪而畏光，多为麻疹先兆；以耳垂为中心的弥漫肿胀，则为痄腮的表现。耳色红主心肺积热，色青紫主邪热夹瘀，色淡白主气血亏虚，色黄滞主湿阻中焦。

（6）察二阴：二阴属肾，前阴为清窍，后阴为浊窍，察二阴变化可辨识病情性质。

前阴是指外生殖器和尿道口，为肾所主，络属肝经。后阴指肛门。阴囊紧缩不弛，为外感风寒或肾气不足；阴囊弛而不张，为气虚体弱或外感热病。阴囊睾丸肿大不红，照之透光，为鞘膜积液之水疝；阴囊肿物时大时小，上推可消，为小肠下坠之狐疝。阴囊通体肿大光亮，常见于阳虚阴水；阴囊肿痛，黄水流溢，常见于湿热下注。女孩前阴红肿潮湿，亦属湿热下注；前阴发育过早，是为阴虚火旺之早熟。

肛门周围皮肤黏膜色红为热，色淡白为虚。肛周淡白而干为气虚津液不足；灼热燥渴为阳明里热伤津；糜烂潮红为大肠湿热下注；红肿疼痛为热毒壅结酿脓。肛口弛而不张为元气不足；直肠脱出肛外为中气下陷。肛口有裂隙，触之渗血，为便秘热结所致之肛裂；肛旁瘘口，按之溢脓，为肛周脓肿形成之肛瘘。小儿肛门潮湿红痛，多属尿布皮炎，亦称"红臀"。

4. 辨排泄物

辨排泄物是指通过观察患儿排出物的形、色、质、量等的变化，诊察疾病性质的方法。一般来说，凡色白（浅淡）、清稀者，多属虚证、寒证；色黄（深浓）、稠浊者，多属实证、热证。

（1）辨涎唾：涎唾是口腔中的黏液与唾液，其中清稀水样的称为涎，黏稠泡沫状的称为唾。小儿口角流涎，浸渍颐下，称为"滞颐"，多由脾虚，津不能摄所致，亦可见于虫积、胃热或消化不良。睡中流涎者，多属脾虚、胃中有热或宿食内停；口角流涎，伴口眼歪斜者，多见于面瘫、脑瘫患儿。若是原无流涎，近日多涎，伴拒食哭闹，要进一步检查口腔，可能是心脾积热上炎之口疮。

（2）辨痰液：咳唾稠而浊的是痰，稀而清的是饮。观察痰的色、质、量，可以诊察病邪的性质及肺、脾二脏的功能状态。外感病中，痰清有泡沫的是风痰；痰白量多，质清稀者，多属寒痰；痰白量多质稠，滑而易咯出者，多属湿痰；痰黄质稠有块色黄者，多属热痰。痰黄而少且难咳出，或痰中带血丝的多属燥痰；痰中带血，或咯血者，多因热伤肺络；劳瘵久咳，虚火伤肺者可能咳血痰，血色鲜红；咳唾腥臭脓痰或脓血者为肺痈。

（3）辨呕吐物：呕吐物亦自口而出，但往往先恶心作呕而吐出，来自胃。吐物稠浊有酸臭味为胃热；吐物清稀无臭味为胃寒；吐物腐臭多宿食为食滞。呕吐黄绿色苦水为胆热犯胃；呕吐暗红血水为胃络损伤；呕出蛔虫，是虫踞肠腑或蛔厥虫瘕的可靠依据；呕吐频频不止，伴腹痛便闭，要防肠腑滞塞不通之肠结（肠梗阻），新生儿须考虑先天性消化道畸形。

（4）辨大小便：新生儿生后 3～4 天内，大便呈黏稠糊状，墨绿色，无臭气，日行 2～3 次，称为"胎粪"。母乳喂养之小儿大便呈卵黄色，偶带绿色，稍有酸臭气，稠度均匀，日行 3 次左右；牛乳、羊乳喂养为主者，大便色淡黄，质较干硬，有臭气，日行 1～2 次；小儿饮食过渡到与成人相同时，大便亦与成人相似，色黄而干湿适中，日行 1～2 次。

若小儿大便稀薄如水，色黄夹黏液，气味臭秽，为湿热泻；大便清稀，夹泡沫，臭气轻，肠鸣腹痛，为寒湿泻；大便稀溏，夹乳片或未消化食物残渣，气味腐臭，为伤食泻；大便质稀溏，色淡不臭，食后易泻，为脾虚泻；大便清稀，完谷不化，食入即泻，滑泄不止，为脾肾阳虚泻。大便赤白黏冻，伴里急后重，多为湿热下痢。大便色泽灰白不黄，多系胆道阻塞。婴幼儿大便成果酱色，伴阵发性哭闹，常为肠套叠。大便干燥硬结，排出困难，甚者燥结如羊屎者，多属热盛伤津。大便出血，血色鲜红者是血热，黑如胶漆者是瘀积。先便后血，其色褐黑者，或色黑如柏油，血从胃中来（远血），病多在脾胃；先血后便，其色鲜红或深红，血从肠中来（近血），病多在大肠与肛门。

正常小儿小便色清或淡黄，溲时无不适。小便清澈量多为寒，包括外感寒邪或阳虚内寒；小便色黄量少为热，包括邪热伤津或阴虚内热。尿色深黄，为湿热内蕴；黄褐如浓茶，见于湿热黄疸。色白如米泔，须防湿热下注或脾肾不固之乳糜尿。尿色红赤或镜检红细胞增多为尿血，可由多种病证引起；尿色鲜红为血热妄行，淡红为气不摄血，红褐为瘀热内结，黯红为阴虚血热。

5. 辨斑疹

斑疹见于皮肤。一般说来，点大成片，不高出皮肤，压之不褪色者，称为"斑"；点小量多，高出皮肤，压之褪色者，称为"疹"。斑疹在儿科多见于外感时行疾病，如麻疹、奶麻、风痧、丹痧、水痘、手足口病等，也可见于内伤疾病，如紫癜、皮肤黏膜淋巴结综合征等。

斑有阳斑、阴斑之分。阳斑指热毒阳证发斑，多见于温病热入营血，其斑大小不一，色泽鲜红或紫红，伴发热等病证；阴斑多因内伤气血或者伴有外感而发，色淡红者多为气不摄血，色淡紫者多为阴虚内热，色紫红者多为血热夹瘀，色青紫者多为瘀血停滞。

疹有疱疹、丘疹之别，以疹内是否有液体而区分。疱疹内液色清，见于水痘；疱疹内液混浊，见于脓疱疮。丘疹细小暗红，先稀后密，面部尤多，常见于麻疹；疹细稠密，色如玫瑰，热退疹出，常见于奶麻；疹点稀疏，色泽淡红，身热不甚，常见于风痧；肤红如锦，稠布疹点，身热舌绛，常见于丹痧；斑丘疹大小不一，如云出没，瘙痒难忍，常见于荨麻疹。

6. 察指纹

察指纹是通过观察3岁以下小儿食指桡侧浅表静脉的形色变化，以诊察小儿病情的独特方法。察指纹时，将小儿抱于光线明亮处，医者用左手拇指和食指握住小儿食指末端；再以右手拇指桡侧缘，在小儿食指掌侧前缘从指尖向指根轻推几次，用力要适中，使指纹显露，便于观察。

（1）小儿正常指纹：小儿指纹分为三关。食指第一节为风关；第二节横纹至第三横纹之间为气关；第三节横纹至指端为命关。正常小儿指纹浅红隐隐，略带紫色，显露于食指掌侧前缘掌指横纹附近，多呈单支，粗细适中。小儿指纹亦受年龄、形体及气候等因素的影响，一般年幼儿指纹显露而较长，年长儿指纹不显而略短，肥胖儿指纹深而不显，体瘦儿指纹浅而易显。天热脉络扩张，指纹增粗变长，天冷脉络收缩，指纹变细缩短。因此，望小儿指纹要排除相关因素的影响，才能做出正确诊断。

（2）小儿病理指纹：察指纹时，应注意其浮沉、色泽、形态、部位等方面的变化，可归纳为"浮沉分表里、红紫辨寒热、淡滞定虚实、三关测轻重"。

①浮沉分表里：指纹浮而显露，为病位表浅，见于外感表证；指纹沉伏不显，为病位较深，可见于内伤里证。

②红紫辨寒热：指纹颜色主要有红、紫、青、白、黑。指纹鲜红，主外感风寒表证；指纹紫红，主里热证；指纹色青，主疼痛、惊风；指纹淡白，主脾虚、疳积；指纹紫黑，为血络郁闭，多主病危。一般指纹色深暗者，多属实证，为邪气有余之证；指纹色浅淡者，多属虚证，为正气不足之象。

③淡滞定虚实：若指纹浅淡而纤细，分支弯曲少，推之流畅者，多为气血亏虚；指纹推之滞涩，复盈缓慢，形状弯曲变粗，主实邪内滞，如瘀热、痰湿、积滞等。

④三关测轻重：根据指纹在三关出现的部位，可以测定邪气深浅、病情轻重。指纹显于风关，是邪气入络，邪浅病轻，可见于外感病初起；指纹达于气关，是邪气入经，邪深病重；指纹达于命关，是邪入脏腑，病情严重；指纹达于指端，又称"透关射甲"，提示病情危重，预后不良。

察指纹是古代流传下来的一种辅助诊断方法，起于唐代王超《仙人水镜图诀》，历代儿科医著对其有着丰富的记载。但临床实践表明，它与疾病的符合率不如舌诊和脉诊。影响指纹表现的因素很多，有先天性的血管分布、走向差异，也与年龄、体形、皮下脂肪、皮肤颜色、外界温度等因素有关。所以，诊察指纹应结合患儿无病时的指纹状况，以及患病后的其他各种临床表现，全面分析辨证，当指纹与证不符时，应"舍纹从证"。

二、闻诊

闻诊，是运用听觉、嗅觉诊察病情的方法。听声音，包括听啼哭声、呼吸声、咳嗽声、言语声等；嗅气味，包括嗅口气、嗅大小便气味等。

1. 听声音

听声音是指闻辨小儿言语气息的高低、强弱、清浊、缓急等变化，以及脏腑功能失调所发出的咳嗽、呕吐、肠鸣等异常声响，以判断病情的诊察方法。

（1）闻啼哭声：《幼科心法》曰："有声有泪声长曰哭，有声无泪声短曰啼。"小儿哭而有泪，哭声清长，是为常态。婴儿可因饥饿、口渴、针刺、虫咬、困睡或尿布潮湿引起不适而哭。哭声洪亮为实，细弱为虚；清亮和顺为佳，尖锐或细弱无力为重。哭声绵长，口作吮乳状，多为饥饿。阵哭拒食，辗转不安，声高而急，时或尖叫，时作时止者，多为腹痛。哭声嘶哑，伴呼吸不利，多为喉炎。哭叫拒食，伴流涎烦躁，多为口疮。小儿夜啼，可因惊恐、虫积、饥饱不调而致，也有因不良习惯形成的。

（2）闻咳嗽声：有声无痰为咳，有痰无声为嗽，有痰有声为咳嗽。咳嗽声重，鼻塞流涕，多为外感风邪，涕清多风寒，涕浊多风热；干咳无痰，咳声稍嘶，为燥热伤津；咳重浊，痰多喉鸣，为痰浊阻肺；咳声嘶哑如犬吠，须防喉风、白喉类疫毒攻喉之症；久咳声哑，为肺阴耗伤；久咳声轻无力，为肺气虚弱；连声咳嗽，面红目赤，气急呛咳，涕泪皆出，伴鸡鸣样回声，咳而呕吐，日轻夜重，多为顿咳。

（3）闻语言声：正常小儿的言语声应当清晰，语调抑扬顿挫有度，语声有力。妄言乱语，语无伦次，声音粗壮，称为"谵语"，多属热扰心神或邪陷心包；声音细微，语多重复，时断时续，神志不清，称为"郑声"，多属心气大伤；语声响亮，多言躁动，常属阳热有余；语声低弱，断续无力，常属气虚心怯；语声重浊，伴有鼻塞，多为风寒束肺；语声嘶哑，呼吸不利，多为毒结咽喉；小儿惊呼尖叫，多为剧痛、惊风；喃喃独语，多为心虚、痰阻。

（4）闻呼吸声：通过诊察呼吸频率快慢、气息强弱、呼吸音清浊及是否均匀通畅等情况进行诊察病情的方法。正常小儿呼吸调匀。若小儿呼吸稍促，用口呼吸，多因鼻塞，肺窍不利；呼吸气粗有力，多为外感实邪；呼吸急促、鼻翼扇动、咳嗽频作者，多为肺气闭塞；呼吸喘促兼喉中痰鸣者，多为邪气壅塞气道；呼吸微弱，吸气如抽泣状，多为肺气欲绝之状。

（5）闻呕逆声：呕吐是胃失和降，胃气上逆所致。有声有物谓之呕，有物无声谓之吐，有声无物谓之干呕，一般统称为"呕吐"。呃逆是指气上逆从咽喉出，发出一种不由自主的冲击声，声短而频，其声呃呃。呕吐来势徐缓，呕声低微无力，吐物清稀，无酸无臭多属虚证、寒证；呕吐来势较猛，呕声响亮有力，吐物黄稠，或酸或苦，多实证、热证；呕吐呈喷射状，多属病重。总之，呕吐者暴病多实，久病多虚。呃声低沉而长，气弱无力为虚寒；呃声频发，声高而短，响而有力为实热。

2. 嗅气味

闻气味，是指嗅辨小儿口中气味与排泄物之气味以诊察病情的方法。气味酸腐臭秽者，多属实热；气味不重，或微有腥臭者，多属虚寒。若气味如败卵臭味，或恶味如腐尸，常是脏腑衰败的凶险证。

（1）嗅口气：正常小儿口中无臭气。口气臭秽，多属脾胃积热；口气酸腐，多属乳食积滞；口气腥臭，有血腥味，多系出血；口气腥臭，咯痰脓血，常为肺热肉腐。

（2）嗅二便：大便臭秽难闻者，多为肠中郁热；大便溏泄而腥者，多为脾胃虚寒；大便泄泻臭如败卵，有时夹未消化食物，矢气酸臭者，多为伤食；矢气频作臭浊者，多为肠胃积滞。小便臊臭，赤黄浑浊者，多属膀胱湿热；小便无臭清长者，多为脾肾虚寒。

三、问诊

儿科古称"哑科"，问诊比较困难。因此，小儿问诊要从父母或监护人提供的信息中发现对小儿疾病诊断有用的临床资料。在询问病史过程中，态度要和蔼亲切，语言要通俗易懂，要注重与家长的沟通，要让家长感觉到医护人员对患儿的关爱，以取得家长和患儿的信任，同时要尊重家长和患儿的隐私，并为其保密。切不可先入为主，尤其不能用暗示性的语言或语气诱导家长，否则会造成误诊。在遵循"十问歌"的同时，还要结合小儿的生理病理特点，着重询问以下几个方面：

1. 问一般情况

一般情况包括姓名、性别、年龄、民族、家长姓名、家庭住址、病史陈述者、发病节气等。其中年龄一项，对百日内婴儿要问明天数，3岁以内问明月数，较大儿童问明几岁几个月。

2. 问现病史

（1）问寒热：小儿依偎母怀，蜷缩而卧，为畏寒之象；皮温灼手，吮乳时口热为发热。发热恶寒无汗，为外感风寒；发热恶风有汗，为外感风热；寒热往来，为邪在半表半里。发热持续，热势炽张，舌苔厚腻，为湿热内蕴。夏季高热持续不退，口渴多尿无汗，一般情况良好，多为夏季热。傍晚或午后低热，伴盗汗，称为"潮热"，常见于阴虚之证。小儿怕冷，纳呆神疲，多为里寒或阳虚之证。

（2）问汗：小儿肌肤嫩薄，发育旺盛，较成人易于出汗。无运动、哭闹、过暖等情况而于安静状态下汗出过多才属汗证。小儿白天或醒后无热自汗，稍动尤甚，为气虚卫外不固；入睡汗出湿衣，醒后自止，为阴虚或气阴两虚。热病中汗出热不解，为表邪入里征象；高热汗出，口渴心烦，为阳明里热炽盛。热汗多为风邪化热或内热蒸迫，冷汗多为卫表失固阳虚阴泄。长期汗出过多，面白肢凉，为阴伤阳气随之亏损；骤然大汗淋漓，汗出如珠，为阳脱阴津随之欲亡。

（3）问头身：婴幼儿头痛多不能自诉，常表现为反常哭闹、烦躁、摇头、皱眉、抓头发或双手在眼前做无目的的挥动。年长儿可问及头痛、头晕及部位、性质。急起头痛且痛及颈项上连头顶兼有风寒表证为风寒头痛，头昏头痛兼风热表证为风热头痛；头痛后仰，颈项强直，高热抽搐，多为春温、暑温，邪热入营，肝风内动的表现；头痛神萎，四肢不温，似搐非搐，多见于慢惊风证。头痛绵绵，时痛时止，多为气血亏虚；头痛隐隐，耳鸣头晕，多为肝肾阴虚。头痛如刺，痛有定处，多系瘀阻脑络；头痛头晕，神识昏蒙，多系痰浊蒙窍；头晕目眩，面黄唇淡，多系肝血亏虚。

身痛伴见头痛，常为风邪束表。关节疼痛、屈伸不利常见于痹证，肿胀而热多为热痹，肿胀不热多为寒痹。肢体瘫痪不用、强直屈伸不利为硬瘫，多因风邪留络；痿软、屈伸不能为软瘫，多因阴血亏虚，络脉失养。小儿有下肢关节疼痛阵作、发作时间短暂、关节肌肉无变化，亦无其他症状，可能为生长阶段出现的暂时络脉不和，不必认作病态。此外，皮肤瘙痒多见于一些发疹性疾病和荨麻疹。

（4）问胸腹：年长儿可自诉胸部不适，婴幼儿则难以辨认。胸痛发热、气喘咳嗽，多为邪郁肺闭；胸部窒闷、喘鸣肩息，多为痰阻气道，肺失宣肃；胸闷胸痛、气短喘促，多为胸阳不振，痰阻气逆；胸闷心悸、面青气短，多为心阳虚衰，血脉瘀滞；胸痛咳嗽、咯吐脓血，多为肺热壅盛，腐肉伤络。

婴儿腹痛，不会诉说，常表现为突然阵发性反常哭闹、屈腰而啼，或双手捧腹、辗转不安等病症。年长儿主诉的腹痛，要通过腹部按诊并结合其他症状以确定部位、性质。脘腹饱胀疼痛、嗳腐吞酸而厌食，有伤食史，为食滞胃脘；腹痛阵阵，以脐周为多，多为虫积；腹痛、里急后重，多为湿热积滞大肠；腹痛兼皮肤黄染，为湿热浸淫肝胆；右上腹剧痛如钻顶、时作时止，痛甚则汗出肢冷而厥、呕吐蛔虫，多为蛔厥；右下腹阑门处疼痛、肢屈不伸、按之痛剧，伴发热或呕吐，多为肠痈瘀热；腹痛喜按、按之痛减，多为脾胃虚寒；腹痛如绞，位在两侧，按之无块，小溲出血，为石淋发作；痛有定处，反复发作，按及包块，推之不移，为气滞血瘀。

（5）问饮食：问饮食包括纳食和饮水两个方面。首先应问清是母乳喂养还是人工喂养，或是混合喂养，以及乳食量的多少。是否有节，喜食辛辣之品，还是喜食寒凉生冷之品，是否喜食泥土杂物，病前饮食是否清洁、新鲜，有无呕吐。

小儿厌恶进食、食量减少，为脾失健运；食欲亢进、不充形骸，为胃强脾弱。脘腹胀满，为乳食积滞；嗜食异物、绕脐腹痛，为虫踞肠腑；食少形瘦、大便不化，多为脾胃气虚；进食则吐、矢便不通，多为肠结；口渴引饮，见于热病，为热伤阴津；口渴多饮、口舌干燥，为阴伤内耗；多饮多食、形瘦尿多，为阴虚燥热之消渴；多饮少食、舌干便秘，为胃阴不足之厌食。

（6）问二便：主要询问二便的形、色、量、次和气味。新生儿在出生后 24 小时内所排出的大便呈暗绿色或赤褐色，质稠黏，无臭气，此乃胎粪。喂母乳的婴儿大便呈卵黄色，稠度均匀，稍带酸臭气；或略带白色，质较干硬，微臭，每天 1 ～ 2次，都属正常现象。

对泄泻患儿必须准确记录大便次数及便量，以判断病情的进退。便次多且量多，易致伤阴重证，继而阴阳两伤；便次多且量少，若伴发热腹痛、里急后重，多为痢疾初起；腹痛即泻，泻后痛减，为伤食泄泻；食后作泻，时轻时重，为脾虚泄泻；泄泻病程短为暴泻，多属风寒湿热、食滞所伤之实证；泄泻病程长为久泻，多属脾肾气虚、阳虚所致之虚证。便后脱肛，为中气下陷之脱证；便中夹有成虫，为虫踞肠腑之虫证；便秘不通或干燥难解，多为内有实热或阴津亏耗。便时哭闹，多为腹痛。

小便频数，不急不痛，为脾肾气虚失摄；伴尿急尿痛，为湿热下注膀胱。睡中小便自遗、小便清长，为肾阳亏虚，下元不固；睡中遗尿量少，尿味腥臊，为肝经湿热。排尿不畅，点滴而出为癃，点滴不出为闭，均属膀胱气化不利之重证。排尿不畅或突然中断，为湿热熬蒸之石淋；排尿过多，伴多饮多食、形瘦，为阴虚燥热之消渴；小便点滴，甚则无尿，伴周身浮肿、呕吐、喘满，为肾气衰竭，气化失司，水气凌心射肺的危重病证。

（7）问睡眠：主要询问小儿睡眠的时间，睡中是否安静，有无啮齿磨牙，有无惊叫、啼哭等。小儿的正常睡眠时间，年龄越小则越长，随着年龄增大而逐渐缩短。睡不安宁，睡中多汗易惊，头大发稀，多为心脾气虚之佝偻病。平常睡眠时间过短，多为心火内盛；若偶然出现，常为食滞胃脘。入夜啼哭，日间安睡，常见于脾寒、心热之夜啼证；睡中啮齿磨牙，多因肠胃积滞，或肝火上炎；睡中肛痒，多因蛲虫骚扰或湿热下注。睡时露睛，多属久病脾虚；多睡难醒，多属气虚痰盛。睡中惊叫不宁，多因惊吓；高热患儿出现嗜睡或昏睡，多为邪热内陷心包或痰浊蒙蔽心神，病多危重。

3. 问个人史

个人史包括生产史、喂养史、生长发育史、预防接种史。生产史与新生儿及婴幼儿的疾病诊断关系密切。应询问胎次、产次、是否足月产、顺产还是难产、生产方式、出生体重、出生情况，以及母孕期间的营养、健康情况等。如五迟、五软有的与初生不啼（新生儿窒息）有关，脐风因断脐不洁而致，双胎、多胎易见胎怯等。喂养史与小儿尤其是婴幼儿的生长发育及发病有密切关系，对脾胃病患儿尤当重视。喂养史包括喂养方式、辅助食品添加情况、何时断奶及断奶后食物种类，以及有无偏食、贪吃零食等不良习惯；目前食谱及食欲、食量等，起病前有无进不洁饮食或其他特殊饮食（辛辣、生冷、油腻、滑肠及过敏食品等）情况。生长发育史包括小儿的体格发育、神经精神发育方面的情况。如坐、爬、立、行、言语等出现的时间，出牙的时间，囟门闭合的时间，体重、身高的增长情况；学龄儿童还应了解有关青春期生理及心理情况等。预防接种史对于有关传染病的诊断有重要价值。询问有无建儿童保健卡，是否按计划接种各种疫苗，如卡介苗、脊髓灰质炎减毒糖丸活疫苗、麻疹减毒活疫苗、百日咳菌液、白喉类毒素、破伤风类毒素、乙脑疫苗等。

4. 问既往史

既往史指过去病史和小儿过去的健康情况，特别是对与现病有关的既往疾病需详细询问。注意过去有无与现病相同或类似的疾病，如高热抽搐须问过去有无高热惊厥史、过敏性疾病应问过去有无类似发作史、脓血便患儿应询问有无痢疾未彻底治疗史等。询问与本次疾病有关的同一系统疾病，如肺系疾病患儿是否有反复呼吸道感染等、脾系疾病患儿是否有慢性或反复发生脾胃病的病史，以及心阳虚衰、血脉阻滞患儿有无先天性心脏病或其他器质性心脏病史等。考虑本次疾病可能为传染病时，要特别注意询问过去患过何种传染病，如患过麻疹、水痘、痄腮，一般不会再发。若考虑目前症状可能为某些传染病（如流行性乙型脑炎、脊髓灰质炎等）的后遗症时，更要问清起病时的情况。

每个患儿都要询问药物过敏史，并在病历上用红笔标出，以免误用。

四、切诊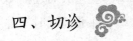

1. 脉诊

小儿脉诊，一般用于3岁以上儿童。小儿寸口脉位短，切脉时可以用"一指定三关"法，即以医生一手的食指或拇指一指指腹按于患儿寸口部切脉。

正常小儿脉象平和，较成人细软而快。年龄越小，脉搏越快。若按成人正常呼吸定息计算，初生婴儿一息7～8至，1～3岁6～7至，4～7岁约6至，8～13岁约5至。若因活动、啼哭等而使脉搏加快，不可认作病态。

小儿病理脉象基本可分为浮、沉、迟、数、有力、无力6种。浮脉主表证，沉脉主里证，迟脉主寒证，数脉主热证，有力主实证，无力主虚证。6种脉象可以兼见，如浮数主外感风热，沉迟主阳气虚弱，脉数有力主实热证，脉数无力主虚热证等。当然，除以上6种脉象之外，其他脉象在儿科也可见到。如滑脉见于热盛、痰湿、食滞，洪脉见于气分热盛，结脉见于气血亏虚或寒凝瘀滞，代脉见于气血虚衰，弦脉见于惊风、腹痛、痰饮积滞等。

2. 按诊

按诊包括按压和触摸额部、头囟、颈腋、四肢、肌肤、胸腹等。

（1）按额部：按摸患儿额部，主要触其冷暖。额冷为寒证，有外感风寒或阳虚内寒，也有属热深厥深、阳气不达者。额热为热证，常见于外感表热及里热炽盛，也有属阴虚内热者。可将额部与掌心对照，一般额热于手心多为外感表热，手心热于额部多为阴虚内热。

（2）按头囟：小儿囟门逾期不闭，多为肾气不充，发育欠佳；囟门不能应期闭合，反而头缝开解，是为解颅。囟门凹陷，名曰"囟陷"，常为津液亏损，阴伤欲竭；囟门高凸，名曰"囟填"，多为邪热炽盛，肝风内动。

（3）按颈腋：颏下、颈项、腋部触及小结节，质稍硬不粘连，常为臖核。若头面口咽有炎症感染，臖核触痛，属痰热壅结之臖核肿痛；连珠成串，质地较硬，推之不易移动者，可能为痰核内结之瘰疬。

（4）按四肢：手掌心触之粗糙，多为过敏体质。四肢厥冷，多属阳虚；尺肤灼热，多属热证。四肢挛急抽掣，属于惊风；四肢细弱无力，多属痿证。

（5）按肌肤：肤冷多汗，多为阳气不足；肤热无汗，多为热盛表束；手足心灼热，多为阴虚内热或积滞内热。肌肤肿胀，按之随手而起，属阳水水肿；肌肤肿胀，按之凹陷难起，属阴水水肿。

（6）按胸腹：胸骨前突为鸡胸，胸椎后突为龟背，胸骨两侧肋骨前端突出称串珠，胸廓在膈部内凹肋缘处外翻称胸肋沟，均因先天不足，后天调养失宜产生。小儿腹部应当柔软温和，不胀不痛。若左胁肋下触及痞块，属脾肿大；右胁肋下触及痞块，明显增大，属肝肿大。腹痛喜按，按之痛减者，多属虚寒；腹痛拒按，按之痛剧者，多属实热。腹部触及包块，在左下腹如腊肠状者常为粪块，在右下腹如圆团状者常为肠痈。大腹触及包块，推之不散者，常为肠结；大腹触及包块，按摩可散者，常为虫瘕。腹部胀满，叩之如鼓者为气胀；叩之音浊，随体位移动者为水臌。

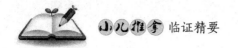

第二节　辨证概要

　　辨证，是通过望、闻、问、切四诊收集临床资料进行综合分析，从而诊断疾病、辨识病因、病位、病性及病势的中医辨证思维方法。自钱乙提出肝主风、心主惊、脾主困、肺主喘、肾主虚的五脏辨证纲领之后，历代不断应用和发展。目前，儿科常用辨证方法主要包括八纲辨证、脏腑辨证、病因辨证、六经辨证及卫气营血辨证等。

一、八纲辨证

　　表里、寒热、虚实、阴阳八纲辨证，是辨证的总纲。表里是辨识疾病病位的纲领，寒热是辨识疾病性质的纲领，虚实是辨识人体正气强弱和病邪盛衰的纲领，阴阳是辨识疾病性质的总纲领。八纲辨证可用于所有各类儿科病证之中，诸如各种外感热病和内伤杂病的辨证。治疗大法的选择，如解表治里、祛寒清热、补虚泻实、调和阴阳等，都需要在八纲辨证的基础上确定。

二、脏腑辨证

　　脏腑辨证，是运用藏象学说的理论，对患儿的证候表现加以分析归纳，以辨明病位、病性的辨证方法。脏腑辨证以五脏、六腑、奇恒之腑的生理功能、病理特点为临床分析辨证的依据。脏腑辨证主要用于内伤杂病辨证，也常用于外感病作为辅助辨证方法。儿科常用的脏腑辨证分类如下。

1. 肺与大肠病辨证

　　肺的病变，主要为肺失宣降，肺气上逆，或腠理不固及水液代谢方面的障碍，临床上往往出现咳嗽、气喘、胸痛、咯血等症状。大肠的病变主要是传导功能失常，表现为便秘、泄泻等症状。

　　（1）风寒束肺：咳嗽痰稀薄色白，鼻塞流清涕，微恶寒，轻度发热，无汗，苔白，脉浮紧。以咳嗽兼见风寒表证为辨证要点。

　　（2）风热犯肺：咳嗽痰稠色黄，鼻塞流黄浊涕，身热，微恶风寒，口干咽痛，舌尖红，苔薄黄，指纹红紫，脉浮数。以咳嗽与风热表证共见为辨证要点。

　　（3）痰湿阻肺：咳嗽，痰多、质黏、色白、易咯，胸闷，甚则气喘痰鸣，舌淡苔白腻，指纹淡，脉滑。以咳嗽，痰多、质黏、色白、易咯为辨证要点。

（4）燥邪犯肺：干咳无痰，或痰少而黏，不易咳出，唇、舌、咽、鼻干燥欠润，或身热恶寒，或胸痛咯血。舌红苔白或黄，指纹紫红，脉数。以肺系症状，干燥少津为辨证要点。

（5）肺气虚：咳喘无力，气少不足以息，动则益甚，体倦懒言，声音低怯，痰多清稀，面色㿠白，或自汗畏风，易于感冒，舌淡苔白，指纹淡，脉虚弱。以咳喘无力，气少不足以息和全身机能活动减弱为辨证要点。

（6）肺阴虚：干咳无痰，或痰少而黏，口燥咽干，小儿形体消瘦，午后潮热，五心烦热，盗汗，颧红，甚则痰中带血，声音嘶哑。舌红少津，指纹红滞，脉细数。以肺系常见症状和阴虚内热证共见为辨证要点。

（7）大肠湿热：暴注下泻，色黄而臭，或腹痛，下痢脓血，里急后重；伴见肛门灼热，小便短赤，身热口渴。舌红，苔黄腻，指纹青紫或紫滞，脉滑数或濡数。以腹痛，排便次数增多，或下痢脓血，或下黄色稀水为辨证要点。

（8）大肠液亏：大便秘结干燥，难以排出，常数日一行，口干咽燥；或伴见口臭，头晕等症状。舌红少津，指纹淡，脉细涩。以大便干燥难以排出为辨证要点。

2. 脾胃病辨证

脾的病变主要表现在运化和统摄功能失常；胃的病变，主要表现在受纳和消化水谷的功能异常。

（1）脾气虚：纳少腹胀，食后尤甚，大便溏薄，肢体倦怠，少气懒言，面色萎黄或㿠白，形体消瘦或浮肿。舌淡苔白，脉缓弱。以运化功能减退和气虚证共见为辨证要点。

（2）脾阳虚：腹胀纳少，腹痛喜温喜按，畏寒肢冷，大便溏薄清稀；或肢体困重，或周身浮肿，小便不利。舌淡胖，苔白滑，指纹淡隐，脉沉迟无力。以脾运失健和寒象表现为辨证要点。

（3）中气下陷：脘腹重坠作胀，食后尤甚，或便意频数，肛门重坠；或久痢不止，甚或脱肛；或小便浑浊如米泔。伴见气少乏力，肢体倦怠，声低懒言，头晕目眩。舌淡苔白，指纹淡隐，脉弱。以脾气虚证和内脏下垂为辨证要点。

（4）脾不统血：便血，尿血，肌衄，齿衄；常伴见食少便溏，神疲乏力，少气懒言，面色无华。舌淡苔白，脉细弱。以脾气虚证和出血共见为辨证要点。

（5）寒湿困脾：脘腹痞闷胀痛，食少便溏，泛恶欲吐，口淡不渴，头身困重，面色晦黄或肌肤面目发黄，黄色晦暗如烟熏，或肢体浮肿，小便短少。舌淡胖苔白腻，指纹淡，脉濡缓。以脾的运化功能发生障碍和寒湿中遏的表现为辨证要点。

（6）湿热蕴脾：脘腹痞闷，纳呆呕恶，便溏尿黄，肢体困重，或面目肌肤发黄，色泽鲜明如橘，皮肤发痒，或身热起伏，汗出热不解，小便黄少。舌红苔黄腻，指纹紫滞，脉濡数。以脾的运化功能障碍和湿热内阻的症状为辨证要点。

（7）胃阴虚：胃脘隐痛，饥不欲食，口燥咽干，大便干结；或脘痞不舒，或干呕呃逆。舌红少津，脉细数。以胃病的常见症状和阴虚证共见为辨证要点。

（8）食滞胃脘：胃脘胀痛，嗳气吞酸或呕吐酸腐食物，吐后胀痛得减；或矢气便溏，泻下物酸腐臭秽。舌苔厚腻，脉滑。以胃脘胀痛，嗳腐吞酸为辨证要点。

（9）胃虚寒：胃脘冷痛，轻则绵绵不已；重则拘急剧痛，遇寒加剧，得温则减，口淡不渴，口泛清水；或恶心呕吐，或伴见胃中水声辘辘。舌苔白滑，指纹青紫，脉弦或迟。以胃脘疼痛和寒象共见为辨证要点。

（10）胃热：胃脘灼痛，吞酸嘈杂，或食入即吐；或渴喜冷饮，消谷善饥；或牙龈肿痛，齿衄口臭，大便秘结，小便短赤。舌红苔黄，指纹紫红显露，脉滑数。以胃病常见症状和热象共见为辨证要点。

3. 肝胆病辨证

肝病的证候，主要表现在疏泄失常、血不归藏、筋脉不利等方面；胆病的证候则常见口苦发黄、失眠和胆怯易惊等情绪的异常。

（1）肝气郁结：胸胁或少腹胀闷窜痛，胸闷喜太息，情志抑郁易怒；或咽部梅核气，或颈部瘿瘤，或肿块。舌苔薄白，指纹青，脉弦。以情志抑郁，肝经所过部位发生胀痛作为辨证要点。

（2）肝火上炎：头晕胀痛，面红目赤，口苦口干，急躁易怒，不眠或噩梦纷纭，胁肋灼痛，便秘尿黄，耳鸣如潮，吐血衄血。舌红苔黄，指纹青紫显现，脉弦数有力。以肝脉循行部位的头、目、耳、胁表现的实火炽盛症状作为辨证要点。

（3）肝血虚：眩晕耳鸣，面白无华，爪甲不荣，夜寐多梦，视力减退或雀盲；或见肢体麻木，关节拘急不利，手足震颤，肌肉跳动。舌淡苔白，脉弦细。以筋脉、爪甲、两目、肌肤等失血濡养以及全身血虚的证候表现为辨证要点。

（4）肝阴虚：头晕耳鸣，两目干涩，面部烘热，胁肋灼痛，五心烦热，潮热盗汗，口咽干燥，或见手足蠕动。舌红少津，脉弦细数。以肝系症状和阴虚证共见为辨证要点。

（5）热盛动风：高热神昏，躁热如狂，手足抽搐，颈项强直；甚则角弓反张，两目上视，牙关紧闭。舌红或绛，指纹紫红，脉弦数。以高热与肝风共见为辨证要点。

（6）肝胆湿热：胁肋胀痛，或有痞块，口苦，腹胀，纳少呕恶，大便不调，小便短赤，舌红苔黄腻，指纹紫，脉弦数；或寒热往来，或身目发黄，或阴囊湿疹，或睾丸肿胀热痛，或阴痒等。以右胁肋部胀痛，纳呆，尿黄，舌红苔黄腻为辨证要点。

4. 心与小肠病辨证

心的病变主要表现为血脉运行失常及精神意识思维改变等方面；小肠的病变主要反映在清浊不分，转输障碍等方面，如小便失常、大便溏泄等。

（1）心气虚、心阳虚与心阳虚衰：心悸怔忡，胸闷气短，活动后加重，面色淡白或㿠白，或有自汗，舌淡苔白，脉虚，为心气虚；若兼见畏寒肢冷，心痛，舌淡胖，苔白滑，指纹淡红，脉微细，为心阳虚；若突然冷汗淋漓，四肢厥冷，呼吸微弱，面色苍白，口唇青紫，神志模糊或昏迷，则是心阳虚衰的危象。以心脏及全身机能活动衰弱为辨证要点。

（2）心血虚与心阴虚：心悸怔忡，失眠多梦。若兼见眩晕、健忘、面色淡白无华或萎黄，口唇色淡，舌色淡白，指纹淡，脉细弱，为心血虚；若兼见五心烦热，潮热盗汗，两颧发红，舌红少津，指纹红，脉细数，为心阴虚。以心系症状与阴虚证、血虚证共见为辨证要点。

（3）心火亢盛：心中烦怒，夜寐不安，面赤口渴，溲黄便干，舌尖红绛，或口舌生疮，指纹紫，脉数有力；甚则狂躁谵语，或见吐血衄血，或见肌肤疮疡，红肿热痛。以心及舌、脉等有关组织出现实火内炽的症状为辨证要点。

（4）心脉痹阻：心悸怔忡，心胸憋闷疼痛，痛引肩背内臂，时发时止。若痛如针刺，并见舌紫暗有紫斑、紫点，脉细涩或结代，为瘀阻心脉；若为闷痛，并见体胖痰多，身重困倦，舌苔白腻，脉沉滑，为痰阻心脉；若剧痛暴作，并见畏寒肢冷，得温痛缓，舌淡苔白，脉沉迟或沉紧，为寒凝之象；若疼痛而胀，且发作时与情志有关，舌淡红，苔薄白，脉弦，为气滞之证。以胸部憋闷疼痛，痛引肩背内臂，时发时止为辨证要点。

（5）痰迷心窍：面色晦滞，脘闷作恶，意识模糊，语言不清，喉有痰声，甚则昏不知人，舌苔白腻，指纹紫，脉滑；或精神抑郁，表情淡漠，神志痴呆，喃喃自语，举止失常；或突然仆地，不省人事，口吐痰涎，喉中痰鸣，两目上视，手足抽搐，口中如作猪羊叫声。以神志不清，喉有痰声，舌苔白腻为辨证要点。

（6）痰火扰心：发热气粗，面红目赤，痰黄稠，喉间痰鸣，躁狂谵语，舌红苔黄腻，指纹紫，脉滑数；或见失眠心烦，痰多胸闷，头晕目眩，或见语言错乱，哭笑无常，不避亲疏，狂躁妄动，打人毁物，力逾常人。本证若外感热病以高热，痰盛，神志不清为辨证要点；若内伤杂病以失眠心烦，甚至神志狂乱为辨证要点。

（7）小肠实热：心烦口渴，发热或口舌生疮，小便赤涩，尿急尿痛，小腹坠胀，舌红苔黄，指纹红紫，脉弦数。以心火热炽及小便赤涩灼痛为辨证要点。

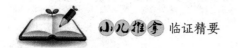

（8）小肠虚寒：小腹隐痛，肠鸣腹泻，小便频数色清，舌淡苔薄白，指纹淡滞，脉细缓。以腹痛喜按，小便不利为辨证要点。

5. 肾与膀胱病辨证

肾的病变主要反映在生长发育，生殖机能，水液代谢的异常方面，临床常见五迟五软、智力低下、水肿及二便异常等症状。膀胱的病变主要反映为小便异常及尿液的改变，临床常见尿频、尿急、尿痛、尿闭、遗尿以及小便失禁等症状。

（1）肾阳虚：腰膝酸软而痛，畏寒肢冷，尤以下肢为甚，精神萎靡，面色㿠白或黧黑，舌淡胖苔白，脉沉弱；或大便久泄不止，完谷不化，五更泄泻；或浮肿，腰以下为甚，按之没指，甚则腹胀，全身肿胀，心悸咳喘。以全身机能低下伴见寒象为辨证要点。

（2）肾阴虚：腰膝酸痛，眩晕耳鸣，失眠多梦，形体消瘦，潮热盗汗，五心烦热，咽干颧红，溲赤便干，舌红少津，脉细数。以肾系症状和阴虚内热证共见为辨证要点。

（3）肾精不足：小儿发育迟缓，身材矮小，智力低下和动作迟钝，囟门迟闭，骨骼痿软，精神呆钝等。以生长发育迟缓为辨证要点。

（4）肾虚水泛：周身浮肿，下肢为甚，按之凹陷，腹满膨胀，腰重酸痛，小便短少不利，舌淡苔白，脉细。以周身浮肿，小便不利为辨证要点。

（5）肾气不固：小便频数而清，或尿后余沥不尽，或遗尿失禁，或夜尿频多，舌淡苔白，脉沉弱。以肾气虚、膀胱不能固摄表现的症状为辨证要点。

（6）肾不纳气：小儿久病咳喘，呼多吸少，气不得续，动则喘息益甚，自汗神疲，面色淡白，或见痰鸣，小便常随咳嗽而出，舌淡苔白，脉沉细弱。以久病咳喘，呼多吸少，气不得续，动则益甚和肺肾气虚表现为辨证要点。

（7）膀胱湿热：尿频尿急，排尿艰涩，尿道灼痛，尿黄赤浑浊或尿血；或有砂石，小腹痛胀迫急；或伴见发热，腰酸胀痛，舌红苔黄腻，脉滑数。以尿频，尿急，尿痛，尿黄为辨证要点。

（8）膀胱虚寒：小便频数色清，或小便淋沥失禁，或周身浮肿而小便少，舌淡苔白，脉虚弱。以肾气不固或肾阳不足不能温化水气的表现为辨证要点。

三、病因辨证

1. 外因

（1）风证：恶风发热、汗出，头痛，鼻塞流涕，喷嚏喉痒，咳嗽，舌苔薄白，脉浮，指纹浮见于风关；或关节游走疼痛，皮肤瘙痒，丘疹时隐时现等。

（2）寒证：寒邪客表见恶寒发热，无汗，头身疼痛，流涕咳嗽，舌苔薄白，脉浮紧，指纹浮红。寒邪直中见脘腹冷痛，肠鸣泄泻，手足欠温，舌淡苔白，脉沉紧或沉迟，指纹沉滞。

（3）暑证：高热多汗，口渴欲饮，面赤气粗，身重疲乏，脘闷纳呆，小便黄赤，或有呕吐泄泻，或有神昏惊厥。舌质红，苔黄多腻，脉数。若冒暑夹寒，也可见恶寒，无汗，低热，头身疼痛，神疲乏力，或有吐泻腹痛，舌苔薄白腻等。

（4）湿证：头重而痛，肢体困倦，关节疼痛重着，脘闷纳少，口淡无味，脘腹胀满，大便溏泄，小便短少；或见肌肤肿胀；或有恶风发热，汗出热不解。舌苔白腻，脉濡，指纹滞。

（5）燥证：凉燥，恶寒重，发热轻，头痛，无汗，咳嗽，喉痒，鼻塞，舌白而干，脉浮；温燥，身热，微恶风寒，头痛少汗，口渴心烦，干咳痰少，甚或痰中带血，皮肤及鼻咽干燥，舌干苔黄，脉浮数。

（6）火证：壮热汗出，口渴引饮，面红目赤，烦闹啼哭，小便黄赤，大便干结；或烦躁谵妄，四肢抽搐；或见吐血衄血，发斑出疹。舌质红或绛，舌苔黄，脉洪数，指纹紫。

（7）疫疠证：疫疠从鼻而入者，多先见恶寒发热，继之壮热，头身疼痛，面红或垢滞，口渴引饮，汗出，脉数有力；或有头痛，项强，呕吐；或有神昏谵语，四肢抽搐；或有吐血，发斑，出疹等。从口而入者，多见高热腹痛，呕恶吐泻，舌苔黄腻；或有里急后重，大便脓血；或有肢厥神昏，呼吸不利；或有目黄肤黄，尿如柏汁等。

2. 内因

（1）喜伤：精神恍惚，思维不集中；甚则神志错乱，语无伦次，哭笑无常，举止异常，脉缓。

（2）怒伤：头晕或胀痛，面红目赤，口苦，胸闷，善叹息，急躁易怒，两胁胀满或窜痛；或呃逆，呕吐，腹胀，泄泻；甚则昏厥，脉弦。

（3）思伤：头晕目眩，健忘心悸，倦怠，失眠多梦，食少，消瘦，腹胀便溏，舌淡，脉缓。

（4）忧伤：情志抑郁，闷闷不乐，神疲乏力，食欲不振，脉涩。

（5）悲伤：面色惨淡，时时吁叹饮泣，精神萎靡不振，脉弱。

（6）恐伤：少腹胀满，遗精，滑精，二便失禁；或怵惕不安，常欲闭户独处，如人将捕之；或情绪不安；甚至神志错乱，语言举止失常。

（7）惊伤：情绪不安，表情惶恐，心悸失眠；甚至神志错乱，语言举止失常。

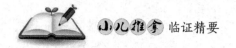

3. 不内外因

（1）食滞辨证：小儿脾胃薄弱，又常因饮食、喂养不当，易为乳食所伤，积滞中焦，食而不化，而致食滞证。乳食积滞，总属实邪。伤食之初，多为乳食壅积，积而不消则化热，素体脾虚则虚实夹杂，易积难消。

①伤乳积滞：伤乳见脘腹胀满质软，呕吐乳片，口泛乳酸味，不欲吮乳，大便酸臭；伤食见脘腹胀满疼痛，嗳气酸馊，呕吐未消化食物，不思进食，烦闹不宁，大便臭秽，便后痛减。舌苔腻，脉滑有力，指纹紫滞。

②积滞化热：脘腹胀满，面黄恶食，腹部灼热；或午后低热，烦闹少寐，夜寐易醒，好动不安，大便臭秽。舌质红，苔黄腻，脉滑数，指纹紫滞。

③脾虚夹积：面色萎黄，困倦无力，不思乳食，食则饱胀，腹满喜按，大便溏薄，或夹乳食残渣，形体瘦弱。舌质淡，苔白腻，脉沉细，指纹淡红。

（2）痰病辨证：痰为水湿不化之病理产物。小儿脾常不足，易于蕴湿生痰；外感六淫化热，易于炼津为痰。故儿科病证，肺系疾病常见有形之痰，温疫及心肝疾病常见无形之痰。痰病辨证，先分有形、无形，再结合脏腑、卫气营血进行分析。

①有形之痰：咳嗽，咳出痰液，喉中痰鸣，气粗喘息。寒痰证见形寒肢冷，畏寒喜温，咳痰清稀色白，口不渴，舌质淡，苔白腻；热痰证见发热痰黄，稠黏难咯，烦躁口渴，咽红咽痛，舌质红，苔黄腻；痰滞经络，则见痰核瘰疬，质硬滑动。

②无形之痰：神识不清，或言语无常，迟钝痴呆；或猝然昏迷，谵语妄动。痰火证见狂躁不宁，嚎叫哭闹，或伴发热，舌质红，舌苔黄；痰浊证见木讷迟滞，寡言失语，倦怠嗜卧，或有吞咽困难，舌苔白腻。

四、六经辨证

六经辨证是东汉张仲景根据外感病的临床病变特点总结出来的，是经络、脏腑病理变化的反映。其以六经（太阳经、阳明经、少阳经、太阴经、少阴经、厥阴经）为纲，将外感病演变过程中所表现的各种证候，总结归纳为三阳病（太阳病、阳明病、少阳病）、三阴病（太阴病、少阴病、厥阴病）六类，分别从邪正盛衰、病变部位、病势进退及其相互传变等方面阐述外感病各阶段的病变特点。

五、卫气营血辨证

卫气营血辨证，是清代医家叶天士首创的一种论治外感温热病的辨证方法。四时温热邪气侵袭人体，会造成卫气营血生理功能的失常，破坏了人体的动态平衡，从而导致温热病的发生。此种辨证方法是在伤寒六经辨证的基础上发展起来的，同时又弥补了六经辨证的不足，从而丰富了外感病辨证学的内容。卫、气、营、血，即卫分证、气分证、营分证、血分证这四类不同证候。当温热病邪侵入人体，一般先起于卫分，邪在卫分郁而不解则传变而入气分，气分病邪不解，以致正气虚弱，津液亏耗，病邪乘虚而入营血，营分有热，动血耗阴，势必累及血分。

第三节　小儿食积与疾病

一、小儿食积分期

小儿食积是指由于小儿脾胃虚弱，加之喂养不当，易为乳食所伤；积滞中焦，积而不消则化热伤阴，成为食滞证。若素体脾虚则虚实夹杂，易积难消。小儿食积因病程长短不同，体质强弱差异，可分为食积早期、食积化热、积热伤津、脾胃并伤四个阶段。

1. 食积早期

乳食停积胃肠表现为突然发生呕吐，腹泻，嗳腐酸臭，或因腹胀作痛而躁扰不宁。舌苔厚腻或垢腻，舌质正常。

2. 食积化热

积久则郁而化热表现为腹胀腹热，下午、夜间面颊潮红；或有低热，烦躁，夜卧不宁，睡中头额汗出；大便秘结，口臭，手足心热，进食则腹胀腹痛，便后痛减。舌苔厚腻，舌质红赤。

3. 积热津伤

久郁化热未及时导滞清热，则首先灼伤胃津。食积化热阶段证候表现仍然存在，主要表现为纳呆厌食。该阶段食积化热如腹热腹胀，手足心热，口渴欲饮，睡中头额汗出，面颊潮红等诸症更为明显。其舌象一种是舌苔厚腻，明显剥脱，舌质红赤；另一种是舌红无苔，舌面布有胖大的舌蕾。

4. 脾胃并伤

食积日久失治或误治，可导致脾胃并伤。表现为面黄肌瘦，神情倦怠，腹大筋露，大便稀溏，进食则便，食少便多，易自汗盗汗，并易反复感受外邪。舌质淡，舌体瘦，舌苔极少或薄白苔，舌中心有剥脱或舌光无苔。

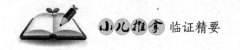
二、食积辨识要点

1. 问食欲变化

突然食欲旺盛，或食欲下降，或不进食，或挑食，多为食积。

2. 察腹胀、呕吐及闻口气

腹胀、呕吐，不欲饮食，口气很重，多为食积。

3. 摸腹及手足心

腹部或手足心热，多为食积化热。《灵枢·论疾诊尺》曰："掌中热者，腹中热；掌中寒者，腹中寒。鱼上白肉有青血脉者，胃中有寒。"

4. 问大便及睡眠

若便质和次数发生变化，伴舌苔黄厚腻，或睡眠不宁，夜卧不安，多为食积。

5. 察鼻观舌

山根见有青筋，伴鼻部呈铁锈色，或舌苔黄厚，多为食积。

6. 望目

下眼胞肿胀、发青或暗红，或两目无神，像睁不开一样，或单眼皮忽然变成双眼皮，即为食积感冒征兆。

7. 反复咳嗽

脾胃虚弱，积食过久，酿湿生痰，导致咳嗽反复不愈，夜咳、晨咳加重，多为食积咳嗽。

8. 反复上呼吸道感染、扁桃体炎

患儿反复患有扁桃体发炎、上呼吸道感染，多为食积便干所致。

三、食积与小儿疾病

1. 食积与小儿感冒

病机：小儿感冒可分外感、体虚、湿热及暑湿四大证型。其中外感感冒可分为风寒、风热两种，其发病与食积关系最为密切。但小儿单纯风寒或风热感冒很少见，而最多见的是表寒（表热）里热型感冒，或称"夹食感冒"。

证候：腹胀腹热，手足心热，面颊红赤，口渴喜饮，大便秘结，舌苔厚腻，舌质红。初感风寒时，可有鼻塞流清涕的表证，但为时短暂，鼻塞流涕即变为鼻干无涕。此时表寒里热证转变成了表热里热证。

2. 食积与小儿咳嗽

病机：《医宗金鉴·食积咳嗽》曰"食积生痰热熏蒸，气促痰壅咳嗽频"。食积郁热，可灼津炼液成痰，郁热痰浊上蒸于肺，影响肺的宣肃功能而形成咳嗽。积咳大多病程较长，对抗生素无效，宣肺止咳药疗效不明显，应着重消积滞，咳嗽即可治愈。

证候：积咳有食积郁热的表现，如脘腹胀满、睡卧不宁、手足心热、舌红、苔厚腻等。其咳嗽以夜间或在黎明时尤为明显。其喉间大多可闻及痰声，即使在安静入睡时，亦可闻及喉间痰声漉漉。只要乳食积滞不化，痰热蕴肺就存在，故病程较长。

3. 食积与小儿哮喘

病机：小儿饮食不节，积久化热，积热上蒸于肺，致肺气不降，又加热邪灼津成痰，痰浊上阻于肺，即可导致哮喘发作。《婴童百问》曰："有食热物毒物，冒触三焦，肺肝气逆作喘者。"尤其过食鱼、虾、蛋等高蛋白饮食，更易诱发哮喘发作。

证候：哮喘多在午夜至黎明时发作，喉中如拽锯，不能平卧，昼轻。而食哮常是接续状态，喉间有痰鸣声，当过食肥甘厚腻时，哮喘可随即加重；伴脘腹胀满，手足心热，大便干结，口渴喜饮，舌苔厚腻，舌质红等食积化热表现。

4. 食积与小儿高热惊厥

病机：小儿高热惊厥多因上呼吸道感染引起，多与食积化热有关。食积化热和表邪化热入里，两热相合，使里热骤然炽张，心肝火盛而发惊厥。

证候：突然出现发热，头痛，鼻塞，流清涕等表现。当表邪化热入里，内外合邪，导致心肝火动，则抽搐、神识不清、咬牙握拳、两目窜视等；伴有肚腹胀满，手足心热，面颊红赤，大便秘结，舌质红赤，舌苔厚腻等食积化热表现。平素一般食欲良好，饮食营养较丰富，或在发病前有暴饮暴食史。

5. 食积与小儿癫痫

病机：因内伤乳食，影响脾胃的运化，水湿不化而为痰；或乳食郁积化热，热灼津热亦可成痰。痰浊内伏，当偶然有触，引动其痰，"堵塞脾之大络，绝其升降之道，致阴阳不相顺接，故卒然而倒"而发痫证。

证候：突然仆倒，意识丧失，两目直视，四肢抽动，移时即醒，醒后如常人；伴有肚腹胀满，口热口臭，大便秘结，舌苔厚腻等食积郁热表现。

6. 食积与小儿口疮、口臭

病机：乳食积热，上蒸口舌，可致口疮。出现口疮前，小儿常有口臭。一般都有进食过多或平素饮食营养过于丰盛，或短时间进食巧克力、糖较多等饮食不节史。

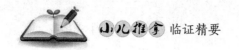

证候：除口腔颊黏膜、唇、舌、齿龈有大小不等的黄白色或白色糜烂点以外，食火口疮一定伴有食积郁热的表现，如腹胀腹热、手足心热、唇红颊赤、舌苔厚腻、舌质红赤等。

7. 食积与小儿夜啼

病机：主要与乳食停积胃肠和郁而化热有关。此外，食积郁热扰神也可引起夜啼。

证候：夜啼伴腹胀腹热，睡中颊赤，手足心热，口渴喜饮，大便干结，舌苔厚腻，舌质红赤等食积郁热表现。

8. 食积与小儿营养不良

病机：中医有"无积不成疳"之说，认为乳食积滞是形成疳证的重要原因。食积则影响脾胃的功能，使气血津液生化无源，脏腑失养而形成疳证。

证候：形体干枯羸瘦，精神萎靡，毛发稀疏等；伴有肚腹胀满而硬，大便多干燥。

9. 食积与小儿营养不良性贫血

病机：乳食停积中焦，影响脾胃腐熟运化功能，气血生化无源而致贫血。此类贫血补充铁剂一般无效，主要是由于食积影响脾胃运化功能所致。

证候：贫血伴有腹胀腹热，手足心热，夜卧不宁，口渴喜饮，大便干结，舌苔厚腻等食积郁热表现。

10. 食积与小儿吐、泻、痢疾

病机：乳食停积，郁而化热，胃失和降，引起呕吐，称为"热吐"；过食寒凉，寒积阻滞气机，引起呕吐，称为"寒吐"。急性泄泻与内伤乳食有关，久泻也与食积有关。痢疾的发病也与食积有关，中医说"无滞不成痢"，这对小儿痢疾的治疗有积极指导意义。

证候：呕吐，或泄泻，或痢疾，伴腹胀、苔厚腻等。如因热积致吐泻者，必伴热腐味重；因寒而致者，必吐泻清冷。

11. 食积与小儿腹痛、便秘

病机：乳食壅滞胃肠，气机阻滞不通，则引起食积腹痛。常在进食时或进食后腹痛发作，大便后腹痛可缓解。或乳食停积中焦，积久化热，积热蕴结大肠，灼伤津液，而致传化失常，引起便秘。

证候：腹痛、便秘伴有腹胀，夜卧不宁，手足心热，舌苔厚腻，舌质红等食积郁热的表现。

第四节　小儿体质与临证辨治

一、概述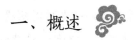

1. 小儿体质的概念

小儿体质是指在先天遗传和后天获得的基础上所形成的形态和功能上相对稳定的固有特性。小儿体质是先天禀受于父母，并受后天喂养、生活环境等因素的影响，在生长、发育过程中所形成的与自然社会环境相适应的人体形态结构、生理功能和心理因素的综合相对稳定的固有特征。小儿体质的形成是机体内外环境多种复杂因素共同作用的结果，主要取决于先天因素和后天因素两个方面，并与性别、年龄、地域等因素有关。

2. 小儿体质的分类

中医体质学主要是根据阴阳五行、脏腑、精气血津液等基本理论来确定不同个体的体质差异性。其具体分类方法有阴阳分类法、五行分类法、脏腑分类法、体型肥瘦分类法等。而且，体质分类所使用的阴虚、阳虚、阳亢以及痰饮、脾虚、肝旺等名称，反映的是在非疾病状态下存在的个体特异性，与一般的证候名称是有区别的。

二、小儿体质阴阳分类

1. 阴阳平和质

阴阳平和质是功能较协调的体质。表现为身体胖瘦适中，面色与肤色明润含蓄，目光有神，性格随和开朗，食量适中，二便调畅，自身调节和对外适应能力强。此体质儿不易感受外邪，少生疾病，即使患病，往往自愈或易于治愈。如后天调养得当，无暴力外伤或慢性疾患，则其体质不易改变，易获长寿。

2. 偏阳质

偏阳质是指具有偏于亢奋、偏热、多动等特性的体质。偏阳质者，多见形体偏瘦，但较结实；面色多略偏红或微苍黑，或呈油性皮肤；性格外向，喜动，但易急躁、自制力较差；其食量较大，脾胃功能健旺；平时畏热喜冷，或体温略偏高，动则易出汗，喜饮水；精力旺盛，动作敏捷，反应快。偏阳质的人对风、暑、热邪的易感性较强，受邪发病后多表现为实证、热证，并化燥伤阴，皮肤易生疖疮，易形

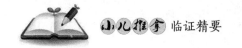

成临床常见的阳亢、阴虚、痰火等病理性体质。

3. 偏阴质

偏阴质是指具有偏寒、多静等特性的体质。此体质儿多见形体偏胖，容易疲劳；面色偏白而欠华；性格内向，喜静少动，或胆小易惊；脾胃功能差；平时畏寒喜热，或体温偏低；精力偏弱，动作迟缓，反应较慢。偏阴质者对寒、湿之邪的易感性较强，受邪后多从寒化，表现不发热或发热不高，并易传里或直中内脏，冬天易生冻疮，易形成临床常见的阳虚、痰湿、痰饮等病理性体质。

三、小儿体质对临证辨治的影响

1. 小儿体质决定易感邪气

小儿体质决定其对某种致病因素和某些疾病的易感性。如偏阴质儿素体阳虚，形寒怕冷，易感寒邪，感受寒邪亦易入里，常伤脾肾之阳气；偏阳质儿，素体阴虚，不耐暑热而易感温邪等。因此，不同体质是造成患儿易于感受某邪气及某病的重要原因。

2. 小儿体质决定是否发病及发病情况

正气决定于体质，体质的强弱决定着正气的虚实。因此，小儿疾病发生的内在因素在很大程度上取决于小儿的体质因素。小儿体质决定是否发病以及发病情况，小儿体质的强弱决定是否感受邪气致病。小儿感受邪气之后，由于体质的不同，发病情况也不尽相同。如脾阳素虚儿，稍进生冷之物，便会发生泄泻；而脾胃健旺者，虽食生冷，却不发病。

3. 小儿体质决定证候性质及病机传变

（1）小儿体质决定证候性质：在中医学中，疾病的性质从体质而变化，称之为"从化"。小儿感受邪气之后，由于体质的不同，证候性质也会不同。如同为感受风寒之邪，阳热体质儿感之，则易从阳化热；而阴寒体质儿感之，则易从阴化寒。又如同为湿邪，阳热体质儿感之，则湿易从阳化热，而为湿热之证；阴寒体质儿感之，则湿易从阴化寒，而为寒湿之证。因此，小儿体质有阴阳强弱之不同，故小儿感受邪气即有化寒、化热、化湿、化燥之区别。

（2）小儿体质决定病机传变：患儿体质不同，其病变过程也迥然有别。传变是指疾病的变化和发展趋势，传变不是一成不变的，而是因人而异。体质强壮儿或感受邪气轻微，则正能胜邪而病自愈。若小儿体质弱，邪气又盛，则疾病可发生传变。总之，疾病传变与否，虽与邪气盛衰、治疗得当与否有关，但还取决于小儿体质因素。

总之，在治疗小儿疾病时，必须掌握小儿的体质特点，才能在疾病的发生发展过程中，认识疾病的变化和发展趋势，并辨识病证的阴阳表里、寒热虚实。

4. 小儿体质与辨证

体质是辨证的基础，体质决定证候类型。同一致病因素或同一种疾病，由于患儿体质的不同，其证型亦不同。如同样感受寒邪，若平素体质强的患儿则会出现发热恶寒，头身疼痛，苔薄白，脉浮等风寒表证；平素阳气虚的患儿一发病就出现畏寒肢冷，纳呆食少，腹痛泄泻，脉象缓弱等脾阳不足证。又如同一地区、同一时期所发生的感冒，由于体质各异，疾病证候性质及病情轻重也各不相同，可表现为风寒、风热、暑湿之不同，或有兼夹证。

其次，异病同证亦与体质有关。即使是不同的病因或不同的疾病，由于患儿的体质在某些方面具有共同点，常常会表现相同或类似的证型。如泄泻和水肿，虽然病因不同或疾病不同，而体质相同，都可表现出脾肾阳虚之证。可见，体质是形成"证"的生理基础之一，辨小儿体质是临床辨证的重要依据。

5. 小儿体质与治疗

在疾病的防治过程中，按体质论治既是因人制宜的重要内容，又是小儿推拿治疗的特色。体质与治疗有着密切的关系，体质决定着治疗效果。

（1）因人论治：小儿体质有强弱之分，偏寒偏热之不同。因此，必须结合小儿体质进行辨治。如面白体胖，属阳虚体质儿，本系寒湿之体，若感受寒湿之邪，非用温热穴术组合则邪不能去；若感受湿热之邪则必缠绵难愈，若纯用清利湿热之穴术组合则又伤人体阳气，导致湿邪又生而难化，尚须通阳以化湿。反之，若阴虚体质儿，内火易动，湿从热化，反伤津液，故其治与阳虚之体必定迥然不同。故阳虚、阴虚之体，虽同感湿热之邪，治法却大不相同。总之，阳盛或阴虚之体，慎用温热伤阴之穴术组合；阳虚或阴盛之体，慎用寒凉伤阳之穴术组合。此外，在治疗中还应重视年龄、性别、生活条件、地理环境等因素所造成的体质差异。

（2）同病异治、异病同治：由于体质的差异，即使同一疾病也可出现不同的证候，故其治则异。另一方面，即使病因或疾病不同，由于患者的体质在某些方面有共同点，往往可出现相似或相同的证候，故其治则同。

（3）取穴宜忌：由于体质有阴阳之别，临证应视体质而选穴施术。因此，临床选穴施术时，阴虚体质者宜清润，忌温散沉降；阳虚体质者宜益火温补，忌泻火；气虚体质者宜补气培元，忌耗散攻伐等。

（4）鞠养调护：疾病初愈或趋向恢复时，应重视精神、饮食、生活习惯等方面

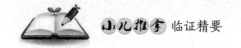

的养育调护，以促其康复。养育调护措施除了根据疾病的性质之外，皆须视患儿的体质特征而辨证或辨体质调护。如燥热质儿热病初愈，慎食狗肉、羊肉、桂圆等辛温食物或辛辣之味，以防疾病复发或日久不愈。

第五节　小儿推拿临证思辨过程

在小儿推拿临证思辨过程中，既要有扎实的中医学和现代医学理论做基础，又要有一定的思辨经验作为辅助。临证时既要四诊合参，又要抓住重点；既要掌握辨证的常规过程，又要圆机活法，随证治之。

一、四诊合参，资料翔实

四诊资料是辨证的基础，其包括疾病资料、患儿整体状态及与疾病相关的外在资料。疾病资料包括病因、证候表现、病情发展及病势、加重或减轻的因素及当前对治疗的反应情况等；整体资料包括患儿的整体情况、体质类型、既往史、家族史等；外在资料包括发病季节、所处地域、接种史、既往用药反应史等。其中，疾病资料和整体资料是辨证的主要依据。

收集四诊资料时一定要按顺序逐项进行详细检查。儿科有哑科之称，询问病史病情时，要让熟悉患儿病情的人陈述。同时，要讲究诊察技巧。如接诊患儿时，可先握握小手，通过触摸手心寒热与否，来判断是否有内热；看舌苔时，小婴儿不知道配合，可趁着哭的时候一次看准，避免采用压舌板引起的不适。

在收集四诊资料时，除了围绕主病、主症了解病情外，还要重视整体资料的收集，其对辨识病证至关重要。如内热质的小儿容易化热；某些小儿既往的发病过程，可以帮助判断疾病转归走势，如常常先出现某些症，随后一定会出现某些症。在治疗史中，通过了解治疗经过及用药情况，可对当前辨证及后期治疗提供一定的启示。如患儿反复咳嗽，吃了很长时间的清热化痰中药还是不好，甚至病情加重，一定要停药，防止苦寒伤脾生痰，导致咳嗽反复不愈；同时也不能继续按照痰热咳嗽进行推拿治疗，应换一下辨治思路。此外，了解患儿整体状态有助于辨病识证。如小儿腹泻辨证，通过大便次数、质、量及舌苔等证候表现很难辨别证候类型时，可着眼于患儿整体状态进行辨证。如患儿手心热，那基本就可判定中焦有热，便可按照热证腹泻进行辨证施治。

二、去粗存精，合理取舍

四诊信息中有主次之分，真伪之别。因此，对小儿四诊资料一定要注意鉴别和取舍。临证时，要确定主症、次症，存真弃伪，或舍脉从证，或舍证从脉。

首先要鉴别真假，伪症多由各种因素干扰所致。比如有的小儿出现流涕，是啼哭所致。有的患儿在咳嗽剧烈时可出现眼睑小出血点，是毛细血管破裂，而不是热毒入血之斑。伪症多表现为主观症状，有时也可见于客观症状。伪症也可见于患儿说谎。虽然童言无假，但较大儿童也可能出于某些目的，如逃学、恐医等，编造或隐瞒某些症状。伪症有时是生理表现，如患儿尿色深红，怀疑尿血，查尿常规阴性；再问诊，吃红心火龙果所致。如临证诊疗泄泻时，虽然有的患儿大便呈绿色，但若患儿大便气味重、手心热、舌苔厚，基本就可判断为食积或湿热所致，而不是寒湿所致。

其次要辨别症状主次，主症与主证密切相关，主症可随病机的阶段性变化而变化。主症可以是一个症状，也可以是一组症状。主症往往夹在若干症状中，让人难以琢磨。如临床见一患儿有发热、咳嗽、呕吐、腹泻四个症状同时存在，首先应抓住发热为主症进行辨证治疗。若发热消失，再治疗呕吐，其次治疗咳嗽，最后治疗腹泻。因此，在疾病发生发展的过程中，一定抓住主要症状或主要矛盾进行治疗。随着病情变化，主要症状会随之发生变化，诊疗重点也要随之变化。对症状进行合理取舍是辨证中的一个难点，需要医者有丰富的临床经验。取舍得当，决定治疗的成败。纵观历代医案，其中出奇制胜处往往体现在这里。

三、病机复杂，辨证灵活

收集到准确的四诊资料后，灵活运用八纲辨证、脏腑辨证、卫气营血辨证、六经辨证、痰食辨证等方法对这些四诊资料进行分析、综合、归纳，以辨病识证。首先，应用八纲辨证以辨识阴阳、表里、寒热、虚实。小儿一旦患病，应先辨病位，再辨疾病的寒热虚实。但小儿在病理上，易寒易热，易虚易实；或表现为寒热夹杂，虚实错杂。有时证候表现寒热不偏，似热非热，似寒非寒，对于此类证候，除了考虑寒热错杂外，即需以"热"为着眼点。因小儿为纯阳之体，小儿外感疾病尤以热证居多，小儿疾病中的阳证、热证多于阴证、寒证。外感病的辨证应以六经辨证、卫气营血辨证为纲，它既是外感疾病和温热病不同证候的归类，又代表疾病发展过

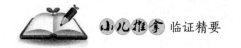

程中深浅不同的阶段，用以辨识外感病证较为适合。

其次，小儿脏腑娇嫩，常表现为肺常不足、脾常不足、肾常虚，故内伤病证以脏腑辨证为纲领，其中以肺、脾、肾为辨证重点。此外，小儿脾常不足，运化失常，津液易停而化湿；因饮食、喂养不当，易为乳食所伤，积滞中焦，食而不化，可形成食滞；脾虚生湿可化为痰，外感六淫化热易炼津为痰。故痰湿、食滞辨证可作为八纲、脏腑辨证的补充。

四、以病统证，病证结合

小儿推拿临证时应重视辨病与辨证的结合，辨病有助于提高辨证的预见性、简捷性，重点在全过程；辨证又有助于辨病的具体化、针对性，重点在现阶段。辨病与辨证相结合，可深化对疾病本质的认识，使诊断更为全面、准确，治疗才有针对性、全局性。《伤寒论》中以六经病为纲，如"太阳病""阳明病"等，然后在每一经病中分论各证，详述了其病因病机、证候表现、变化转归等。因此，通过四诊资料的获取，首先要思辨是何种病。病不同于证，病是一系列有规律的证的串联，而证则是疾病发生发展过程中的某一个阶段，故证必定是某个病的证。因为疾病的发生、发展、转归是有规律的，只有弄清什么病，才能预知证的发生、发展、传变及转归，才能更好地辨证。

其次，认识疾病的病势及证的发生发展变化规律是辨证论治的升华，是先证而治的基础。正如《金匮要略》所曰："见肝之病，知肝传脾，当先实脾。"辨病的目的，就是为了更好地把握证的发生、发展、传变和转归，如果脱离病来辨证，则仅可知当时之证，而难以推断其轻重进展，给诊断带来不准确性，最终将影响到临床疗效。小儿之病，发病容易，传变迅速，在不清楚病的情况下辨证是十分危险的。此外，从现代儿科临床看，辨病还应包括辨现代医学的病，特别是对于危急重证和疑难病证。从现代医学的角度辨病，可帮助进一步认识疾病、治疗疾病，这样才能保证治疗的安全性、有效性。

五、动态识证，判定病势

疾病的发生发展是有规律的，即每一个病都有其发生、发展、变化、转归的过程。临证时，某证可能处在疾病发展中的早期、中期、后期或传变期，这就为辨证提示了方向。一般来说，表证、肺卫证多在病的初期，实热证、里证多在病的中期，而虚证、虚实夹杂证多在病的后期。但是也有例外，即初期也可见里证、虚证。由于小儿脏腑娇嫩，卫外不固，可使邪气直中于里。如寒邪可直中脏腑，引起腹泻；有的肺炎一开始即表现为肺热或痰热证，而无外感表证的表现。

其次，根据疾病变化的病势，可判断证候的性质、轻重缓急及转归。邪气初犯早期，一般处于肺卫肌表，证候表现较轻浅，其转归要么邪去正安，要么入里化热；病至中期或极期，证候表现相对较重，以实证为主。此时邪正较量，证易传变。若正不胜邪，则生变证。若正能胜邪，则邪退正虚或正虚邪恋，表现为气虚或气阴虚证或虚实夹杂证。故临诊辨证时，不仅既辨病又辨证，而且还要详察病因、病位、病性、病势及转归，才能做到精准辨证施术，取得较好的临床疗效。

六、掌握常证，辨非常证

疾病发生发展变化的过程非常复杂，受许多因素影响，经常出现同病异证，异病同证的辨证结果。同现代医学比较，弄清楚疾病的常见证和演变规律不是那么容易的，需要有丰富的临床经验为基础。但对于大多数疾病来说，还是存在常见证和固有的演变规律，掌握这些常见证和演变规律对初学者还是非常有帮助的。如小儿肺炎的证型可分为常证与变证，常证包括风寒闭肺、风热闭肺、痰热壅肺、阴虚肺热及气虚邪恋等证，变证包括心阳虚衰、邪陷心肝及痰闭心窍等证。一般情况下，演变过程为：六淫→风寒或风热束表证→风寒或风热闭肺证→痰热壅肺证→阴虚肺热证或气虚邪恋证→痊愈。常证是相对变证而言的，若误治失治，或机体虚弱，则易出现变证：痰热壅肺证→邪陷心肝证或心阳虚衰证或痰闭心窍证→心阳不振→亡阳。这些证及演变是基于临床经验的总结，临床医生一定要熟悉每个疾病的演变规律，才能预知变证的发生发展，才能先证而治或心中有数。

临床上，也能遇到非常见证。常证是某病常见的、能预料的、较熟悉的证；非常证是那些不常见的、难以预测的证。故临证时，对某病既要有常证、非常证概念，更要打破既定的模式。因此，在辨证时，要从症得证，而不是按证找症。即便是常证，它的出现与病程的阶段往往也无固定的对应关系，虚证可以见于疾病早期，实证可见于疾病后期。如风寒表证，可以迅速化热，热盛动风；也可以入里犯肺，肺失宣降，进而化热生痰，闭塞肺气；也可以上犯鼻窦，化热酿痰，阻塞鼻窍；还可以直接入侵心包，阻滞心络，损及心阴。在证的演变规律上，证的转归也是有所差异的。同样的证，在进程、结局、对治疗方法的反应等方面存在很大的差异。如同是感冒风热表证，有的高热至39.5℃也不惊，有的38℃即惊；咳嗽之风寒犯肺证，

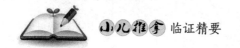

有的两三天即愈，有的则每次都要十余天。临床常有这样的情形，某证当应某方，结果偏未应。某证看似轻浅，可竟然导致病重。证的这种差异性，多因体质、气候、治疗方法等因素干扰而致。

总之，疾病的发生发展是千变万化的，不一定按照某个模式演变，必须"观其脉证，知犯何逆，随证治之"。也正如《素问·至真要大论》所曰："审察病机，无失气宜，有则求之，无则求之。"因此，临床辨证更应具有灵活性、动态性。

七、体质为基，三因辨证

疾病表现出的证候性质多与患儿体质、发病季节、所处地域及药物干预有关。首先是体质因素。小儿体质一般分为正常质、内热质、痰湿质、气虚质及气阴两虚质 5 种类型。内热质儿内有蕴热，多化热化火，动风生痰，易致阴虚内热。痰湿质儿脾阳不运，痰湿内停，多从湿化，病程较长。气虚质儿肺脾气虚，平素易感，虚实夹杂，易生变证，病程较长，易反复。气阴两虚质儿最易入里，致表里相兼，虚实夹杂，病情较重。一般体强者证常轻，变证少，其证持续时间短，体弱者则相反。

发病季节、地域因素对证的影响也十分重要。春风、夏热、秋燥、冬寒，乃当令之气。若春行湿，夏行燥，非时之气也，导致感受非时之气而致病。长江、黄河流域四季分明，而北方地区则冬季较长、气候干冷；广东地区则几无冬季，树叶常绿，气候湿热。北方少热，病家爱进温补；南方多火，患儿多进寒凉。凡此种种，都会导致不同疾病的发生。

此外，还必须重视药物干预对证的影响。如长期应用抗生素，其阳必损；反复使用激素，其阴必耗。有的小儿以洋参片当茶饮，必生内热；南方地区七星茶常用，必伤脾生湿。至于超大剂量、方不对证等情况引起的证的变化，临证时都应根据证候表现详察。

八、融合中西，辨病识证

小儿推拿亦特别强调现代医学在儿科疾病诊断中的应用，避免误诊误治，以保证小儿推拿疗法的安全有效。近代著名医家何廉臣融中西之说，创立了小儿六诊法：望、闻、问、切、按、检。其云："除了中医四诊之外，囟额胸腹，按而知之；口腔温度，检而知之……临证断病，六诊兼施。"在临床诊疗中，强调现代医学检查对临床诊断的重要性。中医辨证主要是以证候表现为基础，但有其不足之处。若在疾病的早期、新生儿或机体非常虚弱的情况下，症未能明显表现，会给辨证带来一定困难。如新生儿败血症，发病初期仅表现为精神不振、食欲欠佳、哭声减弱、体温不稳定，有些仅仅表现为黄疸，而无其他典型的症状，若要辨证就会比较棘手。因此，现代医学辅助检查正好补充其不足，利用各种先进的仪器设备观察疾病的微观病理变化，进一步扩大了临床资料，使四诊内容更加丰富。现代医学检测，包括组织病理、医学微生物和细胞生化、血液生化等项目的检测。现代医学检测使传统的司外揣内向着内外合参发展，丰富了诊法的内容，使我们收集到的资料更全面、准确，对指导辨病辨证的定位、定性、定量更具有临床价值。

综上所述，小儿推拿临证思辨过程一般包括收集四诊资料，正确分析，合理取舍，灵活运用辨证方法分析、综合、归纳。先正确辨清何种病，然后按病的发生、发展、转归的顺序辨证。辨证时，既要熟悉临床常见证，更应从症得证，辨识非常见证，动态把握疾病的发生、发展、变化及转归规律，才能辨证立法施术，先证而治。

第四章 小儿推拿常用治法与处方

所谓治法是指在辨识病证，审明病因病机之后，有针对性地采取的治疗法则。中医治法可以归纳为两个层次：首先，具有一定概括性的、针对某一类病机共性所确立的治法，称为"治疗大法"，如表证用汗法、寒证用温法、热证用清法、虚证用补法、实证用泻法等，小儿推拿基本治法即属这一层次。其次是针对具体证型所确定的治疗方法，即具体治法，推拿常用治法即属这一层次。治法不但具有多层次的特点，而且还具有多体系的特点。临床辨证，包括脏腑辨证、六经辨证、卫气营血辨证、三焦辨证、经络辨证等多种体系。因此，形成了相应的不同治法体系，如"宣肺止咳""滋水涵木"等属于脏腑治法体系，"和解少阳""泻下阳明热结"等属于六经治法体系。而治法又是推拿选穴组方的基础，决定了推拿处方组成。

第一节 小儿推拿常用治法

小儿推拿常用治法，是指根据小儿推拿的临床特点，基于"治疗大法"的基础，针对具体病证确立的具体治法；是临床辨证选穴施术的基础，也是取得临床疗效的关键。以下治法可以单独应用，也可联合应用，应根据临床辨证结果决定。

一、解表法

在小儿推拿临床中，解表法主要用于外感表证，一般分辛温解表和辛凉解表两类。

1. 辛温解表法

本法适用于风寒表证。临床具有疏风散寒的穴术组合（即指在体表特定穴位和部位上施加特定手法操作，发挥特定功效的穴部与手法的组合），有推三关、拿列缺、揉膊阳池、拿风池、揉一窝风、开天门、推坎宫、运太阳、揉耳后高骨、揉外劳宫、推天柱骨、揉风门、掐揉二扇门、分阴阳（分阳重）等。

2. 辛凉解表法

本法适用于风热表证。临床具有疏风清热的穴术组合，有开天门、推坎宫、运太阳、揉耳后高骨、清天河水、清肺平肝、揉大椎、揉曲池、揉合谷、推脊、掐少商、分阴阳（分阴重）等。

二、泻下法

泻下法适用于里热壅结、食积等病证。泻下法，根据病情轻重缓急以及患儿体质强弱，又分寒下、温下、润下等不同。

1. 清热泻下法

本法适用于邪热内结，腑气不通之证。此证多由外感化热，或积滞化热所致。临床具有清热泻下的穴术组合，有清大肠、清板门、退六腑、推下七节骨、顺时针摩腹、揉天枢、揉大肠俞、掐揉四横纹、逆运内八卦、揉大横、揉腹结、揉丰隆、揉上巨虚、揉膊阳池等。

2. 祛寒泻下法

本法适用于肠中寒凝内结，闭阻不通之证。临床具有祛寒泻下的穴术组合，有顺时针摩腹、揉一窝风、揉脐、揉关元、揉气海、擦大肠俞、推下七节骨等。

3. 润燥通下法

本法适用于津枯肠燥证。临床具有润燥通下的穴术组合，有补肾经、揉二马、揉三阴交、顺时针摩腹、揉复溜、分阴阳（分阴重）、揉大肠俞等。

三、和解法

和解法包括疏肝解郁法、和解少阳法、调和肝脾法、调和肝胃法。大抵和法的立法施术原则包括攻补兼施、寒温并用、表里双解，但皆以调和为要，不产生汗、吐、下的作用，而使邪去正安。

1. 和解少阳法

本法适用于邪郁少阳，半表半里证。临床常用的穴术组合，有清肝经、揉肝俞、揉胆俞、揉小天心配揉一窝风、分阴阳、揉外关、按弦走搓摩、抹胁肋等。

2. 调和肝脾法

本法适用于肝气郁结，累及脾胃之证。临床常用的穴术组合，有清肝经配补脾经、分腹阴阳配按弦走搓摩、摩腹配揉太冲、揉肝俞配揉脾俞、运内八卦配推四横纹等。

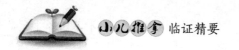

四、清法

清法适用于热性病证，常用的有清泄气分法、清营凉血法、清热解毒法、清脏腑热法及滋阴清热法等。

1. 清泄气分法

本法适用于外感热病的气分热阶段。临床常用的穴术组合，有推脊、清天河水、水底捞明月等。

2. 清营凉血法

本法适用于外感热病的热入营血阶段。临床常用的穴术组合，有打马过天河、取天河水、退六腑、重推脊、掐十宣等。

3. 清热解毒法

本法适用于温热、湿热或疫邪壅盛蕴结成毒之证。临床常用的穴术组合，有清天河水、退六腑、打马过天河、掐少商、掐商阳、掐关冲、掐合谷、掐肾纹、掐太阳等。

4. 清脏腑热法

本法分为清心、清肝、清肺、清脾胃、清膀胱热等诸法。临床常用的穴术组合，有清肝经、清心经、清肺经、清脾经、清肾经、清小肠、清大肠、退六腑、揉总筋、捣小天心、揉内劳宫、掐揉内庭、掐揉太冲、掐揉行间、清板门、清胃经、揉中极、推箕门、揉曲泽、揉尺泽、揉肾纹等。

5. 滋阴清热法

本法适用于阴虚内热证，常见于热病后期。临床常用的穴术组合，有补肾经、揉二马、揉三阴交、揉复溜、水底捞明月、运内劳宫、揉涌泉、运水入土等。

五、温法

温法包括温经散寒法、温里散寒法等。

1. 温经散寒法

本法适用于寒邪阻于经络，血脉不畅证。临床常用的穴术组合有揉一窝风、推三关、捏脊、擦八髎、擦督脉、擦膀胱经等。

2. 温里散寒法

本法适用于寒邪直中脏腑，或久病阳虚，脏腑虚寒证。临床常用的穴术组合有揉一窝风、推三关、揉外劳宫、捏脊、揉神阙、擦八髎、揉丹田、揉关元、揉气海、擦脾俞、擦肾俞等。

六、消法

1. 消食导滞法

本法适用于因伤食或脾失健运导致的饮食积滞证，如积滞、厌食、呕吐等。临床常用的穴术组合有推四横纹、揉中脘、运内八卦、揉板门、推小横纹、揉天枢、揉大横、揉腹结、揉新设、揉大肠俞、捏脊、揉足三里、揉上巨虚、分腹阴阳、推下七节骨、摩腹、揉膊阳池等。

2. 消痞化癖法

本经适用于痞积癖瘕。临床常用的穴术组合有推四横纹、掐揉四横纹、揉板门、清板门、揉中脘、逆运内八卦、推小横纹、捏脊、揉足三里等。

七、祛痰法

祛痰法即通过化痰涤痰，以消除痰饮这一病理产物及致病因素的治法，常与宣肺、健脾、行气、燥湿、开窍、通络及软坚散结结合运用。

1. 温化痰饮法

本法适用于寒痰内停证。临床具有温化痰饮的穴术组合有补肺经、补脾经、揉中脘、揉足三里、揉一窝风、推三关、顺运内八卦、揉外劳宫、揉肺俞、揉丰隆、擦肺俞、擦脾俞、推胸法、推背法等。

2. 清化痰饮法

本法适用于热痰内停证。临床常用的穴术组合有清肺经、揉丰隆、揉肺俞、掐揉四横纹、掐揉小横纹、揉掌小横纹、逆运内八卦、清板门、揉尺泽等。

八、祛湿法

1. 化湿法

化湿法是宣化湿邪、燥湿化浊的方法，适用于表湿和上焦、中焦湿证。临床常用的穴术组合有清补脾经、揉脾俞、揉丰隆、揉阴陵泉、揉中脘、揉足三里、揉三阴交、清大肠、清胃经、分腹阴阳、顺时针摩腹、揉天枢、揉一窝风、推三关等。

2. 利湿法

利湿法是消除停聚有形湿邪，并使之从小便排出的方法。临床常用的穴术组合有清小肠、推箕门、揉中极、揉水道、揉三阴交、掐揉小天心、推后溪、揉二马、运土入水、掐揉四横纹等。

九、祛风法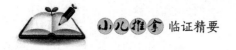

1. 疏风解表法

本法适用于外感表证，常表现为风寒、风热表证。临床常用的穴术组合参见解表法。

2. 平肝息风法

本法适用于热陷厥阴肝经，导致热盛动风之急惊风证；或热病伤阴导致肝肾阴虚，水不涵木，虚风内动之慢惊风证。临床常用的穴术组合有清肝经、清心经、掐人中、掐十宣、掐老龙、掐揉合谷、掐揉太冲、掐十宣、掐揉百会、揉二马、补肾经、掐揉五指节、捣小天心等。

十、理气法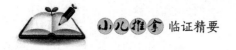

1. 行气法

本法适用于气机郁滞证。临床常用的穴术组合有推揉膻中、揉中脘、揉天枢、揉膊阳池、运内八卦、拿肚角、分腹阴阳、按弦走搓摩、清肝经、揉一窝风、分推肩胛骨、推胸法、推背法、摩腹、开璇玑、摇肘肘等。

2. 下气降逆法

本法适用于气机上逆证，如呕吐、呃逆、咳嗽、哮喘等。临床常用的穴术组合有横纹推向板门、逆运内八卦、推天柱骨、揉中脘、点气海、揉板门、揉内关、揉足三里、顺时针摩腹、分腹阴阳、点天突、揉涌泉、掐右端正等。

3. 升提气机法

本法适用于气机下陷证，如泄泻、脱肛等。临床常用的穴术组合有揉百会、揉外劳宫、补脾经、揉脾俞、揉关元、揉气海、揉神阙、摩丹田、顺运内八卦、推三关、补大肠、掐左端正等。

十一、补法

1.补气法

本法适用于气虚证。临床常用的穴术组合有补脾经、揉脾俞、补肺经、揉肺俞、揉足三里、揉关元、揉气海、推三关、揉丹田、捏脊、揉合谷等。

2.补血法

本法适用于血虚证。临床具有补血的穴术组合有补脾经、揉足三里、揉中脘、揉关元、揉气海、推三关、分阴阳、揉膈俞、揉心俞、揉三阴交等。

3.补阳法

本法适用于阳虚证。临床常用的穴术组合有补肾经、擦八髎、揉气海、揉关元、揉命门、推三关、揉丹田、揉一窝风、揉外劳宫、擦脾俞、擦肾俞、揉太溪、分阴阳等。

4.补阴法

本法适用于阴虚证。阴虚证以肝肾为主，宜滋肾养肝。若为肺胃阴虚，多见于热病伤津，宜养阴生津。临床常用的穴术组合有补脾经、补肾经、揉肾俞、揉太溪、揉肺俞、补胃经、揉二马、揉三阴交、揉复溜、运内劳宫、分阴阳等。

十二、涩法

1.固表敛汗法

本法适用于表虚不固的多汗自汗之证。临床常用的穴术组合有补脾经、补肺经、揉肾顶、补肾经、揉足三里、揉神阙、揉关元、揉气海等。

2.敛肺止咳法

本法适用于肺虚久咳。临床常用的穴术组合有补脾经、补肺经、揉肺俞、揉二马、补肾经、点气海、点关元等。

3.纳气平喘法

本法适用于肾虚哮喘，或暴喘欲脱之证。临床常用的穴术组合有补肾经、揉二马、揉关元、揉气海、揉肾俞、揉肺俞、揉太溪、擦八髎等。

4.涩肠止泻法

本法适用于脾肾虚弱，滑利脱肛之证。临床常用的穴术组合有补肾经、揉二马、揉关元、揉气海、补脾经、揉脾俞、揉肾俞、揉大肠俞、补大肠、推上七节骨等。

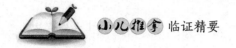

5.缩泉止遗法

本法适用于下元虚冷，尿多、尿频、遗尿或小便失禁之证。临床常用的穴术组合有补肾经、揉二马、揉关元、揉气海、揉神阙、揉三阴交、揉遗尿点、擦八髎、补脾经、揉肾俞、揉太溪、摩丹田、揉百会、揉外劳宫等。

十三、镇静安神法

镇静安神法治疗惊惕不安，心悸失眠，夜啼夜惊，甚则导致惊风的病证。临床常用的穴术组合有清肝经、清心经、捣小天心、揉总筋、掐揉五指节、摩囟门、开天门、推坎宫、运太阳、揉印堂、揉神门、揉内关、掐揉百会、掐揉四神聪、分阴阳、揉太冲、掐中冲、揉安眠等。

第二节　小儿推拿处方

一、小儿推拿处方与治法的关系

推拿处方是小儿推拿临床防治疾病的重要手段，是在辨证、立法的基础上进行选穴配伍而成的。只有理解了推拿处方与治法的关系，才能正确地选穴组方施术。

从中医学形成和发展的过程来看，治法是在长期中医临床积累了穴位运用经验的基础上，在对人体生理病理认识的不断丰富、完善过程中，逐步总结而成，是后于穴位形成的一种理论。但当治法已由经验上升为理论之后，就成为选穴组方的指导原则。如感冒患者，经过四诊合参，审证求因，确定其为风寒所致的表寒证后，根据表证当用汗法、治寒当以温法的治疗大法，决定用辛温解表法治疗，选用相应的穴位组成辛温解表的推拿处方，以使汗出表解，邪去正安，治愈疾病。否则，辨证与治法不符，选穴组方与治法脱节，必然导致推拿治疗无效，甚至使病情恶化。由此可见，在临床辨证论治的过程中，辨证的目的在于确定病机，论治的关键在于确立治法，治法是针对病机产生，而推拿处方必须相应地体现治法。治法是指导选穴组方施术的原则，推拿处方是体现和完成治法的主要手段。因此，在临床上首先要强调"法随证立，方从法出"，推拿处方与治法二者之间的关系，是相互为用、密不可分的。

二、小儿推拿处方结构

推拿处方是根据病情，在辨证立法的基础上选择合适的穴位和手法，据证配伍而成。当然，推拿处方不一定完全符合"君、臣、佐、使"的选穴组方形式，但必须了解据病情选穴处方的一般原则，这样才能做到主次分明，全面兼顾，提高疗效。现据小儿推拿的特点及处方的组成原则，整理总结推拿处方的组方结构如下：

君穴：即针对主病或主证起主要治疗作用的穴位。

臣穴：①辅助君穴加强治疗主病或主证作用的穴位；②针对重要的兼病或兼证起主要治疗作用的穴位。

佐穴：①佐助穴，配合君穴、臣穴以加强治疗作用，或直接治疗次要兼证的穴位；②佐制穴，能制约君、臣穴穴性的穴位。

使穴：能引领气血津液至特定部位的穴位。如百会、气海、足三里穴等。

综上所述，推拿处方中穴位的君、臣、佐、使，主要是以穴位在方中所起作用的主次地位为依据。在选穴组方时并没有固定的模式，不是每一种意义的君、臣、佐、使穴都必须具备。推拿处方的用穴多少，以及君、臣、佐、使是否齐备，全视具体病情及治疗要求的不同，以及所选穴位的功能来决定。但是，任何推拿处方中，君穴必不可缺少。一般来说，君穴要先推久推，这是一般情况下对组方基本结构的要求。在推拿处方分析时，只需按穴位的功用归类，分清主次即可。因此，治法是选穴组方的原则，是保证处方针对病机，切合病情需要的基本前提；君、臣、佐、使是组方的基本结构和形式，是体现治法、保证疗效的手段。因此，只有辨识病机，明确治法，熟悉穴性，明晰组方结构，才能最后确立一个好的推拿处方，才能保证好的临床疗效。

第五章 小儿推拿基本知识

第一节 小儿推拿特点与作用

一、小儿推拿的特点

儿科古称"哑科"，由于小儿的生理病理特点，其诊法是以望诊为主，闻、问、切诊为辅；辨证以阳证、热证、实证为多，虚实夹杂者次之，纯虚证较少。因此，小儿推拿治疗在手法、取穴及施术方面亦具有自己独特的特点。

1. 手法操作特点

小儿推拿所用手法相对成人较少，主要以推、揉、按、摩、掐、运、搓、摇等法为主，同时配合小儿复式手法进行施术。这些手法操作看似简单，但必须通过一定时间的手法实训和临床实践才能达到手随心转，法从手出，操作娴熟。其操作特点主要是轻快柔和、平稳着实、操作有序、时间适宜、配合介质。

（1）轻快柔和：小儿具有脏气清灵，穴位敏感，随拨随应的特点。因此，手法操作用力宜轻，速度宜快，均匀着力，不宜沉重缓慢。

（2）平稳着实：平稳是指操作时要有节奏性，操作速度及用力始终如一，不要时快时慢、时轻时重；着实是指手法操作时要轻而不浮，重而不滞，具有一定的深透性。

（3）操作有序：手法操作时应先做轻手法，后做重手法。如掐法、捏脊法应最后操作，以免引起患儿哭闹，影响后续操作和治疗效果。操作时采用由上而下的顺序，先上肢、头面、胸腹，后背腰、下肢、足部；或先推主穴，后推配穴；或先推配穴，再推主穴。临证时还应根据患儿病情的轻重和体位，确定推拿顺序。

（4）时间适宜：手法操作时间应根据患儿年龄大小、病情轻重及体质强弱而定。一般婴幼儿每次治疗 5 ～ 10 分钟；若年龄较大者，病情复杂，时间可适当延长，但一般不宜超过 20 分钟。正如夏云集《保赤推拿法》所曰："儿之大者，病之重得，用几千次，少则几百次。"

（5）手法多样：小儿推拿常用手法有单式手法、复合手法及复式手法，临床应用时可灵活选用。复式手法是指由不同的手法与经穴组成的特殊操作规范，且具有专用医疗功能的组合式推拿手法。本类手法多见于明清时期的小儿推拿专著中，古代医家称其为"大手法"或"大手术"等。临证时，若单用单式手法效果不佳时，可辨证选用复式手法，以提高疗效。如小儿推拿名医孙重三擅用凤凰展翅、摇斗肘、打马过天河、黄蜂入洞、水底捞月、飞经走气、按弦走搓摩、二龙戏珠、苍龙摆尾、猿猴摘果、揉脐及龟尾并擦七节骨、赤凤点头及按肩井等复式手法。

（6）配合介质：手法操作时，一般应配合推拿介质以发挥药物作用，保护皮肤，便于操作，提高临床疗效。临床常用的介质有滑石粉、麻油、水等。

2. 取穴特点

（1）擅用特定穴：应用特定穴是小儿推拿显著的取穴特点。小儿推拿特定穴具有点、线、面等特点，多分布在四肢肘、膝关节以下，尤其以两手居多。《幼科推拿秘书·穴象手法》曰："大拇指属脾土，脾气通于口，络联于大指，通背右筋天枢穴，手列缺穴，足三里穴。"特定穴虽与十二经脉无直接的络属关系，但都通过经络系统与脏腑相应。因此，手法作用于特定穴具有很好的调整脏腑功能的作用，从而起到防治疾病的目的。

（2）不拘于特定穴：小儿病情复杂，发病迅速，易虚易实，易于传变，在临床取穴时应根据病证不同而灵活选用十四经穴或经外奇穴。此外，小儿特定穴尤其适合6岁以下的儿童，且年龄越小，效果越好；对于6岁以上的儿童使用特定穴治疗时，效果欠佳。因此，治疗儿科疾病不能拘于特定穴，可灵活选用十四经穴或经外奇穴。

（3）穴位配伍灵活：由于流派不同，小儿推拿在穴位的选择上有较大的差异和灵活性，如孙重三强调全身取穴、张汉臣强调局部取穴、李德修擅用独穴。小儿推拿穴位配伍方法：一种是抓主证或主要病机，确定治疗该病的主穴，然后再随次证或随症配穴。正如骆如龙在《幼科推拿秘书·穴象手法》所曰："审定主穴，某病证以某穴为主，则众手法该用者在前，而此主穴在后，多用功夫，从其重也。盖穴有君臣，推有缓急，用数穴中有一穴为主者，而一穴君也，众穴臣也，相为表里而相济者也。"另一种是经验配穴，其在临床运用中疗效确切，而且大多以歌诀的形式保存下来，易学易记，使用方便。如《针灸大成·按摩经》曰："三关出汗行经络，发汗行气此为先，倒推大肠到虎口，止泻止痢断根源。"龚云林在《小儿推拿方脉活婴秘旨全书》中也说："运行八卦开胸膈，气喘痰多即便轻，板门重揉君记取，即时饮食进安宁。"这些经验用穴为临证取穴提供了重要的参考。

3. 诊治特点

（1）辨证为先：《理瀹骈文》曰"外治之理即内治之理……外治必如内治者，先求其本，本者何也，明阴阳识脏腑也"。因此，小儿推拿也应以中医基础理论为指导，遵循辨证论治的原则进行施术。只有明确疾病的阴阳、表里、虚实、寒热等属性，才能从复杂多变的疾病现象中抓住疾病的本质，把握病证的标本、轻重、缓急，采取相应的穴术组合以扶正祛邪、调整阴阳，使气血复归于平衡，达到治疗疾病的目的。小儿发病，因其生活不能自理，饮食不能自调，发病易"外为六淫所侵，内为乳食所伤"，故临床上小儿发病以外感或饮食所伤等因素居多。推拿治疗时，只有辨证精准，方能确定治则治法、选穴组方施术，达到"补其不足，泻其有余，调其虚实，以通其道，而祛其邪"之目的。正如骆如龙在《幼科推拿秘书》中所曰："先辨形色，次观虚实，认定标本，手法祛之。"若脱离了辨证论治，仅仅某病取某穴，可能起不到治疗作用，甚至有害或贻误病情。正如夏云集在《保赤推拿法》中所曰："认症宜确，若不明医理，不辨虚实寒热，错用手法，不仅无益，反而有害。"

（2）治法单纯：由于小儿发病以外感、饮食内伤、热性病居多，而且在病因病机方面较成人相对简单，故在治法上相对单一，临床治疗多采用解表、消导、清热等治法。

（3）施术及时：由于小儿脏腑娇嫩，形气未充，且具有"发病容易、传变迅速、易虚易实、易寒易热、易生变证"的病理特点。因此，临证时必须谨慎果断，要求小儿临床辨证比成人更及时、更精准，方能截断病情发展，促进疾病康复。除此之外，对于危重患儿，不宜单独使用推拿治疗，须结合中西医治疗，以保证推拿治疗安全有效。

（4）强调补泻：补虚泻实是推拿治疗的基本治法，尤其是治疗小儿疾病特别强调手法补泻的运用。手法补泻是指通过手法作用力的大小及操作的方向、时间、频率的不同，给予机体一定的刺激，发挥手法补泻效应，从而达到防治疾病的目的。其中，手法刺激强弱、手法操作频率、手法操作方向及手法操作时间与手法补泻有密切的关系。《推按精义》谓："治实证，手法宜重；治虚证，手法宜实而轻。"《按摩经》曰："大肠有病泄泻多，脾土大肠久搓摩。"又说："肚痛多因寒气攻，多推三关运横纹。"周于蕃《小儿推拿秘诀·卷二》曰："急摩为泻，缓摩为补。"但在临床治疗时，并不是单凭以上某一个因素就可以达到补虚泻实的目的，只有上述因素综合应用才能实现。一般情况下，凡用力轻浅、操作柔和、频率舒缓、顺经操作或逆时针摩腹，并持续时间较长的操作手法为补法，对人体有兴奋、激发与强壮的作用；反之，凡用力深重、操作刚韧、频率稍快、逆经操作或顺时针摩腹，并持续时间较短的操作手法为泻法，对人体有抑制、镇静和祛邪的作用。若手法的强度、频率与操作时间适中，在经络走向上来回往返操作，或在腹部顺逆方向等量施术的手法为平补平泻。同时，手法补泻的效果还受到个体差异、病变部位、穴位及病情轻重缓急等因素的影响。因此，手法补泻作用的操作，必须遵循辨证施治的原则，只有灵活应用方能取得较好的临床疗效，防止出现虚虚实实之误。正如夏禹铸《幼科铁镜》所曰："推拿掐揉，性与药同，用推既是用药，不明何可乱推……病知表里虚实，推后重症能生，不谙推拿揉掐，乱推便添一死。"

（5）膏摩为助：在推拿治疗过程中，根据病证性质选用相应介质涂搽在治疗部位并配合手法操作的方法，称为"膏摩法"。推拿治疗时若辨证选用介质，不仅可发挥其治疗作用，而且可增强润滑作用，保护受术者皮肤，有利于手法操作，进而提高临床疗效。正如《圣济总录·治法》所曰："若疗伤寒以白膏摩体，手当千遍，药力乃行，则摩之用药，又不可不知也。"如用炒苍术、丁香、吴茱萸制作乳膏，治疗婴幼儿慢性腹泻；用芒硝、大黄、栀子、桃仁等制成乳膏，治疗小儿积滞；用柴胡、葛根、金银花、薄荷、栀子等制成乳膏，治疗小儿外感发热；用白芥子、炙麻黄、干姜、细辛、胆南星、黄芩、鱼腥草等制成乳膏，治疗小儿咳喘等均取得了较好的临床疗效。

二、小儿推拿的作用

小儿推拿是在整体观念和辨证论治的理论指导下，通过手法作用于体表特定穴位或部位，从而达到平衡阴阳、调整脏腑、疏通经络、调和气血、舒筋通络、理筋整复之功效，起到防治疾病的目的。其对人体发挥的作用主要体现在以下几方面：

1. 平衡阴阳

人体阴阳处于相对动态平衡状态时，生命活动便处于"阴平阳秘"的健康状态。如因六淫、七情或跌仆损伤等因素使阴阳的相对平衡状态遭到破坏时，就会导致一系列"阴阳失调"的病理变化。如阳盛则热，阴盛则寒；阴盛则阳病，阳盛则阴病；阳虚生外寒，阴虚生内热等。临床可表现为阴、阳、表、里、寒、热、虚、实等多种不同层次、不同性质的病证。

推拿治病遵循"谨察阴阳所在而调之，以平为期"的原则，根据辨证分型，术者采用或轻、或重、或缓、或急、或刚、或柔等不同刺激量的手法，使虚者补之，实者泻之，热者寒之，寒者热之，壅滞者通之，结聚者散之，邪在皮毛者汗而发之，病在半表半里者和而解之，以改变人体内部阴阳失调的病理状态，从而达到恢复阴阳的相对平衡、邪去正复之目的。如应用轻柔缓和的一指禅推法、揉法与摩法，刺激特定的募穴、俞穴及其他配穴，能补益相应脏腑的阴虚、阳虚或阴阳两虚。应用力量较强的摩擦或挤压类手法，能祛邪泻实；对阴寒虚冷的病证，要用较慢而柔和的节律性手法在治疗部位上进行较长时间的操作，使患者产生深层的温热感，起到温阳益气的作用。此外，自大椎至尾椎轻推督脉，可清气分实热，在同一路线上重推督脉，则能清热凉血，以泻血分实热。

2. 扶正祛邪

疾病的发生、发展及其转归，是正气与邪气矛盾双方相互斗争、盛衰消长的结果。正气不足是疾病发生的内在原因，邪气是疾病发生的重要条件。《素问·刺法论》曰："正气存内，邪不可干。"一般情况下，人体正气旺盛时，机体抵抗邪气的能力较强，邪气难以侵犯人体；或即使受到邪气的侵犯，也能及时祛除，使疾病较快痊愈。当人体正气不足，机体抵抗邪气的能力以及康复能力减弱，邪气就会乘虚而入，导致人体脏腑功能失常而发生疾病，所以《素问·评热病论》曰："邪之所凑，其气必虚。"推拿治疗儿科疾病时，应根据患者体质的强弱和脏腑的寒热虚实，具体分析，区别对待，酌情施法，采取或补或泻或兴奋或抑制等不同手法，作用于患儿体表特定部位或穴位，虚者补之，实者泻之，从而起到扶助正气、祛除邪气之目的。

推拿的扶正作用主要是通过补益肾气和调理脾胃来实现的。肾藏精，为先天之本，是脏腑形成及人体生长发育的原动力。肾气充足则生长发育正常，正气充足则抗病能力强；肾气衰弱则生长发育迟缓，正气虚弱则抗病能力减退。推拿手法通过刺激相应的穴位，可以补益肾气，固精护肾，从而促进人体生长发育，增强抗病能力。脾主运化，为后天之本，是脏腑形成及人体生长发育的重要物质来源。脾胃运化功能旺盛则营养充足，脏腑经络等组织生长发育正常，卫气充足则顾护肌表能力强；脾胃运化功能不及则营养匮乏，脏腑经络等组织发育迟缓，卫气不足则顾护肌表能力减弱。推拿手法通过刺激相应的穴位，可以调节脾胃的运化功能，从而达到荣脏腑、营阴阳而祛百病的目的。正如万全《幼科发挥》中所曰："胃者主纳受，脾者主运化，脾胃壮实，四肢安宁；脾胃虚弱，百病蜂起。故调理脾胃者，医中之王道也。"

3. 调整脏腑经络气血

人体的五脏六腑、四肢百骸、五官七窍、皮肉筋骨等，通过经络"内属脏腑，外络肢节，沟通表里内外，联络全身，行气血，营阴阳，濡筋骨，利关节"的作用，才能保证脏腑肢节生理功能正常，并相互协调，形成一个健康的有机整体。若经络不通，则经气不畅，经血滞行，可出现皮、肉、筋、脉及关节失养而萎缩不用，正如《灵枢·经脉》所曰："经脉者，所以能决生死，处百病，调虚实，不可不通。"若脏腑功能失调，可导致脏腑气血阴阳的虚实变化和脏腑之间关系的异常，而致百病丛生。

　　气的含义有二：一是指构成人体和维持人体生命活动的精微物质，二是指脏腑、经络的生理功能或动力。气有化生、推动、固摄、温煦等作用，气的主要病证有气虚、气滞和气逆三类。血是循行于脉管内富有营养作用的赤色液体，主要由脾胃化生的水谷精微通过心肺的作用变化而成，它随血脉循行全身，为各脏腑、组织、器官提供营养，以维持它们的正常生理功能。如因某种原因导致血液运行障碍，脏腑、组织、器官等就得不到血液的濡养，其生理功能便会失调、障碍，甚至丧失，从而产生血瘀、血虚或出血等多种血分病证。

　　推拿调整经络、气血、脏腑的功能，是通过手法作用于经络系统来完成的。因为推拿施治时，一是运用各种手法在人体体表"推穴道，走经络"，二是在脏腑投影的相应体表部位施以手法能起到对其"直接"按摩的作用。这样，一方面可由手法的局部作用，对受术部位的经络、气血、脏腑病证起到直接的治疗作用。如外伤所致的局部瘀血肿痛、麻木不仁，以及受寒所致的胃肠痉挛，饮食不节引起的胃脘闷胀等均可通过手法的局部作用而得到调治。另一方面，由于手法的刺激激发了经穴乃至整个经络系统的特异作用，从而改善、恢复这些脏腑、组织、器官的生理功能。如推拿脾经可起到益气健脾的作用；拿按合谷穴，可治疗牙痛、面瘫；推按三阴交、中极穴，可治疗小儿遗尿及尿频等病证。这都是推拿整体性调治作用的体现，正如《厘正按摩要术·运法》所曰："外八卦在掌背，运之能通一身之气血，开脏腑之秘结，穴络平和而荡荡也。"

4. 舒筋活血，理筋整复

　　中医所说的筋骨，包括筋膜、肌肉、肌腱、腱鞘、韧带、关节囊、滑膜等组织。这些组织可因损伤而产生一系列的病理变化，如关节错缝、关节半脱位及软组织损伤、粘连等。通过手法作用于穴位经络或肌肉关节，可起到舒筋通络、解痉止痛、理筋整复及松解粘连的作用，进而起到治疗疾病之目的。如小儿肌性斜颈通过揉、捏、拿、拨及牵扳手法作用于局部，可起到松解粘连、舒筋解痉之目的，从而恢复患儿的颈部活动功能。

第二节　小儿推拿适应证与禁忌证

　　小儿推拿具有疗效确切、安全、无毒副作用、操作舒适等特点，小儿乐于接受，适应证广泛，但也存在一定的推拿禁忌，应用不当也会出现意外。现将小儿推拿的适应证及禁忌证介绍如下，以确保推拿疗法的安全有效。

一、适应证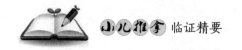

新生儿病证：胎黄、新生儿肺炎、脐突、肌性斜颈等。

肺系病证：感冒、发热、咳嗽、哮喘、肺炎喘嗽、反复上呼吸道感染、喉痹、乳蛾、鼻窒、鼻衄、鼻渊、鼻鼽、奶癣、荨麻疹、腺样体肥大、顿咳、风痧、急性疱疹性咽峡炎等。

脾胃病证：泄泻、呕吐、厌食、腹痛、腹胀、积滞、便秘、脱肛、疳证、鹅口疮、口疮、牙痛、滞颐、单纯性肥胖等。

心系病证：夜啼、汗证、儿童多动综合征、吐舌弄舌、缺铁性贫血等。

肝系病证：儿童抽动障碍、麦粒肿、霰粒肿、近视、鞘膜积液等。

肾系病证：遗尿、尿频、热淋、五迟五软等。

其他病证：小儿桡骨头半脱位、小儿髋关节损伤、脑瘫、臂丛神经损伤、脊柱侧弯、儿童自闭症、癫痫以及小儿推拿保健等。

二、禁忌证

1.各种皮肤病及皮肤有破损者，如疮疡、疖肿、疱疹、脓肿、不明肿块、烧伤、烫伤、擦伤、裂伤等局部禁用，以免引起局部感染。

2.急慢性传染性疾病，如丹毒、结核、蜂窝织炎、猩红热、骨髓炎、梅毒等；部分传染性疾病，如麻疹、百日咳、痄腮、水痘等慎用。若能保证严格消毒，并做好患儿隔离的情况下，也可配合推拿治疗。

3.有出血倾向的疾病，如血小板减少性紫癜、血友病、再生障碍性贫血、白血病、过敏性紫癜等慎用。因手法刺激后，可能导致再出血或加重出血。

4.部分骨关节疾病，如化脓性关节炎局部应避免推拿，可能存在的肿瘤、外伤骨折、脱位等不明诊断的疾病，以及有严重症状而诊断不明确者慎用。

5.患有严重的心、脑、肺、肝、肾等器质性病变的危重患儿，不宜单独使用推拿治疗，须采用综合疗法。

第三节　小儿推拿诊疗思路

小儿推拿疗法属于中医外治法之一，基于明清及以前儿科学和推拿学的理论和实践经验，明清时期基本确立了小儿推拿体系。后经不断传承、创新发展，逐渐形成了小儿推拿独特的诊疗思路，现梳理总结如下，以供临床借鉴。

一、重视诊法，病证结合

1. 四诊合参，尤重望诊、闻诊

《望诊遵经·叙》曰："非诊无以知其病，非诊无以知其所治也。"因此，推拿治疗儿科疾病之前，首先要辨病识证，立法施术。正如《厘正按摩要术·凡例》所曰："辨证宜先也……小儿辨证须觇神气，审形色，诊面，察眼、耳、唇、齿、鼻准，验舌苔，诊指纹，察手足，听声，按胸腹，询溲便，候脉。"儿科诊法与大方脉科类似，应望、闻、问、切四诊合参，收集临床资料，用于诊断和辨证。因小儿不会言语，稍大儿言不足信，难行"问"诊；切脉按诊易因小儿啼哭吵闹而受到影响，造成诊断困难，影响辨证施术。因此，小儿推拿医术在诊疗中秉承前贤经验，既强调四诊合参，又重视望诊、闻诊的应用。

望诊在中医儿科的应用具有悠久的历史。战国时期，出现了第一位小儿医——扁鹊，其诊病善施望诊和切诊，曾有"望齐桓侯而治病，诊赵简子之脉而知其血脉治也"的文献记载。《素问·阴阳应象大论》曰："善诊者，察色按脉，先别阴阳，审清浊而知部分；视喘息，听音声，而知所苦；观权衡规矩，而知病所主……以治无过，以诊则不失矣。"首次把望诊列为四诊之首，强调了望诊的重要性。《难经·六十一难》曰"望而知之谓之神，闻而知之谓之圣，问而知之谓之工，切脉而知之谓之巧"，将中医的四诊分为神、圣、工、巧，并将望诊、闻诊列在重要地位。根据儿科的生理病理特点，历代儿科医家也非常重视望诊，如《幼科铁镜·望形色审苗窍从外知内》曰："望、闻、问、切，固医家之不可少一者也，在大方脉则然，而小儿科则惟以望为主。"

小儿推拿疗法在继承传统经典理论及历代儿科诊法经验的基础上，对诊法进行了发挥，应用于儿科推拿临床则明显提高了临床疗效。如三字经流派奠基人李德修临诊时非常重视望诊，尤擅望印堂与神色形态。该流派认为，"诊脉不如看印堂，印堂穴用水洗净观之，分红、青、黑、白、黄。何色分何病也，必须细心详察"。若印堂现红筋，主心肺有热；山根现青色，主肝有风热；印堂现黑色，主风寒入肾；印堂现白色，主肺有痰；印堂现黄色，主脾胃疾患。此外，该流派还通过望神色形态进行诊病，判别疾病的寒热虚实。若小儿时用手搓揉头目，主头痛头晕之证；痛时面青，手抱胸胁，俯而摇身，主胆道蛔虫之疾；痛时作翻绞状，主肠梗阻；疼痛发

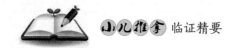

作有时，痛则汗出，主食积腹痛。

小儿推拿名家张汉臣擅长望诊，尤重望面色、审苗窍。其中，望面色与望鼻是其最大的诊法特色。如小儿面青，主病在肝；面黄，主病在脾；面白，主病在肺；面赤，主病在心；面黑，主病在肾。还认为人以胃气为本，无论哪种面色，正常情况下都应略带黄色。尤其指出面部五位色鲜主新病、病轻；五位色暗浊主久病、病重。首次揭出"滞色"一词，其表现为面部皮肤不舒畅，常见于外感疾病，且"滞色"有新、陈之分，主病之深浅。除此之外，该流派还重视审苗窍，最擅长望鼻。张老认为鼻准属脾，正常应微黄光亮。若见色青无泽，主脑中痰饮；色紫黯，主时病；色黄，主痰饮湿热；色白，主肺气虚；色红，主脾热；色黄，主脾败。张老认为，鼻代表脾胃的功能，且"鼻大为佳，鼻大者脏气有余，鼻小者脏气不足"。

小儿推拿名医孙重三强调诊法应全面，避免误诊漏诊。临证时强调四诊合参，以"望""闻"为主，"问""切"为辅，尤擅长望"指纹"。其望诊内容包括望神气、望面色、望苗窍、望手足、望指纹及望形态。如望神气，可判断疾病的寒热虚实及预后转归；望面色的润泽和枯槁，可推测脏腑的病情变化和预后。如患儿面色润泽而目光有神的多为新病，病情轻；枯槁无神者多为久病，病情重。其次，对望眼、舌、鼻、耳、口等的形态，既遵古训也有其独到之处。

孙老也"重视闻诊"，包括听声音、嗅气味、察呼吸等方面。"听声音"是指根据患儿声音的改变，判断疾病的表里寒热虚实；"嗅其味"是指根据患儿的呼吸气息和排泄物，如鼻涕、大小便等所发出的异常气味，对疾病性质做出判断。如语声轻微主正气不足，语声壮厉主邪气有余；哭而多泪主实，哭而无泪主虚；喘粗、气热主邪实，喘急、气寒主正虚。口出臭气，主胃腑有热；口中酸臭气，主有宿食。鼻流浊涕有腥臭气味，主脑热鼻渊；无腥臭气味者，主外感风寒。大便有酸臭气，主肠有积热；有生腥气者，主肠中有寒。小便臭秽气味，主膀胱积热；清长不臭者，主膀胱虚寒。

2. 辨证为先，圆机活法

《厘正按摩要术·凡例》曰："辨证宜先也。"辨证精准是确定治则治法的前提，也是选穴施术的依据，更是取得临床疗效的关键。小儿推拿在施术之前须注重辨证为先，圆机活法。通过收集四诊资料，四诊合参，运用八纲辨证、脏腑辨证、卫气营血辨证及六经辨证等方法，明确病证诊断，既识病，又明证，最后选穴施术。正如《理瀹骈文》所曰："外治之理即内治之理……外治必如内治者，先求其本。本者何也，明阴阳识脏腑也。"

《厘正按摩要术·凡例》曰："用药不难，辨证为难，在小儿尤难。"《厘正按摩要术·叙五》曰:"况小儿昔称哑科,脉无可切,证无可问,即仅以望闻得之,神圣之事,岂末俗庸流所能望其项背者。然辨证虽难,而又不得不辨,辨而后又不得不设法以治也。"强调儿科辨证的复杂性,非熟读经典且具有一定的中医理论功底和临床经验者所能为。历代医家非常重视辨证的重要性,特别强调在四诊资料基础上的思辨过程,因此,创立了八纲辨证、脏腑辨证、卫气营血辨证及六经辨证等辨证方法。小儿推拿各流派都非常重视读经典,做临床。因此,在诊法辨证方面都积累了丰富的临床经验,力求做到辨证求因,圆机活法,审因论治。如三字经流派的辨治特点是以脏腑辨证为主,然后据虚实定"清补"法,辨阴阳定"清补"法,据五行生克定"清补"法。张汉臣小儿推拿流派的辨治特点为将大方脉科的"中医治疗八法"融入小儿推拿临床治疗中,首次提出"小儿推拿治疗八法":汗、吐、下、和、清、温、补、消,临证时要遵循治病求本的原则,注重"扶正",严守"标本兼治",非常重视小儿推拿"补泻"法的运用。

孙重三小儿推拿流派遵循八纲辨证,治病擅调阴阳。主张以阴阳五行、脏腑理论为指导,严守辨证论治,运用手法刺激穴位,通过经络"行气血、通阴阳"的作用,调整脏腑营卫,从而达到治疗之目的。正如《景岳全书·阴阳篇》所曰:"凡诊病施治必须先审阴阳,乃为医道之纲领……医道虽繁,而以一言蔽之者,曰阴阳而已。"孙老认为,所有疾患皆为阴阳失调所致,故临证治宜先调阴阳。因此,在治疗儿科疾病时皆用"分手阴阳"以平衡阴阳,调和气血。正如《幼科推拿秘书·推拿手法分阴阳》所曰:"盖小儿之病,多因气血不和,故一切推法必先从阴阳分起。"该流派在整体观念的指导下,以阴阳为纲领,但不废弃脏腑辨证、卫气营血、三焦辨证,主张所有辨证皆有其所宜,不能偏废。只有全面结合,才能辨证准确,取得最佳临床疗效。孙老临证处方,每一方用穴较多,大约15个穴位,堪称"大方",每个处方都针对主证、次证,随症治之,彰显该流派思辨缜密,圆机活法,用穴全面的特点。

3. 病证结合,辨病施术

近代著名医家何廉臣融中西之说,创立了小儿六诊法:望、闻、问、切、按、检。在临床诊疗中,强调西医学检查对临床诊断的重要性。其云:"除了中医四诊之外,囟额胸腹,按而知之;口腔温度,检而知之……临证断病,六诊兼施。"小儿推拿亦特别强调西医学诊断在儿科疾病诊断中的应用,避免误诊误治,以保证小儿推拿疗法的安全有效。推拿治疗之前,除了重视中医辨病辨证外,也非常重视现代医学诊断,以明确病位、病性,全面掌握病情,既可排除推拿禁忌证,避免误诊误治,又可在必要的时候配合西医治疗,以提高疗效。

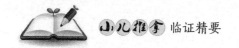

张汉臣流派受到了西医学的影响，在重视中医望诊的同时，采用西医学技术配合诊断疾病。如望诊时若见下唇黏膜散在鱼子样颗粒，蛔虫可验；发热 2～3 天见两颊黏膜有散在白点，为麻疹先兆；腮腺管口红肿如粟，为痄腮之征。又如喉痛、乳蛾、喉痹、白喉等儿科常见病的诊断，必须检查咽喉。鼻后滴漏综合征是引起慢性咳嗽的重要原因之一，如果在临床对此病的病因病理认识不清，仅从肺辨治，可能疗效欠佳；若识病准确，从鼻论治，就会取得非常好的临床疗效。因此，小儿推拿医术要求从医者必须具有较好的中西医理论功底，才能真正保证小儿推拿疗法的安全有效。

二、定适应证，排禁忌证

1. 确定适应证

小儿推拿疗法具有广泛的适应证，如三字经流派治疗小儿病证达 70 余种。不仅治疗常见病，而且对部分疑难病、急重病、传染病，如惊风、脑炎后遗症、癫痫、脑外伤后遗症、神经损伤性肢瘫、脑发育不全、肠梗阻、新生儿黄疸、先天性巨结肠、百日咳、多发性神经炎等也有良好的疗效。

张汉臣流派治疗的疾病谱最为广泛，各个系统的疾病都能见到，从新生儿到 12 周岁以内的小儿均可用推拿治疗，而且主张单纯用推拿治疗。该流派对所诊治疾病谱按照西医的分类标准进行分类，分为五大系统疾病和其他疾病，共 71 个病种，其治病范围在各小儿推拿流派中是最广泛的。该流派因为以西医院为临床基地，在病种拓展方面形成了自己的临床优势，20 世纪 80 年代开展了神经内科、小儿外科疾病的推拿治疗，如臂丛神经损伤（产瘫）、肌性斜颈、指或趾畸形、马蹄足、肌营养不良、面瘫、脑瘫、神经性尿频、口糜、巨结肠及其术后恢复治疗。

孙重三流派临床治疗小儿病证达 20 余种，39 个证型。孙老采用推拿治疗儿科疾病为求稳妥，相对保守，导致推拿适应证减少。

迄今为止，小儿推拿医术临床适应证非常广泛，不仅治疗脾胃病证及肺系病证具有较好的临床疗效，而且对某些传染病及疑难病症亦取得了很好的疗效。如推拿治疗感冒、发热、咳嗽、呕吐、腹泻、厌食、口疮、夜啼、惊风、脱肛、遗尿、尿潴留、汗症、斜颈等疗效显著。除此之外，推拿治疗轻、中度肺炎喘嗽、百日咳、尿频、惊吓、眼疮、脑瘫、面瘫、湿疹、荨麻疹、风疹、脊柱侧弯、近视眼等疾病亦取得了较好的临床疗效。

2. 排除禁忌证

《厘正按摩要术·按法》曰："按法者多，其中有不可按者，按则增病。有不可不按者，按则疗病，故首先辨证。"因此，在明确诊断的基础上，首先应排除小儿推拿的禁忌证，以保证小儿推拿疗法的安全、有效。古代医家骆如龙也提出了小儿推拿的禁忌证，即小儿并非所有的疾病都可以推拿，如小儿变蒸发热、小儿出痘等则禁用推拿。《幼科推拿秘书·变蒸论》曰："大小蒸俱毕，或一日二日发热，此不可推，痘疹亦然。推则拂乱其气，反受其伤。故下手要观五色，辨音，细问，切脉。察病数件，庶不有误也。"《许氏幼科七种·小儿治验》曰："小儿柔弱体质，徐徐按摩未尝不可，但不得乱揉乱掐，以增其患耳。且按摩之病，在经者宜之，若热邪已入脏，推之何益？"万全尚载有一例因推拿不当而失治的病案。

小儿推拿临证时，非常强调施术前辨病辨证的重要性，以排除禁忌证，确定适应证。如患有严重肺炎、病毒性心肌炎、川崎病、EB病毒感染、肠梗阻、阑尾炎、腹泻严重脱水、过敏性紫癜、急性尿路感染、骨髓炎、骨关节结核、骨肿瘤、骨折、严重关节脱位等疾病者，不宜采用推拿治疗；手法治疗部位有皮肤破损、感染及皮肤病者，亦不宜推拿治疗，以免引起局部感染。

三、功法为基，手法为本

1. 功法锻炼是手法操作之基

《小儿推拿秘旨·自序》曰："唯推拿一法……但此专用医者精神力量，不若煎剂丸散，三指拈撮，便易从事，故习学者少而真传罕觏矣。"说明小儿推拿手法操作看似简单，其实耗损医者气、力尤为明显。良好的推拿手法必须达到"持久、有力、均匀、柔和、深透、轻快柔和、平稳着实"等技术要求，此为手法取效之关键。若医者气力不足，手法操作达不到基本技术要求，则会直接影响临床疗效。通过功法锻炼可改善医者体质，增强气力，提高关节的柔韧性和灵活性。在此基础上，按照手法操作规范及动作要领进行反复训练，才能使手法达到"形神兼备"的技术要求。小儿推拿医术非常重视功法锻炼（易筋经、少林内功及抱球式站桩），通过静功和动功的锻炼，使医者气力倍增，以增强手法功力，提高临床疗效。如"易筋经"就是在调身、调息、调意的基础上，着重进行较长时间的肌肉静止性锻炼，以增强全身肌肉的持久力和耐力，达到抻筋拔骨、骨壮筋柔的目的。早在《黄帝内经》也强调功法锻炼的重要性，如《灵枢·官能》曰："缓节柔筋而心和调者，可使导引行气……爪苦手毒，为事善伤者，可使按积抑痹……手毒者，可使试按龟，置龟于器

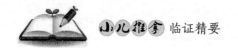

下而按其上，五十日而死矣。手甘者，复生如故也。"孙重三小儿推拿流派也非常重视功法的锻炼，认为通过功法锻炼，一则可增强术者体质，二则手法更具有持久力和深透性，三则提高手法治疗效果。

2. 手法实训为小儿推拿治疗提供疗效保证

《论语·卫灵公》曰："工欲善其事，必先利其器。"推拿手法的功力技巧，是推拿疗效差异的关键。因此，只有通过刻苦的手法实训，才能提高手法的功力和技巧，才能做到动作、力量及技巧的完美结合，从而保证手法的安全、有效、舒适。当然，要使推拿手法具有深厚的功力与技巧并形成独特的个人风格，达到娴熟的层次，绝不是一蹴而就的，而是要坚持不懈地在日后长期的临床实践中锻炼，才能功到自然成。这就要求术者必须脚踏实地、持之以恒、勤学苦练、扎扎实实地进行手法实训，最终使手法达到"形神兼备"的技术要求。孙重三认为，手法是推拿治病的一个重要环节，强调手法操作要规范，且要达到轻巧、柔和、深透，直达病所。如推法练习时必须达到"凡推动向前者，必期如线之直，毋得斜曲，恐伤动别经而招患也"的动作要领。临床上常以掐、揉、按、摩、推、运、搓、摇法作为常用的小儿推拿手法，手法操作时要求用心施术，把意念集中于施术部位，真正做到"手随心转，法从手出"。

3. 小儿推拿手法基本技术要求

清代张振鋆首次总结了小儿推拿常用手法的动作规范及操作要领。其在《厘正按摩要术·凡例》曰："首按摩，继以掐、揉、推、运、搓、摇，合为八法。"齐鲁小儿推拿各流派基本手法皆源自该书的小儿推拿八法，如：三字经派的基本手法，有推法、拿法、捣法、揉法、运法及分合法等6种手法；张汉臣流派的基本手法，有推法、拿法、按法、点法、掐法、揉法、运法、分法、合法及捏挤法等10种手法；孙重三流派基本手法完全来自《厘正按摩要术》记载的小儿推拿八法。小儿推拿手法虽然较成人推拿手法简单易学，但也必须通过一定时间的手法实训和临床实践才能达到手法娴熟，应用自如。其最基本的技术要求为轻快柔和，平稳着实，形神兼备，操作有序，三因制宜，配合介质。

（1）轻快柔和，平稳着实：小儿具有脏气清灵，穴位敏感，随拨随应的特点。因此，手法操作用力宜轻，速度宜快。平稳是指操作时要有节奏性，操作速度及用力始终如一，不要时快时慢、时轻时重。着实是指手法操作时要轻而不浮，重而不滞，快而不乱，慢而不涩。手法具有一定的深透性，可有效刺激穴位，发挥调整脏腑之作用。

（2）形神兼备，操作有序：手法不仅形似，且要神似，手随心转，法从手出。

形似是推拿手法操作规范形成的起始阶段，是学习手法操作的关键阶段。具体地说，此阶段主要是了解"用哪个部位发力做手法"和"怎样做手法"。形神兼备是手法操作的最高境界，是指在掌握手法基本操作规范的基础上，必须达到意、形、气、力的协调统一，进而达到手法外形、力量和技巧的完美结合，最终达到手随心转，法从手出，形神兼备。小儿推拿手法操作时，应讲究次序，先做轻手法，后做重手法，如掐法、捏脊法应最后操作，以免引起患儿哭闹，影响后续操作和治疗效果；手法施术时，采用由上而下的顺序，先上肢、头面、胸腹，后背腰、下肢、足部，或操作时先推主穴，后推配穴。

（3）三因制宜：三因制宜是指临床应用手法时，应根据患儿体质强弱、病情轻重、年龄大小、推拿时间及所在地域等不同，选择相适宜的手法和刺激量，从而保证手法的安全、有效。患者体质强、病情重、实热证、年龄大、白天推拿及北方地区，手法刺激量可大点；患者体质弱、病情轻、虚寒证、年龄小、夜间推拿及南方地区，手法刺激量可小点。张汉臣认为，一般患儿，每日治疗 1 次；危重患儿，每日治疗 2～3 次。实热证，手法宜重且速度快（220～250 次 / 分），每次操作时间短（10～15 分钟），每日治疗 2～3 次；虚寒证，手法宜轻且速度慢（150～200次 / 分），每次操作时间稍长（20～30 分钟），每日 1 次或隔日 1 次。正如《幼科推拿秘书·手法同异多寡宜忌辨明秘旨歌》所曰："初生轻指点穴，二三用力方凭，五七十岁推渐深，医家次第神明，一岁定须三百，二周六百何疑。"徐谦光《推拿三字经》曰："大三万，小三千，婴三百，加减良。"其就是指根据年龄选择手法操作次数或时间。夜间推拿不宜采用兴奋性手法，白天推拿可采用兴奋性手法；北方人肌肤腠理致密结实，施术时手法宜有力深透，而南方人肌肤细腻，施术时用力宜轻快而柔和。

（4）配合介质：手法操作时，一般应辨证选用介质以便于操作、保护皮肤，并发挥药物作用，以提高临床疗效。如临床常用的有滑石粉、麻油、水、生姜水、薄荷水、冬青膏等。正如《幼科推拿秘书·用汤时宜秘旨歌》曰："春夏汤宜薄荷，秋冬又用木香。咳嗽痰吼加葱姜，麝尤通窍为良。加油少许皮润，四六分做留余，试病加减不难知，如此见功尤易。"

四、辨证取穴，宜少宜精

1. 辨证取穴

掌握穴性，据证选穴。《幼科推拿秘书·穴象手法》曰："推拿一书，其法最灵，或有不灵，认穴不真耳……穴不真则窍不通，窍不通则法不灵。"说明穴位是推拿治病的关键中间环节。若对穴位的定位、主治及功效认识不清，可能导致推拿治疗的疗效不佳或无效，甚至导致不良作用。小儿推拿诊疗过程中，强调在四诊合参、识病明证的基础上，根据疾病的寒热虚实进行选穴组方施术。正如徐谦光在《推拿三字经》所曰："若病杂而穴必须多，应推何穴，为君臣佐使分明为要。"因此，治疗前必须掌握穴性及功效，才能辨证用穴，取得较好的临床疗效。正如《幼科铁镜》所曰："寒热温平，药之四性，用推即是用药，不明何可乱推，乱用便添一死……推上三关替代麻黄肉桂，退下六腑替来滑石羚羊。"徐谦光在《推拿三字经》中记载了26个独穴的穴性及功效："阴阳为水火两治汤，推三关为参附汤，退六腑为清凉散，天河水为安心丹，运八卦为调中益气汤，内劳宫为高丽清心丸，补脾土为六君子汤，揉板门为阴阳霍乱汤，清胃穴为定胃汤，平肝为逍遥散，泻大肠为承气汤，清补大肠为五苓散，清补心为天王补心丹，清肺为养肺救燥汤，补肾水为六味地黄丸，清小肠为导赤散，揉二马为六味地黄汤，外劳宫为逐寒返魂汤，拿列缺为回生散，天门入虎口为顺气丸，阳池穴为四神丸，五经穴为大圣散，四横纹为顺气和中汤，后溪穴为人参利肠丸，男右六腑为八味顺气散，女左三关为苏合香丸。"徐氏认为，不问何病何证，用同一推拿法进行治疗，是徒劳无功的，甚至伤人性命。正如其所说："穴性广多在医者变化用耳，今见时医不能望、闻、问、切四字，不辨阴阳虚实，不论何症，概曰之一路推法，误人性命多矣，审之慎之。"

张汉臣流派擅用"术对"或"术组"，并总结了其穴性及功效：补肾水、揉二马，具有滋阴补肾之功效；补脾经和推三关，具有益气活血通经之功效；补脾经和揉一窝风，具有温中健脾和胃之功效；清肺经和退六腑，具有清热凉血消肿之功效；揉小天心与揉一窝风，具有发汗透表、解肌润肤之功效。除此之外，还针对不同脏腑病证建立了术组：揉小天心、分阴阳、补肾经、揉二马及大清天河水，用于治疗烦躁不安、夜寐不安、或惊哭、惊叫、乳食少量、形体消瘦、抽搐、哭闹等病证；补脾经、补肾经、清板门、逆运内八卦、推四横纹，用于治疗食欲不振、厌食、腹胀、消化不良等病证；揉小天心、揉一窝风、补肾经、清板门、分阴阳、清天河水，用于38.5℃以下的发热（若38.5℃以上，将一窝风改为二扇门，清天河水改为大清天河水穴或退六腑）；揉小天心、揉一窝风、补肾经、清板门、逆运内八卦、清肺经，用于治疗急慢性喉痹、急慢性乳蛾、感冒、咳嗽、喘证等病证。临证时，可基于上述术对或术组的功效再根据病情随证治之。

2. 创新活用经穴

小儿推拿特定穴具有点、线、面等特点，为小儿所特有，主要分布在肘膝以下，以上肢居多，适用于 6 岁以下儿童。临证时，虽然以特定穴为主，但不能拘于特定穴，所有的十四经穴、经外奇穴都可以辨证应用于儿科疾病的防治。《幼科推拿秘书·穴道图象》一书，除了记载特定穴外，还记载了百会、囟门、印堂、风府、天柱、风门、风池、水沟、地仓、少商、商阳、外关、中冲、关冲、少冲、内劳宫、膻中、人迎、神阙、中脘、关元、心俞、肺俞、委中、足三里、涌泉等约 50 个经穴。

齐鲁小儿推拿三大流派在继承传统穴位应用的基础上，还创新发展了新的穴位和操作，应用于临床取得较好的疗效。

三字经流派常用穴有 42 个，主要以上肢部特定穴为主，并独创了洗皂、列缺穴的操作方法。如洗皂位于鼻翅两旁，上下推擦该穴能调五脏之气；列缺位于掌根连腕处的两侧之凹陷处，拿列缺具有发汗解表通窍之功效。

张汉臣流派常用穴有 57 个，主要分布于上肢部，头面部及躯干部分布较少，说明该流派常用穴多以上肢部穴位为主。张老不但独创了捏挤法，还独创了 4 个穴位：肾纹位于小指第三节横纹处，具有散瘀热、引内热外散之功效；肾顶位于小指末端处，具有收敛元气、固表止汗之功效；新建位于第二、三颈椎棘突之间，具有散结热、清利咽喉之功效；新设位于第三、四足趾缝间，趾蹼缘之上方，具有引腹部气下行之功效。张老临床取穴很少用躯干部穴位，但其传人田常英创新穴位的应用，除了继承张汉臣擅用上肢穴位外，还增加了躯干部、腹部及下肢部的穴位和部位，如通过配合摩腹治疗消化系统疾病取得较好的临床疗效。

孙重三流派常用穴有 77 个，主要分布于上肢部、头面部、躯干部、下肢部，但仍以上肢部特定穴为主。在临床应用穴位时，还创新穴位操作方法，如分推胸八道、分推肩胛骨具有理气止咳化痰之功效；推箕门、揉运膀胱具有清热利尿之功效；推上肋骨弓治疗上肢不举及小儿麻痹；天门入虎口、推指三关具有和气通关、平肝胆火之功效；拿肚角对治疗腹胀、腹痛、泄泻、痢疾及小儿先天性巨结肠有奇效。其次，孙老继承总结了"十三大手法"，如摇肘肘法、打马过天河法、黄蜂入洞法、水底捞明月法、飞经走气法、按弦搓摩法、二龙戏珠法、苍龙摆尾法、猿猴摘果法、揉脐及龟尾并擦七节骨法、赤凤点头法、凤凰展翅法、按肩井法，应用于临床取得较好的临床疗效。

3. 取穴宜少宜精

中医儿科学的奠基人钱乙开启了处方精简，药味确当，由博返约的新局面。其在《小儿药证直诀》中载方药味大部分在六味以下，超过 11 味者仅五方，此处方思路也给小儿推拿的穴位处方提供了借鉴。《景岳全书·小儿则》曰："其脏气清灵，随拨随应，但能确得其本而撮取之，则一药可愈。"强调了基于小儿的生理病理特点，在精准辨证的基础上，药味精简，疗效可靠，是医者追求的最高境界。因此，用推之妙，如将用兵，兵不在多、独选其能，法不贵繁、唯取其功。小儿推拿取穴宜精不宜滥，贵专不贵多，宜精而少，关键要辨证准确，对证取穴，直达病所而取效。正如三字经流派的《李德修小儿推拿技法》一书所曰："取穴不宜多，多则杂而不专。"

"取穴少"是三字经流派的主要特色之一，主要体现在治疗某个疾病，配伍组方用穴数量少。临证组方取穴一般在3～5个，主穴3个，配穴1～2个。该流派治疗各个系统的疾病，都会有一个基本方，然后再随证（症）加减。如肺系疾病基本方为清肺，平肝，推天河水；脾胃病基本方为运八卦，清胃，推天河水；脑病、惊风基本方为揉阳池、二马、小天心。除此之外，三字经流派还擅用独穴治疗疾病。徐谦光在《推拿三字经》中曰："独穴治，有良方。""若泻肚，推大肠，一穴愈，来往忙。"同时认为，独穴治病是指临证只选用一个穴位，但要多推久推才能取效。书中记载的独穴达26个。三字经传人赵鉴秋总结了该流派的常用独穴，有外劳宫、二马、大肠、板门、脾经、肺经、肝经、阳池、一窝风、八卦、三关、六腑、胃经、四横纹、小天心、天河水、列缺等。如独取外劳宫久推治疗蛔虫性肠梗阻，清补大肠治疗久痢，揉一窝风治疗风寒腹痛，补脾治疗慢性咳嗽，清补脾治疗脾胃虚弱纳呆，揉二马退虚热，退六腑治疗高热，先天不足揉二马，心火上炎清天河水，平肝治慢惊，揉板门治上吐下泻，清胃治呕吐，揉阳池治头痛等。

五、推之不及，针药所宜

明·四明陈氏所撰《小儿按摩经》是我国现存最早的小儿推拿专著。书中并非独取按摩之法治疗儿科疾病，而是结合内服、针刺等法综合治疗。清·张振鋆《厘正按摩要术·叙三》曰："人之所患患病多，医之所患患道少。"提示临证时疾病病情复杂，寒热虚实互杂，有时仅靠推拿难以取效，此时应推、针、药并用，内治、外治结合。正如《厘正按摩要术·痰迷》所曰："痰能随气升降，周身无处不到，在肺则咳，在胃则呕，在心则悸，在头则眩……则各有治法在，不徒按摩已也。"清·骆如龙《幼科推拿秘书·幼科要方》曰："推拿小儿，由初生月内，以及周年三、五岁时，手法少，去病速，良甚便也。及八、九、十岁，童年渐长，难施手法之万遍，必以药饵济之。"说明骆氏对推拿作用有深刻的认识，推崇推拿，不为推拿所制，治疗疾病应相机而行，配合其他疗法综合治疗。在治疗方法上，骆氏也非常重视外治法的应用，尤其是敷脐法。《幼科推拿秘书·幼科要方》曰："治小儿大小便不通，用葱白和蜜捣，摊布上为膏，贴脐上，即大便。贴肾囊，即小便，立效。"

小儿推拿疗法在继承传统儿科推拿经验的基础上，针对疑难病症的治疗也特别强调推拿、针灸、中药内服等方法协同辨证应用，方能取得最佳疗效。如张汉臣流派在推拿基础上擅长配合捏痧疗法及刺血疗法治疗儿科疾病，取得较好的临床疗效。孙重三擅用中药配合治疗儿科疾病，也取得非常好的临床疗效。张汉臣流派传承人田常英认为，发热38.5℃以上者，一定要服用退烧药，以避免高热惊厥；腹泻出现严重脱水者，要中西医结合治疗以防出现变证；实证易治，虚证难调，治疗虚证疾病可以配合药物治疗。

六、工标病本，顾护正气

《素问·汤液醪醴论》曰："病为本，工为标，标本不得，邪气不服。"即指患者的神机、正气为本，医者的治疗措施和方法为标。术者的作用是帮助患者康复，疾病康复根本上还是要靠患者自身正气。因此，医者在治疗疾病时，既要针对疾病辨证施治，又要重视医患配合，顾护患者的神机、正气，以保证治疗方法发挥应有的作用。若患者正气虚衰，或讳疾忌医，或不信医，或不遵医嘱，即使医者医术再高超，患者疾病也难康复。基于"工标病本"理论，推拿治疗儿科疾病时，应注意以下几个方面。

1. 重视脾胃，顾护正气

薛己宗"东垣脾胃学说"认为，"凡小儿诸病，先当调补脾胃，使根本坚固，则病自退"。骆如龙撰《幼科推拿秘书·察儿病症秘旨》曰："调理脾胃，医中之王道也。节戒饮食，却病之良方。惊疳积热，小儿之常病也。恒居时，常观其脾……脾上用功，手法之要务也。"骆如龙强调脾胃的重要性，主张不论治疗何病，皆须配以推脾土。张汉臣继承骆氏推拿的这一学术特点，临证擅从脾胃入手，重视脾胃的调理，临床常用补脾经、逆运内八卦、推四横纹，共奏补虚扶弱、健脾助运之功效。如治疗感冒，无论何种证型皆使用逆运内八卦和推四横纹两穴。其次，张老临证擅长用补脾经配推三关以补气活血、温通经络；补脾经配补肾经、揉外劳治脾虚证。临证遇到病情复杂的患儿时，把调治脾胃放在首位，以顾护患儿的正气，保证患儿能对治疗措施产生反应，达到平衡阴阳、调整脏腑功能的作用。正如张景岳《类经·论治类》所曰："行药在乎神气。故施治于外，则神应于中，使之升则升，使之降则降，是其神之可使也。若以药剂治其内，而脏气不应，针艾治其外，而经气不

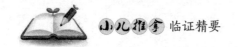

应，此其神气已去，而无可使矣。"

2. 重视健康宣教，强调饮食宜忌

医者在诊治疾病过程中，要根据患儿病情及其自身身心特点有针对性地指导患儿的饮食、起居、用药及精神情志调节。同时，患儿家长要积极主动地帮助其建立健康的生活方式，并遵照医嘱密切配合治疗，如此才能保证小儿推拿取得应有的疗效。正如《素问·上古天真论》所曰："法于阴阳，和于术数，食饮有节，起居有常，不妄作劳，故能形与神俱。"若患儿只是被动地接受治疗，却不发挥神机及正气的作用，不建立健康的生活方式，即使医者医术高明也达不到满意的疗效。因此，医者在诊疗疾病的过程中，要全面考虑影响患儿疾病康复的各种因素，如情志、起居、服药、饮食、体质等，然后给予科学的建议以配合疾病治疗。

适当运动、充足睡眠及食饮有节是预防疾病、保障儿童健康成长的重要因素。而在儿科疾病的治疗康复中，饮食宜忌是保证临床疗效的关键因素。《内经》首先阐述了食疗的内容，曰"凡欲诊病，必问饮食居处""药以祛之，食以随之"，并提出了膳食配伍治疗原则，"毒药攻邪，五谷为养，五果为助，五畜为益，五菜为充，气味合而服之，以补精益气"。元代忽思慧撰《饮膳正要》中不但强调"食疗"，而且重视"食补"。而在《仲景全书》一书中记述了"饮食相宜则治病防病，不相宜则害病"，书曰："所食之味，有与病相宜，有与身为害，若得宜则益体，害则成疾，以此致危。"明代寇平更强调了治食的重要性，如《全幼心鉴·护养之法》曰："善治病者不如善慎疾，善治药者不如善治食。"因此，重视饮食宜忌是推拿治疗儿科疾病取得疗效的关键，医者应根据患儿病情给予其合理科学的饮食建议或辨证施膳。正如秦伯未在《谦斋医学讲稿》中所曰："膳食忌口就是视食物性质的甜、咸、辛、凉来观察其对疾病的寒、热、虚、实是否有害，做出饮食宜忌。"如咳嗽不宜吃鱼、蟹、虾、肥肉、辣椒、胡椒、生葱、芥末、香蕉、橘子、葡萄、草莓、荔枝、蓝莓、芒果等食物。

3. 重视保健推拿

基于中医治未病理论，开展保健推拿可扶助儿童的正气，达到有病治病、无病防病及病后防复的目的。孙思邈在《备急千金要方》中首次记载了小儿保健推拿，曰："小儿虽无病，早起常以膏摩囟上及手足心，甚避风寒。"通过保健推拿可增强儿童体质，达到不生病或少生病的目的。如张汉臣流派传承人田常英非常重视保健推拿，根据患儿体质及各系统的情况，运用"术组"进行保健推拿。如消化系统保健，取补脾经、清板门、补肾经、推三关、逆运八卦、推四横纹、捣小天心、揉足三里、捏脊等；呼吸系统保健，取清肺经、揉小横纹、补脾经、补肾经、揉二马等。

综上所述，小儿推拿疗法在继承了历代医家关于儿科病因病机、诊法、辨证立法、取穴及推拿治疗等丰富经验的基础上，后经传承与创新，逐渐形成了小儿推拿独特的诊疗思路，丰富了小儿推拿学的内容，更好地指导小儿推拿临床实践，提高儿科疾病的防治水平，为儿童健康保驾护航。

第四节　小儿推拿介质

在推拿过程中，涂搽在治疗局部并配合手法操作的药物制剂称为"推拿介质"。《五十二病方》最早记载了膏摩法，"膏摩"一词首见于张仲景编撰的《金匮要略》。

一、推拿介质的作用

推拿治疗时应辨证选用介质，不仅可发挥药物的治疗作用，而且可增强润滑作用，保护受术者皮肤，有利于手法操作，进而提高临床疗效。正如《圣济总录·治法》所曰："若疗伤寒以白膏摩体，手当千遍，药力乃行，则摩之用药，又不可不知也。"

二、常用推拿介质

1. 滑石粉
四季均可应用，夏季多用，有敛汗爽肤的作用。在治疗局部敷以滑石粉可保护患儿和术者的皮肤，便于操作。由于滑石粉具有粉尘颗粒，被人体吸收后容易引起黏膜增生，对术者及患儿有一定的危害，现在一般建议采用油性介质配合手法操作。

2. 冬青膏
将冬青油（水杨酸甲酯）与医用凡士林混合成为冬青膏，春秋冬季多用。配合此膏应用擦法或按揉法，可加强手法的透热效果；若加入少量麝香，更能增强活血化瘀、搜风通络的功效。

3. 按摩乳
四季均可应用。如擦法和摩法操作时配用此药，能增强活血化瘀、通经活络的功效。

4. 麻油
其性味甘、淡、微温，具有补虚健脾、润燥的作用，可用于小儿身体各部位。

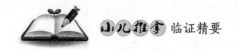

蘸麻油摩腹、揉脐、推脊,可用于治疗小儿疳证、脾胃虚弱等。

5. 姜汁

将新鲜的生姜洗净切片,捣烂取汁后,加少许清水即可应用。多用于冬春季,有润滑皮肤、散寒解表、温中止痛、健脾暖胃、固肠止泻的作用,一般用于小儿外感发热、咳嗽、腹痛、腹泻等病证。

6. 薄荷水

取少量薄荷叶,用水浸泡后滤汁去渣,即可应用。薄荷水多用于夏季,能够润滑皮肤、清热解表、消暑退热,一般用于小儿外感风热或暑热导致的发热、咳嗽。

7. 鸡蛋清

取鸡蛋一个,去其蛋黄,所剩蛋清即可应用。鸡蛋清有润滑皮肤、清热润肺之功效,常用于小儿肺热咳喘等。

8. 水

此处的水即清水,具有清凉、退热之功效,并能保护皮肤。如推法操作时,常蘸水操作,可治疗小儿发热。

9. 外用药酒

根据病情需要,选用不同中药浸泡于高度白酒数日后使用。如:生麻黄 20g,桑枝 9g,防风 6g,白芷 6g,羌活 3g,独活 3g,全蝎 3g,红花 15g,用高度白酒 1500g 浸泡 2 周,取液备用。可用于小儿麻痹后遗症的推拿治疗,但应防止小儿皮肤过敏。

第五节　小儿推拿临证须知

一、术前须知

1. 室内保持一定温度,不可过冷或过热,空气流通,环境安静,避免风吹着凉。
2. 医生的手指甲要修平,长短适宜,以不引起患儿疼痛为宜。
3. 天气寒冷时,医者先将手搓热,待其手暖时方可操作,以防刺激患儿引起不适。
4. 小儿过饥过饱的情况下,皆不利于推拿疗效的发挥。一般来说,小儿推拿的最佳时间宜在饭后 1 小时进行。
5. 急性传染病患儿应隔离推拿,以防交叉感染。

二、术中须知

1.医者态度和蔼，耐心细心，辨证精准，操作规范，意到气到，手随心转，法从手出。

2.手法要求轻快柔和，平稳着实，即手法用力宜轻，速度宜快，均匀着力，刚柔相济。

3.推拿操作应先做轻手法，掐、拿、捏脊等重手法最后操作，以免刺激患儿哭闹；施术穴位时，一般由上而下的顺序，如上肢、头面、胸腹、背腰、下肢等。

4.推拿时间应根据患儿年龄的大小、病情的轻重、体质的强弱而定，一般婴幼儿治疗 1 次 5～10 分钟，若年龄大，病变部位多，时间可适当延长，但一般不超过 20 分钟。通常每日或隔日治疗 1 次；若某些急性病，如高热，每日可推拿 2 次。急性病一般 3～7 次为 1 个疗程；慢性病一般 14 次为 1 个疗程，休息 3～5 天后可进行下 1 个疗程，也可连续治疗。

5.上肢部穴位（特定穴），无论男女，习惯只推左侧；其他部位一般用双穴，如揉太阳、揉乳根、揉乳旁、揉迎香、揉肺俞等。

6.推拿穴位时，一般配用推拿介质，如滑石粉等。其目的是润滑患儿皮肤，防止损伤皮肤，提高治疗效果。

三、术后须知

1.推拿结束后，应嘱患儿家长让其避风寒，注意休息，多喝水，注意饮食宜忌。

2.医者应根据患儿病情，告知患儿家长预防调护措施，以促进疾病康复，以防复发。

附一：小儿推拿流派简介

附二：其他常用小儿外治法

第六章　推拿功法

　　功法锻炼是推拿学科的专业基础，是决定手法操作质量及临床疗效的关键。通过功法锻炼，使术者在身心素质方面得到明显提升，包括心理、意念的调控能力，脏腑功能水平及肢体的力量、耐力、灵敏性、柔韧性等，为手法操作奠定身心方面的基础。因此，学习小儿推拿者必须进行功法锻炼。常用的锻炼功法主要有易筋经和少林内功。

第一节　概述

一、推拿功法的概念

　　推拿功法是指通过各种特定的锻炼方法，以提高医者的身体素质，增强手法的功力、耐力和巧力，提高推拿临床疗效，并通过长期的功法锻炼，以积蓄内劲、激发潜能的锻炼方法。

二、推拿功法的锻炼目的

　　推拿治疗疾病是以手法为主要治疗手段，这就要求推拿专业人员必须具备充沛的精力、强健的身体、深厚的功夫、灵活的肢体、灵敏的指感、持久的耐力，此乃推拿功法锻炼之目的。

　　推拿功法是手法操作的基础，在临床应用中两者相互配合，融为一体。历代推拿名家皆认为推拿医生必须要有外强内壮的身体，方能行推拿之事。因此，推拿医生可采用易筋经、少林内功、六字诀、五禽戏等传统功法作为"身心并练"的主要功法。

三、推拿功法与小儿推拿的关系

1. 功法锻炼是提升术者身心素质的保证

　　推拿手法对术者的身心素质有较高的要求。施术者必须具备良好的心血管系统、呼吸系统、消化系统、神经内分泌系统以及肌肉骨骼系统功能，才能顺利完成手法的操作。通过功法锻炼，使术者在身心素质方面，包括心理、意念的调控能力，脏腑器官的功能水平及肢体的力量、耐力、灵敏性、柔韧性等各方面的素质得到明显提升，为手法操作准备好身心方面的基本条件。

2. 功法锻炼是手法操作娴熟的基础

首先，小儿推拿手法必须具备"持久、有力、均匀、柔和、深透、轻快柔和、平稳着实"等技术要点。通过功法锻炼可提高术者身体素质，增强术者的指力、腰力、臀力、腿力、整体力，提高术者关节的灵活性和韧带肌腱的柔韧性。在此基础上，按照手法操作规范及动作要领进行反复训练，使手法形神兼备，达到手法的基本技术要求。正如《灵枢·官能》所曰："爪苦手毒，为事善伤者，可使按积抑痹……手毒者，可使试按龟，置龟于器下，而按其上，五十日而死矣。手甘者，复生如故也。"其次，功法锻炼也为需要特异性技巧力的手法奠定基础。如少林内功主要锻炼全身的霸力，要求在全身放松的基础上，发出一定强度的肌肉紧张力，对于振法的操作有着很大的帮助；易筋经功法中的摘星换斗势锻炼对一指禅推法的操作有非常好的帮助。

3. 手法娴熟是小儿推拿临床取效的保证

首先，通过推拿手法的学习，才能使术者掌握单式手法、复合手法及复式手法的操作，掌握手法临床应用规律，达到手法娴熟、运用自如的目的，最终才能应用到推拿临床，防治儿科疾病。

《论语·卫灵公》曰："工欲善其事，必先利其器。"推拿手法的功力和技巧，是推拿疗效差异的关键。因此，只有通过刻苦的手法实训，才能提高手法的功力和技巧，才能做到动作、力量及技巧的完美结合，进而保证手法的安全、有效、舒适。明·方以智《通雅·身体》曰："盖人手心有火，故能运脾助暖，有极热者，按物易化。"

当然，要使推拿手法具有深厚的功力与技巧并形成独特的个人风格，达到娴熟的层次，绝不是一蹴而就的，而是要以"十年磨一剑"的决心，坚持不懈地在日后长期的临床实践中磨炼，才能功到自然成。这就要求术者必须脚踏实地、持之以恒、勤学苦练、扎扎实实地进行手法实训，最终使手法达到形神兼备的操作要求，以提高临床疗效。

综上所述，推拿功法、推拿手法与小儿推拿之间呈阶梯式的关系，推拿功法是医者筑基，推拿手法是技能基础，在手法娴熟的基础上才能从事小儿推拿以提高临床疗效。

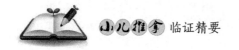

第二节　易筋经

一、易筋经渊源

易筋经是古代传统的养生保健功法之一，据传为南北朝时期达摩所创，包括"静功"与"动功"。一为《洗髓经》，二为《易筋经》。亦有学者研究认为，《易筋经》实为明末天台紫凝道人所创。宋元以前仅流传于少林寺僧众之中，明清以后演变为多种功法，在民间广为流行，较通行的为1858年清代潘霨收录于《卫生要术》中的"易筋经十二图势"，该图势取自道光年间来章氏辑本《易筋经》。该图势也被清代王祖源于1881年摹刻在其所撰的《内功图说》之中。

易筋经的"易"是改变，"筋"是筋肉（包括肌肉、肌腱、韧带、筋膜、关节等），"经"是指方法。易筋经是指通过锻炼将痿弱松弛的筋肉变为强壮结实的一种锻炼功法。本功法是按照人体十二经脉与任督二脉经气流注运行的特点进行设计创编的一套功法，历代相传，经久不衰。

易筋经自创立流传以来，其锻炼方法广为武术、气功、医疗所采用，以达到强身健体、抻筋拔骨、延年益寿之目的。如近代一指禅推拿流派和滚法推拿流派都把易筋经作为流派的基础功法进行锻炼，以增强体质，锻炼气力，为手法操作奠定基础，达到形神兼备的手法技术要求。一指禅推拿名家朱春霆对易筋经进行了高度评价："使气得以运周全身，宣达经络，骨壮筋柔，体强身健。"目前，易筋经不仅是医疗练功常用锻炼功法之一，也是人们防病治病、延年益寿的常练健身功法之一。

二、易筋经锻炼特点

1. 意气形合一

易筋经锻炼可达到"内练脏腑，外练筋骨"之功效。锻炼过程中，每一势动作都与意念、呼吸密切配合。呼吸以自然舒适为宜，常用的呼吸方法有自然呼吸、顺腹式呼吸和逆腹式呼吸。初练者，一般以自然呼吸为宜，待练到一定程度后，可逐渐过渡到腹式呼吸。意念锻炼要自然地与呼吸、姿势相配合，以微微用意为度。易筋经锻炼过程中，意念要配合呼吸和姿势的升、降、开、合等运动，做到意气形合一，才能调整阴阳、疏通经络、补益气血、扶正祛邪，达到强身健体、防治疾病之目的。

2. 静止性用力

锻炼时，要求配合意念、呼吸，通过静止性用力即暗中用劲，进行姿势锻炼，以改善体质，增加臂力、指力。如练习三盘落地时，起身时吸气，同时意想两掌如托千斤；下蹲时呼气，同时意想两掌如按浮球。

3. 动静结合

易筋经是采取姿势、意念、呼吸相配合的一种锻炼方法。锻炼过程中虽然进行肢体运动，但要求意念集中，思想宁静，即动中有静，做到身心兼练，才能达到功法锻炼的效果。

4. 循序渐进

功法锻炼效应的取得需要一个从量变到质变的过程，这种质变过程不是一朝一夕所能完成的，需要相当长的时间积累。只有长期坚持锻炼，才能达到内劲功夫，取得良好效应。古代练功家曾说："百日筑基，千日有成"。因此，姿势锻炼应由简单到复杂，时间上由少到多，练功要求由浅入深，练功的运动量要逐渐增加，最后达到锻炼之目的。

三、易筋经锻炼作用

1. 平衡阴阳，调整脏腑

易筋经锻炼要求动中有静，动静相合，动以练形，静以养神，练养相兼，达到内外兼练、平衡阴阳之目的。此外，通过易筋经锻炼可改善、协调脏腑功能。如通过锻炼可使心神安宁，神明则下安，以此协调脏腑的功能，发挥各自应有的作用，从而达到身心健康。

2. 抻筋拔骨，骨壮筋柔

易筋经锻炼时，要求四肢与躯体应得到充分伸展，从而使全身的筋骨在定势动作的基础上，尽可能得到全方位的锻炼。如"九鬼拔马刀势"通过脊柱左右旋转与上肢的抻筋拔骨动作锻炼，可畅通气血，达到骨壮筋柔、强身健体的目的。研究表明，通过骨关节及其周围软组织的牵伸，可提高肌肉、肌腱、韧带等软组织的伸展性，以及骨关节的柔韧性和灵活性。

3. 力气结合，全面锻炼

《易筋经·膜论》曰："夫一人之身，内而五脏六腑，外而四肢百骸，内而精气与神，外而筋骨与肉……故修练之功全在培养气血者为大要也。"通过功法锻炼，可使气力结合、气力倍增，以意运气，以气催力，在手法运用过程中才能产生内劲。如易筋经通过三调的锻炼，除能强健筋骨，增加臂力、指力之外，还能聚气养气，疏通经络气血。故医者通过易筋经的长期锻炼，既能练力，又能练气，同时又可以意领气，达到意到气到，气到力到，气力结合，全面锻炼。

四、易筋经动功十二势

（一）第一势：韦驮献杵

【原文】立身期正直，环拱手当胸；气定神皆敛，心澄貌亦恭。

【姿势锻炼】

1. 预备：并步站立，头如顶物，含胸拔背，收腹直腰，蓄臀提肛。两臂自然下垂于体侧，双膝空松。两目平视，舌抵上腭，气沉丹田。其他各势的预备势均与此相同。（图6-1）

2. 两臂外展：左脚向左横跨一步，与肩同宽。两臂外展，掌心向下，与肩相平，肘、腕、指自然伸直。

3. 胸前合拢：两掌掌心向前，胸前合拢，屈肘内收，双掌合十当胸，指端朝上，肩、肘、腕相平。在此姿势下做定势练习时，又称"童子拜佛势"。[图6-2（1）]

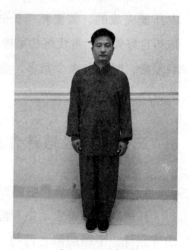

图6-1　预备势

4. 旋臂指胸：两臂内旋，两掌指端指向天突穴，稍停1～2分钟。

5. 拱手抱球：两掌向左右缓缓拉开，双手在胸前呈抱球状，沉肩垂肘，十指微屈，掌心相对。两目平视，意守丹田，呼吸自然。在此姿势下做定势练习时，又称"抱球势"。[图6-2（2）]

6. 收势：先深吸一口气，再慢慢呼出，两手同时缓缓下落于体侧，收左脚恢复为预备势。

【要领】

1. 沉肩垂肘，脊背舒展，肩、肘、腕相平，上虚下实。

2. 开始锻炼时，用自然呼吸，心境澄清，神意内敛。定势练习时，用腹式呼吸，气沉丹田。吸气时，意念导引气从指尖而出，进入鼻内下沉丹田；呼气时，意念导引气从丹田上胸、循手三阴经入掌贯指。

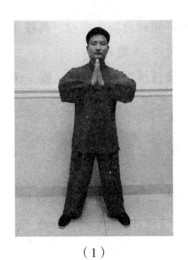 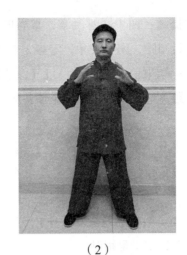

（1）　　　　　　　　　（2）

图6-2　韦驮献杵

3. 初练时，可持续 3 分钟；1 周后，每周延长 3 分钟，可增至 30 分钟。体弱久病者，酌情而定。

【应用】本势为调身、调息、调心的基本功法，是易筋经锻炼的基础。重点是锻炼三角肌、肱二头肌、桡侧腕伸肌群、前臂旋前肌群、肛门括约肌等，久练可增强臂力和肩关节悬吊力，有利于手法持久力的维持，并可使气机调畅、血脉畅达。

（二）第二势：横胆降魔杵

【原文】足指挂地，两手平开；心平气静，目瞪口呆。

【姿势锻炼】

1. 预备：同"韦驮献杵势"。

2. 两掌下按：左脚向左横跨一步，与肩同宽。两掌用力下按，掌心朝下，指端朝前，腕背伸，肘挺直，两目平视。

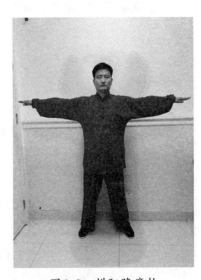

3. 提掌胸前：两手翻掌心向上，指端相对，上提至胸前。

4. 仰掌前推：转四指指端向前，以拇指桡侧用力，缓慢向前推出，推至肩平。

5. 左右平开：两手同时向左右水平展开，以拇指桡侧用力为主，至两臂伸直，呈一字分开，肩、肘、腕、掌、指相平。

图6-3　横胆降魔杵

6. 翻掌提踵：两手同时翻掌，掌心向下，同时两脚跟提起，两膝挺直，身体略微前倾。双目圆睁，闭嘴咬牙，定势 3 ～ 30 分钟。（图 6-3）

7. 收势：结束前，先深吸一口气，然后慢慢呼出，肩、肘、腕及两手掌依次落下，同时足跟落地，收左脚恢复至预备势。

【要领】

1 两手平开，与肩相平，足跟上提，以前掌、足趾着地，身体微前倾，两膝挺直内夹。双目圆睁，闭嘴咬牙。

2. 初次练习时，用自然呼吸，意念集中于两掌内劳宫穴及足趾部。久练之后，改用腹式呼吸，吸气时意念集中于内劳宫穴，呼气时导气向手阳明，下达足阳明至足蹈趾，意念集中于足蹈趾。

3. 初练时，可持续 3 分钟；1 周后，每周延长 2 分钟，可增至 15 分钟。体弱久病者，酌情而定。

【应用】本势锻炼重点是三角肌、肱三头肌、前臂伸肌群、股四头肌、腓肠肌、趾伸肌群、肛门括约肌、眼轮匝肌、咬肌等，久练可增强臂力、腿力，有利于一指禅推法、擦法、揉法的持久训练。

（三）第三势：掌托天门

【原文】掌托天门目上观，足尖著地立身端；力周腰胁浑如植，咬紧牙关不放宽；舌可生津将腭抵，鼻能调息觉心安；两拳缓缓收回处，用力还将夹重看。

【姿势锻炼】

1. 预备：同"韦驮献杵势"。

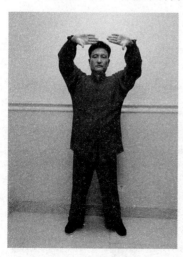

图6-4 掌托天门

2. 提掌胸前：左脚向左横跨一步，与肩同宽，两目平视。两掌上提胸前，掌心向上，指端相对，相距约 5cm。

3. 翻掌上托：两掌翻掌心向上，托举过头，两肘稍屈，腕背伸，四指并拢，掌心向上，指端相对，两臂呈圆弧形。

4. 提踵上观：同时上提足跟，两膝微挺，身体略微前倾。头略后仰，双目通过天门穴（前发际上 2 寸）向上内视掌背，呼吸自然，定势 3 ～ 30 分钟。（图 6-4）

5. 收势：结束前，先深吸一口气，然后徐徐呼出，同时缓慢落下两手及足跟，收左脚恢复至预备势。

【要领】

1. 本势两臂向上托举，不宜过分贯力。双目通过内视法注视掌背，不须过分抬头仰目。

2. 摆好姿势后，改为鼻吸鼻呼，呼吸细、匀、长、缓，绵绵不断，气沉丹田。吸气时，意守丹田；呼气时，将意念逐渐转入两掌之间。

3. 初练时，可持续3分钟；1周后，每周延长2分钟，可增至15分钟。体弱久病者，酌情而定。高血压病患者忌练此功。

【应用】本势锻炼重点是上肢屈伸肌群、斜方肌、背阔肌、腓肠肌、肛门括约肌等，锻炼腕力、臂力、腿力，有利于㨰法、抖法、搓法的持久训练，提高整体的稳定性、协调性。

（四）第四势：摘星换斗

【原文】只手擎天掌覆头，更从掌内注双眸；鼻端吸气频调息，用力收回左右佯。

【姿势锻炼】

1. 预备：同"韦驮献杵势"。

2. 握拳护腰：左脚向左横跨一步，与肩同宽，两目平视。两手握拳，上提腰侧，拳心向上。

3. 弓步探掌：左脚向左前方跨一大步呈弓箭步，同时左手由拳变掌，伸向左前上方，高与头平，掌心向上，目视左手，右手以拳背护于左侧腰眼处。

4. 转体摆手：重心后移，右下肢屈膝屈髋，左脚尖点地，上体略右转，左手向右平摆至最大限度，眼随左手。

5. 虚步钩手：上体左转，左脚回收半步呈左虚步，左手随体左摆变钩手，举于前额的前上方。两目注视左掌内劳宫穴。（图6-5）

6. 收势：先吸一口气，慢慢呼出，同时左脚收回，屈膝下蹲，双手变掌，下落围膝收于体侧，恢复并步直立。右式动作与左式相同，唯方向相反。

【要领】

1. 转体动作均用腰带动，五指微收紧，屈腕如

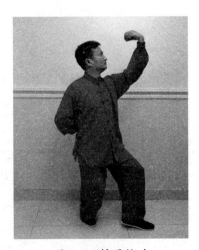

图6-5 摘星换斗

钩状，目视内劳宫。

2.意念注视高举之手的内劳宫穴，并将内劳宫、两眼与在腰眼处之手背的外劳宫穴连成一条直线，随着呼吸吐纳，腰眼产生一凸一凹的运动。吸气时注意下边手的外劳宫，呼气时注意上边手的内劳宫。

3.初练时，左右式各2分钟；1周后，每周各延长1分钟，可增至各15分钟。体弱久病者，忌练此功。

【应用】本势锻炼重点是上肢屈伸肌群、下肢屈伸肌群、提肛肌等，练时自觉掌心发热、发麻，久练可增强臂力和腿力，有利于一指禅推法、滚法的腕和前臂功力的训练。

（五）第五势：倒拽九牛尾

【原文】两骽（腿）后伸前屈，小腹运气空松；用力在于两膀，观拳须注双瞳。

【姿势锻炼】

1.预备：同"韦驮献杵势"。

2.马步下蹲，两臂上举：左脚向左平开一大步，马步下蹲，两臂上举，掌心相对，两掌变拳下落至两腿之间，拳背相对。

3.举臂肩平，左右分推：两拳上提至胸，拳心向下，与肩相平，变拳为掌，左右分推，掌心向外，两臂外撑。

4.弓步拽紧，倒拽九牛：重心右移，左脚外撇，呈左弓步，两掌变拳，左手在内划弧至面前，拳高不过眉，右手在外划弧至身体后方。（图6-6）

5.前俯后仰：保持左弓步姿势不变，上体前俯至胸部靠近大腿，再直腰后仰，然后恢复直腰姿势。

6.收势：先深深吸气，然后慢慢呼出，马步下蹲，两臂伸直，然后两手前伸缓缓收于体侧，同时左脚收回，恢复并步站立。右式动作与左式相同，惟方向相反。

【要领】

1.两腿前弓后箭，前肘微屈，似半圆，呈外旋用力，拳高不过眉，肘不过膝，膝不过足尖；后肘微屈，呈内旋用力。双手同时扭转用劲如绞绳状，肩松，重心下沉，目视拳心，少腹藏气含蓄，运气于丹田。

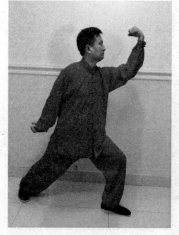

图6-6 倒拽九牛尾

2.吸气时，两目内视，关注前伸之手，向后倒拽。呼气时，两目内视，关注后伸之手，向前顺牵。两腿和腰、背、肩、肘等身段各部亦随着倒拽和前牵的韵味，相应地颤动着。

3.初练时，左右"弓步拽紧"势各保持3分钟；1周后，每周各延长2分钟，可增至8分钟。体弱久病者，酌情而定。

【应用】本势锻炼重点是上肢屈肌群、两臂旋后肌及旋前圆肌、下肢各肌群，增强臂力、指力和下肢力量，有利于一指禅推法、摖法、振法功力的训练。

（六）第六势：出爪亮翅

【原文】挺身兼怒目，推手向当前；用力收回处，功须七次全。

【姿势锻炼】

1.预备：同"韦驮献杵势"。

2.握拳护腰：并步站立，两手握拳，拳心向上，上提腰侧。

3.前推提踵：两拳上提至胸，化俯掌前推，同时上提足跟，两腿挺直。

4.坐腕亮翅：肘直伸腕，十指用力外分，怒目注视十指指端。（图6-7）

5.随息收推：两手握拳收回至胸前侧，腋窝夹紧，同时缓慢落踵。然后再变掌前推提踵，推至尽头时，再十指用力外分，随息收推，连做7次。

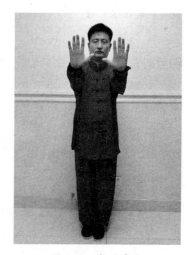

图6-7　出爪亮翅

6.收势：先深吸气，同时握拳收回胸前。然后慢慢呼出，同时两手收至体侧。

【要领】

1.并步直立，头如顶物，挺胸收腹，膝部挺直，脚趾抓地。坐腕翘指时，肘直腕伸，力贯指端。目视指端，意念集中于两掌之间。随息收推时，收推动作圆滑而缓慢，吸收呼推。

2.向前推掌时呼气，开始时轻轻用力，前推至极点，微微停息则重如排山。收回时吸气，意念集中于两掌中间。

3.初练"坐腕亮翅"势，每次保持2分钟；1周后，每周延长1分钟，可增至10分钟。初习者收推动作可稍快，逐渐变缓。体弱久病者，酌情而定。

【应用】本势锻炼重点是上肢屈伸肌群和十指的指力。久练可调畅气机，使劲力

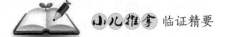

由肩臂、腕贯于指掌，可提高平推法、擦法等手法的功力。

（七）第七势：九鬼拔马刀

【原文】侧首湾（弯）肱，抱顶及颈；自头收回，弗嫌力猛；左右相轮，身直气静。

【姿势锻炼】

1. 预备：同"韦驮献杵势"。

2. 两臂交叉，上举下落：左脚平开一步，与肩同宽。两臂伸直，左掌在前，双掌腹前交叉上举，左右分开下落至体侧。

3. 上举下按，抱枕按背：右手由体侧向前举至头上，掌心向左；左掌下按，指尖朝前。然后右肘屈曲，右掌按于枕后部，左手向后上按至两肩胛骨之间，掌心朝前。（图6-8）

4. 与项争力，右转90°：右手掌前按，项部用力后仰，右肩关节后伸。然后身体随势向右旋转90°，眼向右平视。

5. 撤力转正，上举下按：双手同时撤力，身体转正，左手指端朝前下按，右手掌心朝上上举，指端朝左。然后两臂呈侧平举，掌心向下。

6. 收势：深吸一口气，徐徐呼出，从肩、肘、腕、手依次放松下落至体侧。右式与左式动作相同，唯方向相反。

【要领】

1. 上举下按，两手肘直腕伸。与项争力，项部端直，头后仰，与掌、肘、臂对

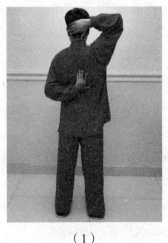
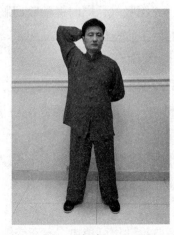

（1）　　　　　　　（2）

图6-8　九鬼拔马刀

抗用力相争。按背之手，掌心向前，尽量上提按紧后背。两目须平视，胸、肩放松，身直气静。

2. 吸气时，意念集中在抱头攀耳之手的肘尖，微微拔牵，头颈同时做与掌相应的运动。呼气时，意念集中在贴于背部手背的外劳宫穴，气沉丹田。

3. 初练时，可定势练习左右势的"与项争力"各 3 分钟；1 周后，每周各延长 2 分钟，可增至 8 分钟。体弱久病者，酌情而定。高血压病患者忌练此功。

【应用】本势重点锻炼颈肌、肱三头肌、肱二头肌、前臂屈肌群、斜方肌、肩胛提肌，增强掌指、手臂和颈部力量，有利于揉法、点按法、抖法、振法、搓法功力的训练。久练可配合上提足跟的步势。

（八）第八势：三盘落地

【原文】上腭坚撑舌，张眸意注牙；足开蹲似踞，手按猛如拏（拿）；两掌翻齐起，千觔重有加；瞪睛兼闭口，起立足无斜。

【姿势锻炼】

1. 预备：同"韦驮献杵势"。

2. 仰掌上托：左脚向左横跨一大步，两脚相距比肩稍宽。两臂由体侧向前仰掌上托如托千斤，与肩相平。

3. 翻掌下按：两掌翻转下按，如按浮球。同时，屈膝下蹲呈马步，两手掌下按至膝关节处。然后按上势连做 3 遍。（图 6-9）

4. 收势：深吸一口气，两腿伸直，两掌上托与肩平；再呼气，两掌翻转向下落至体侧，同时左脚收回，恢复并步站立势。

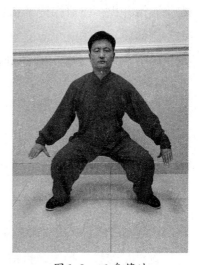

图6-9 三盘落地

【要领】

1. 头如顶物，上身正直，前胸微挺，后背如拔。两掌向上，如托千斤；两手下落，如按浮球；两目平视，舌抵上腭。

2. 下按时呼气，气沉于丹田，意念集中于两手掌，如按浮球。姿势上升时，吸气，意念仍集中于两手掌，如托千斤。

3. 开始练习时，可屈膝 120°；随着功力的增长，可慢慢屈膝下蹲到 90°。

4. 起初时，可定势练习"翻掌拿紧"势 1 分钟；1 周后，每周延长 1 分钟，可增至 5 分钟。体弱久病者酌情而定。

【应用】本势重点锻炼股四头肌、股二头肌及上肢肌群、腰背肌群，为下盘架力的基础功法，增强下肢力量和耐力，并促使全身的气血流通。

（九）第九势：青龙探爪

【原文】青龙探爪，左从右出，修士效之，掌平气实；力周肩背，围收过膝；两目注平，息调心谧。

【姿势锻炼】

1. 预备：同"韦驮献杵势"。

2. 握拳护腰，上举侧屈：左脚向左横跨一步，较肩为宽。双手握拳上提，拳面抵两侧章门穴，拳心向上，右拳变掌上举，掌心向左，上臂紧靠头侧，腰随势左侧屈，右掌心向下。

3. 屈指下按，抬头平视：向左转体至面部朝下，右手四指并拢，屈拇指按于掌心，掌心向下，右臂向左侧伸展。上体向左前下俯，右手掌随势推至左足正前方，触地按紧，双膝挺直，抬头平视。（图6-10）

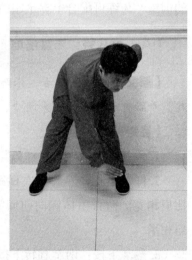

图6-10　青龙探爪

4. 围膝而收：先深吸气，然后徐徐呼出，马步下蹲转正，右掌绕膝关节划弧至右大腿外侧，缓缓站立，双掌收于体侧，左脚收回。右式与左式相同，唯方向相反。

【要领】

1. 侧腰转体时，手臂、躯干要充分伸展；俯身探地，要求肩松、肘直、掌撑实；膝挺直、足勿移，抬头，目前视，呼吸自然。围收过膝，须先蹲呈马步，掌离地，围绕两小腿前划弧至膝上方，再收回腰侧，起身直立。

2. 吸气时，意守丹田；呼气时，意念集中于两手掌。

3. 初练时，左右势"探爪伸指"定势练习各3分钟；1周后，每周各延长1分钟，可增至10分钟。体弱久病者，酌情而定。高血压病患者忌练此功。

【应用】本势重点锻炼上肢各肌群、肋间肌、腹肌、背腰肌、下肢后侧肌群，为一指禅推拿流派的基础功法；增强上、下肢力量和蓄劲，并起到疏肝利胆、宣肺束带作用，专练肺、肝、胆、带脉。

（十）第十势：卧虎扑食

【原文】两足分蹲身似倾，屈伸左右骹相更；昂头胸作探前势，偃背腰还似砥平；鼻息调元均出入，指尖着地赖支撑；降龙伏虎神仙事，学得真形也卫生。

【姿势锻炼】

1. 预备：同"韦驮献杵势"。

2. 弓步探掌，坐腕虎爪：左脚向左前跨一大步，呈左弓步；双手由腰侧向前扑捉，坐腕，呈虎爪掌。

3. 双掌撑地，后伸叠足：双手掌撑地，左足后伸置于右足跟上方，两足相叠。

4. 后收蓄劲：身体向后收回，屈髋屈膝，呈臀高背低位；双臂伸直，十指抓地，翘头前视。[图6-11（1）]

5. 前探偃还：头、胸、腹、腿依次紧贴地面，向前呈弧形推送，至抬头挺胸塌臀，再依次向后呈弧形收回，至臀高背低位。然后交换左右足位置，再做一遍。[图6-11（2）]

6. 收势：于背高臀低位时，先深吸气，然后徐徐呼出；左足前收呈左弓步，然后右足收回呈并步站立。同时，双手收回体侧。

【要领】

1. 前探偃还动作，往返呈波浪起伏状，紧贴地面。两肘、两膝伸直时不可硬挺，忌用力过猛。呼气时，向前探伸，抬头挺胸，沉腰收臀，双目前视；吸气时，向后

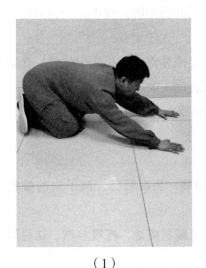
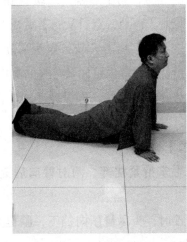

（1）　　　　　　　　　　（2）

图6-11　卧虎扑食

收紧，臀高背低，胸腹收紧，两臂伸直，蓄势待发。锻炼时切忌屏气。

2. 两手扶地，变前弓后箭步时，用意调匀呼吸。向后退缩时，吸气，收腹，内气经任脉自然存意于下丹田；向前运行时呼气，意念凝注前方，有向前扑捉之感。

3. 初练时，左右势"前探偃还"各往返3次；1周后，每周增加2次，直至10次。体弱久病者，勿练此功。初练时，以掌面和五指撑地，经过一段时间锻炼后，在臂力增强的基础上，再用双手五指撑地，掌心悬空，逐渐减为双手拇、食、中三指撑地，双手拇、食二指撑地或仅以双手拇指撑地。

【应用】本势重点锻炼上肢各肌群、胸大肌、腹肌、背腰肌、下肢各肌群的肌力与耐力，以增强指力和臂力，并可强壮胸腹、背腰及下肢各部肌力，锻炼全面而效果显著，能强腰壮肾，舒筋健骨。对一指禅推法、点法所需指力的提高有良效。

（十一）第十一势：打躬击鼓

【原文】两手齐持脑，垂腰至膝间；头唯探胯下，口更啮牙关；掩耳聪教塞，调元气自闲；舌尖还抵腭，力在肘双弯。

【姿势锻炼】

1. 预备：同"韦驮献杵势"。

2. 两臂上举，马步下蹲：左脚向左平开一大步，比肩稍宽，马步下蹲；同时两臂外展上举，掌心相对。

3. 十指相握，与项争力：十指交叉相握，屈肘缓慢下落，肩关节后伸，双掌抱于头枕部，头向后仰，双掌向前按紧，与项争力，双目平视。[图6-12（1）]

4. 直膝屈腰，胯下后视：缓缓直膝，同时向前俯腰，双手用力，抱枕下压，膝部挺直，足跟不离地，双目从胯下后视。

5. 掌按耳孔，鸣击天鼓：双手掌分开，轻掩耳部，四指按于枕骨，食指从中指滑落，弹击枕骨，耳内可闻及咚咚的响声，击打24次。[图6-12（2）]

6. 收势：先深吸气，再缓缓呼气，直腰屈膝，马步下蹲，两臂上举，收于体侧，收回左脚，并步站立。

【要领】

1. 双手掌抱紧枕部，两肘臂向后充分伸展，头向后仰，两手向前按紧，与项争力。

2. 弯腰时，头尽量压向档下，膝挺直，足跟勿离地，呼吸自然，切忌屏气。鸣天鼓24次。

3. 弯腰时存想丹田，直立时存想鼻尖。

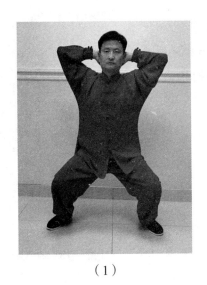
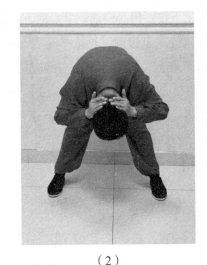

（1）   （2）

图6-12　打躬击鼓

4. 初练"直膝弯腰"定势时，保持2分钟；1周后，每周延长1分钟，可增至8分钟。高血压病患者忌练此功。

【应用】本势重点锻炼上肢各肌群、肋间肌、背腰肌、下肢后侧肌群，为推拿练功的基础功法，增强臂力、腰力、腿力；可醒脑明目、益聪固肾，增强头部的血液循环，缓解或消除脊背腰部的紧张感、疲劳感。

（十二）第十二势：掉尾摇头

【原文】膝直膀伸，推手至地；瞪目昂首，凝神壹志；起而顿足，二十一次；左右伸肱，以七为志；更作坐功，盘膝垂眦；口注于心，息调于鼻；定静乃起，厥功维备。

【姿势锻炼】

1. 预备：同"韦驮献杵势"。

2. 十指相握，翻掌上托：并步站立，双手十指交叉握于小腹前；上提胸前，翻掌心上托至肘部挺直；腕臂伸直，双目平视。

3. 转体左右，侧俯下按：向左侧转体90°，随势向左前方俯身，双掌推至左足外侧中点，掌心贴地，膝挺直，足跟不离地，抬头平视。由原路返回，身体转正，双手随势上托，再向右侧转体90°。随势向右前方俯身，双掌推至右足外侧中点，掌心贴地，膝挺直，足跟不离地，抬头平视。再由原路返回，身体转正。

4. 后仰似弓：双手臂、头、颈项、背、腰、髋极力后伸，双膝微屈，全身尽力绷紧，犹如拉紧弓弦，两目上视。

5. 前屈下按：俯身向前，掌心向下，推掌至左足前方；直腰提掌至腹前，再推掌至右足前方；最后，直腰提掌至腹前，推掌至双足正前方。同时抬头平视，膝挺直，足跟不离地。（图6-13）

6. 收势：深吸气，起身直腰；深呼气，双手分开，收回体侧。

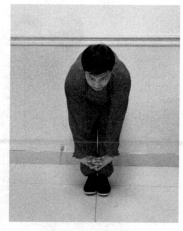

图6-13 掉尾摇头

【要领】

1. 十指交叉相握，上举肘须伸直，身体后仰时，全身尽力绷紧，两膝微屈。俯身推掌时，掌须推至地，肘直，膝直，足勿移动，抬头，目前视。收势时配合呼吸，吸气起身提掌，呼气俯身推掌。

2. 全势用自然呼吸。在推掌及地时，意念集中在两掌心；直立时，意念集中于鼻尖。

3. 本势动作难度较大，练功者可依据自身的柔韧性而定。

4. 初练"左右侧俯"动作各7次，并保持"前俯推掌"2分钟；1周后，每周延长1分钟，可增至8分钟。体弱久病者，酌情而定。高血压病患者忌练此功。

【应用】本势主要作用为疏通经络、强健筋骨，可增强手臂、背腰、下肢的力量和柔韧性，且能通调十二经脉及奇经八脉，畅通气血；练功者在锻炼完后，有轻松愉快的感觉。

（十三）收功势

接上势，两手直掌向前推出，两脚跟微微提起，前脚掌着地；两手掌逐渐向外翻，至肩、肘、腕平时，掌心向外，划弧向两侧，翻掌提至腋下，掌心向上；两脚跟落地，脚掌提起，然后再推出，反复共7次。最后恢复至第一势韦驮献杵势收功，自然呼吸，气沉丹田。

五、易筋经锻炼注意事项

1. 首先要端正态度，树立牢固的专业思想，明确锻炼目的，发挥自己的主观能动性，树立信心，循序渐进，勤学苦练，持之以恒，方能达到锻炼效果。

2. 选好练功环境，以空气清新并有花草树木的地方为最好。不能在嘈杂寒冷的环境下练功，以免影响意、气、形的锻炼。

3.练功应穿宽松衣服，穿练功鞋或软底布鞋，并做练功前的准备活动。

4.练功中，要求松静自然、意守丹田、准确灵活。松静自然是指形体和意念自然放松，心平气静；意守丹田是指令意念集中于脐下3寸处即内视丹田，并随呼吸仔细体会腹部的起伏变化，但不可用意太过；准确灵活即姿势正确，动作合乎规范，动作尽量舒展、缓慢、柔和、灵活，刚柔相济，用力适度，切不可用蛮力、僵力。

5.练习完毕时，注意保暖，不可吹风，并做适当肢体放松运动。

6.本功法十二势，最好按顺序练完，每势3～7息，逐渐达到每势所规定的次数，以保证全身十二经脉、奇经八脉的脉气按次序循环锻炼，使人身气脉协调；或可根据自身情况选练某一势或数势。

附一：易筋经分解动作演练视频

附二：易筋经完整演练视频

第三节　少林内功

少林内功原为武林强身的基本功法之一，后经历代相传，至清末渐渐被内功推拿流派所采纳，成为该流派的基础功法及配合推拿治病的辅助功法。少林内功运动量较大，增力增气效果明显，具有较好的强身健体效果，是临床小儿推拿医师必练的基本功法。

一、少林内功锻炼作用

本功法久练可力气倍增，气血畅通，贯通四肢百窍，具有平衡阴阳、健体强筋、改善食欲、改善睡眠之功效。也是以力练气，以气催力，意到气到、劲到的运气用力的基础功夫。现代医学认为，练习此功法可促进新陈代谢，增强消化功能，并使神经系统的功能得到调节。

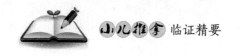

二、少林内功锻炼要领

1. 不注重意念，强调以力带气

锻炼时不强调吐纳意守，而是讲求以力贯气，所谓"练气不见气，以力带气，气贯四肢"。

2. 要求全身霸力锻炼

锻炼中要求上下肢及躯干背腰侧肌肉用"霸力"，就是用足力气，脚尖内扣，五趾抓地，足跟踏实，下肢挺直，两股用力夹紧，躯干挺拔，做到挺胸、收腹、含颏，上肢要求凝劲于肩、臂、肘、腕、指，呼吸自然，与动作相协调。锻炼时，要力达四肢腰背，气随力行，注于经脉，使气血循行畅通，荣灌四肢九窍、五脏六腑。

3. 强调"外紧内松"

锻炼时，全身肌肉静止性用劲，但呼吸要自然，不能屏气，锻炼时要做到刚中有柔，刚柔相济。

4. 三直四平

练功过程中，要做到三直四平，即臀、腰、腿直，目、手、肩、脚平。此外，锻炼时需要准备大镜子、练功带、桑枝棒等辅助练功器具。

三、少林内功锻炼方法

少林内功各动作可单练，也可成套连续练习。体质差者或初练者可先单练，练至体力增强或动作熟练后再成套锻炼。单练时每个动作应重复 3 ～ 10 次；成套锻炼时，每个动作应重复 3 ～ 9 次。也可以选其中的某个或几个姿势让患者练习，以辅助治疗。

四、少林内功裆势练法

少林内功的锻炼内容主要分裆势练法和姿势练法两大部分，裆势练法是姿势练法的基础。

（一）站裆势

【预备】并步站立，两脚并拢，两手自然下垂，挺胸收腹，两目平视。

【锻炼方法】

1. 左脚平开，霸力注足：左足向左平跨一步，与肩同宽，两足尖略内扣，成内八字；运用霸力，五趾抓地，足掌踏实，由上贯下注足。

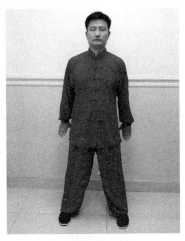

图6-14　站裆势

2. 仰掌护腰，伸臂撑掌：两掌提至腰侧，然后肩关节后伸，腋窝夹紧，伸腕挺肘压掌，四指并拢，拇指外分，两目平视，呼吸自然。（图6-14）

3. 收势：两掌收至体侧，两脚并拢，挺胸收腹，两目平视。

【锻炼要领】

1. 姿势要三直四平。三直：臀、腰、腿直；四平：目、肩、手、脚平。

2. 头如顶物，两目平视，肩平贯力，不可耸肩，臂直伸腕，掌平下压，四指并拢，拇指外伸，掌心朝下，腰脊要直，五趾抓地，足掌踏实。

【临床应用】本势是少林内功的主要基础站桩功。久练此势有扶助正气，行气活血，舒筋通络，强健脏腑的作用。亦可根据病情指导患者练习，以辅助推拿治疗。

【锻炼时间】初练3～10分钟，可逐渐增加至20～30分钟。

（二）马裆势

【预备】并步站立，两脚并拢，两手自然下垂，挺胸收腹，两目平视。

【锻炼方法】

1. 左脚平开，马步下蹲：左足向左平开一步，距离约两脚半宽，屈膝下蹲，足踵距离较肩宽，两膝和脚尖微向内扣，两脚跟微向外蹬，足尖成内八字形。

2. 仰掌护腰，伸臂撑掌：仰掌护腰，然后肩关节后伸，腋窝夹紧，伸腕挺肘压掌，四指并拢，拇指外分，两目平视，呼吸自然。（图6-15）

3. 收势：两掌收至体侧，两脚并拢，挺胸收腹，两目平视。

【要领】

1. 屈膝成90°，脊直挺胸，足尖内扣，足跟外蹬，两目平视，头如顶物，脊直腰挺，两腿用力夹

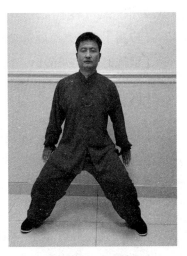

图6-15　马裆势

紧，肩平臂直，自然呼吸。

2. 锻炼时气宜下沉，不可闭气用力，气沉则气达四末。

【应用】本势是锻炼下肢的基础功法。久练可和脏腑，固元气，增强腰、腿、足、臂的气力，使气贯于四肢。

【锻炼时间】初练 3 ～ 5 分钟，可逐渐增加至 10 分钟。

（三）悬裆势

【预备】并步站立，两脚并拢，两手自然下垂，挺胸收腹，两目平视。

【锻炼方法】

1. 左足平开，屈膝半蹲：左足向左横开一大步，距离约三脚宽，屈膝半蹲。

2. 仰掌护腰，伸臂撑掌：仰掌护腰，然后肩关节后伸，腋窝夹紧，伸腕挺肘压掌，四指并拢，拇指外分，两目平视，呼吸自然。（图 6-16）

3. 收势：两掌收至体侧，两脚并拢，挺胸收腹，两目平视。

【要领】

1. 两脚平开一大步，较马裆势宽，屈膝成 90 度，脊直挺胸，足尖内扣，足跟外蹬，两目平视，头如顶物，脊直腰挺，两腿用力夹紧，肩平臂直，自然呼吸。

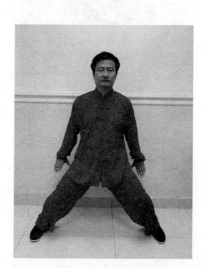

图6-16　悬裆势

2. 锻炼时气宜下沉，不可闭气用力，气沉则气达四末。

【应用】本势是练腿脚功夫的低裆姿势。

【锻炼时间】初练 1 ～ 3 分钟，可逐渐增加至 10 ～ 15 分钟。

（四）大裆势

【预备】并步站立，两脚并拢，两手自然下垂，挺胸收腹，两目平视。

【锻炼方法】

1. 左足平开，大步膝直：左足向左平开一大步，两膝伸直，足跟踏实。

2. 仰掌护腰，伸臂撑掌：仰掌护腰，然后肩关节后伸，腋窝夹紧，伸腕挺肘压掌，四指并拢，拇指外分，两目平视，呼吸自然。（图 6-17）

3. 收势：两掌收至体侧，两脚并拢，挺胸收腹，两目平视。

【要领】本势不屈膝，两腿用力内收，膝直脚实，脚尖内扣，足跟外蹬，两臂后伸，伸腕撑掌，舌抵上腭，气沉丹田，呼吸自然。

【应用】久练本势可增强腰、腿、脚的功夫。

【锻炼时间】初练3～5分钟，可逐渐增加至15～20分钟。

（五）弓箭裆势

【预备】并步站立，两脚并拢，两手自然下垂，挺胸收腹，两目平视。

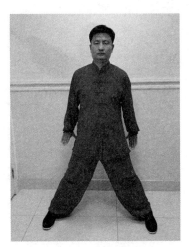

图6-17　大裆势

【锻炼方法】

1.左足跨步，前弓后箭：身向左转，左足向左前方跨出一大步；左腿屈膝半蹲，膝与足成垂直线，足尖微向内扣；右腿在后，膝部挺直，足略向外撇，足跟着地，呈弓箭势。

2.仰掌护腰，伸臂撑掌：仰掌护腰，然后肩关节后伸，腋窝夹紧，伸腕挺肘压掌，四指并拢，拇指外分，两目平视，呼吸自然。练完左弓箭裆势后，右脚上步，按以上动作换成右弓箭裆势，上肢仍然伸臂撑掌。（图6-18）

3.收势：两掌收至体侧，两脚并拢，挺胸收腹，两目平视。

【要领】虚领顶劲，前弓后蹬，静中带动，后腿绷紧，身正脊直，重心下沉，两臂后伸，精神内守，呼吸自然，两目平视。

【应用】久练本势可提神顺气，活血通络，强筋壮骨。

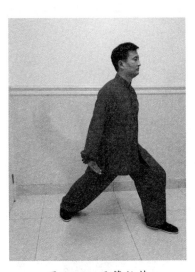

图6-18　弓箭裆势

【锻炼时间】初练1～5分钟，可逐渐增加至15分钟。

（六）磨裆势

【预备】右弓箭步，两手仰掌于腰部两侧待势。

【锻炼方法】

1.右掌护腰，左掌磨转：右手仰掌护腰，左手化俯掌向右上方推出，掌根及掌

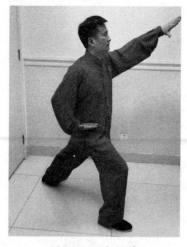

图6-19 磨裆势

外侧运动徐徐向左方磨转，同时身体随其向左旋转，右弓箭步变成左弓箭步。（图6-19）

2. 左掌护腰，右掌磨转：待全势由右转左后，即左俯掌变仰掌后收回护腰，右仰掌变俯掌向右上方推出（两掌在一收一出之时于胸前交汇），慢慢向右磨转，左弓步随转右弓步。

3. 收势：两掌收至体侧，两脚并拢，挺胸收腹，两目平视。

【锻炼要领】前弓后箭，重心下沉，推磨时着力于掌根及前臂外侧，上肢蓄劲，带动腰部旋转，两手掌于胸前交汇收发，呼吸自然，舌抵上腭。

【应用】久练本势可运气增力，通经活络，调和脏腑，强筋壮骨。

【锻炼时间】初练1～3分钟，逐渐增加至5分钟。

（七）亮裆势

【预备】右弓箭步，两手仰掌于腰部两侧待势。

【锻炼方法】

1. 右弓亮掌：右弓箭步，双手由后向前上方亮掌，指端相对，掌心朝前，目注掌背，上身略前俯，重心下沉。

2. 左弓亮掌：换步上身向左转，呈左弓箭步势，两掌收回，由腰部向后，再向前上方亮掌。（图6-20）

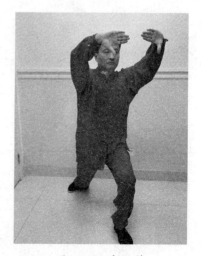

图6-20 亮裆势

【锻炼要领】前弓后箭，上身微俯，两手蓄劲前推上举，换步收回与两掌推出协调运动，气沉丹田，发力于腰，达于两掌，呼吸自然。

【应用】久练本势可运气接阳，益气消阴，强筋壮骨。

【锻炼时间】初练1～3分钟，可逐渐增加至5分钟。

（八）并裆势

【预备】并步站立，两脚并拢，两手自然下垂，挺胸收腹，两目平视。

【锻炼方法 】

1.足跟外蹬，足尖并拢：足跟微向外蹬，足尖并拢，脚掌踏实。

2.仰掌护腰，伸臂撑掌：两仰掌置于腰侧，然后肩关节后伸，腋窝夹紧，伸腕挺肘压掌，四指并拢，拇指外分，两目平视，呼吸自然。（图6-21）

3.收势：两掌收至体侧，两脚并拢，挺胸收腹，两目平视。

【要领 】锻炼姿势应"三直四平"，运足霸力，两臂挺直后伸，伸腕压掌，用内劲并足尖、蹬足跟，呼吸自然，两目平视，舌抵上腭。

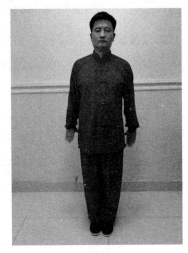

图6-21　并裆势

【应用 】久练本势具有锻炼下肢霸力的作用。

【锻炼时间 】初练 1 ~ 3 分钟，可逐渐增加至 15 ~ 20 分钟。

（九）低裆势

【预备 】并步站立，两脚并拢，两手自然下垂，挺胸收腹，两目平视。

【锻炼方法 】

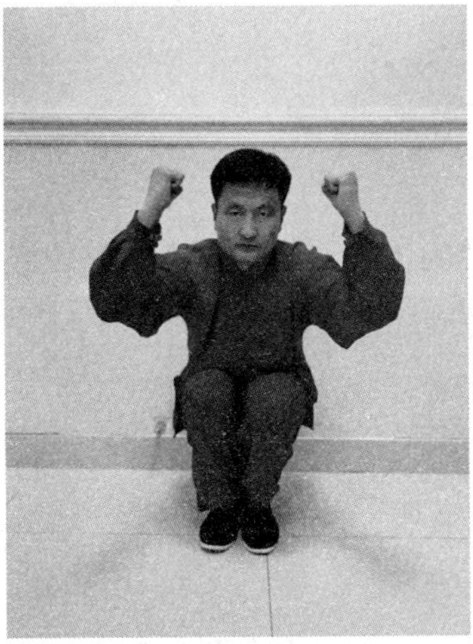

1.并步下蹲，握拳上举：足尖并拢，脚掌踏实，足跟外蹬，屈膝下蹲，上身下沉，臀部后坐但不可着地。同时，两手握拳上举，肘要微屈，拳心相对，两目平视。（图6-22）

2.收势：两掌收至体侧，两脚并拢，挺胸收腹，两目平视。

图6-22　低裆势

【锻炼要领 】屈膝缓缓下蹲，上身下沉，臀部后坐但不可着地，两拳上举与下蹲要配合协调，拳心相对，两目平视，呼吸自然，舌抵上腭。

【应用 】久练本势可调阴阳，助气机升降，壮丹强筋，力贯周身。

【锻炼时间 】初练 1 ~ 3 分钟，可逐渐增加至 7 分钟。

（十）坐裆势

【预备 】并步站立，两脚并拢，两手自然下垂，挺胸收腹，两目平视。

【锻炼方法】

1. 盘膝而坐：双脚交叉，盘膝而坐，脚外侧着地，臀部坐于足跟，上身微前俯。

2. 仰掌护腰，伸臂撑掌：两仰掌置于腰侧，然后肩关节外展并略后伸、旋内，双肘屈曲，肘尖向外、前臂内旋，两手掌心朝下，拇指外展，腕背伸，虎口朝里，上身正直，两目平视。（图6-23）

3. 收势：两掌收至体侧，两脚并拢站起，挺胸收腹，两目平视。

【锻炼要领】盘膝而坐，上身微前俯，两臂后伸，伸腕压掌。

【临床应用】久练本势可锻炼全身之霸力。

【锻炼时间】初练3～5分钟，可逐渐增加至10分钟。

附：少林内功裆势练法分解演练视频

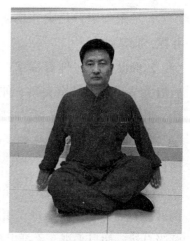

图6-23　坐裆势

五、少林内功姿势练法

姿势练法是少林内功的锻炼重点，对改善推拿医者的体质、增强气力都有较好的作用。一般在练好少林内功基本裆势之后就可以进行姿势练法的锻炼。

（一）第一势：前推八匹马

【预备】并步站立，两脚并拢，两手自然下垂，挺胸收腹，两目平视。

【锻炼方法】

1. 站裆势站立：左足向左平跨一步，与肩同宽，肩关节后伸，伸腕挺肘压掌。

2. 仰掌待势：两臂屈肘，仰掌于两胁待势。

3. 直掌前推：两掌心相对，拇指伸直，四指并拢，蓄劲前推，以肩、肘、腕、掌呈一直线为度，两目平视，呼吸自然。（图6-24）

4. 直掌收回：慢慢屈肘，拇指上翘，指端与前臂呈一直线，收回两胁呈仰掌。

5. 伸臂撑掌：仰掌化俯掌下按，肩关节后伸，两腋夹紧，伸腕挺肘压掌，指端

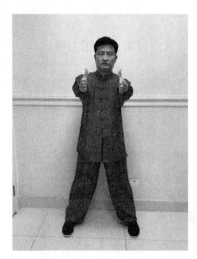

图6-24　前推八匹马

朝前，虎口相对。

6.收势：两掌收至体侧，两脚并拢，挺胸收腹，两目平视。

【要领】

1.四指并拢，拇指外分，前推时四指下压，拇指上翘后拉，形成向前推的内劲阻力。

2.收回时四指下压之力，形成向后拉的内劲阻力。

3.腰腿用霸力。

【功用】本势是练习擦法、平推法的主要功法之一。久练本势可宽胸理气，通三关，开关节，活筋骨，使脾胃健运，百脉流通，以达精力充沛，正气旺盛之目的。

【锻炼次数】3～9次，或指定的次数。

（二）第二势：倒拉九头牛

【预备】并步站立，两脚并拢，两手自然下垂，挺胸收腹，两目平视。

【锻炼方法】

1.站裆势站立：左足向左平跨一步，与肩等宽，肩关节后伸，伸腕挺肘压掌。

2.仰掌待势：两臂屈肘，仰掌于两胁待势。

3.前推内旋：两掌前推，边推边内旋，手臂完全伸直时，虎口正好朝下，指端朝前，掌心朝外，四指并拢，拇指外分，肘、腕伸直与肩平。（图6-25）

4.化拳收回：两掌化拳如握物状，前臂外旋，劲注拳心，拳眼朝上，蓄劲内收至两胁呈仰掌。

5.伸臂撑掌：由仰掌化俯掌下按，指端朝前，肩关节后伸，伸腕挺肘压掌，两腋夹紧。

6.收势：两掌收至体侧，两脚并拢，挺胸收腹，两目平视。

【要领】

1.直掌边推边内旋，达肩、肘、腕相平时虎口

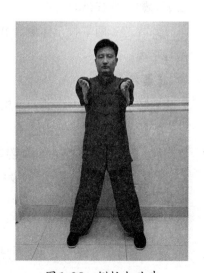

图6-25　倒拉九头牛

2.收回时四指用内劲握，拇指与大鱼际紧握前顶，形成前推阻力，用力收回。

3.腰腿用霸力，自然呼吸，舌抵上腭，两目平视。

【功用】久练本势可疏通经络，调和气血，健脾和胃，平衡阴阳，达到健肺益肾、扶正祛邪之目的。

【锻炼次数】3～9次，或指定的次数。

（三）第三势：单掌拉金环

【预备】并步站立，两脚并拢，两手自然下垂，挺胸收腹，两目平视。

【锻炼方法】

1.站裆势站立：左足向左平跨一步，与肩等宽，肩关节后伸，伸腕挺肘压掌。

2.仰掌待势：两臂屈肘，仰掌于两胁待势。

3.前推内旋：右掌边推边内旋，待虎口朝下时，掌心朝外，四指并拢，拇指外分，肘、腕伸直，松肩，两目平视，呼吸自然。（图6-26）

4.握拳收回：右掌化拳外旋，拳眼朝上，劲注拳心，紧紧内收，化仰掌护胁。

5.左右相同：左式与右式相同；左右各练2～3次。

6.伸臂撑掌：仰掌化俯掌下按，指端朝前，肩关节后伸，伸腕挺肘压掌，两腋夹紧。

7.收势：两掌收至体侧，并步站立，挺胸收腹，两目平视。

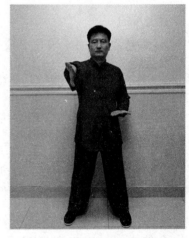

图6-26　单掌拉金环

【要领】

1.腰部之手要用蓄劲，推拉之手要用出劲，与阻力劲恰到好处。

2.腰腿用霸力，呼吸自然。

【功用】久练本势可平衡阴阳、健肺益肾、强筋壮骨。

【锻炼次数】3～9次，或指定的次数。

（四）第四势：凤凰展翅

【预备】并步站立，两脚并拢，两手自然下垂，挺胸收腹，两目平视。

【锻炼方法】

1. 马裆势站立：左足向左平开约两脚半宽，屈膝下蹲，肩关节后伸，伸腕挺肘压掌。

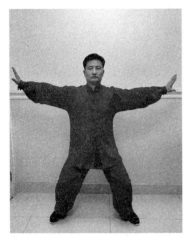

图6-27 凤凰展翅

2. 仰掌待势：两臂屈肘，仰掌于两胁待势。

3. 立掌交叉：两臂屈肘上行，至上胸前立掌交叉。

4. 左右分推：由立掌缓缓向左右分推，四指并拢，拇指外分，腕背伸，指端上翘，头如顶物，切勿耸肩，两目平视，呼吸自然。（图6-27）

5. 收回交叉：两掌外旋，掌心相对，屈肘内收至胸前立掌交叉。

6. 伸臂撑掌：由立掌交叉化仰掌收至两胁，俯掌下按，指端朝前，肩关节后伸，伸腕挺肘压掌，两腋夹紧。

7. 收势：两掌收至体侧，两脚并拢，挺胸收腹，两目平视。

【要领】

1. 立掌交叉，用力外展，肩、肘、腕平，蓄劲内收、分合动作均要给予内劲阻力。

2. 腰腿用霸力，呼吸自然。

【功用】 久练本势可宽胸理气、宣肺降逆、调整气机、平肝潜阳。

【锻炼次数】 3～9次，或指定的次数。

（五）第五势：霸王举鼎

【预备】 并步站立，两脚并拢，两手自然下垂，挺胸收腹，两目平视。

【锻炼方法】

1. 马裆势站立：左足向左平开约两脚半宽，屈膝下蹲，肩关节后伸，伸腕挺肘压掌。

2. 仰掌待势：两臂屈肘，仰掌于两胁待势。

3. 转掌上托：两掌上托，过肩转掌，掌心朝上，徐徐上举，肘部要挺，指端相对，四指并拢，拇指外分，两目平视。（图6-28）

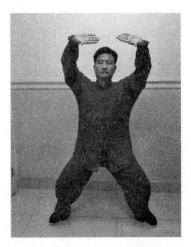

图6-28 霸王举鼎

4. 旋掌收回：旋腕翻掌，指端朝上，掌心相对，拇指外分，蓄力而下，仰掌护腰。

5. 伸臂撑掌：由仰掌化俯掌下按，指端朝前，肩关节后伸，伸腕挺肘压掌，两腋夹紧。

6. 收势：两掌收至体侧，两脚并拢，挺胸收腹，两目平视。

【要领】

1. 两掌上托，如托重物，动作缓慢，收回时掌心相对。

2. 腰腿用霸力，两膝勿松，劲要含蓄；舌抵上腭，呼吸自然。

【功用】久练本势可练气蓄劲、调阴阳、和脏腑、通经络。

【锻炼次数】3～9次，或指定的次数。

（六）第六势：顺水推舟

【预备】并步站立，两脚并拢，两手自然下垂，挺胸收腹，两目平视。

【锻炼方法】

1. 马裆势站立：左足向左平开约两脚半宽，屈膝下蹲，肩关节后伸，伸腕挺肘压掌。

2. 仰掌待势：两臂屈肘，仰掌于两胁待势。

3. 前推内旋：两掌运劲前推内旋，腕伸肘直，虎口朝下，四指并拢，拇指外分，掌心朝前，指尖相对，似环之形，掌、肘与肩平。（图6-29）

4. 外旋收回：两掌外旋恢复直掌，四指并拢，拇指运劲后翘，四指着力，屈肘蓄力而收，呈仰掌护腰。

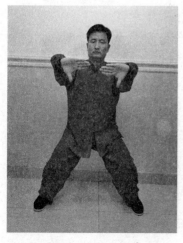

图6-29　顺水推舟

5. 伸臂撑掌：由仰掌化俯掌下按，指端朝前，肩关节后伸，伸腕挺肘压掌，两腋夹紧。

6. 收势：两掌收至体侧，两脚并拢，挺胸收腹，两目平视。

【要领】

1. 马步要稳，腰部蓄力，两掌运劲前推内旋，虎口朝下，指尖相对，肘欲挺，腕欲伸，内劲达于掌。

2. 收回时，拇指后翘，四指并拢着力，屈肘蓄劲收回。

【功用】久练本势可振奋气机、增强内劲、通经活络、平衡阴阳、强筋壮骨。

【锻炼次数】3 ～ 9 次，或指定的次数。

（七）第七势：怀中抱月

【预备】并步站立，两脚并拢，两手自然下垂，挺胸收腹，两目平视。

【锻炼方法】

1. 悬裆势站立：左足向左平开一大步，距离约三脚宽，屈膝半蹲，肩关节后伸，伸腕挺肘压掌。

2. 仰掌待势：两臂屈肘，仰掌于两胁待势。

3. 立掌交叉，左右分推：两掌上提，胸前立掌交叉，左右分推，肘直腕伸，掌心朝前，指端朝外，掌与肩平。（图 6-30）

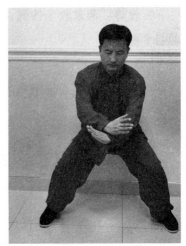

4. 两掌抱物，收回交叉：两手指端向下，掌心朝内，慢慢蓄劲，上身略前倾，两手如抱物，由上而下，再由下而上徐徐抄起，收回胸前，立掌交叉。

5. 伸臂撑掌：由立掌交叉化仰掌收至腰侧，俯掌下按，指端朝前，肩关节后伸，伸腕挺肘压掌，两腋夹紧。

6. 收势：两掌收至体侧，两脚并拢，挺胸收腹，两目平视。

图6-30　怀中抱月

【要领】

1. 两前臂胸前交叉，侧立掌，小鱼际向前，两掌外劳宫相对。

2. 腰腿用霸力，上身蓄劲，动作宜缓慢。

【功用】久练本势可负阳抱阴，益气养阴，壮气强力。

【锻炼次数】3 ～ 9 次，或指定的次数。

（八）第八势：仙人指路

【预备】并步站立，两脚并拢，两手自然下垂，挺胸收腹，两目平视。

【锻炼方法】

1. 并裆势站立：足跟微向外蹬，足尖并拢，足掌踏实，肩关节后伸，伸腕挺肘压掌。

2. 仰掌待势：两臂屈肘，仰掌于两胁待势。

3. 瓦楞前推：右掌上提胸前，四指并拢，拇指伸直，掌心内凹成瓦楞掌，运劲

前推。（图6-31）

4.握拳收回：推直后右掌握拳外旋，蓄劲收回，拳心朝上。

5.左右相同：左掌动作与右掌相同；练完后两掌收回成仰掌。

6.伸臂撑掌：由仰掌化俯掌下按，指端朝前，肩关节后伸，伸腕挺肘压掌，两腋夹紧。

7.收势：两掌收至体侧，两脚并拢，挺胸收腹，两目平视。

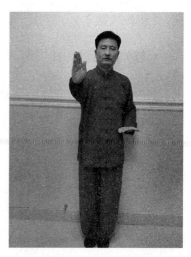

图6-31　仙人指路

【要领】

1.运全身之霸力推掌向前，掌似"瓦楞"，伸掌贯劲，掌心微凹。

2.握拳蓄劲收回，拳心朝上。

【功用】久练本势可调阴阳，和脏腑，行经络。

【锻炼次数】3～9次，或指定的次数。

（九）第九势：平手托塔

【预备】并步站立，两脚并拢，两手自然下垂，挺胸收腹，两目平视。

【锻炼方法】

1.大裆势站立：左足向左平开一大步，膝关节伸直，足掌踏实，肩关节后伸，伸腕挺肘压掌。

2.仰掌待势：两臂屈肘，仰掌于两胁待势。

3平掌前推：两掌蓄劲慢慢前推，边推拇指边向左右外侧倾斜，保持平掌前推，犹如托物在手，推足后掌与肩平。（图6-32）

4.平掌收回：拇指运劲向左右外侧倾斜，四指用力，屈肘蓄劲缓缓收回于两胁成仰掌。

5.伸臂撑掌：由仰掌化俯掌下按，指端朝前，肩关节后伸，伸腕挺肘压掌，两腋夹紧。

6.收势：两掌收至体侧，两脚并拢，挺胸收腹，两目平视。

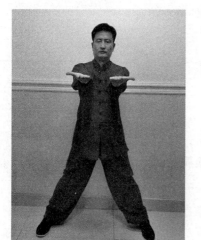

图6-32　平手托塔

【要领】

1. 两手仰掌前推，拇指下压，以托推之力向前推出。

2. 推至肩、肘、腕平时，要略停片刻，再用足托劲收回。

【功用】久练本势可益气壮阳，通经活络，蓄气增劲。

【次数】3～9次，或指定的次数。

（十）第十势：运掌合瓦

【预备】并步站立，两脚并拢，两手自然下垂，挺胸收腹，两目平视。

【锻炼方法】

1. 大裆势站立：左足向左平开一大步，膝关节伸直，足掌踏实，肩关节后伸，伸腕挺肘压掌。

2. 仰掌待势：两臂屈肘，仰掌于两胁待势。

3. 右掌前推：右手由仰掌化俯掌，运劲贯指向前推出，肩欲松开，肘欲伸直，指端朝前，掌心向下，蓄力而发。（图6-33）

4. 交替前推：右手旋腕变仰掌徐徐收回，待近胸时左仰掌即变俯掌在右仰掌上交叉，掌心相合，慢慢向前推出，掌心向下，右仰掌收回腰侧，然后左俯掌化仰掌收回腰侧。

5. 伸臂撑掌：由仰掌化俯掌下按，指端朝前，肩关节后伸，伸腕挺肘压掌，两腋夹紧。

6. 收势：两掌收至体侧，两脚并拢，挺胸收腹，两目平视。

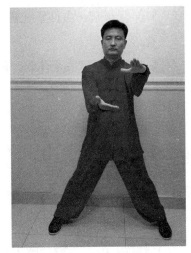

图6-33　运掌合瓦

【要领】

1. 全身运足霸力，一手仰掌在下，一手俯掌在上，如合瓦状。

2. 两掌力贯一处，相错推拉，贯劲于两掌之间，运劲于腰，贯劲于臂，发劲于掌指。

【功用】久练本势可调阴阳、壮筋强骨、以阴导阳、以阳导阴。

【锻炼次数】3～9次，或指定的次数。

（十一）第十一势：风摆荷叶

【预备】并步站立，两脚并拢，两手自然下垂，挺胸收腹，两目平视。

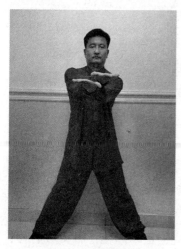

图6-34　风摆荷叶

【锻炼方法】

1. 大裆势站立：左足向左平开一大步，膝关节伸直，足掌踏实，肩关节后伸，伸腕挺肘压掌。

2. 仰掌待势：两臂屈肘，仰掌于两胁待势。

3. 交叉前推：两臂屈肘，掌心向上，四指并拢，拇指外分，渐提至上胸，右在左上交叉，运劲前推，然后缓缓向左右外分，肩、肘、掌呈一直线，拇指外侧着力含蓄，两掌托平，头如顶物，两目平视，呼吸自然。（图6-34）

4. 交叉收回：两掌慢慢合拢，右在左上，两掌交叉相迭收回腰侧呈仰掌。

5. 伸臂撑掌：由仰掌化俯掌下按，指端朝前，肩关节后伸，伸腕挺肘压掌，两腋夹紧。

6. 收势：两掌收至体侧，两脚并拢，挺胸收腹，两目平视。

【要领】

1. 运用全身之霸力，两掌向左、右前方推出，至正前方时在胸前交叉，左手在上，以大鱼际下压为主。

2. 收回时运劲于掌指，以小鱼际上翻为主，头如顶物，呼吸自然，两目平视。

【功用】久练本势可强筋健骨，顺气和血，培元固本。

【锻炼次数】3～9次，或指定的次数。

（十二）第十二势：两手托天

【预备】并步站立，两脚并拢，两手自然下垂，挺胸收腹，两目平视。

【锻炼方法】

1. 马裆势站立：左足向左平开两脚半宽，屈膝下蹲，肩关节后伸，伸腕挺肘压掌。

2. 仰掌待势：两臂屈肘，仰掌于两胁待势。

3. 两掌上托：两仰掌上托，掌心朝上，缓缓上举伸腕，指端着力，肩松肘直，两目平视，头如顶物。（图6-35）

4. 蓄劲收回：两掌拇指向外侧运劲倾斜，四指并

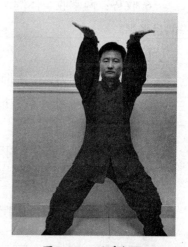

图6-35　两手托天

拢，掌根蓄力，屈肘徐徐收回仰掌护腰。

5. 伸臂撑掌：由仰掌化俯掌下按，指端朝前，肩关节后伸，伸腕挺肘压掌，两腋夹紧。

6. 收势：两掌收至体侧，两脚并拢，挺胸收腹，两目平视。

【要领】

1. 两脚霸力站稳，手掌着力，肩松肘直，大鱼际下压，拇指运劲向外侧倾斜。

2. 两掌蓄劲缓缓收回。

【功用】久练本势可水火相济、强筋壮骨、通经活络、调畅三焦气机。

【锻炼次数】3～9次，或指定的次数。

（十三）第十三势：单凤朝阳

【预备】并步站立，两脚并拢，两手自然下垂，挺胸收腹，两目平视。

【锻炼方法】

1. 马裆势站立：左足向左平开约两脚半宽，屈膝下蹲，肩关节后伸，伸腕挺肘压掌。

2. 仰掌待势：两臂屈肘，仰掌于两胁待势。

3. 划弧收回：右仰掌旋腕变俯掌，向胸之左上方、右上方、右下方运劲划弧，收回仰掌护腰。（图6-36）

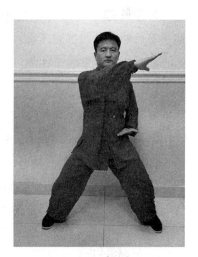

图6-36 单凤朝阳

4. 左右相同：左手动作与右手相同，唯方向相反。

5. 伸臂撑掌：待左右动作做完，由仰掌化俯掌下按，指端朝前，肩关节后伸，伸腕挺肘压掌，两腋夹紧。

6. 收势：两掌收至体侧，两脚并拢，挺胸收腹，两目平视。

【要领】

1. 一手由仰掌变俯掌，运内劲作半圆形上抄，蓄劲收回腰部，左右相同。

2. 腰运劲要实，两脚要稳，呼吸自然。

【功用】久练本势可平衡阴阳、增强上肢外展肌力。

【锻炼次数】3～9次，或指定的次数。

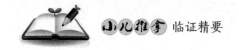
（十四）第十四势：海底捞月

【预备】并步站立，两脚并拢，两手自然下垂，挺胸收腹，两目平视。

【锻炼方法】

1. 大裆势站立：左足向左平开一大步，膝关节伸直，足掌踏实，肩关节后伸，伸腕挺肘压掌。

2. 仰掌待势：两臂屈肘，仰掌于两胁待势。

3. 两掌上提，分推前俯：两仰掌由胸前徐徐高举，旋腕翻掌，左右外分，掌心向下，腰向前俯，膝不可屈，脚用霸力；两掌由上而下逐渐相拢，掌心向上似抱物。（图6-37）

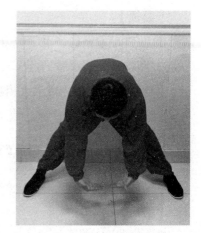

图6-37　海底捞月

4. 抱起护腰：两掌指端蓄力，慢慢抱起，提至胸前，仰掌收回护腰，上身随势而起，两目平视。

5. 伸臂撑掌：由仰掌化俯掌下按，指端朝前，肩关节后伸，伸腕挺肘压掌，两腋夹紧。

6. 收势：两掌收至体侧，两脚并拢，挺胸收腹，两目平视。

【要领】

1. 脚实腿直，用足霸力。

2. 两掌蓄劲下伸，徐徐上提，抱起护腰，似捞月之状。

【功用】久练本势可培补元气、壮腰肾、通经络、和气血。

【锻炼次数】3～9次，或指定的次数。

附一：少林内功姿势练法分解动作演练视频（第一势至第十四势）

（十五）第十五势：顶天抱地

【预备】并步站立，两脚并拢，两手自然下垂，挺胸收腹，两目平视。

【锻炼方法】

1. 并裆势站立：足跟微向外蹬，足尖并拢，脚掌踏实，肩关节后伸，伸腕挺肘压掌。

2. 仰掌待势：两臂屈肘，仰掌于两胁待势。

3. 两掌上托，相叠抱起：两仰掌上托过肩，旋腕翻掌，指端相对，徐徐上举，待推足后，旋腕翻掌，缓缓向左右外分下抄，同时上身前俯，两掌相叠（右掌在上，左掌在下），掌背尽量触地，两掌如抱重物起立，收至腰侧成仰掌护腰。（图6-38）

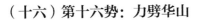

4. 伸臂撑掌：由仰掌化俯掌下按，指端朝前，肩关节后伸，伸腕挺肘压掌，两腋夹紧。

5. 收势：两掌收至体侧，两脚并拢，挺胸收腹，两目平视。

【要领】

1. 两掌蓄劲上托，弯腰前俯，划弧下抄。

图6-38　顶天抱地

2. 两掌相叠抱起，掌背尽量触地。

【功用】久练本势可强健筋骨，补肾壮腰，增强腰腹、下肢的力量。

【锻炼次数】3～9次，或指定的次数。

（十六）第十六势：力劈华山

【预备】并步站立，两脚并拢，两手自然下垂，挺胸收腹，两目平视。

【锻炼方法】

1. 马裆势站立：左足向左平开两脚半宽，屈膝下蹲，肩关节后伸，伸腕挺肘压掌。

2. 仰掌待势：两臂屈肘，仰掌于两胁待势。

3. 立掌交叉，左右分推：两臂屈肘，胸前立掌交叉。两立掌缓缓向左右分推，两肩松开，肘部微曲，四指并拢，拇指后翘，掌心向前，力求成水平线。（图6-39）

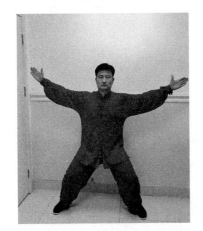

4. 侧掌下劈：两掌从上向下用力劈动，反复数次，然后仰掌收回护腰，两目平视。

5. 伸臂撑掌：由仰掌化俯掌下按，指端朝前，肩关节后伸，伸腕挺肘压掌，两腋夹紧。

6. 收势：两掌收至体侧，两脚并拢，挺胸收腹，两目平视。

图6-39　力劈华山

【要领】足实腰直，掌心向前，两肩微松，贯力于两掌，侧掌向下劈动。

【功用】久练本势可宽胸理气，平肝理肺，壮丹蓄劲，力周全身。

【锻炼次数】3～9次，或指定的次数。

（十七）第十七势：三起三落

【预备】并步站立，两脚并拢，两手自然下垂，挺胸收腹，两目平视。

【锻炼方法】

1. 并裆势站立：足跟微向外蹬，足尖并拢，足掌踏实，肩关节后伸，伸腕挺肘压掌。

2. 仰掌待势：两臂屈肘，仰掌于两胁待势。

3. 下蹲前推：屈膝下蹲，腰欲直，胸微挺，同时两掌由仰掌变侧掌慢慢前推，掌心相对，四指并拢，拇指后翘，两目平视。（图6-40）

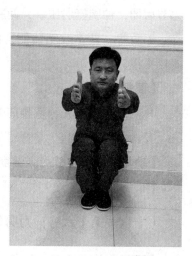

图6-40　三起三落

4. 站起收回：两掌用力收回，同时慢慢站起，待站直时两掌正好收至两胁，往返3次后成仰掌护腰。

5. 伸臂撑掌：由仰掌化俯掌下按，指端朝前，肩关节后伸，两腋夹紧。

6. 收势：两掌收至体侧，两脚并拢，挺胸收腹，两目平视。

【要领】足掌踏实，头如顶物，两手由仰掌变侧掌要缓慢、自然，四指并拢，拇指后翘，用力要均匀。

【功用】久练本势可平衡阴阳，调和脏腑，强壮筋骨，疏通经络。

【锻炼次数】3～9次，或指定的次数。

（十八）第十八势：乌龙钻洞

【预备】并步站立，两脚并拢，两手自然下垂，挺胸收腹，两目平视。

【锻炼方法】

1. 弓箭裆势站立：身体左转，左足向左前方跨出一大步，前腿屈膝半蹲，膝与足成垂直线，足尖内扣；右腿在后，膝部挺直，足略向外撇，脚跟着地，为前弓后箭之势；肩关节后伸，伸腕挺肘压掌。

2. 仰掌待势：两臂屈肘，仰掌于两胁待势。

3. 直掌前推，俯掌前俯：两直掌平行，掌心相对，徐徐前推，边推边掌心向下化为俯掌，指端朝前，上身随势前俯，两足尖内扣。（图6-41）

4. 直掌外旋，仰掌收回：推足后腕掌外旋，蓄力而收，边收边掌心慢慢朝上，化为仰掌护腰。

5. 伸臂撑掌：由仰掌化俯掌下按，指端朝前，肩关节后伸，伸腕挺肘压掌，两腋夹紧。

6. 收势：两掌收至体侧，两脚并拢，挺胸收腹，两目平视。

【要领】

1. 两腿前弓后蹬，用足霸力，掌心相对，边推边化为俯掌，四指并拢，拇指外分。

2. 推足后，上身微前俯，上肢、脊柱、后蹬之腿呈一直线。

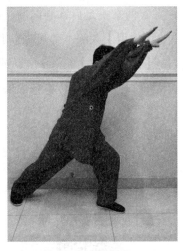

图6-41　乌龙钻洞

【功用】久练本势可强腰膝，练气蓄力，平衡阴阳，改善脏腑功能。

【锻炼次数】3～9次，或指定的次数。

（十九）第十九势：饿虎扑食

【预备】并步站立，两脚并拢，两手自然下垂，挺胸收腹，两目平视。

【锻炼方法】

1. 弓箭裆势站立：身体右转，左足向左前方跨出一大步，前腿屈膝半蹲，膝与足成垂直线，足尖微向内扣；右腿在后，膝部挺直，足略外撇，脚跟着地，为前弓后箭之势，肩关节后伸，伸腕挺肘压掌。

2. 仰掌待势：两臂屈肘，仰掌于两胁待势。

3. 直掌前推，内旋伸腕：两直掌平行前推，同时前臂内旋，腕背伸，虎口朝下，腰随势前俯，后腿蹬直。（图6-42）

4. 两掌外旋，握拳收回：两掌外旋握拳，拳眼朝上，蓄力收回仰掌护腰。

5. 伸臂撑掌：由仰掌化俯掌下按，指端朝前，肩关节后伸，伸腕挺肘压掌，两腋夹紧。

6. 收势：两掌收至体侧，两脚并拢，挺胸收腹，两目平视。

【要领】

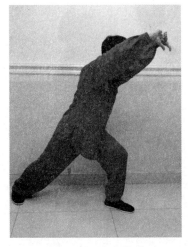

图6-42　饿虎扑食

1. 弓箭裆势要大，前腿似冲，后腿要蹬。

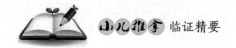
2. 两掌推足后掌心向前，虎口朝下，四指并拢，拇指外分。

【功用】久练本势可强筋壮骨，增强气力，通经活络。

【锻炼次数】3～9次，或指定的次数。

附二：少林内功姿势练法分解演练视频（第十五至第十九势）

附三：少林内功姿势练法完整演练视频

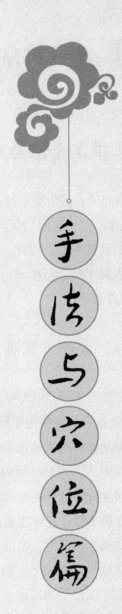

手法与穴位篇

第七章　小儿推拿手法

第一节　小儿推拿手法基本技术要求

推拿手法是用手或肢体的其他部位，或借助器械按照特定的技巧和规范化动作，以力的形式作用于体表特定部位或穴位，从而达到防病治病目的的一种操作技术。娴熟规范的手法是推拿防治疾病的技能基础。因此，只有掌握了推拿手法的基本技术要求，才能做到"一旦临证，机触于外，巧生于内，手随心转，法从手出；法之所施，使患者不知其苦"的手法操作要求。

一、持久、有力、均匀、柔和、深透

小儿推拿手法作为推拿手法的组成部分，也要遵循"持久、有力、均匀、柔和、深透"的基本技术要求。"持久"是指手法能够按照操作规范持续操作一定时间，并保持动作和力量的连贯性，以保证足够的刺激量作用于机体；"有力"是指手法操作时要有一定的力度和功力，但不是蛮力，而是一定的技巧力，同时要根据受术者的体质、病证虚实及施治部位的不同进行力的调整；"均匀"是指手法动作的节奏、频率、力量大小要有节律性，不能忽快忽慢，忽轻忽重；"柔和"是指手法动作的轻柔灵活及力量的缓和，不能生硬粗暴或使用蛮力，手法变换时要有连贯性；"深透"是指手法操作产生的刺激量能透过皮肤，深达皮下、筋骨及脏腑，适达病所。以上要求是密切相关、相辅相成的。持久才能使手法深透有力，而均匀协调的动作才能使手法更趋柔和，力量与技巧相结合才能使手法有力柔和，才能"刚柔相济"。

二、轻快、柔和、平稳、着实

小儿具有"脏腑娇嫩、形气未充、生机蓬勃、发育迅速"的生理特点及"发病容易、传变迅速、脏气清灵、易趋康复"的病理特点。因此，小儿推拿手法的基本技术要求强调轻快柔和、平稳着实。"轻快"是指手法的力度和频率。小儿皮肤娇

嫩，施术时力度要轻柔，避免损伤皮肤；因手法力度轻柔，就需要较快频率才能达到直达病所、防病治病的目的。"柔和"是指手法操作过程要轻柔和缓，灵活协调，不可生硬粗暴或使用蛮力，以免造成损伤。"平稳"是指手法操作能保持一定的时间，手法动作有节律性，不能时快时慢，手法与手法之间的变换要协调流畅，不能太过突然。"着实"是指手法操作虽然柔和，但不是软弱无力，而是力量和技巧的完美结合，稳柔灵活，实而不滞，使手法具有深透性，但又能直达病所而止，避免攻伐太过。

三、手法操作有序

手法操作时，应先做轻手法，后做重手法。如掐法、捏脊法应最后操作，以免引起患儿哭闹，影响后续操作和治疗效果。取穴时，宜采用由上而下的顺序，先头面、上肢、胸腹，腰背、下肢、足部；或按照先推主穴，后推配穴的顺序进行操作。

四、操作时间适宜

手法操作时间应根据患儿年龄大小、病情轻重及体质强弱而定。一般婴幼儿每次治疗 5 ～ 10 分钟；若年龄较大、病情复杂者，时间可适当延长，但一般不宜超过 20 分钟。正如徐谦光在《推拿三字经》中所曰："大三万，小三千，婴三百，加减量，分岁数，轻重当。"

第二节　小儿推拿手法补泻

补虚泻实是推拿治疗疾病的基本治则，尤其是治疗小儿疾病特别强调手法补泻的运用。推拿产生疗效的主要因素，一是手法操作，二是受术部位或穴位的特异作用。因此，手法操作是决定推拿补泻的重要因素。所谓手法补泻是指通过手法作用力的大小、操作的方向、时间及频率的不同给予机体一定的刺激，发挥手法的补泻效应，从而达到防治疾病的目的。影响手法补泻的因素主要有以下几个方面。

一、轻重补泻

一般规律而言，轻手法为补，重手法为泻。即作用时间较短的重刺激，可抑

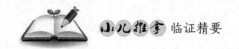

制脏器的生理功能，谓之"泻"；作用时间较长的轻刺激可兴奋脏器生理功能，谓之"补"。如治疗脾虚泄泻，推补大肠用轻刺激；治疗胃肠燥热便秘，推清大肠用重刺激。

二、方向补泻

手法通常可沿多种方向进行操作，如经脉循行方向、气血运行方向、顺逆时针方向及淋巴循环方向等。有关于方向补泻的操作方式较多。如手法顺经脉走向操作为补法，逆经脉走向操作为泻法；手法操作以促进气血向心运行为补，离心为泻，或由外向里为补，由里向外为泻；逆时针摩腹为补，顺时针摩腹为泻。

此外，小儿推拿中还有以特定穴方向补泻的原则来施术。如推上七节骨具有止泻作用，推下七节骨具有通便作用，即推上为补，推下为泻；推肺经向心推为补，离心推为泻；清天河水由腕推向肘为泻，推上三关为补等。虽然这些补泻方法和一般的方向补泻规律不同，但在临床上作为一种特殊的补泻方法还在应用。

三、频率补泻

《厘正按摩要术·摩法》曰："缓摩为补，急摩为泻。"在推拿补泻中，一定的频率是受术部位得气、发生传递并维持其治疗效应的基本条件，也是手法作用于机体，起到调整阴阳、补虚泻实作用的基本条件。一般而言，手法徐缓，频率低，幅度小，适合于病程长、病情缓、体质差的患者，有扶正补虚的作用；手法疾快、频率高、幅度大，适合于病势急、病情重、体质强壮的患者，有开窍醒脑、活血化瘀、消肿止痛等泻实的作用。

四、时间补泻

手法操作时间的长短，也是调控手法补泻效应的重要因素。一般而言，刺激重而操作时间较短的手法为泻，刺激轻而操作时间较长的手法为补。

总之，在临床治疗时，并不是单凭以上某一个因素就可以达到补虚泻实的目的，而是上述因素综合作用才能实现的。一般情况下，凡用力轻浅、操作柔和、频率舒缓、顺经操作或逆时针摩腹，并持续时间较长的操作手法为补法，对人体有兴奋、激发与强壮作用；反之，凡用力深重、操作刚韧、频率稍快、逆经操作或顺时针摩腹，并持续时间较短的操作手法为泻法，对人体有抑制、镇静和祛邪作用。若手法的强度、频率与操作时间适中，在经络走向上来回往返操作，或在腹部顺逆方向等量施术的手法为平补平泻。同时，手法补泻的效果还受到个体差异、病变部位、穴位及病情轻重缓急等因素的影响。因此，有关手法补泻作用的操作，必须遵循辨证施治的原则，灵活应用方能实现补泻效应，取得较好的临床疗效。

第三节　小儿推拿基本手法

一、推法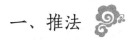

用拇指或食中指螺纹面在治疗部位上做单向直线或环转推动的手法，称为"推法"。

【操作规范】

1. 直推法：受术者取坐位，术者以拇指桡侧缘，或拇指螺纹面，或食、中二指指腹在穴位上做单向直线推动（图7-1）。

2. 旋推法：受术者取坐位，术者以拇指螺纹面在穴位上做顺时针方向的旋转摩动（图7-2）。

3. 分推法：受术者取坐位或卧位，术者以双手拇指的桡侧缘或螺纹面，或双手食、中二指的指腹从穴位中央向两侧做相反方向的推动（图7-3）。

4. 合推法：受术者取坐位，术者以双手拇指螺纹面从穴位两侧向中间做相向推动（图7-4）。

【要领】

1. 肩、肘、腕关节自然放松，指间关节伸直。

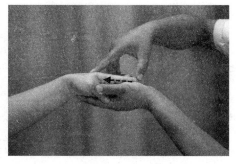

图7-1　直推法

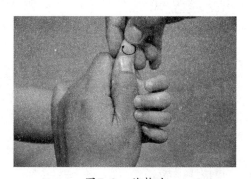

图7-2　旋推法

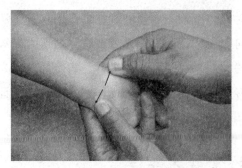

图7-3 分推法

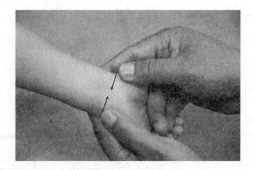

图7-4 合推法

2. 直推法为单向直线推动；旋推法为环形推动；分推法以穴位为中点，向两侧直线或弧形推动；合推法为从两侧向穴位中点直线推动。

3. 动作均匀柔和，频率为240～300次/分。

4. 离心推为泻，向心推为补，来回推为平补平泻。

【临床应用】

1. 力学特点：轻快柔和。

2. 适用部位：全身各部位和穴位，尤其适合线状穴和面状穴。

3. 作用：具有补虚泻实、健脾和胃、调整脏腑、消积导滞、行痰散结等功效。

4. 适应证：治疗外感发热、咳嗽、腹泻、厌食等病证。

二、揉法

用指，或掌，或鱼际在治疗部位上带动皮肤及皮下组织做旋转揉动的手法，称为"揉法"。

【操作规范】受术者取坐位或卧位；术者以拇指指端，或中指指端，或掌根，或大鱼际，或小鱼际着力于治疗部位，带动皮肤做顺时针或逆时针方向的旋转揉动（图7-5）。

【要领】

1. 贵在柔和。

2. 揉转幅度由小渐大，用力由轻渐重。

3. 吸定在治疗部位上，不能在皮肤表面产生摩擦或滑动。

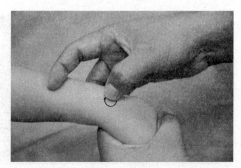

图7-5 揉法

4.频率为 100 ～ 160 次 / 分。

【临床应用】

1.力学特点：轻柔缓和而深透。

2.适用部位：全身各部位或穴位。

3.作用：具有宽胸理气、健脾和胃、活血散瘀、消肿止痛、祛风散寒、温经通络等功效。

4.适应证：治疗头痛、眩晕、失眠、面瘫、脘腹胀痛、胸闷胁痛、便秘、泄泻以及腰背、四肢软组织损伤等病证。

三、按法

以指或掌垂直按压治疗部位的手法，称为"按法"。

【操作规范】受术者取坐位或卧位；术者以拇指，或中指端，或掌根由轻渐重，用力垂直按压治疗部位（图 7-6）。

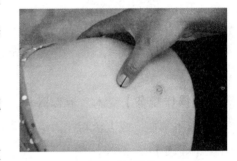

图7-6　按法

【要领】

1.按压方向应与受力面垂直，常与揉法配合应用。

2.要紧贴体表，发力由轻渐重，再由重渐轻。

3.不可骤然按压或松开。

【临床应用】

1.力学特点：着力较稳，深透有力。

2.适用部位：全身各部位，尤其适合点状穴位。

3.作用：具有开通闭塞、镇定安神、理气和胃、止咳化痰及温中止痛等功效。

4.适应证：治疗腹痛、腹胀、厌食、泄泻、便秘、遗尿、哮喘及腰背疼痛等病证。

四、掐法

用拇指指甲由轻渐重垂直掐压治疗部位的手法，称为"掐法"。

【操作规范】受术者取坐位或卧位，术者用拇指指甲由轻渐重垂直掐压治疗部位

（图7-7）。

【要领】

1. 掐时宜垂直用力，以产生微痛感为度。

2. 不要掐破皮肤，中病即止，每次操作 3～5次。

3. 掐后兼揉以减轻疼痛或不适感。

【临床应用】

1. 力学特点：着力较稳，刺激强度大。

2. 适用部位：头面部、手足部点状穴位。

3. 作用：具有醒神开窍、镇静息风、清热散结等功效。

4. 适应证：治疗惊风抽搐、口疮、夜啼、昏厥、中暑、瘫痪等病证。

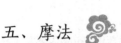

图7-7　掐法

五、摩法

以指面，或手掌面，或大鱼际在治疗部位上做环形摩擦移动的手法，称为"摩法"。

【操作规范】受术者取仰卧位，术者以肘关节主动屈伸带动食、中、无名指指面，或手掌面，或大鱼际在治疗部位上做有节奏的环形摩擦移动（图7-8）。

【要领】

1. 肩关节放松，肘关节自然屈曲，手掌或手指自然着力。

2. 指摩法操作时腕关节略屈并保持一定的紧张度，适宜在面积较小的部位操作；掌摩法操作时，腕关节放松，适宜在面积较大的部位施术。

3. 操作时，仅与皮肤表面发生摩擦，不宜带动皮下组织。

4. 操作频率为100～120次/分，指摩法动作宜轻快，而掌摩法宜稍重缓。

5. 摩法的操作频率和运动方向决定手法的补泻效应，如急摩为泻、缓摩为补，顺摩为泻、逆摩为补。

【临床应用】

1. 力学特点：轻柔和缓，轻而不浮。

2. 适用部位：头面、胸胁、脘腹等部位。

3. 作用：具有温中散寒、宽胸理气、健

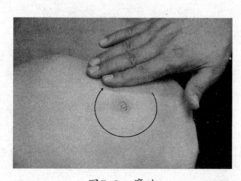

图7-8　摩法

脾和胃及消积导滞等功效。

4.适应证：治疗胸胁脘腹胀满、咳嗽、厌食、泄泻、便秘等病证。

六、运法

以拇指或中指的螺纹面着力，在治疗部位上做环形或弧形推摩运动的手法，称为"运法"。

【操作规范】受术者取坐位，术者以拇指或中指的螺纹面着力，在经穴局部或经穴之间由此及彼做环形或弧形地轻轻推摩运动（图7-9）。

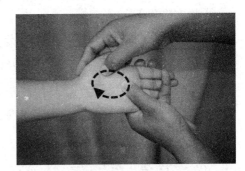

图7-9 运法

【要领】

1.施术部位紧贴体表。

2.用力均匀柔和，宜轻不宜重，作用力仅在表皮，不宜带动皮下组织，较摩法为轻。

3.动作宜缓不宜急，频率为 80 ～ 100 次 / 分。

4.操作时宜配合水、姜汁、滑石粉等介质。

【临床应用】

1.力学特点：轻柔和缓。

2.适用部位：点状、弧形和圆形穴位。

3.作用：具有清热解表、健脾和胃、宽胸理气、清热除烦等功效。

4.适应证：治疗外感头痛、发热、厌食、呕吐、泄泻、便秘及咳喘等病证。

七、拿法

用拇指和食指，或食、中两指，或其余四指相对用力，将治疗部位捏而提起，并同时做揉搓的手法，称为"拿法"。

【操作规范】受术者取坐位或卧位，术者用拇指和食指，或食、中两指，或其余四指相对用力，将治疗部位捏而提起，并同时做揉搓（图 7-10）。

【要领】

1.腕部放松，动作灵活而富有节律性。

2. 用力要由轻渐重，再由重渐轻。

3. 紧贴体表，提拿人体深层的肌腱、韧带、肌束等条索状组织，不要仅夹持皮肤。

4. 避免指甲着力抠掐治疗部位，以免引起疼痛不适感。

5. 可在局部反复拿或"边拿边走"。

6. "拿而留之"，以加强临床疗效。

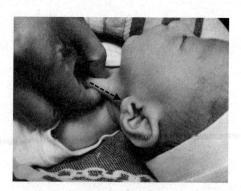

图7-10　拿法

【临床应用】

1. 力学特点：用力较重，刚中有柔。

2. 适用部位：颈项、肩部、腹部及四肢部。

3. 作用：具有行气止痛、祛风散寒、舒筋通络、活血化瘀、通调气血等功效。

4. 适应证：治疗腹痛、食积、夜啼、感冒、惊风等病证。

八、搓法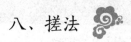

用两手掌夹住肢体的一定部位，相对用力做快速搓动并缓慢移动的手法，称为"搓法"。

【操作规范】受术者取坐位，术者用两掌夹住肢体的一定部位，并相对用力做快速、方向相反、上下往返缓慢移动（图7-11）。

【要领】

1. 两掌夹持用力适中，否则容易造成手法呆滞。

2. 搓动频率宜快，移动速度宜慢。

3. 搓动幅度小，力度要均匀。

【临床应用】

1. 力学特点：轻快柔和。

2. 适用部位：腰背、胁肋及四肢部。

3. 作用：具有活血化瘀、调和气血、消痞散结等功效。

4. 适应证：治疗胸闷、腹胀、胁痛、痰喘、疳积等病证。

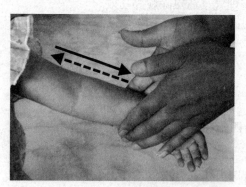

图7-11　搓法

九、挤法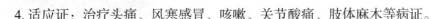

用双手拇、食指相对用力向中心缓慢挤压治疗部位皮肤的手法，称为"挤法"。

【操作规范】受术者取坐位或卧位，术者用双手拇、食四指相对用力，将治疗部位的皮肤夹起，向中间对按、挤压、提起，反复操作数次，使局部皮肤产生痧点或痧斑为度（图7-12）。

【要领】

1. 双手用力要均匀对称，不可用力过猛，也不可用指尖抠掐。

2. 操作次数不宜太多，以受术皮肤发红或产生痧斑为度。

【临床应用】

1. 力学特点：作用部位浅，刺激性强。

2. 适用部位：全身各部及穴位，常用于前额、颈项、脊背及四肢部。

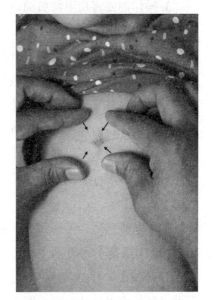

图7-12 挤法

3. 作用：具有祛风散寒、止咳化痰、活血止痛、消散筋结等功效。

4. 适应证：治疗头痛、风寒感冒、咳嗽、关节酸痛、肢体麻木等病证。

十、捣法

用中指指端，或食指、中指屈曲的指间关节背侧突起部着力的手法，在治疗部位上做有节奏的轻巧弹性击打的手法，称为"捣法"。

【操作规范】术者以一手握持住患儿食、中、无名、小指四指，使手掌向上；另一手的中指指端或食指、中指屈曲指间关节背侧突起部着力，其他手指屈曲相握，以腕关节屈伸运动带动着力部位做有节奏的弹性击打（图 7-13）。

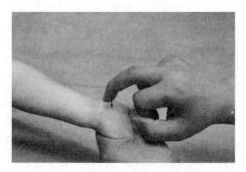

图7-13 捣法

【要领】

1. 腕关节、指间关节自然放松，要以腕关节为支点，弹性击打穴位，用力不要太重。

2. 操作时接触时间短，快起快落，用力富有弹性。

3. 操作前要将指甲修剪圆钝、平整，以免损伤小儿皮肤。

【临床应用】

1. 力学特点：轻快柔和，富有弹性。

2. 适用部位：头面部、四肢部。

3. 作用：具有通关活络、醒脑开窍、安神定志等功效。

4. 适应证：治疗夜啼、惊风、遗尿、鼻炎、耳鸣、耳聋等病证。

十一、扪法

两手掌擦热后，迅速将手掌捂在治疗部位上的手法，称为"扪法"。

【操作规范】术者两手掌擦热后，迅速将手掌捂在治疗部位上，使热气透入皮下组织，反复操作，直至受术部位有温热感为度（图7-14）。

【要领】

1. 手掌在受术部位自然着力，不可用力下压。

2. 反复操作，直到受术部位有温热感为度。

【临床应用】

1. 力学特点：用力轻柔，温通经络。

2. 适用部位：眼眶、脘腹、脐及囟门处。

3. 作用：具有祛风散寒、温胃和中、解痉止痛等功效。

4. 适应证：治疗感冒、脘腹胀痛、泄泻、脱肛等病证。

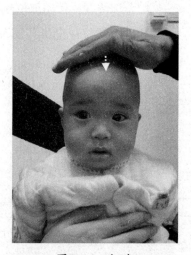

图7-14　扪法

十二、擦法

术者以指面、小鱼际、大鱼际或掌面为着力面，在治疗部位上做直线往返移动的手法，称为"擦法"。根据施术部位不同，可分为指擦法、小鱼际擦法、大鱼际擦法和掌擦法。

【操作规范】

1.指擦法：术者取坐位，沉肩、垂肘，腕关节伸直，以肘关节主动屈伸带动食、中、无名指三指面在治疗部位上做快速直线往返移动（图7-15）。

2.掌擦法：术者取站位，沉肩、垂肘，前臂内侧与治疗部位相对，腕、掌与五指伸直，以肩关节为支点，前臂主动运动，带动手掌面在治疗部位上做快速直线往返移动（图7-16）。

3.大鱼际擦法：术者取站位，沉肩、垂肘，前臂旋前，掌面朝下，拇指伸直与第1掌骨内收和食指并拢，以肩关节为支点，前臂主动运动，带动大鱼际在治疗部位上做快速直线往返移动（图7-17）。

4.小鱼际擦法：术者取站位，沉肩、垂肘，前臂取中立位，腕、掌与手指用力伸直，五指并拢，以肩关节为支点，前臂主动运动，带动小鱼际在治疗部位上做快速的直线往返移动（图7-18）。

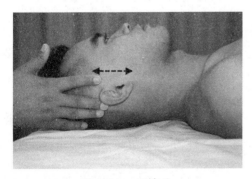

图7-15　指擦法

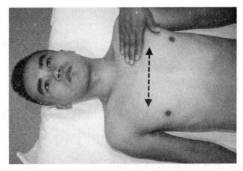

图7-16　掌擦法

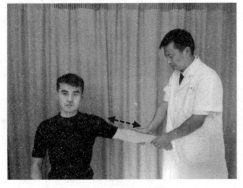

图7-17　大鱼际擦法

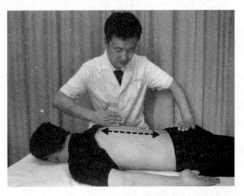

图7-18　小鱼际擦法

【要领】

1. 腕部伸直，快速直线往返移动。

2. 指擦法时，应以肘关节为支点，擦动距离宜短；掌擦法、大鱼际擦法及小鱼际擦法均以肩关节为支点，擦动距离宜长。

3. 着力部位紧贴体表，压力均匀适中。

4. 呼吸自然，切忌屏气。

5. 动作连续而有节奏，频率为 100～120 次 / 分。

6. 暴露治疗部位，配合介质，以透热为度，不要擦破皮肤。

【临床应用】

1. 力学特点：刺激强度大，温力并行。

2. 适用部位：头面、颈项、肋间隙、四肢部、肩背、胸腹、脊柱两侧及腰骶部。

3. 作用：具有宽胸理气、止咳平喘、疏肝理气、健脾消食、祛风散寒、舒筋通络、温肾壮阳、暖宫调经、升阳举陷等功效。

4. 适应证：治疗咳嗽、气喘、脘腹胀满、胸胁胀痛、饮食积滞、感冒、风湿痹痛、肩背痛、慢性腰肌劳损、阳痿、遗精、遗尿、痛经、月经不调等病证。

十三、振法

术者以中指端或手掌自然着力，前臂屈腕肌群与伸腕肌群交替静止性用力所产生的轻柔震颤，持续地作用于治疗部位上的手法，称为"振法"。根据施术部位不同可分为中指振法与掌振法。

【操作规范】

1. 掌振法：受术者取仰卧位，术者取端坐位，手掌与治疗部位自然贴平，肘略高于腕，依靠前臂屈腕肌群与伸腕肌群持续、快速、交替、协调地收缩与舒张，使手掌持续震颤作用于治疗部位（图 7-19）。

2. 指振法：受术者取仰卧位，术者坐其头侧，中指伸直，掌指关节屈曲 100° 左右，腕关节略屈，或自然下垂屈曲 90°～100°，以指面垂直自然按压在治疗部位上。通过前臂屈腕肌群与伸腕肌群持续、快速、交替、协调地收缩与舒张，使手指持续震颤作用于治疗部位（图 7-20）。

【要领】

1. 中指或手掌不要主动加压，以自然着力为度。

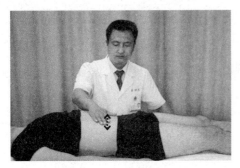

图7-19 掌振法

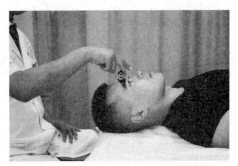

图7-20 指振法

2. 操作频率为 8 ~ 11 次 / 秒。

3. 操作时，术者意念要集中，呼吸匀和，气沉丹田，并用意念将气从丹田提起，引至手掌内劳宫穴或中指端，做到以意引气、以气生力、以力发振。切忌屏气，用强力"硬屏"而发振。

4. 本法需要长期训练方能运用自如。

【临床应用】

1. 力学特点：轻快柔和，气力结合。

2. 适用部位：全身各部经穴，尤其适用于头面部与胸腹部。

3. 作用：具有镇静安神、明目益智、温中理气、消积导滞、调整脏腑功能等功效。

4. 适应证：治疗胃下垂、胃脘痛、头痛、失眠、咳嗽、气喘、形寒肢冷、腰痛、痛经、月经不调等病证。

十四、捏法

术者用拇指和其余四指相对用力，将治疗部位夹持提起，一捏一松，并循序移动的一种手法，称为"捏法"。根据施术部位不同，可分为二指捏法、三指捏法和五指捏法。

【操作规范】受术者取坐位或仰卧位，术者取站位或坐位，用拇指和食指，或食中二指，或其余四指相对用力，夹持治疗部位的皮肤、肌肉或肌腱，一捏一松，并循序移动（图7-21）。

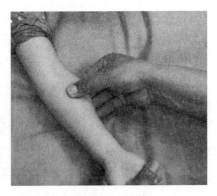

图7-21 捏法

【要领】

1. 指面着力，避免抠掐。

2. 夹持力量大小适宜，提捏皮肤、肌肉量要适中。

3. 动作连贯有节奏性，用力均匀柔和。

【临床应用】

1. 力学特点：刺激缓和舒适。

2. 适用部位：四肢部、颈项部和头部。

3. 作用：具有舒筋通络、行气活血、解除疲劳等功效。

4. 适应证：治疗颈椎病、肩周炎、四肢肌肉损伤等病证。

十五、拍法

术者用虚掌弹性击打治疗部位的手法，称为"拍法"。根据施术部位不同，可分单掌拍和双掌拍。

【操作规范】

1. 单掌拍：术者一手五指并拢，掌心内凹，用虚掌对准治疗部位进行连续的、有节律的弹性击打。本法刺激量有轻、中、重之分，分别以腕、肘、肩关节为中心发力操作（图7-22）。

2. 双掌拍：术者双手五指并拢，掌心内凹，以腕关节或肘关节为支点，用双掌交替击打治疗部位（图7-23）。

【要领】

1. 动作要平稳、着实而有节奏感。

2. 操作时，应进行弹性击打。

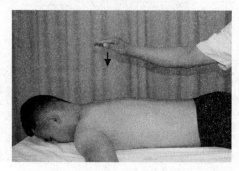

图7-22　单掌拍

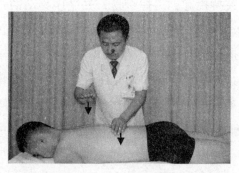

图7-23　双掌拍

3. 轻拍频率较快，以皮肤微微发红、发热为度；中、重度拍，以操作 3～10 次为宜，以局部刺激深透而无刺痛感为度。

【临床应用】

1. 力学特点：轻巧舒适，柔和深透。

2. 适用部位：肩背部、腰骶部和下肢部。

3. 作用：具有镇静止痛、活血化瘀、舒筋解痉及强壮身体等功效。

4. 适应证：治疗各种风湿痹痛、肢体麻木、感觉减退、肌肉痉挛等病证，如颈椎病、腰背肌劳损、腰椎间盘突出症、偏瘫等。亦常作为推拿结束手法和保健手法使用。

附：小儿推拿基本手法操作视频

第四节　小儿推拿复式手法

一、概述

复式手法是指由不同的手法与经穴组成的特殊操作规范，且具有专用医疗功能的组合式推拿手法。本类手法多见于明清时期的小儿推拿专著中，古代医家称其为"大手法"或"大手术"等。

【复式手法特点】

1. 专用医疗功能：每一种复式手法由不同的经穴和操作路线构成，故具有其专用的医疗功能。如"按弦走搓摩法"专司理气化痰、健脾消积之功效。

2. 规范化操作程序：操作时，要严格按照每种复式手法规定的手法及经穴路线进行操作。

3. 冠有专指名称：每一种复式手法都冠有一个专指的名称。如"苍龙摆尾"是根据操作规范的形象而命名，"运土入水"是根据操作部位的名称和手法命名，"总收法"是根据操作规范的功用而命名。

【操作要领】

1. 操作时，先后次序要分明，手法之间的配合与衔接要流畅。

2. 所选定的某段经络路线、穴位连线及部位区域的组合，先后排列要清晰。

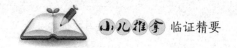

3.操作时，往往还有一些动作的配合，如边推边用口吹气等，以起到与治疗手法的协同作用。

4.有些复式手法需要配合运动关节类手法，由于小儿肢体柔弱，故运动关节类手法的操作要注意婉转顺畅，切忌暴力。

二、常用复式手法

古代文献记载的复式手法有 30 余种，临床常用的有凤凰展翅、苍龙摆尾、黄蜂入洞、打马过天河、水底捞月、猿猴摘果、飞经走气、按弦走搓摩、摇䏏肘、二龙戏珠、赤凤点头、揉脐及龟尾并擦七节骨、按肩井法。

附：常用小儿复式手法操作视频

第五节　小儿推拿特色手法

一、捏脊法

【操作规范】用拇指与食指中节桡侧面或食、中指指面相对用力，将脊柱部位的皮肤夹持、提起，并捻搓向前的手法，称为"捏脊法"。常用的有二指捏脊法和三指捏脊法。

1.二指捏脊法：受术者取俯卧位。术者取站位，以拇指与屈曲呈弓状的食指中节桡侧面相对用力，将脊柱部位的皮肤夹持提起，并沿长强到大椎方向交替捻搓向前做直线移动［图 7-24（1）］。

2.三指捏脊法：受术者取俯卧位。术者站位，以拇指与食、中二指指面着力，沿长强至大椎方向，将脊柱部位的皮肤夹持提起，并交替捻搓向前做直线移动［图 7-24（2）］。

【要领】

1.用指面着力，避免用指甲抠掐。

2.夹持力量要适度，提捏皮肤量要适中。捏得太紧，不容易捻动向前推进，捏得太松则容易滑脱。

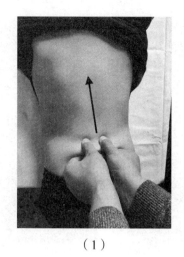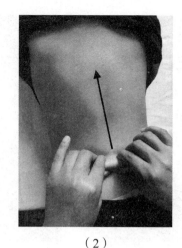

（1）　　　　　　　　（2）

图7-24　捏脊法

3. 动作要连贯而有节奏性，用力要均匀而柔和。

4. 从长强至大椎做直线移动时，不可歪斜，否则易产生疼痛。

5. 每次操作 3 ～ 5 遍。每捏 3 次，提拉一次，称"捏三提一"，以提高疗效。

【临床应用】

1. 力学特点：柔中有刚，刺激强度较大。

2. 适用部位：脊柱。

3. 作用：具有健脾和胃、平衡阴阳、调整脏腑等功效。

4. 适应证：治疗感冒、咳嗽、厌食、呕吐、泄泻、脱肛、遗尿等病证。

二、小儿桡骨头半脱位整复手法

【操作规范】术者面向患儿。一手握住其肘部，拇指按压在桡骨头处，另一手握住腕部，两手用力拔伸、牵引前臂［图 7-25（1）］，然后在牵伸状态下使前臂旋后［图 7-25（2）］，最后屈曲肘关节［图 7-25（3）］，若拇指下触有错动感，提示整复成功。

【要领】

1. 两手配合协调，握点准确，用力轻柔。

2. 细心体会桡骨头的位置及复位时指下的错动感。

【临床应用】该法具有整复肱桡关节错缝之功效，常用于治疗小儿桡骨头半脱位。

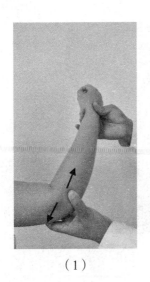 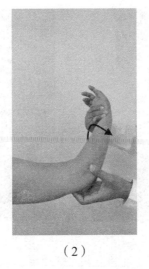 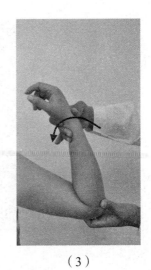

（1）　　　　　　　　　（2）　　　　　　　　　（3）

图7-25　小儿桡骨头半脱位整复手法

三、小儿髋关节错缝整复手法

【操作规范】患儿取仰卧位，双下肢伸直，术者立于患侧。术者先以手掌按揉患侧内收肌、屈肌及髋关节周围的肌肉2～3分钟，使紧张的肌肉松弛。然后一手握住患侧小腿下端，一手握持患者膝部，先屈膝屈髋2～3次后，再顺势稍向上缓缓牵引

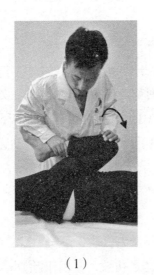 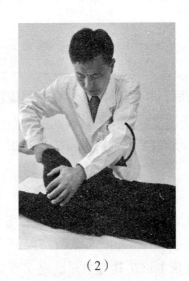

（1）　　　　　　　　　　　　　（2）

图7-26　髋关节错缝整复手法

抖动，屈曲髋膝关节至最大限度，使膝靠近胸腹部，足跟接触臀部［图7-26（1）］。在此基础上，外展型（患肢增长）屈髋向内做内收内旋髋关节［图7-26（2）］；内收型（患肢缩短）屈髋向外做外展外旋髋关节，最后伸直患肢。

【要领】

1. 两手配合协调，握点准确，用力轻柔，忌暴力整复。

2. 整复前，先放松周围肌肉。

【临床应用】具有整复髋关节错缝之功效，治疗小儿髋关节半脱位。

四、调五经法

【操作规范】术者用一手拇指与食指捏住患儿小天心和一窝风，另一手拇指和食指相对，依次捻揉拇、食、中、无名、小指螺纹面，捻揉3～5遍，拔伸1次；再从拇指依次至小指，轻快掐十宣3～5次。

【要领】

1. 两手配合协调，动作轻快柔和。

2. 掐揉穴位以患儿耐受为度。

【临床应用】具有协调心智、调和脏腑之功效，治疗外感、夜啼、汗证等病证。

五、肃肺法

【操作规范】术者用双手掌一前一后夹持患儿前胸与后背，从上至下，依次推抹、搓揉5～8遍，振拍3～5遍。

【要领】

1. 用力轻柔，手法操作有序。

2. 拍法操作应轻柔，宜弹性叩击。

【临床应用】具有肃肺、降逆、化痰之功效，治疗咳嗽、咳喘、痰鸣、咽喉不利等病证。

六、推胸法

【操作规范】术者用拇指或中指指腹在膻中穴上揉转50～100次，称"按揉膻中"；继用两手拇指指腹，从膻中穴同时向左右分推至两乳头30～50次，称"分推

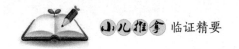

膻中"；然后将食、中、无名指并拢，以三指指腹从天突穴向下直推，经膻中至剑突30～50次，称"直推膻中"；然后将食、中指分开，以两指指腹按压小儿第1～5肋间的前正中线与锁骨中线之间的部位3～5遍，称"按压肋间"。以上4步操作，称"推胸法"。

【要领】

1.用力轻柔，手法操作有序。

2.按压动作宜轻柔。

【临床应用】具有宽胸理气、止咳化痰、降逆止呕之功效，治疗胸闷、吐逆、咳喘、痰鸣等病证。

七、推背法

【操作规范】术者首先用拇指或中指指腹分别置于两侧肺俞穴上揉转50～100次；然后用两拇指或中指从风门穴沿肩胛骨内缘，经肺俞向外下方斜推至两肩胛骨下角50～100次，继而从肺俞直向下推至膈俞50～100次；最后，用中指盐擦"八"字，以中指指腹蘸盐粉或姜汁，沿肩胛骨内缘由上而下斜擦过肺俞，以皮肤发红为度。

【要领】

1.用力轻柔，手法操作有序。

2.擦法操作应以透热或皮肤微微发红为度，防止擦破皮肤。

【临床应用】具有宣肺止咳，化痰退热之功效，治疗痰鸣、痰涎壅盛、咳喘、痰郁发热等病证。

八、推腹法

【操作规范】术者用中指指腹在中脘穴做顺时针方向揉转100～200次；然后用中指指腹在中脘穴做逆时针方向揉转100～200次；最后用食、中二指指腹从剑突轻轻直推至肚脐50～100次。

【要领】

1.用力轻柔，手法操作有序。

2.揉法应带动皮肤及皮下组织，不能产生外摩擦。

【临床应用】具有健脾和胃、消食导滞、补脾益气、降气通便之功效，治疗胃痛、胀满、积滞、消化不良等病证。

第八章　小儿推拿常用穴位与部位

小儿推拿临床常用的穴位与部位有特定穴、十四经穴、经外奇穴、经验穴、阿是穴及特定部位等。其中，特定穴是小儿推拿取穴的特色，大多数分布在人体头面部和四肢部，尤以双手居多，具有点、线、面的分布特点。一般线状穴位多用推法、捏法；点状穴位多用点法、按法、揉法、掐法、捣法等，面状穴位多用摩法、运法等。因此，运用推拿防治儿科疾病，必须熟练掌握小儿推拿穴位的位置、操作、功效、主治病证及临床应用等。

第一节　头颈部

一、天门（攒竹）

【位置】两眉中间至前发际呈一直线（图8-1）。

附：两眉中间（张汉臣《实用小儿推拿》）。

【操作】

1. 开天门：术者以两拇指桡侧或指腹自眉心向前发际交替直推。

2. 按揉天门：术者以拇指按揉之。

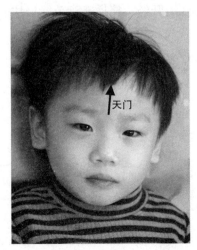

图8-1　天门

【次数】推30～50次，按揉3～10次。

【功效】发汗解表，镇静安神，开窍醒脑，祛风明目，止头痛。

【主治】风寒感冒、发热无汗、头晕、头痛、目眩、惊惕不安、精神萎靡、夜盲、目上视、惊风、惊悸、风痫、神经痛、口眼歪斜、呕吐及咳喘等病证。

【临床应用】

1. 开天门可疏风解表，开窍醒脑，镇静安神。治疗外感发热，头痛、无汗等病证，多与揉太阳、推坎宫、揉耳后高骨合用；治疗惊惕不安，烦躁不宁，多与清肝经、清天河水、捣小天心等合用。

2. 本穴为发汗解表要穴，若感冒高热无汗，或身上有汗而头部无汗，以拇指端按揉本穴 3 ～ 5 次，可见汗出。对体弱汗出较多、佝偻病患儿应慎用。

二、坎宫（眉宫）

【位置】自眉头起沿眉弓向眉梢呈一横线（图 8-2）。

附：眉上 1 寸，直对瞳子（孙重三《儿科推拿疗法简编》）。

【操作】推坎宫：术者以两拇指指端分别轻按鱼腰一下，再用两拇指自眉头分推至眉梢；或术者以两手对捧患儿头部，先用两拇指甲掐坎宫一下，再以两拇指腹侧面自天心穴（额上中心）向外分推至眉梢。

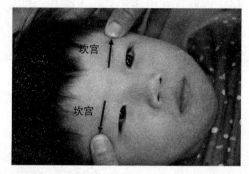

图8-2　坎宫

【次数】推 30 ～ 50 次。

【功效】发汗解表，醒脑明目，止头痛，除昏迷。

【主治】外感发热、头痛无汗、目赤痛、惊风、目上视、目眵等病证。

【临床应用】

1. 推坎宫能发汗解表，止头痛。治疗外感发热、头痛等病证，多与推攒竹、揉太阳等合用。

2. 推坎宫可醒脑明目。治疗目赤痛、惊风，常配合清肝经、掐揉五指节、掐揉小天心、清天河水等。

3. 推坎宫结束后，可用捏挤法、掐按法，以增强疗效。掐按法一般只掐按眉头及眉中间。

三、太阳

【位置】眉后凹陷处（图 8-3）。

附：右眉外梢后凹陷中曰太阴，左眉外梢后凹陷中曰太阳（张席珍《小儿推拿疗法》）。

【操作】

1. 揉或运太阳：术者用中指或拇指端按揉之。向眼方向揉为补，向耳后方向揉为泻。

2. 推太阳：术者以拇指桡侧自前向后直推之。

【次数】推 30 次左右，揉运 30 ～ 50 次。

【功效】疏风清热，明目止痛，通鼻窍，镇惊开窍。

【主治】感冒发热、无汗或有汗、头痛、目赤痛、近视、鼻塞及惊风等病证。

【临床应用】

1. 揉运太阳可疏风解表，清热，明目，止头痛。外感表实证用泻法；外感表虚证、内伤头痛用补法。

2. 推太阳主要用于外感发热。

3. 女揉太阴发汗，揉太阳反止汗；若发汗太过，可再揉太阳数次以止之。男揉太阴反止汗，揉太阳发汗；若发汗太过，可揉太阴数次以止之。

图8-3　太阳

四、耳后高骨

【位置】耳后高骨下凹陷中（图 8-4）。

【操作】

1. 揉耳后高骨：术者用两拇指指端或中指指端揉之。

2. 运耳后高骨：令患儿仰卧。术者站于患儿头侧，两手扶住患儿头，用两手托儿之头部，以中指运之，向前为补，向后为泻。

【次数】揉、运 30 ～ 50 次。

【功效】发汗解表，镇静安神，清热息风。

【主治】感冒、头痛、烦躁不安、惊风、痰涎壅滞等病证。

【临床应用】

1. 揉耳后高骨可疏风解表，治疗感冒头痛，多与推攒竹、推坎宫、揉太阳等合用。

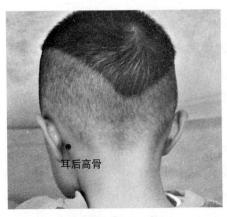

图8-4　耳后高骨

2. 揉耳后高骨能安神除烦，可治疗神昏、烦躁不安、惊风等病证。此手法亦可治疗面瘫初期。

五、人中（水沟）

【位置】人中沟正中线上 1/3 与下 2/3 交界处（图8-5）。

【操作】掐人中：用拇指指甲掐之。

【次数】掐 3～5 次或醒后即止。

【功效】开窍醒神，祛风清热，宁神明目。

【主治】惊风、抽搐、癫痫、唇动、口噤、撮口、昏厥、窒息、面肿、黄疸、水肿、耳目上翻等病证。

【临床应用】主要用于急救，治疗惊风、抽搐、昏厥不省人事及窒息等病证，掐之多有效。

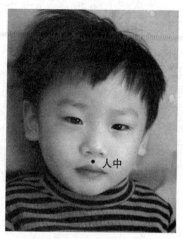

图8-5　人中

六、百会

【位置】在头部，当前发际正中直上 5 寸，或两耳尖连线的中点处（图8-6）。

【操作】按揉百会：术者一手扶患儿头部，另一手以拇指指端按揉之。

【次数】按 30～50 次，揉 100～200 次。

【功效】镇惊安神，止头痛，开窍明目，升阳举陷。

【主治】头痛、目眩、鼻炎、鼻塞，耳鸣、惊风、癫痫、遗尿、夜寐不安、脱肛、脾虚泻、慢性消化不良等病证。

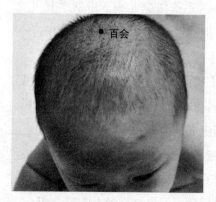

图8-6　百会

【临床应用】

1. 百会为诸阳之会，按揉该穴可镇惊安神，升阳举陷。治疗惊风、惊痫、烦躁等病证，多与清肝经、清心经、掐揉小天心、掐揉五指节等合用；治疗遗尿、脱肛、泄泻等病证，常与补脾经、补肾经、揉二马、推三关、揉外劳宫等合用。该穴在临床亦可用灸法。

2. 小儿囟门未闭时，最好用掌摩法或大鱼际揉法，手法宜轻柔，不宜使头部晃动。

七、天柱骨

【位置】项后发际正中至大椎呈一直线（图8-7）。

附一：在项后第一椎上入发际1寸处（孙重三《儿科疗法简编》）。

附二：入后发际0.5寸（哑门穴）旁开1.3寸，于斜方肌外缘处（张席珍《小儿推拿疗法》）。

【操作】

1. 推天柱骨：术者用一手食、中二指指腹自上而下直推之；或一手扶患儿之前额，另一手用拇指或食、中二指指腹自后发际上1寸处向下推至第一椎骨。

2. 刮天柱骨：用刮痧板配合介质自上而下刮之，以出痧为度。

【次数】推100～500次；刮10～30次，以出痧为度。

【功效】祛风散寒，降逆止呕，清热息风，利咽止痛。

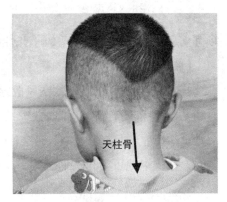

图8-7 天柱骨

【主治】外感发热、颈项强痛、后头痛、惊风、天吊、角弓反张、颈项急、舞蹈病、癫痫、神经衰弱、喘促吐泻、咽痛、鼻塞等病证。

【临床应用】

1. 推、刮天柱骨能降逆止呕，祛风散寒。主要用于治疗恶心、呕吐、外感发热、项强等病证。治疗呕恶可单用本法或与横纹推向板门、揉中脘、揉内关、揉足三里等合用；治疗外感发热、颈项强痛等病证，多与拿风池、拿列缺、掐揉二扇门等合用。

2. 刮天柱骨可治疗暑热发痧等病证。

八、风池

【位置】在项后部，枕骨之下，胸锁乳突肌上端与斜方肌上端之间的凹陷中（图8-8）。

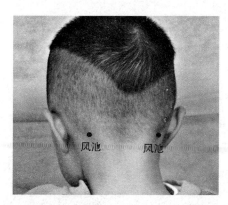

图8-8　风池

【操作】

1. 揉风池：术者用拇、食二指按揉之。

2. 拿风池：术者用拇、食二指拿之。

3. 掐风池：术者立于患儿身后，两手四指扶患儿头部，用两拇指于两侧同时掐之。

【次数】揉30～50次，拿5～10次，掐3～5次。

【功效】发汗解表，祛风散寒，清热明目。

【主治】感冒头痛、目眩、发热无汗、颈项强痛、舞蹈病、神经衰弱、小儿惊厥、鼻衄等病证。

【临床应用】

1. 拿风池可发汗解表，祛风散寒。其发汗效果显著，可治疗感冒头痛，发热无汗等表实证，配合开天门、掐揉二扇门等，发汗解表之力更强。表虚者不宜用拿风池。

2. 按揉风池可治疗头痛、头晕、近视、项背强痛等病证。

九、印堂

【位置】两眉连线的中点（图8-9）。

【操作】

1. 推印堂：术者左手扶患儿头部，右手用拇指螺纹面自眉心向上推至天庭。

2. 掐揉印堂：术者以拇指指甲掐之，或用拇指端揉之。

【次数】推30～50次，掐3～5次，揉30～50次。

【功效】清脑明目，镇静安神，止抽搐，祛风通窍，除昏迷。

【主治】感冒头痛、昏厥、抽搐、慢惊风、惊痫、目斜、眼翻、鼻炎、鼻塞流涕、失眠等病证。

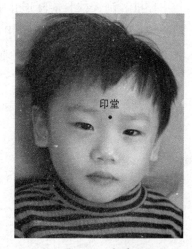

图8-9　印堂

【临床应用】

1. 推印堂可治疗感冒头痛，常配伍推攒竹、推坎宫、揉太阳、揉风池等穴。

2.掐印堂可治疗惊厥,多与掐人中、掐十宣、掐老龙等合用。该穴还可作为望诊部位。

十、囟门 ❀

【位置】前发际正中直上2寸,百会前骨陷中(图8-10)。

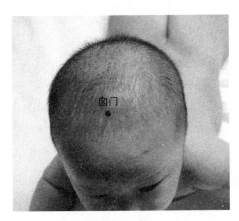

图8-10　囟门

【操作】

1.推囟门:术者以两手扶患儿头部,两拇指自前发际向上交替直推至囟门,再自囟门向两旁分推。若囟门未闭合时,仅推囟门边缘。

2.揉囟门:若囟门已闭合,用拇指指端轻揉之。

3.摩囟门:术者用食、中、无名指三指指腹或手掌轻轻摩之。

【次数】推、揉、摩各30～50次。

【功效】祛风通窍,镇惊安神。

【主治】头痛、头晕、目眩、惊风、两目上翻、鼻塞、烦躁、神昏、衄血、解颅等病证。

【临床应用】

1.推、揉囟门可镇惊安神、通窍,用于头痛、惊风、头晕、目眩、烦躁、衄血、鼻塞等病证。操作时手法宜轻,不可用力按压。

2.摩囟门能预防感冒、五迟,促进智能发育。

十一、山根 ❀

【位置】两目内眦之间正中,鼻梁上低洼处(图8-11)。

【操作】掐山根:术者以一手扶患儿头部,另一手用拇指指甲掐之。

【次数】掐3～5次。

【功效】退热安神,定惊开窍,醒脑明目。

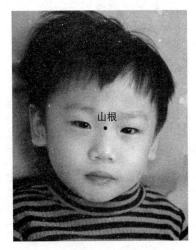

图8-11　山根

【主治】惊风、抽搐等病证。

【临床应用】

1.掐山根能开窍安神，醒脑明目。对惊风、抽搐等病证，常与掐人中、掐合谷、掐太冲、掐老龙等合用。

2.本穴是小儿望诊常用部位。若山根脉络青色，主惊、痛及脾胃虚寒；蓝色主喘咳；赤灰 团主赤白痢疾；青黑之纹主病久，或缠绵难愈之疾。

十二、准头（素髎）

【位置】在鼻尖中央（图8-12）。

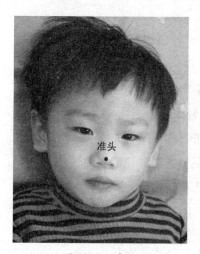

图8-12 准头

【操作】掐揉准头：术者以拇指或食指指甲掐之，继以揉之。

【次数】掐揉3～5次。

【功效】开窍醒神，解表散结，健脾定喘，清热祛风。

【主治】惊风、抽搐、窒息、外感、鼻塞不通、鼻中息肉、脾胃虚弱、喘急、衄血、目昏等病证。

【临床应用】

1.治疗惊风、抽搐等病证，常配合掐人中、掐老龙等；治疗外感、鼻塞不通，常配合开天门、推坎宫、揉迎香、揉太阳、揉鼻通、揉风池等。

2.望准头可用于诊断，如准头色赤者，主肺热、风热。

十三、颊车（牙关）

【位置】耳垂下1寸，下颌角前陷中（图8-13）。

【操作】

1.按揉颊车：术者以两手中指指端按、揉之。

2.掐颊车：术者以拇指指甲掐之。

【次数】按10～20次，揉30～50次，掐3～5次。

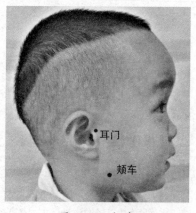

图8-13 颊车

【功效】祛风开窍，通络止痛，清热利咽。

【主治】牙关紧闭、口眼歪斜、牙痛、颊肿、颜面神经麻痹、颜面神经痉挛、三叉神经痛、齿神经痛、口腔炎、流涎症、急性扁桃体炎等病证。

【临床应用】掐牙关主要治疗牙痛、牙关紧闭；按揉牙关主要治疗口眼歪斜、颊肿。

十四、迎香（井灶、宝瓶）

【位置】鼻唇沟中，鼻翼旁开 0.5 寸处（图 8-14）。

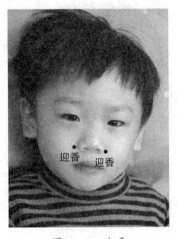

图8-14　迎香

【操作】

1. 按揉迎香：术者以食、中二指或两拇指指端按揉之。

2. 掐揉迎香：术者以两拇指指甲掐之揉之。

【次数】按揉 20～30 次，掐揉 10～20 次。

【功效】宣肺气，通鼻窍。

【主治】鼻塞不通、鼻流清涕、急慢性鼻炎、嗅觉减退、衄血、喘息、口眼歪斜等病证。

【临床应用】治疗感冒或急、慢性鼻炎引起的鼻塞流涕、呼吸不畅，常与清肺经、拿风池、揉膊阳池、推天柱骨、揉太阳、揉印堂等合用。

十五、承浆

【位置】在面部颏唇沟中，正中凹陷处（图 8-15）。

【操作】掐揉承浆：术者用拇指或食指指甲掐之，继以揉之。

【次数】掐 3～5 下，揉 20～30 次。

【功效】祛风开窍，镇惊安神，通络止痛。

【主治】惊风、抽搐、口眼歪斜、面瘫、齿龈肿痛、牙疳面肿，消渴、三叉神经痛、齿神经痛、流涎、暴哑不语、中暑等病证。

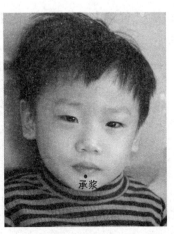

图8-15　承浆

【临床应用】

1. 治疗昏厥、惊风抽搐，常与掐人中、掐十宣等相配；治疗口眼歪斜、面瘫、齿龈肿痛、三叉神经痛、暴哑不语等，常与合谷、地仓、颊车等配伍应用。

2. 与推脾经配合，可治疗小儿流涎。

十六、耳门（风门）

【位置】在耳屏上切迹之前方，张口凹陷处（图8-16）。

【操作】揉耳门：术者以两拇指或食指端揉之；向前揉为补，向后揉为泻。

【次数】揉20～30次。

【功效】镇惊安神，开窍聪耳，止牙痛。

【主治】惊风、抽搐、口眼歪斜、耳鸣、耳聋、齿痛等病证。

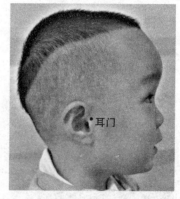

图8-16 耳门

【临床应用】

1. 揉耳门配合掐承浆、掐人中等，治疗惊风抽搐、口眼歪斜；配合揉听宫、翳风，可治疗耳鸣、耳聋。

2. 治疗牙痛，常配合揉颊车、合谷。

十七、新建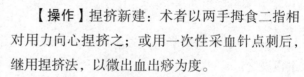

【位置】后发际哑门穴下，在第二、三颈椎之间处，以指按压本穴处，咽部立觉闷塞不畅（图8-17）。

【操作】捏挤新建：术者以两手拇食二指相对用力向心捏挤之；或用一次性采血针点刺后，继用捏挤法，以微出血出痧为度。

【次数】捏挤以出痧为度。

【功效】清热散结，利咽止痛。

【主治】咽痛、急性喉痹、乳蛾、声带水肿、声音嘶哑等病证。

【临床应用】治疗咽痛，常配合掐少商、商

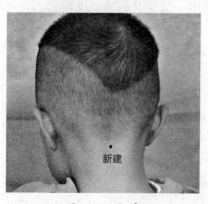

图8-17 新建

阳、合谷等。

十八、瞳子髎

【位置】目外眦角外 0.5 寸处（图 8-18）。

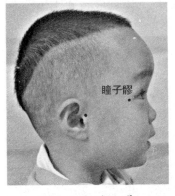

图8-18　瞳子髎

【操作】

1. 掐瞳子髎：术者用拇指指甲掐之。

2. 揉瞳子髎：术者用拇指指端揉之。

【次数】掐 3 ～ 5 次，揉 50 次。

【作用】镇惊息风，止目痛。

【主治】惊风、目痛、目赤、目翳、青盲、口眼歪斜、头痛等病证。

【临床应用】治疗目痛、目赤，常配合揉太阳、合谷等。

十九、前顶

【位置】头顶正中，百会前 1.5 寸处（图 8-19）。

【操作】

1. 掐前顶：术者用拇指指甲掐之。

2. 揉前顶：术者用拇指指端揉之。

【次数】掐 3 ～ 5 次，揉 30 次。

【作用】息风止痉，安神，止痛，通窍。

【主治】惊风、癫痫、眩晕、头痛、目赤肿痛、鼻渊等病证。

【临床应用】治疗鼻渊，常配合揉太阳、印堂、迎香、鼻通等。

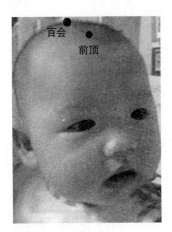

图8-19　前顶

二十、脑空

【位置】风池穴直上 1.5 寸，横平脑户处（图 8-20）。

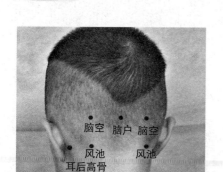

脑空　脑户　脑空
风池　　　风池
耳后高骨

图8-20　脑空

【操作】

1. 掐脑空：术者用拇指指甲掐之。

2. 揉脑空：术者用拇指指端揉之。

【次数】掐3～5次，揉30次。

【作用】祛风止痛，止痉。

【主治】头痛、眩晕、颈项强痛、惊悸、癫痫等病证。

【临床应用】治疗头痛眩晕，常配合揉百会、风池、风府等。

二十一、桥弓

【位置】在颈部两侧，沿胸锁乳突肌呈一条直线（图8-21）。

【操作】

1. 揉桥弓：术者用拇指或食、中二指指腹揉之。

2. 抹桥弓：术者用拇指或食、中二指指腹抹之。

3. 拿桥弓：术者用拇指与食指拿揉之。

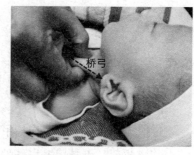

桥弓

图8-21　桥弓

【次数】揉80次，抹50次，拿3～5次。

【功效】舒筋解痉，平肝息风。

【主治】肌性斜颈、项强、高血压、惊风等病证。

【临床应用】

1. 临床上常用揉、捏、拨、拿此穴以治疗小儿肌性斜颈。

2. 此穴名源于成人推拿中的抹桥弓，可降低颅内压和血压，在儿科常用于治疗小儿惊风、癫痫等病证。

二十二、年寿（延年）

【位置】在山根下，准头上方，鼻上高骨处（图8-22）。

【操作】

1. 推擦年寿：术者用两手食指指腹自年寿向鼻翼处推擦之。

2. 掐年寿：术者用拇指指甲掐之。

【次数】推擦 30 次，掐 3～5 次。

【功效】解表通窍，镇惊息风。

【主治】感冒、鼻干、鼻塞、慢惊等病证。

【临床应用】治疗感冒鼻塞，常配合揉太阳、迎香、鼻通等。

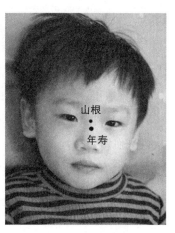

图8-22　年寿

二十三、听宫

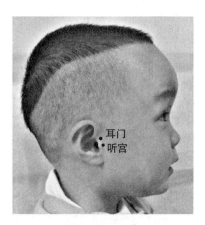

图8-23　听宫

【位置】在耳屏的正前方，下颌关节后方，张口呈凹陷处（图 8-23）。

【操作】按揉听宫：术者以双手拇、中二指固定患儿头部，用两食指按揉之。

【次数】按揉 10～20 次。

【功效】开通闭塞。

【主治】牙关紧闭、耳聋、眼斜。

【临床应用】治疗眼斜，常配合揉太阳、揉晴明、捣小天心等。

二十四、地仓（食仓）

【位置】平口角旁 0.5 寸处（图 8-24）。

【操作】掐地仓：术者以双手拇指指甲掐之。

【次数】掐 10～20 次。

【功效】息风定惊。

【主治】口歪、流涎、惊风、目瞤等。

【临床应用】治疗流涎，常配合揉承浆、廉泉、合谷，补脾经等。

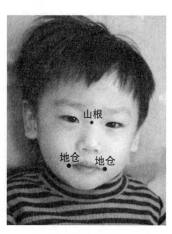

图8-24　地仓

二十五、鱼腰

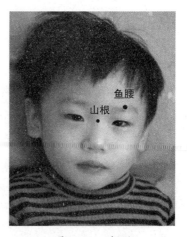

图8-25　鱼腰

【位置】在眼眶上，眉毛正中处（图 8-25）。

【操作】掐鱼腰：术者用拇指指甲掐之，或用一次性采血针点刺出血。

【次数】掐 10 ～ 20 次。

【功效】清脑止头痛。

【主治】头痛、眩晕。

【临床应用】治疗头痛，常配合揉太阳、神庭、合谷等。

二十六、丝竹空

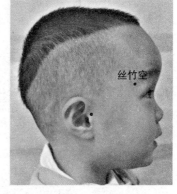

图8-26　丝竹空

【位置】在眼眶上，眉梢外端处（图 8-26）。

【操作】掐丝竹空：术者用拇指指甲掐之，或用一次性采血针点刺出血。

【次数】掐 10 ～ 20 次。

【功效】止头痛。

【主治】头痛、头晕等病证。

【临床应用】治疗头痛，常配合揉太阳、掐揉百会、揉合谷等。

附：常用头颈部穴位实训操作视频

第二节　胸腹部

一、天突

【位置】在胸骨上窝正中（图 8-27）。

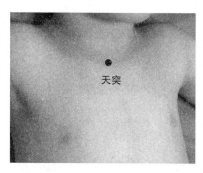

图8-27 天突

【操作】

1. 按揉天突：术者用中指指端按或揉之。

2. 掐揉天突：术者用食指随呼吸一呼一吸掐揉之。

3. 点天突：术者用食指随呼吸一呼一吸点之。

4. 捏挤天突：术者用两手拇、食指相对用力捏挤之，以出痧为度。

【次数】按或揉30次，掐揉或点3～5次，捏挤以出痧为度。

【功效】理气化痰，止咳平喘，利咽开音，降逆止呕。

【主治】痰涎气急、咳喘胸闷、肺炎呼吸不畅、急性喉痹、百日咳、痉挛性咳嗽、咽痛、暴喑、梅核气、恶心、呕吐、噎膈、瘿气等病证。

【临床应用】

1. 按揉或捏挤本穴治疗痰涎壅盛所致痰喘，可配合推揉膻中、分推肩胛骨等；治疗胃气上逆所致呕吐，可配合揉中脘、运八卦、清胃经等。

2. 捏挤本穴或配捏挤大椎、膻中、曲池等穴可治疗中暑引起的恶心、呕吐、头晕等病证。

3. 点天突可催吐，治疗痰涎壅盛，以及食入有毒不洁之物。

4. 捏挤天突可降气止咳喘，可抑制痉挛性咳嗽，对肺炎呼吸不畅、急性喉痹、百日咳、痉挛性咳嗽等有效。

二、膻中（心演、演心）

【位置】在胸部，当前正中线上，平第四肋间，两乳头连线的中点（图8-28）。

【操作】

1. 分推膻中：术者以两拇指指端自穴中向两旁分推至乳头。

2. 揉膻中：术者用中指指端揉之。

3. 推膻中：术者用食、中二指指腹自胸骨上窝向下推至剑突。

4. 点膻中：术者用中指指端点之。

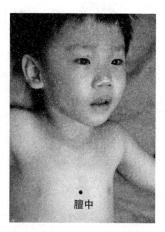

图8-28 膻中

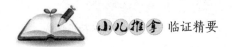

5. 摩膻中：术者用食、中、无名指三指指腹或大鱼际摩之。

【次数】推、揉各 50～100 次，点 6～8 次，摩 50～100 次。

【功效】理气止咳，化痰平喘。

【主治】胸闷、痰喘、咳嗽、支气管炎、百日咳、喉鸣、噎气、恶心呕吐、呃逆、嗳气等病证。

【临床应用】

1. 推揉膻中能宽胸理气、止咳化痰，可治疗各种原因引起的胸闷、痰喘咳嗽、吐逆等病证。

2. 治疗呕吐、呃逆、嗳气，常与运内八卦、横纹推向板门、分腹阴阳等合用；治疗痰吐不利，常与揉天突、按弦走搓摩、按揉丰隆等合用。

三、乳旁（奶旁）

【位置】乳头外侧旁开 0.2 寸处（图 8-29）。

附：在两乳之外方 1 寸处（孙重三《儿科推拿疗法简编》）。

【操作】

1. 揉乳旁：术者以两手四指扶患儿两胁，再以两拇指指腹于穴位上揉之。

2. 拿乳旁：术者以一手拇食二指于穴位上拿之。

【次数】揉 30～50 次，拿 3～5 次。

【功效】宽胸理气，止咳化痰。

【主治】胸闷、胸痛、咳嗽、痰鸣、噎膈、呕吐等病证。

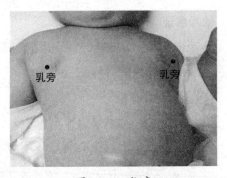

图 8-29　乳旁

【临床应用】

1. 揉乳旁配合揉乳根，可加强理气化痰止嗽的作用；操作时可用食指和中指分别按于两穴上揉之。

2. 治疗呕吐，可配合横纹推向板门、清胃经等；治疗痰涎壅塞而致的肺不张，可配合推揉膻中，揉肺俞、中府、云门等。

四、乳根

【位置】乳头直下 0.2 寸，平第五肋间隙（图 8-30）。

【操作】揉乳根：术者用两手食指或中指指端揉之。

【次数】揉 50～100 次。

【功效】宽胸理气，止咳化痰。

【主治】胸闷、胸痛，咳喘、痰鸣等病证。

【临床应用】治疗咳喘、胸闷、痰鸣时，常与揉乳旁、推揉膻中等合用。

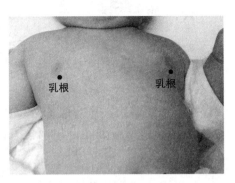

图 8-30　乳根

五、中脘

【位置】位于前正中线上，脐上 4 寸处（图 8-31）。

【操作】

1. 揉中脘：术者用食、中二指指端或掌根按揉之。

2. 摩中脘：术者用掌心或四指指腹摩之。

3. 推三焦：术者用食、中二指指腹自中脘推至鸠尾处。

4. 推中脘：术者用食、中二指指腹自中脘向上直推至天突或自天突下推至中脘。

【次数】推或揉 100～300 次，摩 5 分钟。

【功效】健脾和胃，消食和中，化痰止咳。

【主治】胃脘痛、腹痛、腹胀、食积、呕吐、泄泻、黄疸、食欲不振、嗳气、气喘、咳喘痰多、癫痫、失眠等病证。

【临床应用】

1. 揉、摩中脘能健脾和胃、消食和中，主治腹泻、呕吐、腹痛、腹胀、食欲不振等，常与按揉足三里、揉板门、推脾经等合用。

2. 推中脘自上而下操作，可降胃气。治

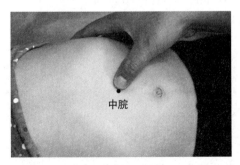

图 8-31　中脘

疗胃气上逆、嗳气呕恶，常配合横纹推向板门；

3.左右平衡旋揉中脘，可健脾和胃、消食导滞。

六、腹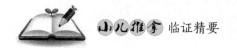

【位置】腹部（图8-32）。

【操作】

1.分推腹阴阳：患儿取仰卧位或坐位。术者用两拇指指腹沿肋弓边缘或自中脘至脐，向两旁分推。

2.摩腹：术者用掌面或四指摩之；逆时针摩为补，顺时针摩为泻，往返摩之为平补平泻，也可用掌运之。

【次数】分推100～300次，掌摩或运100～200次。

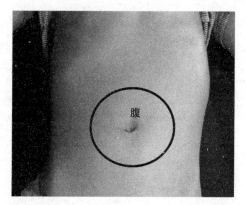

图8-32　腹

【功效】消食化滞，理气止痛，降逆止呕，健脾止泻，通便。

【主治】厌食、疳积、消化不良、恶心、呕吐、腹痛、腹胀、便秘等病证。

【临床应用】

1.分推腹阴阳有降逆止呕、和胃消食之功效，主治伤食、恶心、呕吐、腹胀等病证。顺时针摩腹，可消食和胃、通大便，主治腹胀、厌食、大便秘结等病证；逆时针摩腹，可健脾益气止泻，主治脾虚泄泻、腹痛、食欲不振等病证。

2.久摩腹可消乳食、强壮身体，可用于小儿保健；往返摩腹可和胃，治疗脾虚泄泻常与补脾经、运八卦、按揉足三里、捏脊等合用；顺时针摩腹可治疗小儿厌食症，常配合清板门、运八卦、摩腹、捏脊等，但对脾虚泄泻者慎用。

3.分腹阴阳与按弦走搓摩均有理气降逆的作用，但分腹阴阳主调理脾胃，而按弦走搓摩主疏泄肝胆。

七、胁肋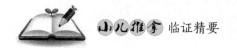

【位置】从腋下两胁至天枢穴处（图8-33）。

【操作】搓摩胁肋：又称"按弦走搓摩"。患儿取取坐位或仰卧位。术者两手掌

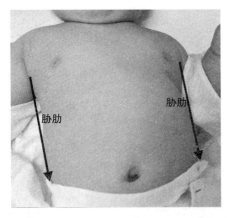

图8-33　胁肋

自患儿两腋下搓摩至天枢穴处。

【次数】搓摩100～300次。

【功效】顺气化痰，顺气和血，除胸闷，消积聚。

【主治】胸闷、腹胀、食积、痰滞、痰喘气急、疳积、胁痛、肝脾肿大等病证。

【临床应用】

1. 搓摩胁肋，性开而降，可顺气化痰、除胸闷、开积聚，治疗小儿食积、痰涎壅盛、气逆所致的胸闷、腹胀、气喘等病证。

2. 治疗肝脾肿大则必需久摩之，但对脾胃虚弱、中气下陷、肾不纳气等应慎用。

八、天枢

【位置】脐旁2寸处（图8-34）。

【操作】

1. 揉天枢：术者用食、中二指指端按揉之。

2. 拿天枢：术者用拇、食二指拿揉之。

3. 捏挤天枢：术者用一次性采血针点刺后，继用捏挤法，以出痧为度。

【次数】揉100～200次，拿3～5次，捏挤以出痧为度。

【功效】疏调大肠，理气消滞，行水消胀，助消化，止泻，化痰止咳。

【主治】腹胀、腹痛、泄泻、便血、痢疾、便秘、水肿、食积不化、咳嗽等病证。

【临床应用】

1. 天枢为大肠之"募穴"，能疏调大肠、理气消滞，常用于治疗急慢性胃肠炎、痢疾、消化功能紊乱引起的腹泻、呕吐、食积、腹胀、大便秘结等病证。

2. 天枢与脐常同时操作，可用中指指腹按脐，食指与无名指同时揉动两侧天枢穴，两穴配伍治疗水泻和腹胀有较好的疗效。

3. 治疗腹痛时，常配合拿肚角、捏脊、揉

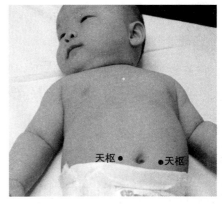

图8-34　天枢

上巨虚。若遇急症时，应采用针刺后再用捏挤法。

4. 揉天枢与清肺经、掐揉五指节等相配，可治痰喘、咳嗽。

九、脐（神阙）

【位置】肚脐处（图8-35）。

【操作】

1. 揉脐：术者用中指端或掌根揉之。

2. 摩脐：术者用掌或食中无名指三指指腹摩之；逆时针摩或揉为补，顺时针摩或揉为泻，往返揉或摩之为平补平泻。

3. 抖脐：术者用右手拇、中二指指端于脐上下各 0.2 寸腹壁处，上下抖动之。

4. 捏挤脐周：腹痛、腹胀严重者，可于脐窝边缘腹壁处用一次性采血针点刺后，继用捏挤法，以微出血为度。

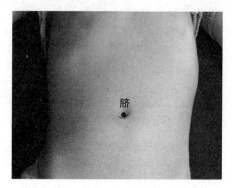

图8-35　脐

【次数】揉100～300次，抖、摩各100～300次，捏挤以出痧为度。

【功效】温阳散寒，补益气血，健脾和胃，消食导滞。

【主治】腹泻、便秘、腹胀、腹痛、肠鸣、疝气、呕吐、消化不良、厌食、疳积、痢疾、脱肛、虚脱及一切泄泻等病证。

【临床应用】

1. 此穴用补法能温阳散寒、补益气血，治疗寒湿、脾虚、五更泄泻，消化不良，慢性痢疾，气虚脱肛等病证；用泻法能消食导滞，治疗湿热型泄泻、痢疾、便秘等病证；平补平泻可健脾和胃，治疗先天不足、乳食积滞、厌食等病证，也可用于儿童保健等。

2. 治疗腹痛，常配合揉天枢、拿肚角等。

3. 本穴配天枢治疗腹泻，疗效更佳。

十、丹田

【位置】脐下 2.5 寸处（图8-36）。

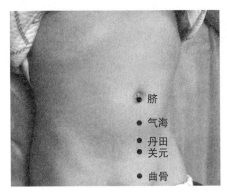

图8-36　丹田

【操作】

1. 摩丹田：术者用掌摩之。

2. 揉丹田：术者用拇指或中指指端揉之。

3. 按丹田：术者用指端按之。

【次数】摩 100 ～ 300 次，揉 100 ～ 300 次，按 10 ～ 20 次。

【功效】培肾固本，温补下元，泌别清浊。

【主治】小腹胀痛、癃闭、小便短赤、遗尿、脱肛、便秘、疝气、腹泻等病证。

【临床应用】

1. 本穴常用于治疗泌尿、生殖系统疾病，主要治疗小儿先天不足、腹痛、泄泻、遗尿、脱肛、疝气等病证。

2. 治疗虚证，常配合补肾经、推三关、揉外劳宫等；治疗癃闭、小便赤则取其分利之功，常配合清小肠、推箕门等；治疗遗尿，取其温补下元，常配合补肾经、揉二马等。

十一、肚角

【位置】脐下 2 寸，旁开 2 寸两大筋处（图8-37）。

附：在脐之两旁，两胁骨之下（孙重三《儿科推拿疗法简编》）。

【操作】

1. 拿肚角：患儿仰卧，术者用两手拇、食、中三指向深处拿之，操作时向偏内上方做一推一拉、一紧一松的轻微操作为 1 次。

2. 按肚角：术者用中指指端或掌心按之。

【次数】按、拿各 3 ～ 5 次。

【功效】健脾和胃，理气消滞，止腹痛。

【主治】腹痛、腹胀、泄泻、痢疾、便秘等病证。

【临床应用】

1. 按、拿肚角是止腹痛的效穴，治疗外感寒邪、伤食引起的腹痛、泄泻，以及其他各种原因引起的腹痛，若配揉一窝风可加强止痛

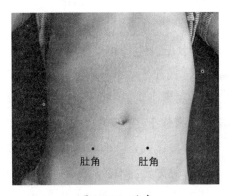

图8-37　肚角

效果。

2. 拿肚角刺激性较强，应在最后操作，以防患儿哭闹。

十二、气海

【位置】腹正中线，脐下 1.5 寸（图 8-38）。

【操作】

1. 揉气海：术者以中指或拇指指端揉之。

2. 按气海：术者以中指或拇指指端按之。

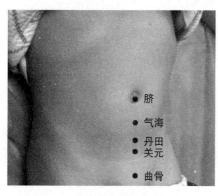

图8-38 气海

3. 点气海：术者以拇指或食中二指并拢，按在穴位上，点颤之。

【次数】揉 100～300 次，按、点各 3～5 次。

【功效】散寒止痛，引痰下行，调气滞，温补下元。

【主治】腹痛、泄泻、遗尿、便秘、脱肛、疝气、胸膈不利、痰涎壅结不降、小儿遗尿等病证。

【临床应用】

1. 本穴可散寒止痛，为治疗各种腹痛的要穴，尤以虚寒腹痛效果更佳。对于肠痉挛、肠功能紊乱引起的腹痛，常配伍按揉大肠俞、足三里等。

2. 胸膈不利、痰涎壅结不降者，多与逆运内八卦、揉肺俞等合用。

3. 泄泻者少用或不用本穴。此穴为生气之海，是治一切疾病的必需施治之穴。揉按时，感觉气机已开即止，久推伤气。

十三、关元

【位置】腹正中线，脐下 3 寸处（图 8-39）。

【操作】

1. 按揉关元：术者用中指或掌按揉之。

2. 灸关元：术者用艾条灸之。

3. 点关元：术者以右手拇指指端在穴位上

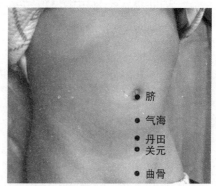

图8-39 关元

点颤之。

【次数】揉 100 ～ 300 次，灸 3 ～ 5 分钟，点颤 3 ～ 5 次。

【功效】温肾壮阳，培补元气。

【主治】虚寒性腹痛、泄泻、痢疾、遗尿、尿闭、淋证、小便频数、虚劳、疝气、五迟、五软等病证。

【临床应用】

1. 按揉本穴可治疗虚寒性腹痛、泄泻、痢疾等，常与补肾经、按揉足三里等配用。

2. 治疗遗尿常与揉百会、揉肾俞等合用，若用灸法效果更佳。本穴还可用于小儿推拿保健。

十四、阑门

【位置】脐上 1.5 寸处（图 8-40）。

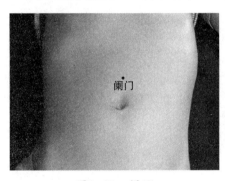

图 8-40　阑门

【操作】点阑门：术者用拇指或中指指端点之，以指下感觉气通为度。

【次数】点 10 ～ 20 次。

【功效】通上下之气。

【主治】恶心、呕吐、腹胀、便秘、厌食、咳嗽等病证。

【临床应用】点阑门是开中气的关键，治疗诸证时必须首先施治的重要穴位，无论虚实各证，需首先放通此穴。

十五、曲骨

【位置】脐正中直下 5 寸，耻骨联合上方正中（图 8-41）。

【操作】掐揉曲骨：术者用拇指指甲掐揉之。

【次数】掐揉 5 ～ 7 次。

【功效】通调水道。

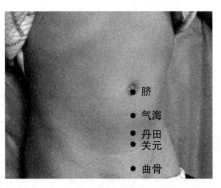

图 8-41　曲骨

【主治】遗尿、尿闭、膀胱炎等病证。

【临床应用】本穴可通调水道，助膀胱气化。治疗小儿遗尿常配合三阴交、肾俞、关元、百会等；治疗膀胱炎常配合三阴交、中极、阴陵泉等。

附：常用胸腹部穴位实训操作视频

第三节 腰背部

一、肩井（膊井）

【位置】大椎与肩峰连线的中点（图8-42）。

【操作】

1. 拿肩井：术者用拇指与食、中二指指腹相对用力捏而提起之。

2. 按肩井：术者用拇指或中指指端由轻渐重按之。

【次数】拿、按各3～5次。

【功效】发汗解表，宣通气血，升清降浊，通窍生气。

【主治】感冒、发热无汗、颈项强痛、惊厥、肩痛、上肢痹痛、上肢抬举受限等病证。

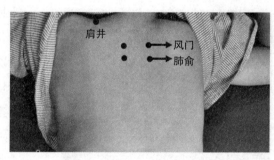

图8-42 肩井

【临床应用】

1. 按、拿该穴可宣通气血，发汗解表，临床常与解表四大手法（开天门、推坎宫、运太阳、揉耳后高骨）相配合，用于治疗外感发热无汗、肩臂疼痛、颈项强直等病证。

2. 本穴具有升清降浊之功，可使胃中浊气下降。与百劳穴并用，可治疗劳伤虚损等病证。风府散风，哑门与心气相通，肩井、风府、哑门三穴并用，有补虚散风、平心气的作用，虚实各证均可应用。

3. 本法为诸法推毕的结束手法，故又称为"总收法"。

二、大椎（百劳）

【位置】第七颈椎棘突下（图8-43）。

【操作】

1. 按揉大椎：术者用中指或拇指端按揉之。

2. 捏挤大椎：术者用双手拇指、食指将其周围的皮肤相对用力捏挤之；或点刺后捏挤之。

3. 扯大椎：术者用屈曲的食、中二指蘸水，在穴位上扯之，以出痧为度。

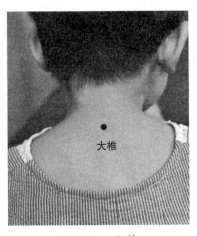

图8-43　大椎

【次数】按揉30～50次；捏挤、扯之至局部出痧为度。

【功效】清热解表，通经活络，宣肺降气，平喘止呕，镇惊安神，息风止痉。

【主治】发热、感冒、头昏、项强、咳嗽、咳喘、百日咳、肺气肿、吐泻、牙龈肿痛、急慢惊风、五劳七伤等病证。

【临床应用】

1. 揉大椎具有清热解表的作用，主治感冒、发热、项强等病证；提拿本穴对百日咳亦有一定的疗效。

2. 本穴治疗伤风感冒、发热及头昏呕吐，可先用一次性采血针点刺，继用捏挤法；捏挤本穴可治疗肺气肿及牙龈肿痛。

3. 大椎为督脉之要穴，无论何证都可施治此穴，可与肩井并用。

三、风门

【位置】第二胸椎棘突下旁开1.5寸处（图8-44）。

【操作】揉风门：术者用食、中二指指端揉之。

【次数】揉20～50次。

【功效】疏风解表，宣肺止咳，

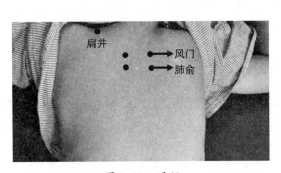

图8-44　风门

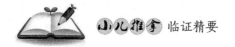

通经止痛。

【主治】感冒、咳嗽、气喘、鼻塞、项痛、头痛、背痛、骨蒸潮热及盗汗等病证。

【临床应用】

1.风门为祛风之要穴。治疗外感风寒、咳嗽气喘，常与清肺经、揉肺俞、推揉膻中等配合；治疗骨蒸潮热、盗汗，常与揉二马、补肾经、分手阴阳等合用。

2.治疗鼻塞，常配合揉迎香；治疗背腰部疼痛，常与委中、承山、昆仑等穴相配合。

四、肺俞

【位置】第三胸椎棘突下旁开1.5寸处（图8-45）。

【操作】

1.揉肺俞：术者用食、中二指指端或两拇指指端揉之；右旋为泻，左旋为补。

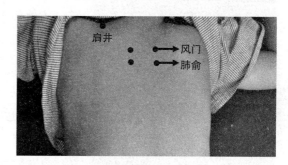

图8-45　肺俞

2.分推肩胛骨：术者用两拇指指端分别沿肩胛骨内缘自上而下做"八字形"分推之。

【次数】揉50～100次，分推100～200次。

【功效】止咳化痰，平喘，补益肺气。

【主治】咳嗽气喘、痰鸣、久咳不愈、胸闷、胸痛、发热、鼻塞、郁火结胸、皮肤瘙痒、瘾疹等病证。

【临床应用】

1.揉肺俞能调肺气、补虚损、止咳嗽。治疗呼吸系统疾病，常与推肺经、揉膻中等配伍。治久咳不愈时，常配补脾经，以培土生金；气阴两伤时，可配合补肾经、揉二马效果更佳。

2.治疗肺热、气短、喘促胸闷、郁火结胸、感冒咳嗽等病证时，宜用泻法（向外揉为泻）；久咳肺虚各证，宜用补法（向里揉为补）。

五、脾俞

【位置】第十一胸椎棘突下旁开 1.5 寸处（图 8-46）。

【操作】揉脾俞：术者以食、中二指或两拇指指端揉之。

【次数】揉 50～100 次。

【功效】健脾和胃，化湿消滞。

【主治】呕吐、泄泻、腹胀、疳积、食欲不振、黄疸、水肿、痢疾、便血、慢惊风、四肢乏力、肌肉消瘦等病证。

【临床应用】此穴为升脾阳的要穴。揉脾俞能健脾胃、助运化、消食积、化水湿。治疗脾胃虚弱、乳食内伤、消化不良、泄泻、腹胀等病证，常与推脾经、按揉足三里等穴合用。

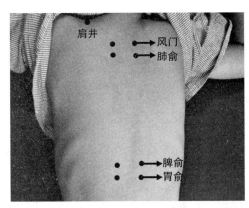

图8-46　脾俞

六、胃俞

【位置】第十二胸椎棘突下旁开 1.5 寸处（图 8-47）。

【操作】按揉胃俞：术者以食、中二指或两拇指指端按揉之。

【次数】按揉 50～100 次。

【功效】健脾和胃，理中降逆，消食导滞。

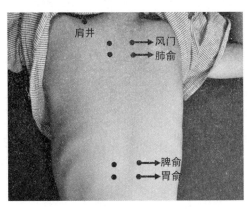

图8-47　胃俞

【主治】胃脘疼痛、呕吐、腹胀、肠鸣、慢性腹泻、消化不良、胸胁痛等病证。

【临床应用】

1. 此穴为开胃要穴。治疗胃失和降引起的胃脘疼痛、呕吐、腹胀等病证，常与横纹推向板门、摩腹等合用。

2. 治疗慢性腹泻、消化不良等病证，可与推脾经、按揉足三里、捏脊等合用。

七、肾俞

【位置】第二腰椎棘突下旁开 1.5 寸处（图 8-48）。

【操作】按揉肾俞：术者用食、中二指或两拇指指端按揉之。

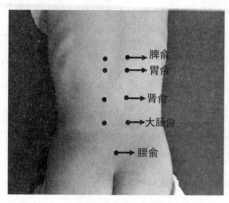

图8-48　肾俞

【次数】按揉 50 ～ 100 次。

【功效】滋阴壮阳，补益肾元，强腰脊。

【主治】泄泻、便秘、气喘、遗尿、小便不利、水肿、阳痿、遗精、少腹痛、下肢痿软乏力、慢性腰背痛等病证。

【临床应用】

1. 此为补肾要穴，可与百劳并用。揉肾俞能滋阴壮阳、补益肾元，治疗肾虚泄泻、阴虚便秘、下肢痿软无力、潮热、盗汗等病证，多与揉二马、补脾经、推三关等合用。

2. 治疗慢性腰背痛，常与腰俞、委中、承山等合用；治疗肾不纳气之气喘，常与揉肺俞、推脾经等合用。

八、腰俞

【位置】位于骶管裂孔处（图 8-49）。

附一：在第四骶椎下，骶管裂孔中（孙承南《齐鲁推拿医术》）。

附二：第十五腰椎下旁开 3 寸凹陷中（张素芳《中国小儿推拿学》）。

【操作】揉腰俞：术者以拇指指端揉之。

【次数】揉 20 ～ 30 次。

【功效】调经清热，散寒除湿。

【主治】腰脊疼痛、脱肛、便秘、尿血、月经不调、足清冷麻木、温疟汗不出、下肢痿痹、腰骶神经痛、过敏性结肠炎、痔疮、淋证等病证。

【临床应用】按揉腰俞可通经活络。治疗腰痛、下肢痿痹等病证，常配伍委中、承山等穴。

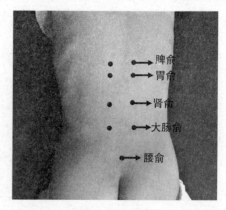

图8-49　腰俞

九、脊柱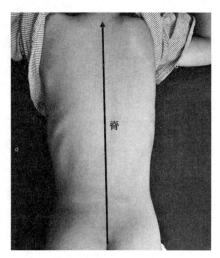

【位置】长强至大椎呈一直线（图8-50）。

【操作】

1. 推脊：术者用食、中二指指腹自上而下单向直线推动之。

2. 捏脊：术者用拇指与食、中二指或食指中节桡侧相对用力，夹持提起，捻搓向前推动之。捏之前先在背部轻轻按摩几遍，使肌肉放松；捏三下提一下，称"捏三提一法"。

【次数】推100～300次，捏3～5遍。

【功效】调阴阳，和脏腑，理气血，退热消胀，通经络，培元气，壮体质。

【主治】疳积、泄泻、呕吐、便秘、发热、惊风、夜啼等病证。

图8-50 脊柱

【临床应用】

1. 捏脊可调阴阳、理气血、和脏腑、通经络、培元气、强体质。治疗先、后天不足的一些慢性病证，如疳积、泄泻、呕吐、便秘、惊风、夜啼等，常与补脾经、补肾经、推三关、摩腹、按揉足三里等配合应用。捏脊法不仅用于治疗小儿病证，还可用于治疗成人失眠、肠胃病、月经不调等病证。

2. 本法操作时，旁及膀胱经，应用时可据不同病情，重提或按揉相应的背部俞穴，以加强疗效。

3. 推脊能清热，主治小儿发热，常与清天河水、退六腑等合用。还可用于治疗腰脊强痛、角弓反张、下焦阳气虚弱等。

十、七节骨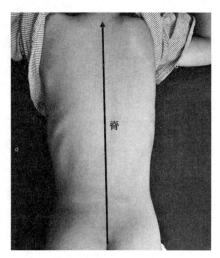

【位置】第四腰椎至尾椎骨端呈一直线（图8-51）。

【操作】

1. 推上七节骨：术者用拇指或食、中二指指腹自下向上做直线推动之。

2. 推下七节骨：术者用拇指或食、中二指指腹自上而下做直线推动之。

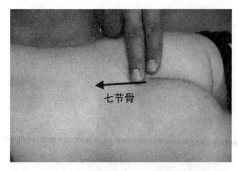

图8-51 七节骨

3.擦七节骨：术者用掌根或食、中、无名指并拢在穴位上做直线来回擦动。

【次数】推100～300次，擦法以透热为度。

【功效】调理肠胃，温阳止泻，泻热通便。

【主治】泄泻、便秘、痢疾、脱肛等病证。

【临床应用】

1.推上七节骨或擦七节骨能温阳止泻，主治虚寒泄泻、久痢、气虚下陷之脱肛、遗尿等病证，常与补大肠、揉百会等合用。若属实热证，则不用本法，用后多令患儿腹胀或出现其他变证。

2.推下七节骨能泻热通便，多用于肠热便秘、痢疾等病证。治疗痢疾可先泻后补；虚寒泄泻，不可用本法，以防滑泻。

十一、龟尾

【位置】在尾骨端下，当尾骨端与肛门连线的中点处（图8-52）。

【操作】

1.揉龟尾：术者用中指或拇指指端揉之。

2.推或掐龟尾：术者用拇指推或掐之。

【次数】揉、推各100～300次，掐3～5次。

【功效】通调大肠，通便，止泻，镇惊。

【主治】泄泻、便秘、脱肛、遗尿、惊风等病证。

【临床应用】

1.揉龟尾可调督脉之经气，调理大肠之功效，既能止泻，又能通便，常与揉脐、推七节骨合用。

2.向上推龟尾可升阳止泻，治疗脱肛；向下推能降、能利，治疗便秘；掐龟尾能镇惊息风，治疗惊风。

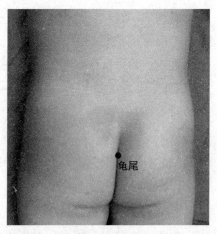

图8-52 龟尾

十二、大肠俞

【位置】第四腰椎棘突下，旁开 1.5 寸处（图 8-53）。

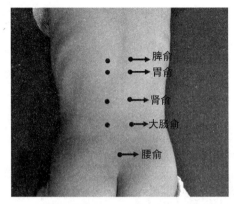

图8-53　大肠俞

【操作】按揉大肠俞：术者用双手拇指指端按揉之。

【次数】按揉 100 ～ 300 次。

【功效】调理肠胃，理气导滞。

【主治】腹痛、便秘、泄泻、肠鸣、腹胀、痢疾、痔疾、腰痛等病证。

【临床应用】

1. 本穴善降大肠之气，虚弱之人慎用。治疗便秘，可配合揉足三里、上巨虚、支沟等穴。

2. 此穴拔罐，治疗便秘疗效较佳。

十三、中枢

【位置】后正中线上，第十胸椎棘突下凹陷中（图 8-54）。

【操作】按揉中枢：术者用拇指指端按揉之；或用艾条灸之。

【次数】按揉 10 ～ 30 次，灸 3 壮。

【功效】消胀满，止痛。

【主治】黄疸、呕吐、腹满、胃痛、食欲不振、腰背痛等病证。

【临床应用】常用于治疗腰背痛。灸此穴可退热、进饮食。

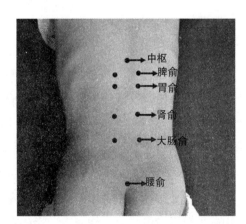

图8-54　中枢

附：常用腰背部穴位实训操作视频

第四节　上肢部

一、脾经

【位置】拇指桡侧缘，从指尖至指根赤白肉际呈一线［图8-55（1）］，或拇指末节螺纹面［图8-55（2）］。

附：在拇指末节桡侧面（孙承南《齐鲁推拿医术》）。

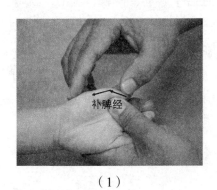
（1）

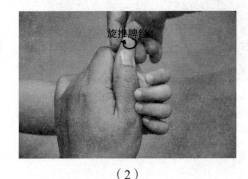
（2）

图8-55　脾经

【操作】

1. 补脾经：术者用左手握患儿左手，同时以拇、食二指捏住其拇指，使之微屈，再用右手拇指沿患儿拇指桡侧赤白肉际自指尖推向指根；或术者一手固定患儿拇指，另一手以拇指螺纹面旋推其拇指螺纹面。

2. 清脾经：患儿拇指伸直。术者用拇指沿患儿拇指桡侧赤白肉际自指根推向指尖；或术者一手固定患儿拇指，另一手以拇指螺纹面沿患儿拇指螺纹面从指尖推向指根。

3. 清补脾经：术者用左手握患儿左手，同时以拇、食二指捏住其伸直的拇指，再用右手拇指沿患儿拇指桡侧赤白肉际在指尖与指根之间来回推之。

【次数】推100～300次。

【功效】健脾胃，补气血，消食积，进饮食，清湿热，化痰涎，除痹痛。

【主治】体质虚弱、食欲不振、肌肉消瘦、消化不良、呕吐、泄泻、伤食、疳积、慢惊风、痢疾、便秘、黄疸、痰湿、咳嗽、虚喘嗽、自汗盗汗、便血及斑疹隐而不透等病证。

【临床应用】

1. 补脾经能健脾胃，补气血。主治脾胃虚弱，气血不足引起的泄泻、食欲不振、消化不良、肌肉消瘦等病证，常与推三关、捏脊、运八卦等合用。本穴是治疗体虚消瘦、食欲不振及脾虚泄泻的效穴。

2. 清脾经能清热化湿，和胃止呕。治疗湿热熏蒸、皮肤发黄、恶心呕吐、泄泻、痢疾等病证，常与清天河水、清肺经、揉小天心、推小肠等合用；治疗急慢惊风、乳食内伤、发热膨胀、吐哕嗳气、少食多睡、昏迷喘促等实热各证，宜用泻法。

3. 清补脾经用于虚中夹实，可调和脾胃、活血顺气、增进食欲。治疗饮食停滞，脾胃不和引起的胃脘痞滞、吞酸纳呆、泄泻、呕吐等病证，常与运八卦、揉板门、分腹阴阳等合用。若湿热留恋久而不退或外感发热兼湿者，可单用本法治疗，清补脾经20～30分钟，至微汗出，效果较好。小儿脾胃虚弱，不宜攻伐太过。

4. 一般情况下，脾经多用补法，主治脾虚慢惊、不思饮食、腹胀、疳积、腹痛、飧泻、水泻、元气虚弱、自汗盗汗、身瘦无力。凡脾胃虚寒各证均宜用补法。体壮邪实者，方可用清法。

5. 小儿体虚、疹出不透时推补本穴，也可加推上三关3～5分钟，揉小天心5分钟，可使瘾疹透发，但手法宜快而重，具有补中寓泻之意。

6. 推补本穴5分钟，推上三关5分钟，掐列缺5次，有助气、活血、通经畅络之功效，可引热下行，治疗手热脚凉或下肢瘫痪，治疗后多见下肢体温恢复正常，肌肉萎缩症状改善。

7. 推补本穴5分钟，揉一窝风5分钟（微用力），可温中健脾和胃、增进食欲、除湿痰，对呕吐物伴有黏液者用之有效。

二、肝经

【位置】食指末节螺纹面（图8-56）。

附：食指掌面，由指根到指尖（赵鉴秋《幼科推拿三字经派求真》）。

【操作】

1. 清肝经：术者左手握住患儿之手，使其食指向上，然后用右手拇指掌面自食指末节指纹推向指尖，亦称"平肝"。

2. 补肝经：术者左手握住患儿之手，使

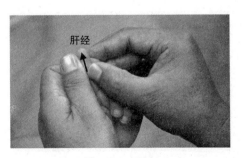

图8-56　肝经

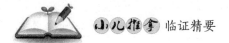

其食指向上，然后用右手拇指掌面自指尖推向食指末节指纹。

【次数】推 100 ～ 300 次。

【功效】平肝泻火，解郁除烦，镇惊息风，和气生血。

【主治】惊风、目赤、烦躁不安、五心烦热、口苦咽干、头晕头痛、耳鸣、伤寒高热、口舌生疮、小便赤涩、脾虚腹胀、泄泻、肝炎等病证。

【临床应用】

1. 清肝经能平肝泻火、镇惊息风、解郁除烦。治疗惊风抽搐、烦躁不安、目赤肿痛、五心烦热等病证，常与清心经、掐揉小天心、补肾经、退六腑合用。

2. 肝经宜清不宜补，若肝虚应补则以补肾经代之，称为"滋肾养肝法"。

三、心经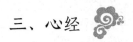

【位置】中指末节螺纹面（图 8-57）。

附：中指掌面，由指根到指尖（赵鉴秋《幼科推拿三字经派求真》）。

【操作】

1. 清心经：术者用拇指自中指掌面末节指纹推向指尖。

2. 补心经：术者用拇指自中指指尖推向掌面末节指纹。

【次数】推 100 ～ 300 次。

【功效】清热除烦，退心火，利小便，补益心血，养心安神。

【主治】五心烦热、胸闷心烦、目眦红赤、两腮颧部色赤、口舌生疮、吐舌弄舌、小便赤涩、惊惕不安、心血不足、贫血、失血等病证。

【临床应用】

1. 清心经能清热退心火，治疗心火旺盛而引起的高热面赤、神昏烦躁、口舌生疮、小便短赤、惊风、惊吓等病证，多与退六腑、清天河水、打马过天河、掐揉小天心、清小肠等合用。

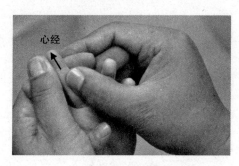

图8-57　心经

2. 患儿高烧时，见两颧腮部色赤尤甚，为火来烁金，定有剧咳发作，应采用清心经 100 ～ 200 次后，多见两颧腮部色赤消退，对剧咳也可缓解；但对患有肺结核者的两颧腮部色赤，用之无效。

3. 补心经可治疗气血虚弱、心烦不安、睡卧露睛、慢惊、胆怯等病证，常与补脾经、推三关、揉二马、补肾经及揉脾俞、胃俞等合用。

4.临床可用清天河水代替清心经。本穴宜用清法，不宜用补法。需补时可补后加清，或以补脾经代之，以防扰动心火。

四、肺经

【位置】无名指末节螺纹面（图8-58）。

附：无名指掌面，由指尖到指根（赵鉴秋《幼科推拿三字经派求真》）。

【操作】

1.清肺经：术者用拇指自无名指掌面末节指纹推至指尖。

2.补肺经：术者用拇指自指尖推至无名指掌面末节指纹。

【次数】推100～500次。

【功效】宣肺清热，通便利咽，止咳化痰，补益肺气。

【主治】感冒、咳嗽、气喘痰鸣、肺炎，急慢性支气管炎、百日咳、鼻干、气闷、呕吐、自汗、盗汗、面白、脱肛、遗尿、大便秘结、麻疹不透等病证。

【临床应用】

1.清肺经能宣肺清热，疏风解表，止咳化痰。治疗感冒发热、咳嗽气喘、痰鸣、鼻干、鼻流浊涕、喉痛、便结等病证，常与清天河水、退六腑、运八卦等合用。

2.清肺不仅能清肺中蕴热，而且能引热外散。因肺主皮毛，故此穴为治感冒发热与平肝必配之穴。如发疹发热，平肝、清肺、清天河水三者配用，可起到清热透发的作用。

3.补肺经能补益肺气，治疗肺气虚损、少气懒言、面白、自汗、盗汗、遗尿、脱肛、大便秘结等病证，常配伍补脾经、推三关、揉二马等。

4.张汉臣认为，本穴多采用清法，为平补平泻。肺主气，补之则气满，如见肺气偏虚者，可多推补脾经而益肺金。若见肺炎喘急呼吸不畅、憋气极剧患者，速推本穴5分钟，配逆运内八卦2分钟（操作时速度要快而微用力），两穴合用有宽胸利膈、顺气化痰之功效。又如小儿久患流浊涕不愈，推清本穴7～10分钟，有清肺窍、止浊涕之效。若见鼻塞、鼻腔色赤及鼻腔干燥者，推清本穴5分钟，配清板门5分钟，黄蜂入洞2分钟，三穴配用

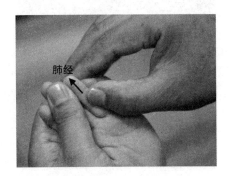

图8-58　肺经

可清肺胃之热、通鼻息。对便秘、便结以及痢疾里急后重等病证，推清本穴 5 分钟，退六腑穴 5 分钟，揉阳池穴 1 分钟，三穴合用可行气通滞、润燥通便。小儿下牙龈肿痛，多属大肠有热，推清本穴 5 分钟，退下六腑穴 5 分钟，二穴配用具有清热凉血消肿之功效。如小儿患有慢性腹泻，推清本穴时间宜少，或不取本穴，若用之不当，多见腹泻加剧；若患急症确需用本穴时，可推清本穴 1～2 次，待症状缓解后，应中病即止。

五、肾经

【位置】小指掌面稍偏尺侧，自小指尖至指根呈一直线（图 8-59）。

附：小指掌面稍偏尺侧，直至阴池（孙重三《儿科推拿疗法简编》）。

【操作】

1. 补肾经：术者用拇指指腹自小指根推向指尖。

2. 清肾经：术者用拇指自小指尖推向指根。

【次数】推 100～500 次。

【功效】滋肾壮阳，温养下元，清热利尿，止虚火，强筋壮骨。

【主治】先天不足、久病体虚、五更泻、遗尿、咳嗽、喘息、癫痫、五迟五软、瘫痪后遗症、目赤、膀胱湿热、小便淋浊刺痛、虚火牙痛等病证。

【临床应用】

1. 补肾经能滋肾壮阳、强壮筋骨。治疗先天不足、久病体虚、五更泄泻、久泻、遗尿、喘息、面黑青暗、肾亏骨软等病证，常与补脾经、揉二马、推三关等合用。

2. 清肾经能清利下焦湿热。治疗膀胱蕴热、小便赤涩、泄泻、小儿肾炎、小肠疝气等病证，常配伍掐揉小天心、清小肠、推箕门等。

3. 推补本穴时，时间要长，有补肾之功，对于先天不足引起的小儿病证，一般均有效。如推补本穴 5 分钟，配推清板门 5 分钟，有滋阴清热作用，治小儿感冒发热以及手足心热等病证；推补本穴 15 分钟，配揉二人上马穴 5 分钟，两穴配用有滋阴潜阳之功，对高烧持续不退的，用之有效；推补本穴 5 分钟，配掐列缺穴 5～10 次，有滋阴降逆之功，可治疗头晕、头痛等；推补本穴 5 分钟，配推清天河水穴

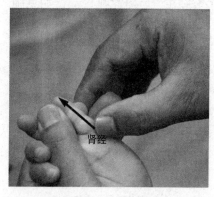

图 8-59　肾经

1 ～ 2 分钟，可有补肾阴、泻心火、除烦躁、镇惊之功效，可治疗口舌生疮、舌尖色赤、痰黏不易咳出、夜间烦躁不宁及口干口渴等病证。

六、大肠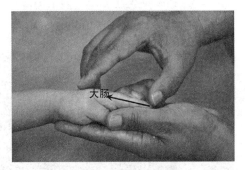

【位置】食指桡侧缘赤白肉际处，由指尖至指根呈一直线（图 8-60）。

【操作】

1.补大肠：术者用右手拇指桡侧面，沿食指桡侧缘赤白肉际处自指尖推至指根。

2.清大肠：术者用右手拇指桡侧面，沿食指桡侧缘赤白肉际自指根推至指尖。

3.清补大肠：术者用右手拇指桡侧面，沿食指桡侧缘赤白肉际自指根至指尖来回推之。

图 8-60　大肠

【次数】推 100 ～ 500 次。

【功效】调肠通便，止寒热痢，退肝胆之火。

【主治】泄泻、痢疾、赤白痢疾、脱肛、翻肛、肛门红肿、便秘、腹痛等病证。

【临床应用】

1.补大肠能温中止泻、涩肠固脱。治疗虚寒腹泻、痢疾、脱肛等病证，多配伍补脾经、推三关、补肾经等。若水泻严重者，宜利小便，不可推补本穴；若推补之，止泻过急，则易使患儿呕吐。

2.清大肠能清热利湿导滞、退肝胆之火。治疗湿热滞留肠道、身热腹痛、痢下赤白、大便秘结等，常配合清天河水、分阴阳、清脾经、清肺经、退六腑等。

3.清补大肠能调理肠道功能。治疗寒热错杂、虚实相兼、便秘、泄泻、腹胀、纳呆等病证，常与运八卦、清补脾经等合用。清补法还可治疗赤白痢疾、伤食泄泻、肛门红肿等。

4.治疗痢疾、便秘，常用大肠独穴，但需推 30 分钟左右才能取效。对于急性痢疾里急后重者，应先用清肺经，待里急后重症状减轻或消失后，再用本穴。

5.清大肠能使浊气下降，补法能使清气上升，清补兼施则脾胃得健，为治腹泻之要穴。

七、小肠

【位置】小指尺侧缘，自指尖至指根呈一直线（图8-61）。

【操作】

1. 补小肠：术者用一手拇指沿患儿小指尺侧缘自指尖推向指根。

2. 清小肠：术者用一手拇指沿患儿小指尺侧缘自指根推向指尖。

【次数】推100～500次。

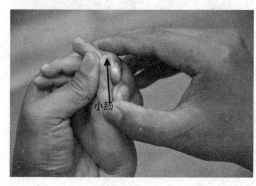

图8-61　小肠

【功效】滋阴补虚，清热利尿，泌别清浊，清膀胱热。

【主治】小便赤涩、尿闭、膀胱炎、尿道痛、水泻、口舌生疮、口舌糜烂、午后潮热等病证。

【临床应用】

1. 本穴多用清法，能清热利尿、泌别清浊，主治小便短赤不利、尿闭、泄泻、口舌生疮等病证。治疗小儿水泻或中毒性消化不良疗效较佳，不但有通利小便之功，同时尚有泌别清浊之效。

2. 若心经有热下移小肠，可配清天河水、揉小天心、揉二马以加强清热利尿的作用。

3. 补小肠能滋阴补虚，主治阴虚水亏、小便短赤、下焦虚寒多尿、遗尿等病证。

八、肾纹

【位置】手掌面，小指第二指间关节横纹处（图8-62）。

【操作】揉肾纹：术者用中指或拇指指端按揉之。

【次数】揉100～500次。

【功效】祛风明目，散结热。

【主治】目赤肿痛、鹅口疮、热毒内陷、内热外寒、高热惊厥、瘀结不散等病证。

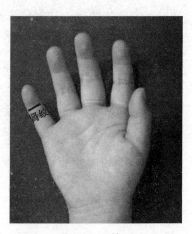

图8-62　肾纹

【临床应用】

1.治疗目赤肿痛、鹅口疮，以及热毒内陷，郁热不散所致高热、呼吸气凉、四肢逆冷等病证，常与清天河水、揉小天心、退六腑、分阴阳等合用。

2.本穴还可治疗结膜充血、眼前房出血。

九、夜尿点（遗尿点）

【位置】小指掌面远端指节横纹中点处（图8-63）。

【操作】揉夜尿点：术者用中指或拇指指端揉之；或掐揉之。

【次数】揉10～20次，掐揉5～10次。

【功效】清热泻火，通淋。

【主治】夜尿、尿频、牙痛、耳鸣、耳聋、泄泻、腹胀、便秘、血尿、尿闭等病证。

【临床应用】治疗遗尿，常配合补肾经、补脾经、揉三阴交、揉关元、揉百会等。

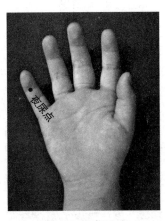

图8-63　夜尿点

十、肾顶

【位置】在小指顶端（图8-64）。

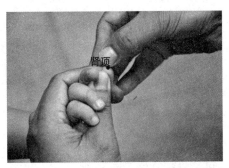

图8-64　肾顶

【操作】揉肾顶：术者用拇指或中指指端按揉之；或掐揉之。

【次数】揉100～500次，掐揉5～10次。

【功效】收敛元气，固表止汗。

【主治】自汗、盗汗、解颅、水疝等病证。

【临床应用】本穴为止汗要穴，对自汗、盗汗、大汗淋漓者有良效。若阴虚盗汗，配揉二马、复溜等；气虚自汗，配补脾经、肺经等。

十一、小横纹

【位置】手掌面，第二至五指掌指关节横纹处（图8-65）。

附一：在掌面，小指根下小横纹处（赵鉴秋《幼科推拿三字经派求真》、张汉臣《实用小儿推拿》）。

附二：掌面五指根节横纹之中间（孙承南《齐鲁推拿医术》）。

【操作】

1. 推小横纹：术者用拇指桡侧于第二至五指掌指关节横纹处来回推之。

2. 掐揉小横纹：术者用拇指指甲依次掐揉之。

3. 揉小横纹：术者用右手拇指或中指依次揉之。

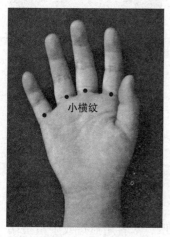

图8-65　小横纹

【次数】推、揉100～300次，掐3～5次。

【功效】退热，消胀散结，疏肝郁。

【主治】发热、烦躁、口唇破裂、口疮、流口水、腹胀、百日咳、痰涎咳喘等病证。

【临床应用】

1. 本穴主要用于治疗脾胃热结、口唇破裂、口疮、腹胀、发热、烦躁等病证。脾虚作胀者，兼补脾经；饮食所伤者，兼摩腹、清补脾经、运八卦；口唇破裂、口舌生疮者，兼清脾经、清胃经、清天河水。

2. 推小横纹治疗肺部干性啰音，有一定疗效。本穴亦为治疗喘咳之效穴。

3. 若患儿因口疮疼痛不能吮乳和吃东西时，先揉小天心5分钟，次揉本穴5分钟，可散结热，止口疮疼痛。若肝区痛，按揉本穴亦可缓解。

十二、四横纹

【位置】手掌面，食、中、无名、小指近侧指间关节横纹处（图8-66）。

附：在掌面第二至第五指根部横纹处，即指与掌的交界处（赵鉴秋《幼科推拿三字经派求真》，张汉臣《实用小儿推拿》）。

【操作】

1. 推四横纹：术者用拇指桡侧在四横纹穴来回推之。

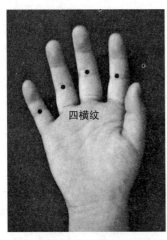

图8-66 四横纹

2.掐揉四横纹：术者用拇指指甲依次掐之，继以揉之。

【次数】推 100～300 次，掐 1 次揉 3 次。

【功效】退热除烦，调和气血，消胀散结，开胸利膈，消食化痰，清脏腑热。

【主治】气血不和、疳积、腹胀、腹痛、消化不良、惊风、气促胸满、气喘、痰咳、口唇破裂、鹅口疮、脚软不能站立等病证。

【临床应用】

1.掐揉本穴能退热除烦、散瘀结，推之能调中行气、和气血、消胀。治疗胸闷痰喘，常与运八卦、推肺经、推膻中等合用；治疗内伤乳食、消化不良、腹胀等，常与捏脊、推脾经、揉板门合用。

2.临床上可用一次性采血针点刺本穴，配合捏脊治疗营养不良、泄泻、疳积等，效果较好。如因脾虚腹胀（多在午后开始，至翌日凌晨逐渐缓解），应加补脾经 5 分钟，其症可愈。

十三、掌小横纹

【位置】手掌面小指根下，尺侧掌纹头（图 8-67）。

【操作】揉掌小横纹：术者用中指或拇指指端按揉之。

【次数】揉 100～300 次。

【功效】清热散结，宽胸宣肺，化痰止咳。

【主治】发热、口舌生疮、流涎、肺炎、百日咳及一切痰壅喘咳等病证。

【临床应用】

1.本穴为治疗口舌生疮、喘咳的效穴。揉掌小横纹治疗肺部湿性啰音，有一定的疗效。

2.对婴儿流涎证属心脾积热者有良效。此外，肝区疼痛时，揉之亦有效果。

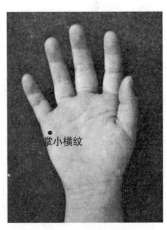

图8-67 掌小横纹

十四、板门

【位置】在手掌大鱼际平面（图8-68）。

附：在大拇指指根下平肉处，内有筋头，触如豆粒，瘦人揉之即知。（张席珍《小儿推拿疗法》）

【操作】

1. 揉板门：术者用左手托住患儿左手，用右手拇指或中指在大鱼际平面的中点上旋转揉或上下来回揉之。

2. 拿揉板门：术者先以左手托住患儿左手，以右手食、中二指夹住患儿拇指，同时以中指拿其合谷穴，然后以拇指拿本穴，继以揉之。

3. 板门推向横纹：术者用右手拇指桡侧自拇指根推向腕横纹。

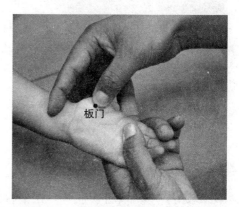

图8-68　板门

4. 横纹推向板门：术者用右手拇指桡侧自腕横纹推向拇指根。

【次数】推、拿、揉各100～300次。

【功效】健脾和胃，消食化滞，除腹胀，止吐泻，通调三焦之气，清热凉膈。

【主治】食欲不振、乳食内伤、呕吐、泄泻、腹胀、急性胃痛、气喘、嗳气、口臭、痘疹潮热不退、鼻衄、鼻炎、退虚热、急慢惊风、角弓反张等病证。

【临床应用】

1. 揉板门能健脾和胃、消食化滞、调理气机。治疗乳食停积、腹胀、泄泻、食欲不振、呕吐、嗳气等病证，常与推脾经、运内八卦、分腹阴阳等合用。治泄泻、呕吐等亦可单用本穴治疗，但推拿时间宜长。

2. 板门推向横纹，能止泻。治疗脾阳不振、乳食停滞引起的泄泻，常与推大肠、推脾经等合用。

3. 横纹推向板门，能止呕。治疗胃失和降之呕吐，常与推脾经、推天柱骨、分腹阴阳、运八卦等合用。

4. 清板门具有清热凉膈之效，配补肾经、揉二马治疗伤风感冒发烧和高烧持久不退，以及阴虚痨热、疹痘低烧不退者有良效。上牙龈属胃，如见小儿患口疮并见上牙龈红肿，或单见上牙龈红肿，清板门5分钟，再配退六腑5分钟，有清胃热、消牙龈肿胀的作用。

十五、胃经

【位置】在大鱼际桡侧，赤白肉际处（图8-69）。

附：拇指近节桡侧缘，赤白肉际处（孙承南《齐鲁推拿医术》）。

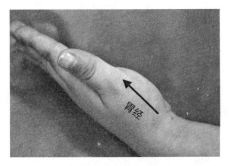

图8-69　胃经

【操作】

1. 清胃经：术者用拇指或食指指腹自掌根推向拇指根。

2. 补胃经：术者用拇指或食指指腹自拇指根推向掌根。

【次数】推100～300次。

【功效】清中焦湿热，除烦止咳，消食和胃，降逆止呕。

【主治】恶心、呕吐、烦渴善饥、呃逆、嗳气、食欲不振、腹胀、纳呆、口臭、便秘、泄泻、吐血、衄血、痘疹潮热不退等病证。

【临床应用】

1. 清胃经能清脾胃湿热、和胃降逆、泻胃火、除烦止咳。治疗恶心呕吐、呃逆、嗳气、吐血衄血、烦渴善饥、食欲不振等病证，多与清脾经、揉板门等合用。

2. 补胃经能健脾胃、助运化，常与补脾经、揉中脘、摩腹等配伍。

十六、内劳宫

【位置】手掌心，握拳屈指中指尖下处（图8-70）。

【操作】

1. 掐揉内劳宫：术者用拇指指甲掐揉之。

2. 运内劳宫：术者用拇指指腹或中指指端运之。

3. 点内劳宫：术者用中指指端微用力点之后，迅速抬起。

【次数】运100～300次，掐揉3～5次，点10～20次。

【功效】清热除烦，凉血解毒，清心开窍。

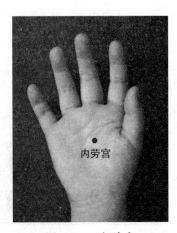

图8-70　内劳宫

【主治】发热、烦渴、惊风抽搐、口疮、溺血、便血、齿龈糜烂、虚烦内热、气逆呕哕、口臭、实热证、眼病等病证。

【临床应用】

1. 本穴属心包络，为清热解毒除烦的效穴。治疗发热、五心烦热、口舌生疮、烦渴、齿龈糜烂、便血等病证，多与清天河水、掐揉小天心等合用。推拿时配合凉水，用口边吹边揉，则清热之力更强。

2. 临床应用可取左揉发汗，右揉泻心火除烦躁。

十七、小天心

【位置】在掌根，大小鱼际交接之凹陷中（图8-71）。

【操作】

1. 掐揉小天心：术者以拇指或中指指端揉之，或以拇指指甲掐之。

2. 捣小天心：术者以中指指端，或屈曲食指或中指指间关节背侧捣之。

3. 按颤小天心：术者用中指指端按在穴位上微微颤之。

【次数】揉、颤各100～300次，掐、捣各5～20次。

【功效】镇惊安神，清热利尿，通窍明目，止咳，散瘀通经络。

【主治】惊风、抽搐、夜啼不安、实热急喘、小便赤涩、目赤肿痛、干涩、泪多或无泪、口舌生疮、目斜视、疹痘欲出不透、解颅等病证。

【临床应用】

1. 本穴性寒，为清心安神之要穴。治疗心经有热、惊风、夜啼等病证，常与清天河水、揉二马、清肝经等合用。

2. 心经热盛，移热于小肠，出现口舌生疮、小便赤涩等病证，以掐揉之为主。此穴揉之，能清膀胱之热、通利小便，常与清天河水、清小肠、揉二马等合用。

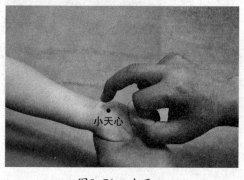

图8-71　小天心

3. 眼上翻者，向下掐、捣；右斜视者，向左掐、捣；左斜视者，向右掐、捣。

4. 本穴与内劳宫同属心包络，均能清心经之热、镇惊安神，但内劳宫清热之力强，小天心安神之力强，并能利尿、透疹。此外，本穴对新生儿硬皮症、黄疸、遗尿、水肿、痘疹欲出不透及恶疮毒疖者亦有效。

5. 揉本穴 3 分钟，再配揉一窝风穴 3 ~ 5 分钟，两穴配伍有透表发汗之能。此外，二穴相配有通阳解肌润肤的作用，对初生儿硬皮症，也有一定疗效。

6. 本穴治疗解颅有特效。配合推补肾水、揉肾顶，可补肾敛元阳，控制颅骨开裂，并可使颅骨缝早日愈合。如颅骨缝开裂较轻者，推拿治疗可获满意疗效。

7. 本穴配揉二马、清天河水，有清热利尿的作用，可治疗小儿尿频、尿道炎、尿道疼痛等病证。本穴配合揉膊阳池可潜阳降压。

8. 本穴各家操作手法不一，一般多用捣法。但根据临床实践来看，揉法的疗效更胜。

十八、内八卦

【位置】以掌心至中指根横纹距离的 2/3 为半径画圆，八卦穴即分布在此圆上（对小天心者为坎，对中指根为离，在拇指侧半圆的中点为震，在小指侧半圆的中点为兑），即乾、坎、艮、震、巽、离、坤、兑（图 8-72）。

【操作】

1. 顺运内八卦：术者用拇指指面自乾向坎运至兑为一遍，在运至离时应轻轻而过。

2. 逆运内八卦：术者用拇指指腹从兑卦经坤运至乾卦，或由艮卦起，以逆时针方向推运一周至震卦止，周而复始的推运，在运至离时应轻轻而过。

3. 分运八卦：顺运乾→震，自乾经坎、艮掐运至震；顺运巽→兑，自巽经离、坤掐运至兑；顺运离→乾，自离经坤、兑掐运至乾；顺运坤→坎，自坤经兑、乾掐运至坎；顺运坎→巽，自坎经艮、震掐运至巽；逆运巽→坎，自巽经震、艮掐运至坎；顺运艮→离，自艮经震、巽掐运至离。

4. 水火既济：自坎至离、自离至坎来回推运之。

5. 揉艮宫：术者用拇指或中指指端揉运之。

附：术者以左手持患儿左手四指，使掌心向上，用右手食、中二指并拢，然后进行向左或右

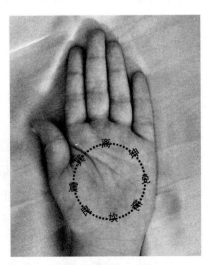

图 8-72　内八卦

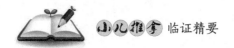

的旋运，称运内八卦。此法适合年龄较大的儿童。

【次数】运 100～500 次，推运 7～14 次，揉 100～200 次。

【功效】宽胸理气，止咳化痰，降气平喘，降胃逆，行滞消食，调和五脏，升清降浊，清热发汗，平衡阴阳。

【主治】胸闷、咳嗽、气喘、呕吐、泄泻、腹胀、食欲不振、呃逆、发热、恶寒、惊惕不安、急慢惊风、心烦内热等病证。

【临床应用】

1. 顺运八卦能宽胸理气、止咳化痰、行滞消食。治疗胸闷、咳嗽、气喘、呕吐、腹胀、泄泻、食欲不振等病证，常配伍推脾经、掐揉四横纹、揉板门、推揉膻中、分腹阴阳等。

2. 逆运八卦能降气平喘。治疗痰喘呕吐等病证，多与推天柱骨、推膻中等合用。

3. 临床上分运八卦常与顺运或逆运八卦合用。顺运乾震能安魂；顺运巽兑能定魂；顺运离乾能止咳；顺运坤坎能清热；顺运坎巽能止泻；逆运巽兑能止呕；顺运艮离能发汗；揉艮宫能健脾消食。

4. 张汉臣多采用逆运法，以降胃气而止呕吐。若患儿多食易饥，脾虚作泻，食后即便，中气下陷，脱肛等，可用顺运法，以敛中气；若患儿有呕恶时，应停用顺运法。若患儿喉中痰鸣，逆运本穴，再配点气海穴，两穴配用有宽胸利膈、降痰的作用。若胸满腹胀、食欲不振，逆运本穴、推四横纹、揉合谷，三穴合用有健脾和胃、消食除胀之效；若婴儿呕吐溢奶等，除用以上配穴，再加捏挤委中一穴，其效更好；如呕吐物伴有黏液的，除取以上 4 穴外，可再加补脾经、揉一窝风。

十九、总筋

【位置】掌后腕横纹中点处（图 8-73）。

【操作】

1. 揉总筋：术者用拇指或中指指端揉之。

2. 掐总筋：术者用拇指指甲掐之。

3. 拿总筋：术者用拇、食二指相对用力拿之。

【次数】揉 100～300 次，掐 3～5 次，拿 3～5 次。

【功效】清心止痉，镇静安神，泄热散结，

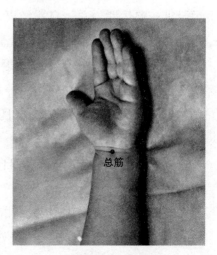

图8-73　总筋

通调周身气机。

【**主治**】口舌生疮、潮热、夜啼、惊风抽搐、鹅口疮，实火牙痛、肠鸣、霍乱吐泻及一切实热等病证。

【**临床应用**】

1.揉总筋能清心经热、泄热散结，治疗口舌生疮、潮热、夜啼、牙痛等病证，对实热、潮热皆有效。

2.掐总筋能镇静安神、止痉、通调周身气机，治疗惊风、四肢抽掣、肠鸣、霍乱吐泻等病证。

3.本穴是治疗鹅口疮效穴之一，尤其对舌尖及舌面口疮糜烂等病证疗效最佳，常配清天河水以加强清热之力。

二十、大横纹

【**位置**】掌后腕横纹，近拇指侧为阳池，近小指侧为阴池（图8-74）。

【**操作**】

1.分推大横纹：术者用两拇指自掌后横纹中点（总筋）向两旁分推之，又称"分阴阳"。

2.合阴阳：术者用两拇指自两旁（阴池、阳池）向总筋处合推之。

【**次数**】推30～50次。

【**功效**】平衡阴阳，调和气血，行滞消食，行痰散结。

【**主治**】寒热往来、身热不退、烦躁不安、食积、呕吐、腹泻、惊风、抽搐、痰涎壅盛、胸闷、喘嗽等病证。

【**临床应用**】

1.分阴阳能平衡阴阳、调和气血、行滞消食，可治疗阴阳失调、气血不和所致的寒热往来、烦躁不安、腹胀、泄泻、呕吐、痢疾、乳食停滞、黄疸、咳嗽、痰喘、发烧等病证。

2.实热证，阴池宜重分；虚寒证，阳池宜重分。若患儿高烧不退、赤痢等，阴池用重手法，阳池用轻手法；或单取阴池，不取阳池。若患儿体温低于正常、白痢、大便色绿等，阳池用重手法，阴池用轻手法；或单

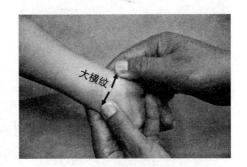

图8-74 大横纹

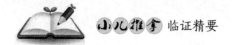

取阳池一穴，不取阴池。

3.合阴阳可行痰散结，治疗痰结喘嗽、胸闷等病证，可配揉肾纹、清天河水等清热散结的穴位。

二十一、老龙

【位置】中指指甲根后0.1寸处（图8-75）。

【操作】掐老龙：术者以拇指指甲掐之。

【次数】掐3～5次，醒后即止。

【功效】开窍醒神。

【主治】急惊暴死、昏迷不醒、高热抽搐等病证。

【临床应用】主要用于急救，治疗急惊风、高热抽搐、昏迷、不省人事。临床常与掐人中合用。若急惊暴死，掐之知痛有声者易治，不知痛而无声者难治。

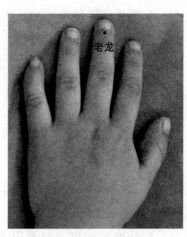

图8-75　老龙

二十二、十宣

【位置】十指尖端，距指甲游离缘0.1寸处，左右共十穴（图8-76）。

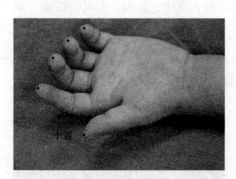

图8-76　十宣

【操作】掐十宣：术者以拇指指甲依次掐之；或术者以左手握患儿之手，手指向上，再以右手拇指指甲先掐患儿中指，然后再逐指掐之。

【次数】掐3～5次，或醒后即止。

【功效】醒神开窍，清热解痉。

【主治】高热惊风、抽搐、昏厥、两目上视、烦躁不安、神呆、潮热等病证。

【临床应用】主要用于急救，多与掐人中、老龙、少商等合用。本穴还可用于治疗急性咽喉炎、急性胃肠炎等病证。

二十三、二扇门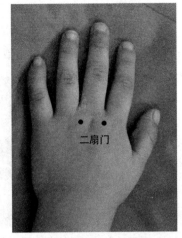

【位置】手背中指本节（掌指关节隆起处）旁凹陷中（图8-77）。

【操作】

1. 揉二扇门：术者用两拇指或食、中二指指端揉之。

2. 掐揉二扇门：术者以两拇指指甲掐之，继以揉之。

【次数】上下揉动100～500次，掐揉3～5次。

【功效】发汗解表，退热平喘，祛风通络，舒筋活血。

【主治】伤风、感冒、发热无汗、痘疹高热无汗欲出不透、痰喘气粗、呼吸不畅、急惊风、口眼歪斜等病证。

图8-77　二扇门

【临床应用】

1. 本穴为发汗效穴，主治伤风、感冒、发热无汗等病证。如欲发汗，必先掐心经与外劳宫，再重揉太阳穴，然后再掐本穴300次左右，至患儿头部及前后身微汗出即可。因该穴性温，发散之力强，易耗伤阳气，故对体虚患儿慎用。若需用时，必先固表（补脾经、补肾经、揉肾顶），然后再用汗法，操作时要稍用力，速度宜快。若见口眼歪斜、向右歪者，重掐左手穴；向左歪者，重掐右手穴。

2. 本穴与小天心配用，透汗迅速，疗效较著。若患儿发热身上有汗而头部无汗或发热汗出不畅者，可加按天门穴3～5次，通阳透汗最快；若患儿平素多汗，除少按本穴外，可加揉肾顶，以固其表，以防出汗过多。

3. 二扇门和一窝风发汗解表作用较好。两穴均可透汗，但汗出量的多少有所不同，二扇门汗透出时多见珠型，而一窝风汗出多见皮肤润泽微汗，或汗出较多。若患儿发热无汗，体温在40℃左右时，采用二扇门较好；若体温在38℃左右，可取一窝风。取汗时当注意患儿的年龄大小、体质强弱、季节、地区、环境等情况，据病情掌握，不要一味取汗，以防出汗过多，耗气伤津。

二十四、上马（二人上马、二马）

【位置】手背，无名指与小指掌指关节后陷中（图8-78）。

【操作】

1. 掐揉上马：术者用拇指指甲掐之，继以揉之。

2. 揉上马：术者以拇指或中指揉之。

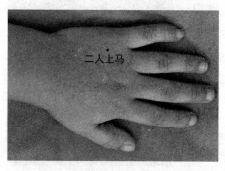

二人上马

图8-78　上马

【次数】掐3～5次，揉100～500次。

【功效】滋阴潜阳，引火归原，大补元气，补肾健脑，清神，顺气散结，利水通淋。

【主治】先天不足、气虚喘嗽、疝气、脱肛、遗尿、消化不良、腰腿酸痛、神昏、腹痛、小便闭塞、小便赤涩、牙痛、痰湿、睡语、咬牙、瘫痪、耳鸣、足软、颈肿咽痛、脑炎后遗症等一切虚证。

【临床应用】

1. 本穴为滋阴补肾的要穴，治疗阴虚阳亢、潮热盗汗、烦躁、小便赤涩、牙痛、久病体虚、睡时磨牙等病证，常与其他补益穴合用。

2. 本穴具有利水通淋之功效，为通畅尿道并止尿道疼痛的效穴。体质虚弱、肺部有干性啰音者，可配揉小横纹；肺部有湿性啰音者，配揉掌小横纹，多揉有效。

二十五、五指节

【位置】掌背五指第一指间关节背侧横纹之中点处（图8-79）。

附：手指各关节处（赵鉴秋《幼科推拿三字经派求真》）。

【操作】掐揉五指节：用拇指指甲掐之，继以拇、食指揉之。

【次数】掐3～5次，揉20～50次。

【功效】镇惊安神，祛风化痰，调和气血，通窍。

【主治】惊风、咳嗽风痰、吐涎、惊惕不

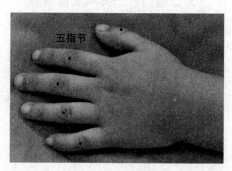

五指节

图8-79　五指节

安、口眼歪斜等病证。

【临床应用】

1.掐揉五指节能通关窍、镇惊安神。治疗惊惕不安、惊风等病证，常与清肝经、掐老龙等合用。

2.揉五指节能祛风痰。治疗胸闷、痰喘、咳嗽、吐涎等病证，常与运八卦、推揉膻中等合用。揉捻五指节，可治疗指间关节扭挫伤引起的关节肿痛、屈伸不利等病证。

3.揉该穴可增强小儿智力，可用于小儿保健；掐五指节能加强各穴的功能，为小儿推拿结束手法之一。

二十六、外劳宫

【位置】掌背与内劳宫相对处（图8-80）。

【操作】掐揉外劳宫：术者用中指指端揉之，或用拇指指甲掐之。

【次数】揉100～300次，掐3～5次。

【功效】发汗解表，温阳散寒，升阳举陷，消食导滞，安蛔止痛。

【主治】风寒感冒、鼻塞流涕、头痛、咳嗽、气喘、腹痛肠鸣、泄泻、痢疾、大便色青或绿、便物粗糙并有黏液、粪便发白、五谷不消、遗尿、脱肛、疝气、蛔虫、痘疹、寒热往来、青筋暴露、遍身潮热、一切虚寒等病证。

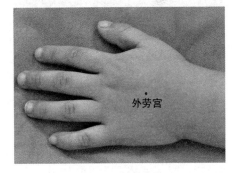

图8-80　外劳宫

【临床应用】

1.本穴性温，不仅能温阳散寒、升阳举陷，而且能发汗解表。主治一切寒证，不论外感、内伤皆宜。常用于治疗外感风寒、鼻塞流涕、脏腑积寒、完谷不化、肠鸣腹痛、泄泻、痢疾、疝气等病证。治疗遗尿、脱肛，常与补脾经、补肾经、揉二马等合用。

2.本穴穴性温热，可补元阳，能内达外散，揉之（左右揉）可以发汗，凡脏腑凝寒痼冷，用之有温通作用，但温通之中又有收敛之力，而不致温散太过。若见便物色绿伴有黏液奶块者，可先分阴阳，次揉一窝风，继揉本穴，最后推清大肠，效佳。

二十七、精宁

【位置】手背第四、五掌骨歧缝处（分岔处）（图8-81）。

【操作】

1. 掐揉精宁：术者以拇指掐揉之。

2. 拿精宁：术者把拇、食二指置于手掌背腹侧相对用力，在穴位处拿之。

【次数】揉100～500次，掐3～5次，拿3～5次。

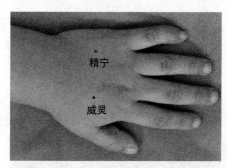

图8-81　精宁

【功效】行气破结，开胸化痰利膈，镇惊开窍。

【主治】痰食积聚、气吼痰喘、干呕、疳积、惊厥及眼内胬肉等病证。

【临床应用】

1. 本穴能祛痰涎、消痞积，可治疗痰食积聚、干呕、疳积等病证；亦可用于急救，治疗急惊昏厥，多与掐威灵合用，以加强开窍醒神之功效。

2. 因本穴行气消坚之力较强，故虚证慎用。若必须应用，多与补脾经、补肾经等合用，以免耗伤元气。

3. 治疗目生胬肉，揉本穴配揉小天心，有消积散郁之效，再配揉肾纹以散结热。

二十八、威灵

【位置】手背外劳宫旁，第二、三掌骨歧缝处（分岔处）（图8-82）。

【操作】掐揉威灵：术者以拇指指甲掐之，继以揉之。

【次数】掐揉5～10次。

【功效】开窍醒神，镇惊，行气活血。

【主治】昏迷不醒、急惊暴死、头痛、耳鸣等病证。

【临床应用】主要用于急救，治疗急惊暴死、昏迷不醒。若掐之有声者易治，无声者

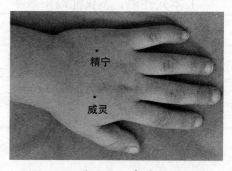

图8-82　威灵

难治。

二十九、左端正

【位置】中指桡侧指甲角旁 0.1 寸处（图 8-83）。

【操作】掐揉左端正：术者以拇指指甲掐之，或揉之。

【次数】掐 3 ～ 5 次，揉 50 ～ 100 次。

【功效】升提中气，止泻痢，清心泻肝，开窍醒神。

【主治】痢疾、霍乱、水泻、眼右斜视、惊风等病证。

【临床应用】本穴能升提中气、止泻痢。治疗痢疾、水泻，多与推脾经、推大肠等合用。掐之则能醒神开窍，主治惊风。

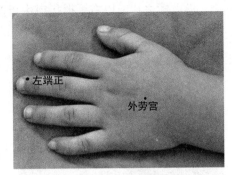

图 8-83 左端正

三十、右端正

【位置】中指尺侧指甲角旁 0.1 寸处（图 8-84）。

【操作】掐揉右端正：术者以拇指指甲掐之、揉之。

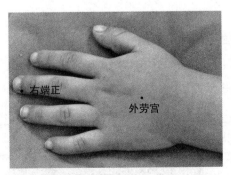

图 8-84 右端正

【次数】掐 3 ～ 5 次，揉 50 ～ 100 次。

【功效】降逆止呕，开窍醒神，止血。

【主治】呕吐、鼻出血、惊风、眼左斜视等病证。

【临床应用】

1. 治疗胃气上逆所致恶心呕吐，常与运八卦、横纹推向板门、推脾经等合用。

2. 治疗鼻衄有良效。法用细绳由中指远节节横纹起扎至指端（不可过紧），扎好后令患儿静卧。

3. 掐之能开窍醒神，用于急救。掐右端正治疗小儿惊风，常与掐老龙、清肝经等配伍。

三十一、合谷

【位置】手背第一、二掌骨之间，当第二掌骨桡侧中点处（图8-85）。

【操作】掐揉合谷：术者以右手食、中二指固定患儿之腕部，然后用拇指指甲掐之，继以揉之；或以右手拇指或中指按而揉之。

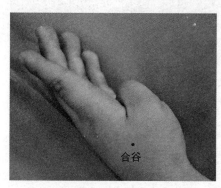

图8-85　合谷

【次数】掐揉5～20次。

【功效】清热解表，通络止痛，利咽，降胃气。

【主治】发热无汗、面瘫、头痛、项痛、目赤肿痛、齿痛、咽喉痛、鼻衄、面肿、耳聋、痄腮、腹痛、口疮、积食不化、便秘、呕吐等病证。

【临床应用】

1. 该穴具有清热解表、通络止痛之功效，治疗发热无汗、头痛、项强时，常配合推肺经、揉太阳、拿风池等。

2. 治疗头面部及其他部位病证时，可配伍阿是穴及相关穴位。

三十二、外八卦

【位置】掌背与内八卦相对处（图8-86）。

【操作】运外八卦：术者用拇指沿八卦穴运之；有顺运、逆运之分，以顺运为主（由乾起，经坎、艮、震、巽、离、坤至兑止为一运，可使气下降；逆运由兑起，经坤、离、巽、震、艮、坎至乾止为一运，可使气上升）。

【次数】运100～300次。

【功效】宽胸理气，通滞散结。

【主治】胸闷、腹胀、便秘、肠麻痹、脏腑不和、气血壅滞等病证。

【临床应用】

1. 顺运外八卦能宽胸理气、通滞散结，临床

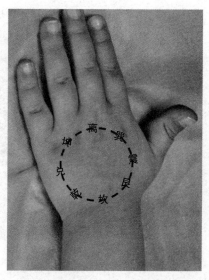

图8-86　外八卦

上主要与摩腹、推揉膻中等合用，治疗胸闷、腹胀、便秘等病证。

2.顺运外八卦能促进肠蠕动，消除腹胀，对肠麻痹有效，再配推四横纹，行气消滞作用更为显著。

三十三、少商

【位置】拇指桡侧缘距指甲角旁0.1寸处（图8-87）。

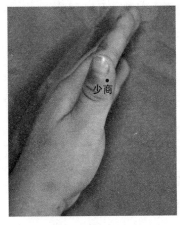

图8-87 少商

【操作】掐少商：术者用拇指指甲重掐之，或用一次性采血针点刺放血。

【次数】掐5～20次，点刺放血2～3滴。

【功效】清热解表，利咽止咳，消痰化湿，开窍醒神。

【主治】发热、咽喉肿痛、喉痹、吐哕、咳嗽、痰喘、喉中痰鸣、心烦、昏迷、癫狂、鼻衄、口疮等病证。

【临床应用】

1.少商穴为手太阴肺经的井穴，能清热利咽开窍。治疗发热、咽喉肿痛、咳嗽等病证，可与清肺经、推天柱骨等合用。

2.治疗昏迷、癫狂等，可与掐人中合用。

三十四、商阳

【位置】食指桡侧缘距指甲角约0.1寸处（图8-88）。

【操作】掐商阳：术者以拇指指甲重掐之。

【次数】掐5～20次。

【功效】清热解表，清宣阳明郁热，利咽止咳，开窍醒神。

【主治】发热、咽喉肿痛、齿痛、耳鸣耳聋、面肿、口干、气闷、喘咳、昏迷、寒热疟疾、便秘等病证。

【临床应用】本穴具有清热利咽之功效。治疗发

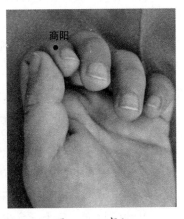

图8-88 商阳

热、咽喉肿痛、耳鸣耳聋等病证，可与清肺经、清天河水等合用。

三十五、中冲

【位置】中指末节尖端中央（图8-89）。

【操作】掐中冲：术者以右手拇指指甲重掐之，或用一次性采血针点刺之。

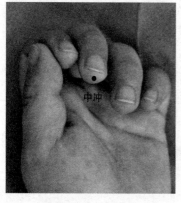

图8-89 中冲

【次数】掐5～20次，或点刺出血2～3滴。

【功效】清热解表，清心安神，开窍醒脑。

【主治】发热烦闷、恶寒无汗、口疮、弄舌、木舌、重舌、舌强肿痛、五心潮热、心痛、小儿夜啼、中暑、昏迷、急慢惊风、癫痫等病证。

【临床应用】

1. 本穴清热之力较强，治疗发热烦闷、口疮、中暑等病证，多与清肺经、清天河水等合用。

2. 治疗小儿夜啼，常与捣小天心配合应用；治疗心痛，加推内关；治疗昏迷，配掐人中。

3. 本穴为急救时常用穴之一。若掐时患儿能啼哭出声者，面色虽苍白，可救；若掐后患儿面色虽微红，但无啼哭者，其证多险。

三十六、关冲

【位置】无名指尺侧缘距指甲角旁0.1寸处（图8-90）。

【操作】掐关冲：术者用右手拇指指甲重掐之，或用一次性采血针点刺之。

【次数】掐5～20次，点刺出血2～3滴。

【功效】清上焦火，利咽止痛，开胸膈，安神志。

【主治】发热、口干、头痛、目赤、目翳、喉痹、气噎、语言不利、神呆食少等病证。

【临床应用】

1. 掐关冲能清热、止头痛、利咽喉。治疗发热、头痛、喉痹，可配伍清天河水、清肺经等。

2. 治疗目赤、口干、食少，常与推脾经、清肝

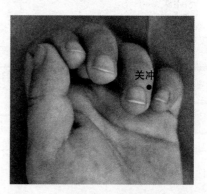

图8-90 关冲

经等合用。

三十七、少泽

【位置】小指尺侧距指甲角0.1寸处（图8-91）。

【操作】掐少泽：术者用右手拇指指甲重掐之。

【次数】掐5～20次。

【功效】清宣太阳郁热，清心除烦，通调乳汁，化痰止咳。

【主治】身热无汗、头痛、喉痹、口疮、木舌、重舌、耳鸣、耳聋、乳痈、痰嗽等病证。

【临床应用】本穴有清宣太阳郁热、清心除烦之功效，治疗热病、五官病证及神志病，可配伍清天河水、退六腑等以加强疗效。

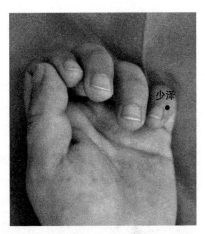

图8-91 少泽

三十八、一窝风

【位置】手背腕横纹中央之凹陷处（图8-92）。

【操作】揉一窝风：术者用中指或拇指指端按揉之。

【次数】揉100～300次。

【功效】祛风散寒，温中行气，止痹痛，利关节。

【主治】伤风感冒、一切腹痛、关节屈伸不利、急慢惊风等病证。

【临床应用】

1.本穴的主要功效是止腹痛，对于因受凉、食积等各种原因引起的腹痛，均可用之。治疗感冒用拇指左右轻揉，治疗腹痛用中指重揉。

2.本穴具有温通经络的作用，对于风湿性关节炎也有一定的作用。

3.本穴与二扇门、外劳宫皆能温阳散寒。

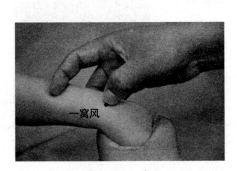

图8-92 一窝风

但一窝风既可治腹痛，又能驱经络之寒以治痹痛；外劳宫主要治疗脏腑积寒与气虚下陷之证；二扇门主要治疗外感风寒无汗。

4. 本穴有解表散寒的作用，可治感冒。对于体弱易于感冒的患儿，独揉此穴亦可，但揉的时间要长。

二十九、膊阳池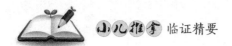

【位置】手背一窝风之后 3 寸处（图 8-93）。

【操作】

1. 掐揉膊阳池：术者以右手拇指指甲掐之，继以揉之。

2. 揉膊阳池：术者以中指指端揉之。

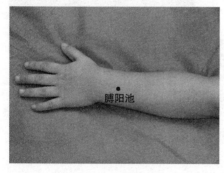

图8-93 膊阳池

【次数】掐 3～5 次，揉 100～500 次。

【功效】清宣少阳，清热降火，通利二便。

【主治】感冒头痛、鼻塞、头晕、脑炎、癫痫、急慢惊风、脑震荡、大便秘结、小便赤涩等病证。

【临床应用】本穴是治疗便秘和胁肋痛的特效穴。掐揉本穴具有清热理气通便之效，配合复溜、三阴交以养血生津，清热通便；配合天枢、中脘、上巨虚可攻下热结；配合足三里、内庭可清热通便；配合天枢、上巨虚、太冲可行气导滞通便。

四十、曲池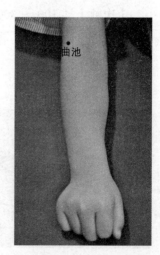

【位置】屈肘，在肘窝桡侧横纹头至肱骨外上髁连线的中点（图 8-94）。

【操作】掐揉曲池：术者以拇指指甲掐之，继以揉之。

【次数】掐揉 30～50 次。

【功效】清热解表，祛风散邪，通络止痛。

【主治】热病、咽喉肿痛、荨麻疹、皮肤瘙痒症、上肢痿软、麻木不灵、疼痛、抽搐、腹痛、泄泻、噫气、呕吐涎沫、咳喘等病证。

图8-94 曲池

【临床应用】

1. 治疗风热感冒、咽喉肿痛、咳喘等病证，多与清天河水、清肺经合用。治疗上肢痿软，多与手三里、合谷等配伍。治疗腹痛，配揉一窝风；治疗呕吐，配合横纹推向板门。

2. 本穴为治疗上肢麻木、疼痛和手指拘急不能屈伸等病证的效穴。

四十一、洪池（曲泽）

【位置】在肘横纹中，当肱二头肌腱的尺侧缘（图8-95）。

【操作】

1. 按摇洪池：术者以一手拇指按于穴位上，一手拿其四指摇之。

2. 按揉拿掐洪池：术者一手握住患儿腕部，另一手拇指按，或揉，或拿，或掐之。

【次数】摇5～10次，揉50次，拿3～5次，掐3～5次。

【功效】清心安神，清上焦热，宽胸理气，通调经络。

【主治】高热、吐泻、咽喉肿痛、咳嗽、腹痛、关节痹痛等病证。

【临床应用】本穴具有清上焦热、宽胸理气之功效。治疗吐泻、咳嗽等病证，常与按揉中脘、足三里配合应用。

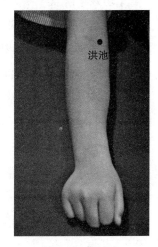

图8-95　洪池

四十二、拇腮

【位置】拇指背侧距指甲根中点0.1寸处（图8-96）。

【操作】掐揉拇腮：术者以拇指指甲掐之，或以拇指指端揉之。

【次数】掐3～5次，揉50～100次。

【功效】降逆止呕，止血。

【主治】恶心、呕吐、吐血等病证。

【临床应用】治疗恶心、呕吐，常与推脾经、

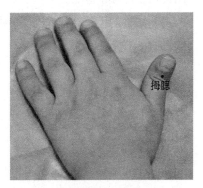

图8-96　拇腮

运内八卦、推天柱骨、揉板门等合用。

四十三、皮罢（肝记）

【位置】拇指尺侧，大指指甲根角旁 0.1 寸处（图 8-97）。

【操作】掐揉皮罢：术者用拇指指甲重掐之，继以揉之。

【次数】掐 3 ～ 5 次，揉 50 ～ 100 次。

【功效】降气平喘，开窍醒神。

【主治】哮喘、痰喘、神昏、惊风等病证。

【临床应用】治疗哮喘宜多掐重揉，可配伍揉肺俞、分推肩胛骨等，以加强平喘之功。

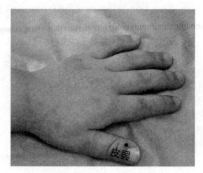

图8-97　皮罢

四十四、后溪

【位置】握拳第五掌指关节尺侧横纹头赤白肉际处（图 8-98）。

【操作】术者用拇指指端揉之，或用拇指指甲掐揉之。

【次数】揉 30 ～ 50 次，掐揉 20 ～ 40 次。

【功效】通督解痉，宣通太阳经气，利小便。

【主治】头项强痛、痫证、落枕、耳鸣、耳聋、小便赤涩不利等病证。

【临床应用】治疗小便不利，多与清小肠合用；治疗耳鸣耳聋，可配合揉中渚。

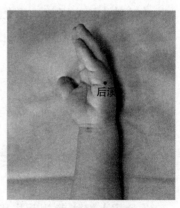

图8-98　后溪

四十五、甘载

【位置】手背合谷后，第一、二掌骨交接处凹陷中（图 8-99）。

【操作】掐揉甘载：术者以拇指指甲掐之，继以拇指指端揉之。

【次数】掐揉 5 ～ 20 次。

【功效】开窍醒神。

【主治】昏迷、惊风、抽搐、昏厥、暴厥等病证。

【临床应用】本穴主要用于急救，常与掐人中、十宣等合用。

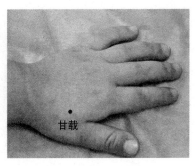

图8-99　甘载

四十六、三关

【位置】前臂呈中立位，前臂桡侧缘自腕横纹至肘横纹呈一直线（图8-100）。

【操作】推三关：术者食、中二指并拢，沿前臂桡侧缘从腕横纹推至肘横纹。

【次数】推100～300次。

【功效】温阳散寒，益气活血，培补元气。

【主治】腹痛、腹泻、食欲不振、畏寒、四肢乏力、病后体虚、营养不良、贫血、自汗、盗汗、小儿瘫痪、阴疽、毒疖、手脚凉、黄疸、斑疹、白痦、疹出不透及风寒感冒等一切寒性病证。

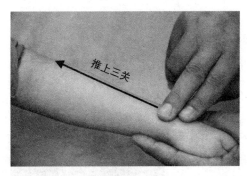

图8-100　三关

【临床应用】

1. 本穴性温，能补养气血、温补下元。治疗气血虚弱、命门火衰、下元虚冷、身体虚弱、四肢厥冷、面色无华、食欲不振、疳积、吐泻等阳气不足，气血亏虚病证，常与补脾经、补肾经、揉二马、运内八卦等合用。实证若用此穴，手法宜快而有力。

2. 本穴具有益气活血、温阳散寒、发汗解表的作用。治疗疹毒内陷、瘾疹不出、黄疸、阴疽、感冒恶寒等病证，常与补脾经、清肺经、运内八卦、掐二扇门等合用。

四十七、天河水

【位置】前臂内侧正中，自腕横纹中点至肘横纹曲泽穴呈一直线（图8-101）。

【操作】

1. 清天河水：术者用食、中二指指腹，从腕横纹中点推至肘横纹中点。

2. 大推天河水：术者以食、中二指指腹，自内劳宫推至肘横纹中点。

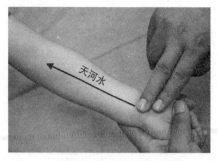

图8-101　天河水

3. 引水上天河：术者把凉水滴于腕横纹中点处，用食、中二指指腹慢慢推至曲泽，后以四指拍之，并用口吹气随之。

4. 打马过天河：术者先运内劳宫，再用食中二指自总筋、内关、间使、沿天河弹打至洪池。

【次数】推100～300次，拍打3～10次，弹打5～20次。

【功效】清热解表，清心导赤，宽胸理气，镇惊安神。

【主治】一切热证、外感发热、咽痛、内热、潮热、烦躁不安、口渴、惊风、脾胃积热、泄泻、弄舌、齿龈糜烂、口舌生疮、尿少、便干溲赤、咳嗽、痰喘、失语症、口吃（初期有效）、麻疹等。

【临床应用】

1. 本穴性微凉，能清热解表。治疗感冒、发热、头痛、恶风、汗出、咽痛等病证，常与四大手法合用。治疗五心烦热、烦躁不安、惊风、口舌生疮、弄舌、重舌等，可与清心经、清肝经等合用。

2. 清天河水清热而不伤阴，善清卫分、气分之热，虚、实热皆可用。

3. 清天河水较平和，大推天河水作用大于清天河水，引水上天河作用大于大推天河水，打马过天河只用于实热病证。

四十八、六腑

【位置】前臂呈中立位，沿尺侧缘自肘关节至腕关节呈一直线（图8-102）。

【操作】退六腑：术者用食、中二指指腹，沿前臂尺侧缘自肘关节推至腕关节。

【次数】推100～300次。

【功效】清热解毒凉血，通降腑气，止汗。

【主治】高热、烦渴、咽痛、惊风、鹅口疮、木舌、重舌、牙龈肿痛、痄腮、疹痘不消、实热痰喘、大便秘结、热痢、脏腑郁热积滞、肺气不降等一切实热证。

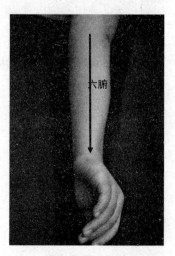

图8-102　六腑

【临床应用】

1. 本穴性寒，善清营分、血分之热，功专清热解毒、凉血通腑，对脏腑郁热积滞、壮热苔黄、口渴咽干、痄腮、肿毒、大便干燥等实热证均可用之。

2. 本穴与补肺经、补脾经合用，止汗效果较好。

3. 本穴与推三关为大凉大热要穴，可单用，亦可两穴合用。两穴合用能平衡阴阳，防止大凉、大热伤其正气。如寒热夹杂以热为主，则退六腑与推三关次数之比为3∶1；若以寒为主，则退六腑与推三关次数之比为1∶3；推动次数相等，则能调和阴阳。

四十九、五经

【位置】 拇、食、中、无名指末节掌面及小指掌面稍偏尺侧至阴池，即脾经、肝经、心经、肺经、肾经（图8-103）。

【操作】 推五经：术者用拇指指腹运五指指端，自拇指至小指分经直推之；或用拇指指甲掐之，或用拇指指端揉之。

【次数】 推50～100次，掐5～10次，揉20～30次。

【功效】 健脾利湿，消食导滞，祛风寒，和五脏。

【主治】 发热、胸闷、腹胀、泄泻、四肢掣跳等病证。

【临床应用】

1. 推五经具有健脾利湿，消食导滞之功效。治疗脾虚泄泻，可配合推三关、捏脊、足三里等；治疗食积，可配合揉板门、运内八卦、推四横纹等。

2. 用于小儿推拿保健，可配合运内八卦、捏脊、摩腹、分阴阳等。

五十、手天门

【位置】 掌面八卦穴乾宫处（图8-104）。

【操作】 推拿天门：术者用拇指指腹自拇指端向乾宫处推之；或拿天门穴并摇肘肘。

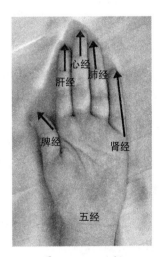

图8-103　五经

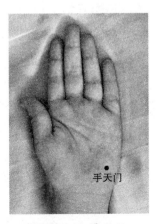

图8-104　手天门

【次数】推 30 ～ 60 次，拿 5 ～ 10 次。

【功效】行气和血，消食导滞。

【主治】气血不和、食积不化、呕吐、泄泻等病证。

【临床应用】治疗食积不化，可配合揉板门、推四横纹、逆运内八卦。

五十一、青筋

【位置】总筋与阳池连线之中点处（图 8-105）。

【操作】掐揉青筋：术者用拇指指甲掐之，或揉之。

【次数】掐 3 ～ 5 次，揉 20 ～ 40 次。

【功效】清心明目。

【主治】目赤涩多泪、目昏等病证。

【临床应用】治疗目赤，可配合揉肾纹、揉小天心、清肝经等。

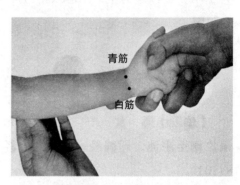

图8-105　青筋

五十二、白筋

【位置】总筋与阴池连线之中点处（图 8-106）。

【操作】掐揉白筋：术者用拇指指甲掐之，继以揉之。

【次数】掐 3 ～ 5 次，揉 20 ～ 40 次。

【功效】开胸利膈，顺气化痰。

【主治】胸闷、痰喘等病证。

【临床应用】治疗痰喘，可配合揉天突、揉掌小横纹、推揉膻中、逆运内八卦等。

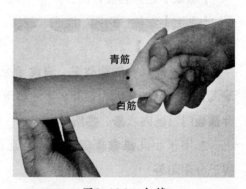

图8-106　白筋

五十三、列缺（童玄、腕劳）

【位置】桡骨茎突上方，腕横纹上 1.5 寸处（图 8-107）。

【操作】

1. 拿列缺：术者用拇食二指相对用力于手腕两侧凹陷处拿之。

2. 掐列缺：术者用拇指指甲掐之。

【次数】 拿 3 ～ 5 次，掐 3 ～ 5 次。

【功效】 疏风解表，宣肺止咳，清热利湿，调理膀胱。

【主治】 感冒、咳嗽、气喘、咽喉肿痛、鼻炎、头痛项强、口眼歪斜、齿痛、遗尿、小便热、尿血、阴茎痛、掌中热、上肢不遂、手腕无力或疼痛等病证。

【临床应用】

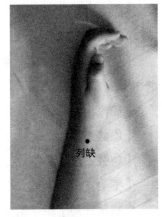

图8-107　列缺

1. 本穴是手太阴肺经之络穴，通行表里阴阳之气。邪气在表时，可宣散肺气、祛风解表；邪气在里时，可疏风解表、宣肺理气、止咳平喘，是治疗外感病的要穴。

2. 治疗外感咳嗽，常配合大椎、合谷、外关、鱼际等；治疗慢性鼻炎，常配合上星、迎香、曲池、风池等；治疗喘急，常配合足三里等。

五十四、阳溪

【位置】 腕背侧远端横纹桡侧，桡骨茎突远端，"鼻烟窝"凹陷中（图8-108）。

【操作】 掐揉阳溪：术者用拇指指甲掐之，继以揉之。

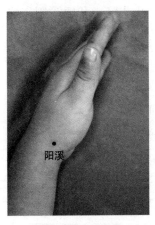

图8-108　阳溪

【次数】 掐揉 5 ～ 10 次，或中病即止。

【功效】 清热解毒，治疟止泻。

【主治】 头痛、目赤肿痛、耳聋、疟疾、泄泻等头面五官病证。

【临床应用】

1. 常用于治疗腕关节及周围软组织损伤、神经性头痛、眼痛、耳鸣、耳聋、牙痛、小儿消化不良、偏瘫、扁桃体炎等病证。

2. 治疗耳聋耳鸣，配合下关、关冲、液门、中渚、阳谷等；治疗咽喉肿痛，配合合谷、曲池、液门等。

五十五、养老（螺蛳骨）

【位置】屈肘掌心对胸，尺骨小头桡侧缘骨缝中（图8-109）。

【操作】捏养老：提捏穴位之皮肤。

【次数】捏10～20次。

【功效】健脾，镇惊，退热。

【主治】消化不良、惊悸、潮热等病证。

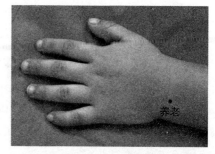

图8-109　养老

【临床应用】治疗消化不良，常配合补脾经、揉板门、运内八卦、推四横纹等。

五十六、外关

【位置】腕背横纹正中上2寸处，尺骨与桡骨间隙中点（图8-110）。

【操作】

1. 掐揉外关：术者用拇指掐揉之。

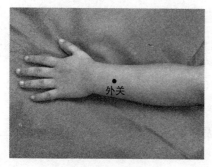

图8-110　外关

2. 推外关：术者用拇指指腹向上直推之。

【次数】掐3～7次，揉100～300次，推50次。

【功效】通阳解表，止头痛，和解少阳，清泻三焦。

【主治】感冒怕冷、偏头痛、腰背疼痛、神经性耳聋、肋间神经痛及三焦之火上炎引起的咽喉、眼、耳、腮部等病证。

【临床应用】治疗风寒感冒，配大椎、列缺，以疏散风寒、宣阳解表。治疗风热感冒，配合谷、大椎，以疏风清热解表；或配合谷、尺泽，以疏风清热、宣肺解表。

五十七、指三关

【位置】食指掌面的上、中、下三节，即风、气、命三关（图8-111）。

【操作】推指三关：术者用左手握住患儿之手，右手食、中二指夹住其拇指，再以拇指桡侧面自患儿食指掌面稍偏桡侧指端推向虎口。

【次数】推 100 ～ 200 次。

【功效】和血通关，泻肝胆火，除大肠热。

【主治】寒热泻痢、急慢惊风等病证。

【临床应用】治疗热泻，常配合清大肠、退六腑、捏脊等。

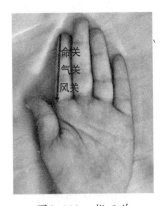

图8-111　指三关

五十八、运水入土

【位置】从小指肾经穴起，沿大、小鱼际边缘至拇指少商穴止（图 8-112）。

【操作】运水入土：患儿仰掌。术者一手握患儿四指，另一手自小指指端循手掌边缘推运至拇指指端。

【次数】运 100 ～ 200 次。

【功效】润燥通滞，利水健脾，消食导滞。

【主治】便秘、体弱腹胀、青筋暴露、痢疾、泄泻、疳积、厌食、食欲不振等病证。

【临床应用】治疗便秘，常配伍清大肠、退六腑、揉二马、补肾经等。

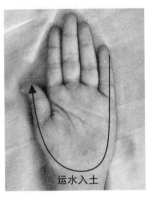

图8-112　运水入土

五十九、运土入水

【位置】从拇指桡侧缘，沿大、小鱼际边缘至小指尺侧缘（图 8-113）。

【操作】运土入水：患儿仰掌。术者一手握患儿四指，另一手自拇指桡侧缘循手掌边缘推运至小指尺侧缘。

【次数】运 100 ～ 200 次。

【功效】清脾胃湿热，滋阴补肾。

【主治】吐泻、痢疾等病证。

【临床应用】治疗吐泻，常配合清板门、捏脊、清补大肠。

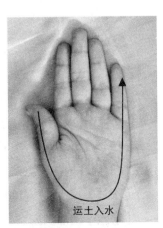

图8-113　运土入水

六十、鱼际

【位置】手外侧，第1掌骨桡侧中点赤白肉际处（图8-114）。

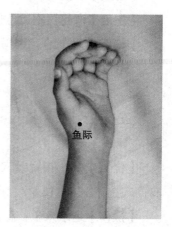

图8-114　鱼际

【操作】掐揉鱼际：患儿仰掌。术者一手拇、食二指夹持患儿拇指，另一手以拇指指甲掐揉之。

【次数】掐揉30～50次。

【功效】镇惊除胀，消食行滞。

【主治】急慢惊风、角弓反张、膨闷胀饱。

【临床应用】治疗腹胀，常配合推四横纹、分腹阴阳、揉中脘、摩腹等。

附一：常用上肢部穴位实训操作视频1

附二：常用上肢部穴位实训操作视频2

第五节　下肢部

一、箕门

【位置】大腿内侧，膝盖内上缘至腹股沟中点呈一直线（图8-115）。

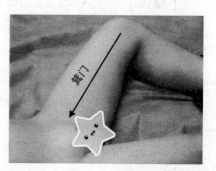

图8-115　箕门

【操作】推箕门：术者用食、中二指自膝盖内上缘推至腹股沟中点处。

【次数】推100～300次。

【功效】清热利尿。

【主治】尿潴留（癃闭）、水泻、小便赤涩不利等病证。

【临床应用】推箕门性平和，有较好的利尿作用。治疗尿潴留，常与揉丹田、按揉三阴交合用；治疗小便赤涩不利，可与清心经、清小肠等合用；治疗水泻，可配清小肠，有利小便实大便之功效。

二、足三里

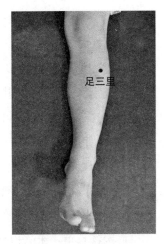

【位置】外侧膝眼下 3 寸，胫骨前嵴外侧约 1 横指处（图 8-116）。

【操作】

1. 按揉、掐揉足三里：术者以拇指指端按揉之；或以拇指指甲掐之揉之。

2. 点足三里：术者以拇指或中指点颤之。

【次数】按揉 30 ～ 50 次，掐揉 30 ～ 50 次，点颤 3 ～ 5 分钟。

【功效】健脾和胃，引气下行，强壮身体，镇静安神。

【主治】腹胀、腹痛、泄泻、呕吐、食欲不振、胃中滞寒、急慢性胃肠炎、下肢痿软、惊风、喘促、心悸气短、头晕、失眠、癫狂、水肿等病证。

图 8-116　足三里

【临床应用】

1. 按揉足三里能健脾和胃、调中理气，多用于治疗脾胃病证。治疗呕吐，可配合推天柱骨、横纹推向板门等；治疗脾虚泻，可配合补大肠、推上七节骨。

2. 按揉足三里可用于小儿推拿保健，常配合捏脊、摩腹等。

三、三阴交

【位置】内踝尖直上 3 寸处，胫骨内侧缘后际（图 8-117）。

【操作】

1. 按揉三阴交：术者用拇指指端或食指指端按揉之。

2. 推运三阴交：术者先以右手拇指由此穴上推之，或下推之，然后运之。自上往下推、往外运为泻；自下往上推、往里运为补。

【次数】按揉 100 ～ 200 次，推 20 ～ 30 次，运 50 ～ 100 次。

【功效】通经活络，通调水道，平肝息风，健脾利湿，清下焦湿热。

【主治】癃闭、遗尿、小便频数、短赤不利、水肿、疝气、下肢痹痛、惊风、消化不良、肠鸣腹胀、泄泻、便秘、月经不调、失眠、眩晕等病证。

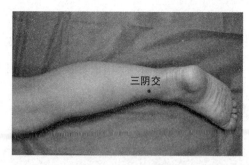

图8-117　三阴交

【临床应用】

1. 按揉三阴交，能活血通经、疏调下焦、利湿热、健脾胃、助运化。治疗泌尿系统疾病，如遗尿、癃闭、小便短赤不利等病证，常与推箕门、清小肠、揉丹田等合用；治疗下肢痹痛，常与揉足三里、承山等合用。

2. 夜间遗尿用补法，急惊风用泻法。可与带脉并用，治肠胃积滞及诸般结证，能使浊气下降；治疗剧烈腹痛、胃痛、胆痛、枕后疼痛等病证，为必须施治之穴。

四、百虫

【位置】在膝上内侧肌肉丰厚处，当髌骨内上缘上2.5寸处（图8-118）。

【操作】

1. 按揉百虫：术者以拇指按揉之。

2. 拿百虫：术者以拇、食二指相对用力拿之。

【次数】按10～20次，揉30～50次，拿3～5次。

【功效】平肝息风，通经活络，开关通窍。

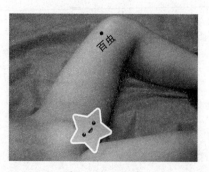

图8-118　百虫

【主治】惊风、四肢抽搐、下肢痿痹不用、昏迷不省人事等病证。

【临床应用】

1. 按揉百虫，能通经络、止抽搐，主要治疗下肢瘫痪及痹痛等病证，常与按揉足三里、拿委中、按揉承山等合用。

2. 治疗惊风抽搐，常与清肝经、掐人中等配伍应用。

五、膝眼

【位置】在髌骨之下两侧凹陷中（图8-119）。

【操作】

1. 拿膝眼：术者以右手拇、食二指相对用力拿之。

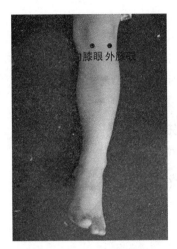

图8-119 膝眼

2. 掐揉膝眼：术者以拇指指甲掐之，或以拇指指端按揉之。

【次数】拿5～10次，按揉50～100次，掐3～5次。

【功效】止惊通络。

【主治】惊风抽搐、下肢痿软、膝关节疼痛及功能障碍等病证。

【临床应用】

1. 按揉膝眼，能息风止痉、通经活络。配合拿委中、揉承山等，可治疗下肢痿软无力。

2. 治疗惊风抽搐，常与清肝经、掐人中等合用；还可用于治疗因风寒所致膝痛及膝关节扭挫伤等。

六、前承山

【位置】外膝眼下8寸（上巨虚下2寸）距胫骨前嵴外1横指处（图8-120）。

【操作】

1. 掐或拿前承山：术者以拇指指甲掐之，或以拇指、食指相对用力拿之。

2. 揉前承山：术者以拇指指端揉之。

【次数】掐3～5次，揉50～100次，拿3～5次。

【功效】平肝息风，舒筋通络。

【主治】惊风、抽搐、角弓反张、下肢抽搐等病证。

【临床应用】

1. 本穴主治抽搐。治疗角弓反张、下肢抽搐，常与拿委

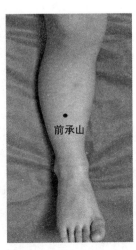

图8-120 前承山

中、揉承山、按百虫、掐解溪等合用；若见急惊风者，宜先拿精宁、威灵二穴，然后再拿此穴。

2.揉前承山，能通经活络、纠正畸形。与揉解溪相配，可治疗小儿麻痹后遗症、肌肉萎缩无力、马蹄内翻足等。

七、后承山

【位置】腓肠肌肌腹下陷中（图8-121）。

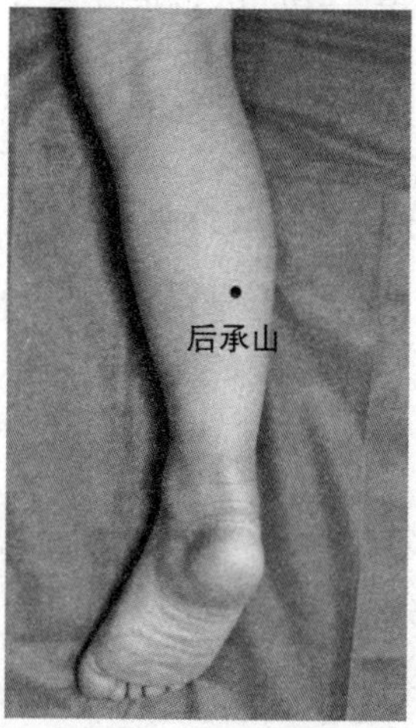

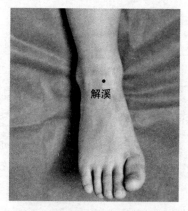

图8-121　后承山

【操作】

1.拿后承山：术者以右手拇、食二指拿之，重拿则能发汗。

2.揉承山：术者以拇指指端揉之。

【次数】拿5～10次，揉50～100次。

【功效】止抽搐，通经络，发汗平喘，催眠。

【主治】腿痛转筋、下肢痿软、不寐、气急痰吼、喘促作声、痔疾、便秘等病证。

【临床应用】

1.该穴能止抽搐，通经络。与拿委中配合，可治疗惊风抽搐、下肢痿软、腿痛转筋等。

2.拿后承山有催眠作用，可治小儿不寐或夜寐不安。

3.治疗小儿便秘，可下推承山；治疗腹泻，可上推承山。

八、解溪

【位置】踝关节前横纹中点，两筋之间陷中（图8-122）。

【操作】掐揉解溪：术者以拇指指甲掐之，或以拇指指端揉之。

【次数】揉50～100次，掐3～5次。

【功效】舒筋解痉，止吐泻，健脾益气，镇静安神。

【主治】踝关节伤筋、屈伸不利，以及惊风、吐

图8-122　解溪

泻、头痛、眩晕、癫狂、腹胀、便秘等病证。

【临床应用】本穴主要用掐法，对惊风、吐泻及踝关节功能障碍者有效。

九、大敦

【位置】足大趾末节外侧，距趾甲角 0.1 寸处（图 8-123）。

【操作】掐揉大敦：术者用拇指指甲掐之，揉之。

【次数】掐 5 ～ 10 次，揉 30 ～ 50 次。

【功效】息风止痉。

【主治】惊风、四肢抽搐、疝气、遗尿、癃闭、癫痫等病证。

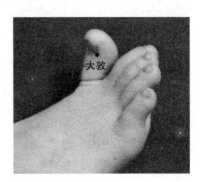

图8-123　大敦

【临床应用】本穴主治惊风、四肢抽搐，常与掐十宣、掐老龙等合用。

十、丰隆

【位置】外膝眼和外踝连线中点，平此点胫骨前缘外侧 1.5 寸处（图 8-124）。

【操作】揉丰隆：术者用拇指或中指指端揉之。

【次数】揉 20 ～ 40 次。

【功效】化痰平喘，和胃降逆。

【主治】咳嗽、痰多、哮喘、呕吐、头痛、眩晕、癫狂、痫证、下肢痿痹等病证。

【临床应用】揉丰隆能和胃气、化痰湿。治疗痰涎壅盛、咳嗽气喘、呕吐等病证，常与揉膻中、运八卦、横纹推向板门等合用。此穴比较敏感，按揉之会有轻微疼痛感。

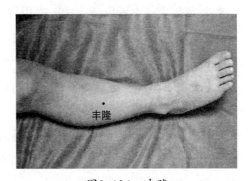

图8-124　丰隆

十一、委中

【位置】腘窝中央，两大筋之间处（图 8-125）。

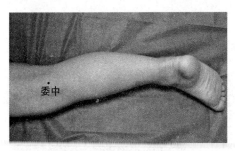

图8-125 委中

【操作】

1.拿委中：术者以拇、食二指指端提拿拘拨腘窝之筋腱。

2.捏挤委中：术者以两手拇食指相对用力捏挤之，或用一次性采血针点刺后，捏挤之，以出痧为度。

【次数】拿3～5次，捏挤以出痧为度。

【功效】疏风活络，顺气降逆，消腹胀，止惊。

【主治】惊风抽搐、下肢痿软无力、腰背下肢疼痛、膝痛、膝软、中暑、腹痛、腹胀、吐泻、小便不利、遗尿、瘾疹、皮肤瘙痒、疔疮等病证。

【临床应用】

1.拿委中能通经活络，配合揉膝眼、阳陵泉、承山等治疗下肢痿软无力、疼痛等。

2.捏挤委中至局部出痧为度，可治疗中暑痧症、呕吐等。

十二、昆仑

【位置】在外踝后缘与跟腱之间凹陷处（图8-126）。

【操作】

1.掐昆仑：术者以拇指指甲掐之。

2.拿昆仑：术者以拇、食二指相对用力拿之。

【次数】掐3～5次，拿3～5次。

【功效】解肌通络，止惊，强腰补肾。

【主治】头痛、项强、惊风、目眩、鼻衄、抽搐、腰痛、足跟痛、足内翻等病证。

【临床应用】掐昆仑，治疗头痛、项强；治疗腰痛，常与拿委中、承山等配合；治疗足内翻、足跟痛，常与拿仆参等配合。

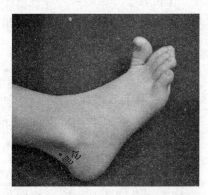

图8-126 昆仑

十三、涌泉

【位置】屈趾，足掌心前正中凹陷处（图8-127）。

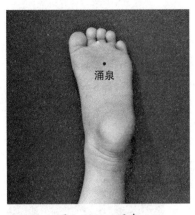

图8-127　涌泉

【操作】

1. 推涌泉：术者用拇指指腹向脚趾方向直推之。

2. 揉涌泉：术者用拇指指端揉之；男左旋止吐、右旋止泻，女则反之。

3. 掐揉涌泉：术者以拇指指甲掐之，或用拇指指端左右旋揉之，再以手掌搓之。

【次数】推、揉各50～100次，掐5～10次。

【功效】滋阴退热，清脑降逆，镇静安神，引热下行。

【主治】发热、呕吐、泄泻、便秘、五心烦热、头痛、失眠、目赤、视物不清、痰涎壅盛、鹅口疮、喉痹、舌干、失音、惊风、小便不利等病证。

【临床应用】

1. 推涌泉可引火归原、退虚热。治疗阴虚火旺、五心烦热、夜啼，可配伍揉二马、运内劳宫、补肾经等；治疗实热证，常配合清天河水、退六腑等。

2. 揉涌泉，能止吐泻，左揉止吐，右揉止泻。

十四、仆参

【位置】在外踝后下方，昆仑穴直下，跟骨外侧，赤白肉际处（图8-128）。

【操作】

1. 拿仆参：术者用拇、食二指相对用力拿之。

2. 掐仆参：术者用拇指指甲掐之。

【次数】拿、掐各3～5次，或醒后即止。

【功效】开窍醒神，益肾健骨，舒筋活络。

【主治】昏厥、惊风、腰痛、足跟痛、霍乱转筋、足痿不收等病证。

【临床应用】拿仆参能益肾、舒筋。治疗腰痛，常与拿委中配合；治疗霍乱转筋、足痿不收，常与拿承山合用；治疗癫狂痫、昏厥，常与掐人中、掐十宣等合用。

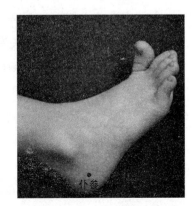

图8-128　仆参

十五、新设

【位置】第三、四足趾缝间，趾蹼缘的上方（图8-129）。

【操作】掐新设：术者用拇指指甲掐之。

【次数】掐5～10次。

【功效】引气下行。

【主治】治疗一切腹胀。

【临床应用】本穴可引腹部之气下行。治疗腹胀，常与揉一窝风、分腹阴阳、揉天枢、揉足三里、摩腹配合应用。

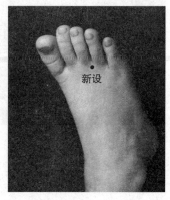

图8-129　新设

十六、太冲

【位置】在足背，第一、二跖骨间，跖骨结合部前方凹陷中，或触及动脉波动处（图8-130）。

【操作】掐揉太冲：术者用拇指指甲掐之，然后用拇指指端揉之。

【次数】掐揉5～10次。

【功效】平肝息风，清热利湿，通络止痛。

【主治】小儿惊风、眩晕、目赤肿痛、咽痛、黄疸、腹胀、呕逆、癃闭、遗尿等病证。

【临床应用】治疗小儿惊风，常配合掐合谷、人中等；治疗眩晕，常配合掐合谷、百会、四神聪等。

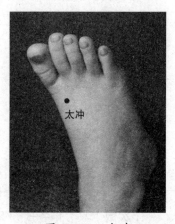

图8-130　太冲

十七、光明

【位置】小腿外侧，当外踝尖上5寸，腓骨前缘（图8-131）。

【操作】揉光明：术者用拇指指端揉之。

【次数】揉20～30次。

【功效】明目，通络止痛。

【主治】目痛、夜盲、视神经萎缩、视物不明、膝痛、下肢痿痹、颊肿等病证。

【临床应用】治疗近视，常与揉上明、睛明、翳明、太阳、风池等合用。

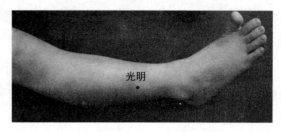

图 8-131　光明

十八、风市

【位置】位于大腿外侧中线上，直立垂手时，中指尖所点处是穴（图 8-132）。

【操作】揉风市：术者用拇指指端揉之。

【次数】揉 30 ～ 50 次。

【功效】通经络，活血脉。

【主治】下肢瘫痪及麻木、疼痛、瘙痒等病证。

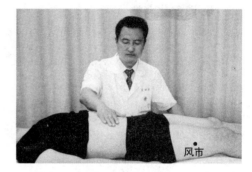

图 8-132　风市

【临床应用】本穴可祛风湿，调气血，通经络。治疗荨麻疹，可配合血海、三阴交、膈俞、合谷等。

附：常用下肢部穴位实训操作视频

【附一】小儿推拿常用穴位功效分类

1. 解表类

揉二扇门、揉一窝风、揉天门、拿列缺、揉膊阳池、清肺经、揉大椎、黄蜂入洞、推攒竹、推坎宫、运太阳、揉耳后高骨、揉风池、揉风门、揉外关、掐揉鱼腰、掐揉丝竹空、推三关、清天河水、推脊、推天柱骨、揉合谷等。

2. 清热类

清板门、清天河水、大清天河水、打马过天河、退六腑、清肝经、清心火、清大肠、清小肠、掐揉小天心、揉总筋、运内劳宫、掐揉四横纹、掐揉小横纹、揉肾纹、揉涌泉、捏挤新建、揉大椎、水底捞明月等。

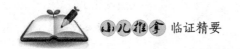

3. 补益类

补脾经、推三关、补肺经、补肾经、揉二马、揉丹田、摩丹田、揉肾顶、揉关元、揉气海、揉神阙、揉百会、揉足三里、揉太溪、揉复溜、揉阴陵泉、揉三阴交、揉肾俞、揉命门、捏脊、揉中脘、揉肺俞、揉心俞、揉脾俞、揉胃俞、揉肝俞、揉膏肓等。

4. 温阳散寒类

揉外劳宫、推三关、补脾经、揉一窝风、拿列缺、揉肾顶、揉神阙、擦八髎、擦肾俞、揉命门、揉关元、揉气海、揉神阙、揉丹田、擦脾俞、揉膊阳池、黄蜂入洞、揉风池等。

5. 消食化滞类

揉板门、清板门、逆运内八卦、分阴阳、推四横纹、顺时针摩腹、推小横纹、逆运内八卦、顺运外八卦、揉天枢、揉大横、拿肚角、揉腹结、揉足三里、揉上巨虚、揉丰隆、揉公孙等。

6. 止泻类

推大肠、清小肠、揉神阙、揉龟尾、揉天枢、揉足三里、推四横纹、推三关、揉百会、揉外劳宫等。

7. 止腹痛类

揉神阙、揉一窝风、拿肚角、揉大横、揉腹结、揉上巨虚、揉足三里、点脾俞、点胃俞等。

8. 通大便类

清大肠、退六腑、揉膊阳池、揉龟尾、揉天枢、逆运内八卦、顺运外八卦、顺时针摩腹、掐揉四横纹、揉丰隆、揉上巨虚、揉大肠俞等。

9. 止腹胀类

揉足三里、推四横纹、揉天枢、摩神阙、掐揉新设、逆运内八卦、揉委中、分腹阴阳、顺时针摩腹、揉腹结、揉一窝风、揉膊阳池等。

10. 止呕吐类

捏挤曲泽、捏挤委中、分腹阴阳、揉中脘、揉足三里、推中脘、顺时针摩腹、推天柱骨、横纹推向板门、逆运内八卦、顺运外八卦等。

11. 利小便类

揉中极、清小肠、揉曲骨、揉小天心、揉二马、推箕门、揉三阴交等。

12. 止咳化痰平喘类

清肺经、逆运内八卦、顺运内八卦、揉肺俞、推揉膻中、揉天突、点气海、合阴阳、分阴阳、揉肾纹、推四横纹、推小横纹、揉掌小横纹、揉丰隆、揉风门、揉乳旁、揉乳根、分推肩胛骨、掐揉二扇门等。

13. 散结通瘀类

掐少商、掐商阳、揉合谷、揉肾纹、捏挤新建、推四横纹、清天河水、揉小天心、掐揉精宁、顺运外八卦、逆运内八卦、揉总筋、揉曲池、退六腑、清大肠等。

14. 消牙龈红肿类

上牙龈：清板门、退六腑、掐揉内庭等；下牙龈：清大肠、清肺经、退六腑、揉合谷等。

15. 止口疮疼痛类

揉小天心、揉掌小横纹、掐揉肾纹、掐揉总筋、退六腑。

16. 镇静安神类

开天门、推坎宫、运太阳、揉耳后高骨、揉印堂、捣小天心、清肝经、清心经、掐揉百会、掐揉四神聪、揉印堂、掐揉五指节、揉内关、揉神门等。

17. 开窍醒神类

掐人中、掐精宁、掐端正、掐老龙、掐合谷、掐太冲、掐仆参等。

18. 通鼻窍类

黄蜂入洞、开天门、清肺经、揉印堂、揉太阳、揉迎香、揉鼻通、揉风池、揉风府、推天柱骨、揉大椎、揉风门、揉合谷等。

19. 固表止汗类

揉肾顶、运太阳、补脾经、补肾经、揉气海、补肺经、揉复溜、揉合谷等。

【附二】小儿推拿常用穴位功效鉴别

1. 脾经、肝经、心经、肺经、肾经、胃经、大肠、小肠主要治疗本脏本腑的病证。肝经、心经宜清不宜补，脾经、肾经以补法为多。

2. 揉二扇门、清天河水、揉外劳宫、揉一窝风、推三关均能解肌发表，治疗外感病。但掐揉二扇门发汗力强，用于体质壮实者；清天河水主要用于外感发热；后三法兼能温阳散寒，主要用于外感风寒。而推三关又能补益气血；揉外劳，兼散脏腑积寒和升阳举陷；掐揉一窝风，可治疗腹痛。

3. 清天河水、打马过天河、退六腑、揉小天心、揉总筋、揉内劳宫、运内劳宫、揉二马、分阴阳均能清热。但清天河水主清气分之热，退六腑、打马过天河主清营分血分之热；运内劳宫、揉二马主清虚烦内热；揉总筋、内劳宫、小天心主清心经有热，而后者兼有镇惊利尿的作用；分阴阳能调和气血，主要用于寒热往来、气血不和。

4. 推板门、揉板门、揉端正、运水入土、运土入水、运外八卦和运内八卦均能健脾和中，助运消滞。但揉板门可消食导滞；板门推向横纹、揉左端正可治疗腹泻；横纹推向板门、揉右端正可治疗呕吐；运水入土治疗久病、虚证；运土入水治疗新病、实证；运外八卦、运内八卦都能宽胸理气，而后者又能止咳化痰。

5. 揉四横纹可和气血、消食积，推小横纹可清脾胃热结、调中消胀，揉掌小横纹可清心肺之热，掐揉总筋兼通调周身气机、清心止痉。四穴均能清热散结，治疗口疮。

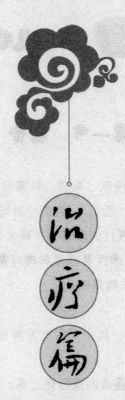

治疗篇

第九章 新生儿病证

第一节 胎黄

胎黄是指婴儿出生后以全身皮肤、黏膜、巩膜发黄为主要特征的病证。因与胎禀因素有关，故又称"胎黄"或"胎疸"。若治疗得当，预后良好。若出现重证，则预后较差，可出现胆红素脑病。现代医称其为"新生儿黄疸"，包括了新生儿血清胆红素增高的一系列疾病，分为生理性黄疸和病理性黄疸。溶血性黄疸、胆道畸形、胆汁淤阻、肝细胞性黄疸等可造成病理性黄疸。

【病因病机】

胎黄病位主要在肝胆、脾胃，其主要病机为脾胃湿热或寒湿内蕴，肝失疏泄，胆汁外溢所致。

1. 湿热郁蒸：因孕母素体湿盛或内蕴湿热之毒，遗于胎儿；或胎产时，或出生后，患儿感受湿热邪毒所致。热为阳邪，故黄色鲜明如橘。湿热化火，热毒炽盛，邪陷厥阴，黄疸可迅速加深，出现神昏、抽搐之征。若正气虚弱，阳气虚衰，可导致虚脱危证。

2. 寒湿阻滞：小儿先天禀赋不足，脾阳不足，湿浊内生，或生后为湿邪所侵，湿从寒化，导致寒湿阻滞。寒湿为阴邪，故黄色晦暗如烟熏。

3. 气滞血瘀：小儿禀赋不足，脉络阻滞，或湿热蕴结肝经日久，导致气血瘀滞而发黄。气机不畅，脉络瘀阻，故黄色晦暗伴腹胀、右胁下痞块。

【临床诊断】

1. 病史：有遗传或感受湿热史。

2. 临床表现：黄疸出现早（出生24小时内），发展快，黄色明显，也可消退后再次出现；或黄疸出现迟，持续不退，日渐加重。肝脾可见肿大，精神倦怠，不欲吮乳，大便或呈灰白色。

3. 辅助检查：血清胆红素、黄疸指数显著增高；尿胆红素阳性，尿胆原试验阳性或阴性。母子血型测定，可检测 ABO 或 Rh 血型不合引起的溶血性黄疸；肝功能可正常；肝炎综合征应做肝炎相关抗原抗体系统检查。

【鉴别诊断】

1. 生理性黄疸：由于新生儿胆红素的代谢特点，50% ～ 60% 的足月儿和 80% 的早产儿都会出现生理性黄疸，一般情况良好；足月儿多于生后 2 ～ 3 天出现黄疸，4 ～ 5 天达高峰，5 ～ 7 天消退，最迟不超过 2 周。早产儿黄疸多于生后 3 ～ 5 天出现黄疸，5 ～ 7 天达高峰，7 ～ 9 天消退，最长可延迟到 3 ～ 4 周。每日血清胆红素升高 < 85μmol/L。

2. 继发性黄疸：由不同疾病引起的黄疸各有其特点，临床应加以鉴别。如由溶血所致的黄疸可出现不同程度的贫血、肝脾肿大等，重者可出现抽搐、角弓反张，甚至呼吸暂停；由胆道闭锁引起的黄疸，大便常呈灰白色；由肝炎所致的黄疸，还伴有转氨酶升高；由感染所致者，可出现发热或体温不升、体温波动，同时伴有感染、中毒症状。新生儿期黄疸的鉴别诊断见表 9-1。

表 9-1　新生儿期黄疸的鉴别诊断

疾病名称	黄疸开始时间	黄疸持续时间	血清胆红素	黄疸类型	临床特征
生理性黄疸	生后 2 ～ 3 天	约 1 周	非结合胆红素升高为主	溶血性及肝细胞性	无临床症状
新生儿溶血症	生后 24 小时内或第二天	1 个月或更长	非结合胆红素升高为主	溶血性	贫血，肝脾大，严重者并发胆红素脑病，母婴血型不合
母乳性黄疸	生后 4 ～ 7 天	2 个月左右	非结合胆红素升高为主	非溶血性及肝细胞性	无临床症状
新生儿败血症	生后 3 ～ 4 天或更晚	1 ～ 2 周或更长	早期以非结合胆红素增高为主，晚期以结合胆红素增高为主	溶血性，晚期合并肝细胞性	感染中毒症状
G-6-PD 缺乏症	生后 2 ～ 4 天	12 周或更长	非结合胆红素升高为主	溶血性	贫血，常有发病诱因
新生儿肝炎	生后数日至数周	4 周或更长	结合胆红素升高为主	阻塞性及肝细胞性	黄疸和大便颜色有动态变化，GPT 升高，激素可退黄
先天性胆道梗阻	生后 1 ～ 3 周	持续升高不退	结合胆红素升高	阻塞性及肝细胞性	早期一般情况良好，晚期发生胆汁性肝硬化

【辨证论治】

1. 辨证思路：首先要区分生理性黄疸和病理性黄疸，然后再针对病理性黄疸辨阴黄与阳黄。若出现变证，应区别胎黄动风与胎黄虚脱。

2. 治疗原则：黄疸治疗，以利湿退黄为基本治法；阴黄治以温中化湿退黄，阳黄治以清热利湿退黄，气滞血瘀治以化瘀消痞退黄。

3. 辨证推拿

（1）湿热熏蒸

证候·面目、皮肤发黄，色泽鲜明如橘；哭声响亮，口渴唇干，或有发热，不欲吮乳，大便秘结，小便深黄。舌质红，苔黄腻，指纹色紫。

治法：清热利湿，利胆退黄。

处方：

清热利湿：清补脾经，清大肠，清小肠，退六腑，揉阴陵泉。

利胆退黄：清肝经，揉肝俞、胆俞，搓摩胁肋。

随症加减：大便秘结加推下七节骨、掐揉四横纹，小便深黄加揉中极、推箕门。

（2）寒湿阻滞

证候：面目、皮肤发黄，色泽晦暗，持续不退；四肢欠温，精神萎靡，纳少腹胀，大便溏薄色灰白，小便色黄而长。舌质淡，苔白腻，指纹色红。

治法：温中化湿，利胆退黄。

处方：

温中化湿：补脾经，揉脾俞，揉一窝风，推三关，揉外劳宫。

利胆退黄：揉肝俞、胆俞，搓摩胁肋。

随症加减：四肢欠温加补肾经，捏脊，揉关元、气海。

（3）气滞血瘀

证候：面目、皮肤发黄，颜色逐渐加深，晦暗无华；右胁下痞块质硬，肚腹膨胀，青筋显露，或见瘀斑、衄血，唇色黯红。舌见瘀点，苔黄，指纹紫滞。

治法：活血化瘀，利胆退黄。

处方：

活血化瘀：揉膈俞、三阴交、血海、小天心。

利胆退黄：清肝经，揉肝俞、胆俞，按弦走搓摩。

随症加减：肚腹膨胀加摩腹，揉中脘、天枢。

【其他疗法】

1. 中药外治

（1）茵陈 20g，栀子 10g，大黄 2g，生甘草 3g。煎汤 20mL，保留灌肠，每日或隔日 1 次。

（2）黄柏 30g 煎水去渣。水温适宜时，让患儿浸浴，反复擦洗 10 分钟，1 日 2 次。

2. 西医治疗

（1）光照疗法：该法是降低血清未结合胆红素简单而有效的方法。其中以波长 425～475nm 的蓝光作用最强，日光灯照射或晒太阳也有一定的疗效。光疗时要注意防护好新生儿的眼睛和生殖器，注意观察温度、湿度，并适当补充水分。

（2）换血疗法：适用于大部分 Rh 溶血病和个别严重的 ABO 溶血病；生后 12 小时内胆红素每小时上升＞ 12μmol/L 的患儿；总胆红素已达到 342μmol/L 的患儿；已有胆红素脑病的早期表现者；小早产儿、合并缺氧、酸中毒者，或上一胎溶血严重者。

（3）药物治疗：输入白蛋白，用 5% 碳酸氢钠提高血 pH 值，纠正代谢性酸中毒；用苯巴比妥等肝酶诱导剂；静脉用免疫球蛋白。

（4）其他治疗：防止低血糖、低体温，纠正缺氧、贫血、水肿和心力衰竭等。

3. 中药治疗：湿热郁蒸者，可用茵陈五苓丸，每次 3g，煎水喂服，1 日 1～2 次。也可用茵栀黄注射液稀释后静脉滴注，1 日 1 次。

【预防护理】

1. 预防

（1）妊娠期注意饮食卫生，忌酒和辛热之品，不可滥用药物。

（2）孕母如有肝炎病史，或曾产育病理性黄疸婴儿者，产前宜测定血中抗体及动态变化，并采取相应预防性服药措施。

（3）加强围产期保健，防止产前、产时及产后发生各种高危因素，如窒息、酸中毒等。

2. 护理

（1）婴儿出生后密切观察皮肤颜色的变化，及时了解黄疸出现时间及消退时间。

（2）新生儿注意保暖，提早开奶。注意保护新生儿脐部、臀部和皮肤，避免损伤，防止感染。

（3）对发生胆红素脑病的患儿，应积极进行抢救，进入恢复期后做好康复治疗。

【饮食宜忌】

若为母乳喂养，孕母饮食宜忌如下：

1. 宜

（1）每天喝水 1500mL 以上，晨起后、吃早餐前喝 200～300mL 温开水。

（2）饮食宜清淡均衡，多食新鲜的水果和蔬菜。

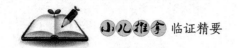

（3）莲子 15g，薏米 30g 煲水饮或煮粥吃，每周 2 次，连服 3～5 次，可清热利湿。

2.忌：忌食辛辣刺激性食物，如辣椒、大蒜等。

【临证提要】

1.明确诊断，确定适应证，要排除胆道畸形、肝炎、溶血症等引起的病理性黄疸。

2.推拿治疗生理性黄疸和母乳性黄疸，可明显缩短病程，改善脾胃功能。对继发性黄疸应查明病因，采用中西医结合疗法，推拿可作为辅助治疗手段。

3.注意观察黄疸患儿的全身情况，有无精神萎靡、嗜睡、吸吮困难、惊惕不安、两目直视、四肢抽搐等症状，以便对重证患儿及早发现和治疗。

第二节　新生儿肺炎

新生儿肺炎是指以呼吸急促、呛奶、口吐白沫、咳嗽、发绀和三凹征等为主要特征的一种病证，可发生于宫内、分娩过程中或出生后，由细菌、病毒、霉菌等引起，以细菌感染为主。若治疗得当，预后良好。重证则预后较差，甚至导致心阳虚衰、邪陷厥阴。现代医学根据病因不同，可分为新生儿吸入性肺炎和新生儿感染性肺炎，吸入性肺炎又分为羊水吸入性肺炎、胎粪吸入性肺炎、乳汁吸入性肺炎。本病属于中医"肺炎喘嗽"的范畴，推拿辅助治疗新生儿肺炎具有一定的临床疗效。

【病因病机】

新生儿肺炎的病位在肺，与脾相关。其基本病机为肺失宣肃，痰湿蕴肺。

1.风寒郁肺：肺主皮毛，开窍于鼻，风寒之邪自口鼻、皮毛外侵，郁于肌腠，而致风寒之邪郁遏肺气，宣肃失司，而致肺炎。

2.风热郁肺：风热之邪由表入里或风寒之邪入里化热，热蒸肺络，灼津炼液为痰，阻于气道，郁遏肺气，宣肃失司，而致肺炎。

3.肺脾气虚：体弱气虚患儿或伴有其他疾病者，素体肺脾气虚，卫外功能不足，易感外邪。感受外邪后，进一步损伤肺脾之气，而致肺炎迁延不愈。

新生儿肺炎，严重者肺气闭塞，累及于心，血脉瘀阻，心肺相互影响，宗气生成不足，而致心阳虚衰的危重变证；或壮热不退，热邪炽盛，内陷心包，或热痰蒙蔽心包，出现邪陷厥阴的危重变证。

【临床诊断】

1.病史：有呼吸道感染接触史，或宫内、分娩过程感染史。

2.临床表现：以呼吸急促、呛奶、吐白沫、咳嗽为主症，重者有气促、鼻扇、发绀及三凹征表现，易出现呼吸困难、呼吸衰竭。未成熟儿可仅表现为口吐白沫，点头状呼吸，唇周青灰。肺部听诊常阴性，或于肺底可闻及捻发音。

3.辅助检查：X线检查，早期可见急性肺膨胀，以后则见肺纹理增粗，有小点状浸润阴影，亦有片状或小段肺不张与肺气肿的变化。

【鉴别诊断】

感冒：有鼻塞、流涕、喷嚏或发热等上呼吸道感染症状，但无呼吸急促、呛奶、口吐白沫、咳喘等表现。

【辨证论治】

1.辨证思路

（1）辨寒热：恶寒无汗，咽不红，面色淡白，小便清，舌淡红，苔薄白，指纹浮红，多为风寒；发热重，面色红赤，小便短赤，咽红，舌质红，苔薄黄，指纹浮紫，多为风热。

（2）辨轻重：即辨常证、变证，可根据呼吸频率和节律、心率快慢、唇甲颜色、肝脏大小以及是否有神昏抽搐等进行辨识。

2.治疗原则：开肺化痰，止咳平喘为其基本治法；实证以祛邪为主，随证治以发汗解表，疏风清热；虚证以扶正为主，治以健脾补肺。

3.辨证推拿

（1）风寒郁肺

证候： 咳嗽，气喘鼻扇，痰稀色白，见泡沫样痰，或闻及喉间痰鸣；发热无汗，鼻塞，流清涕，喷嚏，咽不红，口不渴，面色淡白，纳呆，小便清长。舌淡红，苔薄白，指纹浮红。

治法： 发汗解表，止咳平喘。

处方：

发汗解表：四大手法（开天门、推坎宫、运太阳、揉耳后高骨），揉一窝风、风池、二扇门，推三关。

止咳平喘：清肺经，揉肺俞，推揉膻中，逆运内八卦，推四横纹。

随症加减：痰稀色白加补脾经，喉间痰鸣加揉天突。

（2）风热郁肺

证候： 咳嗽气喘，咯黄痰，或闻喉间痰鸣，鼻翼扇动；发热，有汗，鼻流浊涕，口渴，面色红赤，咽部红肿，烦躁不安，大便秘结，小便短赤。舌质红，苔薄黄，指纹浮紫。

治法：疏风清热，止咳平喘。

处方：

疏风清热：四大手法，清天河水，清肝经，清肺经。

止咳平喘：揉肺俞、掌小横纹，推揉膻中，逆运内八卦。

随症加减：便秘加清大肠，小便短赤加清小肠、揉小天心。

（3）肺脾气虚

证候：咳嗽无力，气短。低热起伏，面白少华，四肢欠温，自汗，口不渴，神疲乏力，纳差，大便溏。舌质淡红，舌体胖嫩，苔薄白，指纹淡。

治法：健脾补肺，止咳平喘。

处方：

健脾补肺：补脾经，清补肺经，推三关，揉关元、气海。

止咳平喘：揉肺俞，推揉膻中，顺运内八卦，分推肩胛骨。

随症加减：自汗加揉肾顶，大便溏加补大肠，纳差加推四横纹。

【其他疗法】

1.中药疗法

（1）华盖散加减：麻黄、杏仁、荆芥、防风、桔梗、白前、苏子、陈皮等。用于风寒郁肺证。

（2）银翘散合麻黄杏仁甘草石膏汤加减：金银花、连翘、薄荷、桑叶、桔梗、前胡、牛蒡子、芦根、炙麻黄、杏仁、石膏、甘草等。用于风热郁肺证。

（3）人参五味子汤加减：人参、五味子、茯苓、炒白术、炙甘草、百部、法半夏、橘红等。用于肺脾气虚证。

2.中成药：风寒郁肺可用通宣理肺口服液；风热郁肺可用小儿麻甘颗粒；肺脾气虚可用玉屏风口服液。

3.西医治疗

（1）病因治疗：细菌感染者应根据病原菌选择抗生素，如青霉素、羟氨苄青霉素、头孢曲松、头孢噻肟等。肺炎支原体、衣原体感染选用大环内酯类抗生素，如红霉素、阿奇霉素。病毒感染者选用三氮唑核苷雾化吸入或静脉滴注，也可用干扰素。

（2）对症治疗：保持呼吸道通畅，纠正水、电解质与酸碱平衡，具体可根据相应症状采取氧疗、降温止惊、止咳平喘及抗心力衰竭等治疗措施。

（3）激素治疗：肺炎治疗一般不需用肾上腺皮质激素。但在下列情况时可选用：①中毒症状明显；②支气管痉挛明显；③早期胸腔积液，为了防止胸膜粘连也可局部应用。以短期治疗不超过 3～5 天为宜。可静滴氢化可的松 5mg/kg，每 6～8 小时 1 次，连用 2～4 次；或甲泼尼龙每次 1～2mg/kg。

【预防护理】

1. 预防

（1）出生后，及时将新生儿鼻腔、口腔内的分泌物清理干净。帮助其翻身，叩背，排出气道分泌物，保持呼吸道通畅。

（2）房间至少要每天通风 2 次，保持室内空气清新。

（3）洗澡之后及时擦干，并用干毛巾包裹好，避风寒。

2. 护理

（1）避免与患有呼吸道疾病的人群直接接触，以防交叉感染。

（2）密切观察病情变化，防止发生肺炎变证。

【饮食宜忌】

1. 宜：乳母应清淡饮食，宜吃新鲜蔬菜、水果、米粥等。

2. 忌：乳母忌食油腻、辛辣、油炸食品，如肥肉、辣椒、大蒜等。

【临证提要】

1. 推拿治疗轻证新生儿肺炎，具有较好的临床疗效；治疗重证肺炎可作为辅助治疗方法。

2. 小儿发病急，病情变化快，尤其是新生儿肺部发育不良，应及时观察病情变化，必要时采取综合治疗方案。

第三节　小儿肌性斜颈

小儿肌性斜颈是指由于一侧胸锁乳突肌挛缩导致以头颈部歪向患侧、颜面部转向健侧及颈项部活动受限为特征的病证。该病多发于出生后 2 周至 1 个月的婴儿，是新生儿、婴幼儿肌肉骨骼系统最常见的病证之一，发病率为 1%～2%。该病属中医"筋挛""筋缩""颈筋结聚"等范畴。推拿治疗肌性斜颈具有较好的临床疗效，可作为患儿的首选保守疗法。

【病因病机】

1. 胎位不正：由于胎儿先天不足、胎位不正导致气血运行不畅，脉络阻滞，颈部筋脉失于濡养而致颈筋结聚，导致筋缩。

2. 胎中损伤：孕妇不慎跌仆闪挫或久坐侧卧，致胎儿颈部筋脉受损，气血运行不畅，瘀阻筋脉，日久而致颈部筋结。

3. 产伤：分娩时一侧胸锁乳突肌因受产道或产钳挤压或牵拉伤，局部筋脉受损，

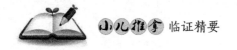

气血运行不畅而致血瘀筋结。

【临床诊断】

1.病史：有产道或产钳挤压损伤史。

2.临床表现：头颈歪向患侧，颜面转向健侧；颈部活动受限，向患侧旋转和向健侧侧屈受限。患侧颜面部较健侧小，颈部肿块于生后2周左右出现，于患侧胸锁乳突肌内可触及硬而无疼痛且边界清的梭形肿物。

3.辅助检查：早期超声检查可以了解肿块性质、直径，晚期可了解肌肉纤维化情况。X线检查可排除枕颈部畸形和自发性寰枢椎旋转性半脱位引起的斜颈。

【鉴别诊断】

1.肿块鉴别：肿块无明显压痛者，多见于小儿肌性斜颈、颈部淋巴结等；有明显压痛者，多见于产伤导致的锁骨骨折、颈部化脓性淋巴结炎、扁桃体炎合并淋巴结炎及结核性淋巴结炎。肿块单发且为核桃大小者，多为肌性斜颈；数量较多、呈串珠状者，多为颈部淋巴结；有压痛，大小不一，不伴有颈部活动障碍者，多为淋巴结炎。

2.斜颈鉴别：斜颈伴有运功功能障碍、反射异常、斜视、眼球震颤、肌肉僵硬等，多为神经性斜颈，如颅后窝肿瘤、脊髓空洞等；斜颈伴有斜视、眼球外上方肌肉麻痹者，多为眼性斜颈；颈部姿势异常伴有颈部活动受限、无包块者，多为骨性斜颈；颈部倾斜但无包块，被动矫正可达中立位者，多为习惯性斜颈；颈部歪斜偶见，每次发作时间不等，伴有躯体侧弯者，多为良性阵发性斜颈。

【辨证论治】

1.辨证思路：首辨肿块型与非肿块型。肿块型常有产伤史，肿块较大，质稍硬，边界清，旋转受限明显，小月龄患儿多见；非肿块型胸锁乳突肌常有挛缩，头部歪斜严重，两侧肩背部力量差异大，稍大月龄患儿多见。

2.治疗原则：本病的基本病机是气血瘀滞，筋肉结聚，与肝、肾、脾有关。因此，舒筋通络，松解粘连是本病的基本治法；肿块型治以舒筋散结，非肿块型治以舒筋通络。

3.辨证推拿

（1）肿块型

临床表现：头部歪向患侧，颜面转向健侧，头颈向患侧旋转受限，患侧颈部可触及梭形肿块，患侧颜面及眼可见变小。

治法：活血化瘀，舒筋散结。

操作：①患儿取仰卧位，医者于患侧胸锁乳突肌局部肿块处施用指揉法，然后拨揉患侧胸锁乳突肌的局部肿块。②医者一手扶住患侧肩部，另一手扶住患儿头顶，使患儿头部缓慢向健侧侧屈微旋转，抻展患侧胸锁乳突肌，反复操作 3 ~ 10 次；最后于患侧胸锁乳突肌施用拿揉法结束治疗。

（2）非肿块型

临床表现：头部歪向患侧，颜面转向健侧，头颈向患侧旋转或有受限，患侧颈部可触及稍硬肌束，患侧颜面及眼可见变小。

治法：活血化瘀，舒筋通络。

操作：①患儿取仰卧位，医者于患侧胸锁乳突肌施用指揉法，于胸锁乳突肌起止点重点施术；拿揉患侧整个胸锁乳突肌；弹拨胸锁乳突肌起止点。②医者一手扶住患侧肩部，另一手扶住患儿头顶，使患儿头部缓慢向健侧侧屈微旋转，抻展患侧胸锁乳突肌，反复操作 3 ~ 10 次；最后于患侧胸锁乳突肌施用指揉法结束治疗。

【其他疗法】手术疗法适用于 6 个月至 12 岁采用保守疗法失败或斜颈明显的患儿。

【预防护理】

1.预防

（1）孕母应早期排查，发现胎位不正，应及时纠正；孕期不宜久坐或长时间侧卧。

（2）注意观察婴幼儿的头颈姿势，做到早发现、早诊断、早治疗、早康复。

2.护理

（1）推拿后，应避风寒；婴儿睡姿宜采取仰卧位。

（2）注意培养患儿的良好习惯，尽量做与斜颈方向相反的动作，以利于矫正康复，如喂奶或玩玩具。

【饮食宜忌】

1.宜：吃高蛋白、高维生素食物，如鱼、鸡蛋、甘蓝、莴苣、南瓜、芥菜、山芋、桃、猕猴桃、梨、香蕉、草莓等。

2.忌：油腻、高盐食物，如鱼肝油、蟹黄、松花蛋黄、鲫鱼子、动物内脏、炸麻花、油条、炸鸡、薯片、腌菜、酱菜、火腿、培根、烟熏或腊肉制品等。

【临证提要】

1.辨识肿块型与非肿块型，审因施法。推拿治疗肌性斜颈具有较好的临床疗效，但要明确诊断，排除骨性斜颈、视力障碍引起的代偿姿势性斜颈和颈部肌麻痹导致的神经性斜颈等。

2.推拿治疗肌性斜颈，越早治疗疗效越佳。若保守治疗无效，病程超过 1 年且胸锁乳突肌挛缩、纤维化者，应建议手术治疗。

第十章 肺系病证

第一节 感 冒

感冒是指以发热、恶寒、头痛、鼻塞流涕、喷嚏、咳嗽等为特征的病证。除了4～5个月以内小儿较少发病外,可发生于任何年龄的小儿。本病一年四季均可发病,以冬春季节多见,尤以季节变换、气候骤变时发病率高,其发病率占儿科疾病首位。

感冒分为普通感冒和时行感冒两种。前者是感受风邪所致,病情轻浅,以肺卫、肺系症状为主,不造成流行;后者是感受时邪疫毒所致,病情较重,具有流行性。小儿感冒易于出现夹痰、夹滞、夹惊等兼夹证。现代医学将感冒分为普通感冒和流行性感冒,后者属中医学"时行感冒"范畴。

【病因病机】

1.感受外邪:外邪经口鼻或皮毛侵袭肺卫,卫阳被遏,故恶寒发热、头痛身痛。外邪侵袭肺系,可见鼻塞流涕、咽喉红肿;肺失宣肃,则见喷嚏、咳嗽。风为百病之长,风邪夹寒、热、湿、燥邪之不同,临床可见风热证、风寒证及湿困中焦证等。

2.正气虚衰:正气强弱是外邪侵犯人体是否发病的关键。当小儿卫外功能减弱时,外邪侵袭,则易于感邪发病。

小儿感冒常夹痰、夹滞、夹惊。肺脏受邪,失于宣肃,津液凝聚为痰,阻于气道,加剧咳嗽,此即感冒夹痰;小儿脾常不足,感受外邪后导致脾胃运化功能减弱,致乳食停积不化,阻滞中焦,出现脘腹胀满、不思乳食,或伴呕吐、泄泻,此即感冒夹滞;小儿神气怯弱,感邪之后,入里化热,热扰心肝,导致惊惕不安,生痰动风,出现一时性惊厥,此即感冒夹惊。

若小儿禀赋不足,卫外功能不固,稍有不慎即感受外邪,又导致脾肺气虚、营卫不和,或肺阴不足,久之正气更虚,又易感邪,屡作感冒、咳嗽、肺炎等病证,称为"反复上呼吸道感染儿"。

【临床诊断】

1.病史:有感受外邪或疫毒史。

2.临床表现：发热恶寒，鼻塞流涕，喷嚏，或咳嗽；可伴呕吐、腹泻，或发生高热惊厥。

3.辅助检查：病毒感染者，血常规可见白细胞总数正常或减少，中性粒细胞减少，淋巴细胞相对增多，单核细胞增加。合并细菌感染者，可见白细胞总数升高、中性粒细胞增多。

【鉴别诊断】

1.风温：风温初期尤似风热感冒，但风温病势急骤，寒战、发热甚至高热，汗出后热虽暂降，但脉数不静，身热旋即复起，咳嗽胸痛，头痛较剧，甚至出现神志昏迷、惊厥、谵妄等温邪入里的证候。

2.时行感冒：病情较重，发病急，全身症状重，可以发生传变，化热入里，继发或合并他病，具有广泛的传染性、流行性。

【辨证论治】

1.辨证思路

（1）辨病因：冬春多风寒、风热感冒；夏秋季节多暑邪感冒；感冒日久或反复感冒则多为正虚感冒。风寒者多见恶寒发热，无汗，咳嗽，流清涕；风热者多见发热重，恶风，有汗，流浊涕，咽红；暑邪者多见恶寒，肢体困重，头重如裹。

（2）辨兼证：兼见咳嗽频作，声重，胸闷，气逆者为夹痰；兼见腹胀，不思乳食，呕吐酸馊，大便泄泻，尿浊者为夹滞；兼见啼哭不宁，夜卧不安，磨牙，时时惊惕抽动者为夹惊。

2.治疗原则：本病病位在肺，可累及肝脾。病机关键为外邪侵袭，正邪交争。故疏风解表为其基本治法，随证治以辛温解表、辛凉解表、清暑解表、清瘟解表等治法。

3.辨证推拿

（1）主证

①风寒感冒

证候： 恶寒发热，无汗，头痛，喷嚏，鼻塞流涕，咽痒，咳嗽。舌偏淡，苔薄白，脉浮紧，指纹浮红。

治法： 疏散风寒，宣肺通窍。

处方：

疏散风寒：四大手法，推三关，拿列缺，掐揉二扇门，揉一窝风。

宣肺通窍：清肺经，黄蜂入洞，揉迎香，推天柱骨。

随症加减：咳嗽重加揉膻中、肺俞，鼻塞加揉印堂、风池。

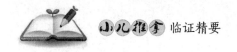

②风热感冒

证候： 发热重，恶寒轻，有汗或无汗，鼻塞流浊涕，喷嚏，头痛，咳嗽，痰黄稠，咽红或肿，口干而渴。舌质红，苔薄白或黄，脉浮，指纹浮紫。

治法： 疏散风热，宣肺止咳。

处方：

疏散风热：四大手法，揉大椎，清天河水。

宣肺止咳：清肺经，清肝经，揉肺俞、膻中。

随症加减：头痛、咽痛加揉合谷、曲池，鼻塞加揉迎香、鼻通。

③暑湿感冒

证候： 发热无汗，身重困倦，头痛鼻塞，咳嗽不剧，胸闷泛恶，食欲不振，或有呕吐泄泻。舌质红，苔黄腻，指纹紫滞，脉数。

治法： 清暑解表，化湿和中。

处方：

清暑解表：四大手法，清板门，退六腑，清天河水，推脊。

化湿和中：清补脾经，顺运内八卦，推四横纹，揉中脘，分腹阴阳。

随症加减：咳嗽加清肺经、揉膻中，鼻塞加揉迎香、鼻通，呕吐泄泻加捏脊、清补大肠。

（2）兼证

①夹痰

证候： 感冒兼见咳嗽较剧，咳声重浊，喉中痰鸣。苔滑腻，脉浮数而滑，指纹浮紫。

治法： 偏于风寒者辛温解表，宣肺化痰；偏于风热者辛凉解表，清肺化痰。

处方： 在主证治疗基础上，风寒者加顺运内八卦，揉丰隆，分推肩胛骨，揉肺俞、膻中，以宣肺化痰止咳；风热者加逆运内八卦，揉丰隆，推四横纹，揉掌小横纹、肺俞，以清肺化痰、降气止咳。

②夹滞

证候： 感冒兼见脘腹胀满，呕吐酸腐，不思饮食，口气秽浊，大便酸臭，或腹痛泄泻，或大便秘结。舌苔厚腻，脉滑，指纹紫滞。

治法： 疏风解表，消食导滞。

处方： 在主证治疗基础上，加掐揉四横纹，揉板门、足三里，清大肠，捏脊，以消食导滞。

③夹惊

证候：兼见惊惕啼叫，夜卧不安，磨牙，甚则惊厥抽风。舌尖红，脉弦，指纹青滞。

治法：解表清热，镇惊息风。

处方：在主证治疗基础上，加捣小天心，清肝经，掐揉五指节，以镇惊息风。

【其他疗法】

1. 中成药：小柴胡冲剂，每次 1 包，1 日 2～3 次，用于感冒发热，往来不已。清开灵冲剂，每次 1 包，1 日 2～3 次，用于时行感冒。小儿回春丹，每次每岁 1 粒，最多 10 粒，1 日 2～3 次，用于感冒夹惊。玉屏风口服液，每次 1 支，1 日 2～3 次，用于复感肺卫不固证。

2. 单方验方：葱白头（连须）3～7 个，生姜 3～5 片，浓煎后加糖适量。用于风寒感冒。

3. 药浴：香薷、柴胡、厚朴、扁豆花、防风各 30g，银花、连翘、豆豉、鸡苏散、石膏、板蓝根各 50g。煎水 3000mL，等水温适宜时沐浴，1 日 1～2 次。用于暑邪感冒。

4. 针刺疗法

（1）风寒感冒：取风池、合谷、外关、风门、肺俞等穴。中等刺激，不留针。每日 1 次，3～7 次为 1 个疗程。

（2）风热感冒：取大椎、曲池、鱼际、少商等穴。中等刺激，不留针。每日 1 次，3～7 次为 1 个疗程。

【预防护理】

1. 预防

（1）注意体格锻炼，多做户外活动，增强体质。

（2）勿长期着衣过暖；气温骤变时，注意随气候变化增减衣服。

（3）冬春感冒流行时，少去公共场所，避免感染。

2. 护理

（1）患病期间，多饮开水，饮食清淡。

（2）患儿高热时应及时物理降温或应用退热药，以防高热惊厥。

【饮食宜忌】

1. 风寒感冒

（1）宜

①宜吃温热性或平性的食品，如杏子、桃子、樱桃、山楂、金橘、柠檬、佛手

柑、辣椒、花椒、肉桂、大米粥、砂仁、葱白、洋葱、南瓜、青菜、扁豆、赤小豆、黄花菜、豇豆等。

②姜糖饮：生姜5片，红糖30g。水一碗半，约煎至一碗，热服取汗。

③葱白豆腐汤：葱白5条（切断拍碎），豆腐2块。先将铁锅烧热，即放入葱白、豆腐，并快速炒至香气大出时，淬入清水一碗，加食盐少许，再煮片刻，待水沸起时取出温服取汗。

（2）忌：忌吃生冷性凉的食品，如柿子、柿饼、豆腐、绿豆芽、田螺、螺蛳、蚌肉、生萝卜、生藕、生地瓜、罗汉果、凉茶、菊花、薄荷、金银花、胖大海等。

2. 风热感冒

（1）宜：

①宜吃寒凉性食品，如梨、香蕉、西瓜、苹果、猕猴桃、草莓、柑、橙子、橄榄、萝卜、冬瓜、地瓜、丝瓜、柿子、荸荠、绿豆芽、苦瓜、甘蔗、番茄、绿豆、苋菜、菠菜、金针菜、莴苣、豆腐、面筋、枸杞、罗汉果、无花果、枇杷等。

②大白菜50g，白萝卜（或胡萝卜）50g，切细丝煮汤饮。

③甜梨或甜橙每次1个（约200g），每日1～2个。

④西瓜1个，去皮和瓜籽，将瓜瓤绞汁，每次服数勺，每日数次，频服。

⑤乌梅100g去核，加水500mL，煎至200mL，去渣后加入白糖25g，稍凉后饮服。

（2）忌：忌吃辛辣、性热食物，如生姜、胡椒、桂皮、茴香、丁香、砂仁、白酒等。

3. 暑湿感冒

（1）宜：鲜荷叶一张（或干荷叶12g），菊花12g，薏苡仁30g，加水煮汤，去渣服食。

（2）忌：忌吃辛辣、油腻食物，如生姜、胡椒、桂皮、茴香、丁香、砂仁、油炸品等。

4. 气虚感冒

（1）宜：党参15～20g，苏叶10g，水煎温服。

（2）忌：忌吃辛辣、油腻食物，如生姜、胡椒、桂皮、茴香、丁香、砂仁、油炸品等。

【临证提要】

1. 推拿治疗感冒具有较好的临床疗效，但后期易合并细菌感染，尤其是5岁以内儿童，临证时应根据病情酌情考虑抗生素的选择应用。若发热超过5天，应进一步检查，明确诊断，以排除其他疾病。

2. 小儿感冒容易寒从热化，或热为寒闭，形成寒热夹杂之证，常取辛凉、辛温穴术组合并用。

3. 感冒若单用解表法易汗出后复热，应据病情合用清热解毒、清暑化湿、化痰消食、镇惊息风等治法。体质虚弱者不宜过于发表，或采用扶正解表法。

4. 反复呼吸道感染患儿应在感冒之后及时推拿调理，改善体质，扶助正气。

第二节 发 热

发热是指由各种原因引起的以发热为主要症状的病证，包括外感发热和内伤发热两大类。小儿为纯阳之体，感邪之后易从热化，因而发热是小儿疾病中最常见的症状之一。发热与病情轻重有时不一定平行。婴幼儿对高热耐受力较强，即使体温高达40℃，一般情况仍良好，热退后很快恢复。相反，体弱儿、新生儿即使感染很严重，体温可不高，甚或不升。年长儿体温较稳定，若体温骤然升高，全身情况较差，常常反映有严重疾病存在。

现代医学认为体温异常升高即为发热。正常小儿腋温为36～37℃，婴幼儿腋温可为36～37.4℃。根据体温的高低可分为低热（体温37.5～38℃）、中等发热（体温38.1～39℃）、高热（体温39.1～40.4℃）、超高热（体温40.5℃以上）。根据发热持续时间分为急性发热（2周以内）和慢性发热（超过2周）。急性、感染性发热多属中医外感发热范畴，慢性、非感染性发热多属中医内伤发热范畴。

【病因病机】

1. 外感发热：若遇气候变化，沐浴着凉，调护不当，接触传染源，外邪或疫疠邪毒自口鼻或皮毛侵入机体，或表卫调节失司，卫阳受遏，而致发热，或邪犯肺卫，郁于肌表而致发热。

2. 内伤发热：一为阳盛则热。因六淫外邪入里化热或过食辛温燥热之品，或七情所伤，致阳气亢盛而发热；或伤食积滞，气机郁滞，郁而发热，或积而生湿，蕴而化热。二为阴虚发热。因久病热病耗伤津液，导致阴虚而致发热。三为痰滞血瘀。痰湿、瘀血致气血壅滞，郁而发热。四为阴盛格阳而发热。五为气虚发热。因忧思过度，劳逸失常，饮食损伤脾胃，致气虚下陷，清阳不升，浊阴不降，阴阳离位，阴阳不相顺接，而致发热。

外感发热和内伤发热可相互转化和兼夹。有些内伤发热是由于外感发热失治而导致的；而内伤发热，尤其是脏腑气血阴阳亏虚，卫外抗邪能力减弱，则容易感受

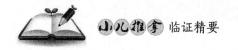

外邪而致发热。

【临床诊断】

1. 病史：外感发热有感受外邪史；内伤发热有饮食不节或热病史。

2. 临床表现：以体温异常升高为主要临床表现。腋温检查在 37.3℃ 以上为发热，并有呼吸、心率相应加快，可伴有神疲乏力、食欲不振、口干唇燥、渴欲饮水、小便黄、舌红、脉数等症状。

3. 辅助检查：血常规检查可区分细菌感染与病毒感染，病毒感染时可见白细胞总数正常或减少，淋巴细胞相对增加；细菌感染时可见白细胞计数增多，中性粒细胞比例增高。若外周血中有异常淋巴细胞提示病毒感染；若有幼稚细胞则提示白血病。

【鉴别诊断】

1. 幼儿急疹：2 岁以下的婴幼儿突然高热，耳后淋巴结肿大，3～4 天后热退疹出，于面颈及躯干部见玫瑰红色小丘疹，1～2 天后皮疹消退，疹退后不留任何痕迹。

2. 川崎病：发热持续 5 天以上，眼结膜充血，无渗出物，口腔及咽部黏膜有充血，口唇干燥皲裂，杨梅舌。急性期手足红肿，亚急性期甲周脱皮。出疹主要在躯干部，斑丘疹，多形红斑样或猩红样，伴有颈枕部淋巴结肿大，直径超过 1.5cm。

3. 败血症：有原发病，持续高热或不规则发热，可有出汗，但出汗后体温不退。伴有中毒症状，如精神萎靡，反应差，易激惹，呕吐、腹泻，皮肤及黏膜可见瘀点、皮疹。呼吸加快加深或不规则，肝脏大，末梢循环差，可有皮肤发花情况。

4. 传染性单核细胞增多症：是 EB 病毒（人类疱疹病毒）感染导致的急性单核 - 巨噬细胞系统增生性疾病，典型临床表现为"三联征"：即发热、咽峡炎、淋巴结肿大。实验室检查外周血中淋巴细胞增多并有异型淋巴，血清中可检出 EB 病毒抗体。本病属自限性疾病，发生于学龄儿童及青少年。

5. 猩红热：有与猩红热、咽峡炎或扁桃体炎患儿接触史，根据起病急骤、发热、咽峡炎、典型皮疹、杨梅舌及疹退后脱皮等特征进行诊断。

6. 病毒性心肌炎：大部分患儿在心脏症状出现前数天或 2 周内有呼吸道或肠道感染症状，继而出现心脏症状，主要表现为明显乏力、食欲减退、恶心呕吐、呼吸困难、面色苍白、发热、手足凉等，年长儿可诉心前区不适、心悸、头晕、腹痛。部分患者起病隐匿，仅有乏力、胸闷、心悸、头晕症状；心前区听诊心音钝，可有奔马律、心动过速或过缓，或有心律失常等。实验室检查：心肌酶 CK-MB 升高，心肌肌钙蛋白 cTnI 及 cTnT 升高。

【辨证论治】

1. 辨证思路

（1）辨外感与内伤：外感发热，无论邪气从口鼻，还是皮毛侵入，肺卫之气郁闭则发热，正邪相争亦发热；因自身各因素发生阳盛或阴虚之态，即为内伤发热。

（2）辨内伤虚实：阴衰阳盛，水不制火，而致阴虚发热，以低热、潮热、盗汗为特征，为虚证；阳盛以但热不寒，或高热烦躁，或日晡潮热为特征，为实证，后期阴液损伤可为虚实夹杂之证。此外，饮食积滞，亦可蓄久发热。

（3）辨高热原因：急性高热一般由感染性疾病（急性传染病早期，各系统急性感染性疾病）、非感染疾病（暑热症、新生儿脱水热、颅内损伤、惊厥及癫痫大发作等）、变态反应（过敏，异体血清，疫苗接种反应，输液、输血反应等）等引起。

2. 治疗原则：阳热有余是发热的基本病机，故调整阴阳为治疗发热的基本治法。外感发热治以疏散外邪，宣散郁闭之肺气，随证治以发汗解表、清热解表；内伤发热除清热泻火之外，若食积发热治以消积导滞，阳明腑实治以通腑泻下。

3. 高热处理原则：对高热患者应及时适当降温，以防惊厥及其他不良后果。首先采取降温措施如物理降温、药物降温、针刺降温等；然后对症处理（高热时应及时补充水分和电解质，口服有困难者给予静脉补液。对伴烦躁不安、反复惊厥或一般降温措施效果不著者，可酌情选用氯丙嗪与异丙嗪）；最后确定病因，进行对因治疗。

4. 辨证推拿

（1）外感风寒

证候： 发热恶寒，无汗，头痛，鼻塞，喷嚏，流涕，咳嗽，咽不红，口不渴，舌苔薄白，脉浮紧，指纹鲜红。

治法： 疏风散寒，宣肺解表。

处方：

疏风散寒：四大手法，揉一窝风、风池，掐揉二扇门，推三关。

宣肺解表：清肺经，拿列缺，黄蜂入洞，拿肩井。

随症加减：鼻塞加揉迎香、鼻通，头痛加揉合谷、太阳。

（2）外感风热

证候： 发热汗出，鼻流浊涕，喷嚏，咽喉肿痛，唇红，口干，舌质红，苔薄黄，脉浮数，指纹青紫。

治法： 疏散风热，宣肺利咽。

处方：

疏散风热：四大手法，清肝经，清肺经，清天河水，推脊。

宣肺利咽：揉合谷、曲池，捏挤新建、大椎，清板门。

随症加减：鼻流浊涕加揉鼻通、迎香、太阳，咽痛加掐揉少商、商阳。

（3）气分热炽

证候： 壮热，口干多饮，喜冷，面红唇赤，烦躁不安，啼闹不眠，便秘溲赤，舌红苔黄而干，脉洪大，指纹紫滞。

治法： 清气分热，养阴安神。

处方：

清气分热：清天河水，清板门，清肺经，清胃经，退六腑，推脊。

养阴安神：揉二马，运内劳宫，捣小天心，分手阴阳（分阴重）。

随症加减：面红唇赤、便秘溲黄加清大肠、清小肠。

（4）食积发热

证候： 暮夜发热，或热甚，手足心热，夜卧不安，啼闹不眠，兼见腹胀拒按，少食或不食，嗳腐吞酸，或有呕泻酸臭、食物残渣，舌红，苔黄厚腻，脉滑数，指纹紫滞。

治法： 消积导滞，清泄积热。

处方：

消积导滞：揉板门、足三里，掐揉四横纹，逆运内八卦，捏脊。

清泄积热：退六腑，清大肠，推下七节骨，清天河水。

随症加减：夜卧不安加清肝经、捣小天心；腹胀加揉中脘、顺时针摩腹。

（5）阴虚发热

证候： 午后、夜间潮热，手足心热，两颧发红，口干唇燥，烦躁啼闹，夜卧不宁，盗汗，或大便干结，小便短赤，唇色嫩红，少苔或无苔，脉细数，指纹淡紫。

治法： 滋阴清热。

处方：

滋阴补肾：补肾经，揉二人上马，复溜，三阴交。

清虚热：揉涌泉，运内劳宫，清天河水，分手阴阳（分阴重）。

随症加减：大便干加清大肠，盗汗加揉肾顶，烦躁啼闹加揉小天心、清小肠。

【其他疗法】

1. 中成药

（1）小儿柴桂退热颗粒：1岁以内，每次2g；1～3岁，每次4g；4～6岁每次6g；7～14岁每次8g；1日3次。用于感冒发热。

（2）银柴口服液：1次1瓶，1日3次，或遵医嘱。连服3天。用于外感发热。

（3）清开灵颗粒：1次3～6g（1～2袋），1日2～3次，儿童酌减或遵医嘱。用于高热不退。

2.单方验方：黄瓜250g，豆腐500g。用法：黄瓜、豆腐切片，加水煮汤。每次饮一大杯，每日2次。用于小儿夏季发热不退、口渴饮水多、尿多。

3.针刺疗法：外感风寒发热：取风池、合谷、大椎、风门、肺俞，中等刺激，不留针，每日1次，3～7次为1个疗程；外感风热发热：取大椎、曲池、鱼际、外关、少商，中等刺激，不留针，每日1次，3～7次为1个疗程。

【预防护理】

1.预防

（1）注意体格锻炼，多做户外活动，增强体质。

（2）气温骤变时，注意随气候变化增减衣服，勿长期衣着过暖。

（3）冬春感冒流行时，少去公共场所，避免感染。

2.护理

（1）若患儿持续高热不退，精神状态差，应采用退热处理。降温主要有药物降温和物理降温。退热药目前主要有口服和肛栓，口服以"对乙酰氨基酚"和"布洛芬"为主。

（2）发热时宜清淡饮食，忌食肉、鱼、虾、蛋等肥甘厚味。

【饮食宜忌】

1.宜

（1）西瓜汁：新鲜西瓜，去籽去瓤，榨汁频服。

（2）竹叶粥：鲜竹叶200g，生石膏100g，煎水500mL，去渣取清，入粳米100g，煮粥服用，热退即停。

（3）黄芪大枣粥：生黄芪30g，党参30g，甘草15g，浓煎取汁，加粳米100g，大枣10枚煮粥服用，适用于气虚发热者。

（4）麦冬粥：麦冬30g，煎汤取汁。粳米100g煮半熟后，再加麦冬汁及冰糖适量，同煮为粥，早晚服用，适用于热病伤阴，虚热不退者。

2.忌：忌食肥甘厚腻、辛辣刺激之品及冷饮。

【临证提要】

1.若精神尚好，不宜盲目或急于降温治疗。对有惊厥史者，应及时适当降温，以防高热惊厥。

2.早诊断、早治疗，若为化脓性感染引起的发热应采用综合疗法。

3.惊厥可先针刺人中、合谷、太冲等穴位，强刺激；或用采血针点刺十宣放

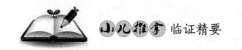

血。待患儿抽搐停止，意识恢复为止。若仍抽搐，意识不清，应及时进行西医抢救处理。

第三节 咳 嗽

咳嗽是指因感受外邪或脏腑功能失调，影响肺的宣肃功能而致肺气上逆作咳，咯吐痰涎的一种病证。本病在冬春季节及寒温不调之时尤为多见，多发生于幼儿。现代医学的咽炎、喉炎、气管炎、支气管炎、支气管肺炎等均可参照本病辨证治疗。

【病因病机】

小儿咳嗽病因虽多，但皆为肺脏受累，宣肃失司而成。外感咳嗽起于肺，内伤咳嗽可因肺病迁延，也可由他脏累及肺所致。咳嗽的外因主要是感受外邪，内因主要是肺脾虚弱。

1.外感咳嗽：小儿冷暖不知自调，邪侵肺卫，壅塞肺络，肺气不宣，宣肃失司，肺气上逆而致咳嗽。临床有风寒、风热之别。

2.内伤咳嗽：小儿脾虚生痰，上贮于肺，肺失清肃，发为咳嗽；若小儿肺脾两虚，气不化津，则痰湿更易滋生。若痰湿蕴肺，遇感引触，转从热化，则可出现痰热咳嗽。素体虚弱，若外感咳嗽日久不愈，进一步耗伤气阴，发展为肺阴耗伤或肺脾气虚之证。

【临床诊断】

1.病史：多有外感病史。

2.临床表现：咳嗽为主要症状，肺部听诊两肺呼吸音粗糙，或可闻及干、湿啰音。

3.辅助检查：X线检查示肺纹理增粗、紊乱。

【鉴别诊断】

顿咳：阵发性痉挛性咳嗽，咳后有鸡鸣样吼声，并吐出痰涎，病程迁延日久不愈。

【辨证论治】

1.辨证思路：主要辨外感、内伤。外感咳嗽发病急，病程短，伴有表证，多属实证；内伤咳嗽发病缓，病程长，多兼有不同程度的里证。

2.治疗原则：本病病位主要在肺脾，病理因素主要为痰。基本病机为肺失宣肃，气机壅遏。因此，宣肃肺气、化痰止咳为本病的基本治法。外感咳嗽治以疏散外邪，宣通肺气；内伤咳嗽，痰盛者按痰热、痰湿不同，治以清热化痰或燥湿化痰；后期以补为主，治以滋阴润肺，或健脾补肺。

3. 辨证推拿

（1）外感咳嗽

①风寒咳嗽

证候：咳嗽频作，咳声清扬，痰白清稀；咽痒，鼻塞流涕，恶寒无汗，或伴发热头痛，全身酸痛。舌苔薄白，脉浮紧，指纹浮红。

治法：疏散风寒，宣肺止咳。

处方：

疏散风寒：四大手法，揉一窝风、风门，推三关，拿列缺。

宣肺止咳：清肺经，揉肺俞、膻中，顺运内八卦。

随症加减：痰多加揉丰隆，鼻塞加黄蜂入洞、揉迎香。

②风热咳嗽

证候：咳嗽不爽，咳声粗重，痰黄黏稠，不易咯出；咽痛，鼻流浊涕，口渴，伴有发热头痛，恶风，微汗出。舌质红，苔薄黄，脉浮数，指纹红紫。

治法：疏风清热，宣肃肺气。

处方：

疏风清热：四大手法，清天河水，清板门，揉大椎、合谷、曲池。

宣肃肺气：清肺经，清肝经，顺运内八卦，揉膻中、肺俞。

随症加减：口渴加揉二马、清板门，咽痛加掐揉商阳，痰难咯加推小横纹、掐揉精宁。

（2）内伤咳嗽

①痰湿咳嗽

证候：咳嗽重浊，痰多壅盛，色白而稀；胸闷，纳呆。苔白腻，脉濡，指纹滞。

治法：健脾燥湿，化痰止咳。

处方：

健脾燥湿：清补脾经，推四横纹，揉脾俞、足三里，捏脊。

化痰止咳：清肺经，逆运内八卦，揉肺俞、膻中，分推肩胛骨。

随症加减：纳呆加揉板门，腹胀加揉中脘，痰多加揉丰隆、天突。

②痰热咳嗽

证候：咳嗽痰黄，稠黏难咯；面赤唇红，口苦作渴，或有发热，烦躁不宁，小便短赤。舌红，苔黄腻，脉滑数，指纹色紫。

治法：清泻肺热，化痰止咳。

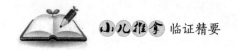

处方：

清泻肺热：清肺经，清天河水，揉掌小横纹，清大肠，退六腑。

化痰止咳：逆运内八卦，推揉膻中，揉肺俞、丰隆，分推肩胛骨。

随症加减：发热加推脊，烦躁不安加掐揉五指节，小便短赤加揉小天心、清小肠。

③阴虚咳嗽

证候： 干咳无痰，或痰少而黏，不易咯出；口渴咽干，喉痒声嘶，手足心热，或咳嗽带血，午后潮热。舌红少苔，脉细数。

治法： 滋阴润肺，止咳化痰。

处方：

滋阴润肺：分阴阳（分阴重），补肾经，揉二马、肺俞、三阴交，运内劳宫。

止咳化痰：清肺经，顺运内八卦，推四横纹，揉膻中。

随症加减：口渴咽干加清板门，揉复溜、涌泉。

④气虚咳嗽

证候： 咳而无力，痰白清稀；面色苍白，气短懒言，语声低微，喜温畏寒，体虚多汗。舌质淡嫩，脉细少力。

治法： 补肺健脾，宣肃肺气。

处方：

补肺健脾：补肺经，补脾经，补肾经，揉脾俞、气海，捏脊。

宣肃肺气：顺运内八卦，揉肺俞、膻中。

随症加减：多汗加揉肾顶，畏寒加推三关。

【其他疗法】

1. 中成药

（1）蛇胆川贝液，每次 10mL，1 日 2～3 次。用于风热咳嗽、痰热咳嗽。

（2）急支糖浆，每次 5～10mL，1 日 2～3 次。用于风热咳嗽。

（3）橘红痰咳液，每次 10mL，1 日 2～3 次。用于痰湿咳嗽。

2. 单方验方

（1）紫苏、陈皮各 10g，白萝卜汁 12g。加水 120mL，煎成 60mL，加红糖 10g，趁热温服，1 日 3 次。用于风寒咳嗽。

（2）枇杷叶、桑白皮各 10g，桔梗、白前各 6g，水煎服，1 日 3 次。用于痰热咳嗽。

（3）鱼腥草 60g，杏仁 10g，桔梗 12g，水煎服，1 日 3 次。用于痰热咳嗽。

（4）川贝母 6g，雪梨 1 个，冰糖 15g，蒸服，1 日 3 次。用于阴虚咳嗽。

3. 中药外治：丁香、肉桂各 3g，共研为末，温水调敷肺俞穴，每日换 1 次。用于气虚咳嗽。

【预防护理】

1. 预防

（1）加强锻炼，饮食有节，时见风日，增强抗病能力。

（2）注意气候变化，特别秋冬季节，注意胸、背、腹部保暖。

2. 护理

（1）注意保持室内空气流通，避免煤气、烟、尘等刺激。

（2）咳嗽期间，适当休息，多饮水，饮食宜清淡，避免腥、辣、油腻之品。

【饮食宜忌】

1. 宜

（1）宜吃营养价值高的优质蛋白质食物，如瘦肉、鸡蛋、牛奶、鱼、豆制品、豆浆、豆腐、豆腐脑等。

（2）宜吃含维生素 A 的食物，如鱼肝油、菠菜、胡萝卜、西红柿等；宜吃含 B 族维生素丰富的食物，如豆类、花生、粗粮等；宜吃含维生素 C 丰富的食品，如苹果、梨、荸荠、菠菜、西红柿等。

（3）川贝母 10g 研细，粳米 60g，白糖适量。粳米淘净后加水 500mL，煮成粥，加入川贝粉和白糖后再煮 2～3 沸，日分 2 次，温热服。

2. 忌

（1）忌吃辛辣刺激之物，如辣椒、花椒、胡椒、生姜、蒜等。

（2）忌吃烧烤、油炸食物，如炸猪排、炸牛排、麻球、麻花、烤串、烤鸭、烤羊肉等。

（3）忌吃鱼腥发物，如海马、虾、螃蟹、黄鱼、带鱼、鲫鱼、海蜇、带鱼、黄鳝等。

【临证提要】

1. 以咳嗽为主症时，方称为"咳嗽"。若由其他外感、内伤疾病引起的咳嗽，则不属本病证。

2. 推拿治疗小儿咳嗽具有较好的疗效，但需明辨病机，不可一味见咳止咳。

3. 若患儿发热咳嗽，特别是免疫功能相对低下者，需警惕肺炎的发生。

4. 临床应重视咳嗽声的鉴别：连声咳比单声咳严重；咽源性咳嗽咳声轻扬；咳嗽声发闷，病位多在气管以下，以此判断病情进展。

5.幼儿咳嗽能力差，痰液不易排除，可拍背排痰。方法：将手指并拢，手掌轻微弯拢，掌心内凹，可在不同的体位下轻轻拍背，如直立、平卧、侧卧，每次5～10分钟。

第四节　哮　喘

哮喘是以发作性喉间哮鸣气促、呼气延长为特征的病证，严重者不能平卧。哮指声响，喘指气息，临床上喘未必哮，但哮常兼喘。《丹溪心法·喘论》首先命名为"哮喘"。本病多发于冬季及气温多变季节，年龄以1～6岁多见，95%的发病诱因为上呼吸道感染。该病有遗传倾向，发病越早则遗传倾向越明显。现代医学的喘息性支气管炎、支气管哮喘等可参照本病辨治。

【病因病机】

哮喘发病内因是痰饮内伏，与肺脾肾三脏有关；外因主要为感受外邪，接触异气。

1.痰饮内伏：小儿肺脏娇嫩，脾常不足，肾常虚。肺虚则卫外失固，腠理不密，易为外邪所侵，邪阻肺络，气机不利，津液凝聚为痰；脾虚不运，生湿酿痰，上贮于肺；肾气虚弱，不能蒸化水液而为清津，上泛为痰，聚液成饮。痰饮留伏与肺脾肾三脏功能失常有关，尤其责之于肺脾两脏。

2.外邪侵袭：外邪侵袭肺金，引动伏痰，痰阻气道，肺失肃降，气逆痰动而致哮喘。

此外，若接触异气，如异味、花粉、羽毛等，或嗜食酸咸甜腻之品，也能刺激气道，影响肺的宣降功能而诱发哮喘。精神失调和过度疲劳也是小儿哮喘的重要诱因。

【临床诊断】

1.病史：有婴儿期湿疹史或家族哮喘史；有诱发因素，如气候转变、受凉受热或接触某些过敏物质。

2.临床表现：突然发病，发作之前多有喷嚏、咳嗽等先兆症状；发作时不能平卧，烦躁不安，气急气喘。

3.体格检查：肺部听诊可闻及两肺满布哮鸣音，呼气延长。哮喘如有继发感染或为哮喘性支气管炎，可闻及粗大湿啰音。

4.辅助检查：血常规检查可见白细胞总数正常，嗜酸性粒细胞可增多；伴肺部感染时，白细胞总数及中性粒细胞均可增多。

【鉴别诊断】

肺炎喘嗽：哮喘以咳嗽、气喘、呼气延长为主症，多数不发热，肺部听诊以哮鸣音为主；而肺炎喘嗽以发热、咳嗽、痰壅、气急、鼻扇为主症，多数发热，肺部听诊以湿啰音为主。

【辨证论治】

1. 辨证思路

（1）辨缓急：哮喘临床分发作期与缓解期。发作时哮吼痰鸣，喘急倚息，以邪实为主。若咳喘痰黄，身热面赤，口干舌红为热性哮喘；咳喘畏寒，痰多清稀，舌苔白滑为寒性哮喘。缓解期哮喘已平，出现肺脾肾三脏不足，以正虚为主。

（2）辨虚实：气短多汗，易感冒，多为气虚；形寒肢冷面白，动则心悸，多为阳虚；消瘦乏力，盗汗颧红，多为阴虚。

2. 治疗原则：哮喘病位主要在肺，应坚持长期、规范、个体化的治疗原则，按发作期和缓解期分别施治。发作期病机关键为痰气相搏，气道被阻，故化痰平喘是基本治法，当攻邪以治标，分辨寒热虚实、寒热夹杂，随证施治；缓解期治以扶正，调其脏腑功能，以预防反复发作。

3. 辨证推拿

（1）发作期

①寒哮

证候：咳嗽气喘，喉间有痰鸣音，痰多白沫；鼻流清涕，面色淡白，恶寒无汗，形寒肢冷。舌淡红，苔白滑，脉浮滑。

治法：温肺散寒，化痰平喘。

处方：

温肺散寒：补脾经，补肺经，擦肺俞，揉一窝风、外劳宫，推三关。

化痰平喘：推四横纹，揉板门、丰隆，逆运内八卦，推揉膻中。

随症加减：鼻流清涕加揉风池、风门，黄蜂入洞。

②热哮

证候：咳嗽，哮喘，声高息涌，喉间哮吼痰鸣，咯痰稠黄，胸膈满闷；面赤，身热，咽红，口干，尿赤，便秘。舌质红，苔黄腻，脉滑数。

治法：清肺化痰，止咳平喘。

处方：

清肺化痰：清肺经，清补脾经，清天河水，清大肠，掐揉四横纹，揉丰隆。

止咳平喘：揉掌小横纹、肺俞、板门，逆运内八卦，推揉膻中。

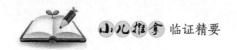

随症加减：尿赤加揉小天心、清小肠，便秘加顺时针摩腹、退六腑、推下七节骨。

③外寒内热

证候：恶寒发热，鼻塞，喷嚏，流清涕；咯痰黏稠色黄，口渴引饮，大便干结。舌红，苔薄白，脉滑数。

治法：散寒泄热，化痰平喘。

处方：

疏散风寒：四大手法，揉一窝风，推三关，掐揉二扇门。

清泄里热：清大肠，清天河水，退六腑，掐揉四横纹。

化痰平喘：清肺经，揉掌小横纹、膻中、肺俞、板门，逆运内八卦。

随症加减：口渴加揉二马、清胃经。

④肺实肾虚

证候：哮喘持续不已，动则喘甚，病程较长；伴咳嗽，喉中痰吼，面色无华，小便清长。舌淡，苔白腻，脉细弱。

治法：温阳益气，降逆平喘。

处方：

温阳益气：补肾经，揉肾俞、丹田、关元，点气海。

降逆平喘：清肺经，逆运内八卦，揉膻中、肺俞、天突。

随症加减：喘则汗出加补脾经、揉肾顶。

（2）缓解期

①肺脾气虚

证候：咳嗽无力；气短多汗，面色苍白，神疲乏力，形瘦纳差，便溏。舌淡，苔薄白，脉细软。

治法：健脾益气，补肺固表。

处方：

健脾益气：补脾经，揉脾俞、足三里，推三关，捏脊。

补肺固表：补肺经，补肾经，揉二马、肺俞、肾顶。

随症加减：便溏加补大肠，纳差加揉板门、推四横纹。

②脾肾阳虚

证候：动则气短心悸；面色㿠白，形寒肢冷，脚软无力，腹胀纳差，大便溏泄。舌淡苔薄白，脉细弱。

治法：健脾温肾，固摄纳气。

处方：

健脾温肾：补脾经，补肾经，揉脾俞、二马、太溪、肾俞，擦八髎。

固摄纳气：摩揉丹田，揉气海、关元。

随症加减：形寒肢冷加推三关，腹胀纳差加摩腹、分腹阴阳，大便溏泄加补大肠、揉外劳宫。

③肺肾阴虚

证候： 咳嗽时作，甚则咯血；面色潮红，手足心热，夜间盗汗，消瘦气短，夜尿多。舌红，苔花剥，脉细数。

治法： 养阴清热，补益肺肾。

处方：

养阴清热：揉二马、三阴交、涌泉，运内劳宫。

补益肺肾：补脾经，补肾经，补肺经，揉肺俞、肾俞。

随症加减：咯血加揉孔最，夜尿多加揉关元、气海，盗汗加揉复溜、肾顶。

【其他疗法】

1. 中成药：小青龙汤口服液，每次 1 支，1 日 2 次。用于寒性哮喘。

2. 单方验方：干地龙粉，每次 3g，1 日 2 次，装胶囊内开水吞服，用于热性哮喘；麻黄、五味子、甘草各 30g，研细末，分成 15 包，每次 1 包，1 日 2 次，开水冲服，用于热性哮喘。

3. 中药贴敷：白芥子、延胡索各 21g，甘遂、细辛各 12g，共研细末，分成 3 份，每隔 10 天使用 1 份。用时取药末 1 份，加生姜汁调稠如 1 分钱硬币大，分别贴在肺俞、心俞、膈俞、膻中穴，贴 2～4 小时揭去。若贴后皮肤发红，局部出现小疱疹，可提前揭去。贴药时间为每年夏天的初伏、中伏、末伏 3 次，连用 3 年。用于哮喘缓解期。

4. 针灸疗法：发作期，取定喘、天突、内关；咳嗽痰多者，加膻中、丰隆。缓解期，取大椎、肺俞、足三里、肾俞、关元、脾俞。每次取 3～4 穴，轻刺加灸，隔日 1 次。

【预防护理】

1. 预防

（1）避免各种诱发因素，适当进行体格锻炼，增强体质。

（2）注意做好防寒保暖工作，冬季外出应戴口罩。尤其气候转变或换季时，要预防感冒诱发哮喘。

（3）发病季节，防止活动过度和情绪激动，以免诱发哮喘。

2.护理

（1）居室宜空气流通，阳光充足；冬季要暖和，夏季要凉爽通风；避免接触特殊气味。

（2）饮食宜清淡而富有营养，忌吃生冷油腻、辛辣酸甜、海鲜鱼虾等可能引起过敏的食物，以免诱发哮喘。

（3）密切观察病情进展，注意心率、脉象变化，防止哮喘大发作。

【饮食宜忌】

1.宜

（1）宜吃富含维生素、矿物质的蔬菜水果及富含膳食纤维、低聚糖的食物，如粗粮、苹果、香蕉、圆白菜、胡萝卜、番茄、蚕豆等。

（2）哮喘缓解期可适当进食富含优质蛋白的食物为主，如奶类、蛋类，但应排除过敏原。

2.忌

（1）忌吃海腥发物，如鲜虾、鱼类等；忌吃生冷食物，如冰激凌、冰冻果汁、冰糕。

（2）忌吃过甜食品，如糖类、蛋糕、巧克力等；忌吃辛辣之物，如辣椒、大蒜等。

（3）若蛋白质过敏，忌吃蛋类和乳类；忌吃高盐食物，如腌菜、酱菜等；忌吃火腿、培根、烟熏或腊肉制品。

（4）忌滥用补品，如海参、阿胶等。

【临证提要】

1.哮喘病因复杂，宜多种疗法综合治疗，除推拿外，还可配合口服药物、雾化吸入、贴敷、针灸、环境疗法、身心疗法等方法，以增强疗效。

2.治中有防，防治结合。嘱患者生活中远离过敏原，注意锻炼身体，增强体质，在哮喘缓解期采用贴敷、推拿、艾灸等方法预防哮喘的发生。

3.哮喘急性发作时，可点按孔最穴以止咳平喘。

4.本病治疗除调理肺脾肾之外，应注意调肝，随证采用清肝法、疏肝法、养肝法等。

5.重视肺俞穴的应用，该穴可调补肺气、补虚清热、改善肺功能，主治呼吸系统疾病。

第五节　肺炎喘嗽

肺炎喘嗽是指以发热、咳嗽、痰壅、气急、鼻扇为特征的病证，重者涕泪俱闭、面色苍白发绀。肺炎喘嗽的病名首见于《麻科活人全书》。四季均可发病，以冬春季最为常见，好发于婴幼儿。一般发病较急，早期若治疗得当，预后良好。现代医学的支气管肺炎、间质性肺炎、大叶性肺炎等可参照本病进行辨治。

【病因病机】

肺炎喘嗽的病因主要有外因和内因两大类。外因主要是感受风邪，小儿寒温失调，风邪外袭而为病，风邪多夹热或夹寒为患，其中以风热多见；内因是正气虚衰，无力驱邪外出。

1.感受外邪：风邪侵犯肺卫，致肺气郁闭，清肃之令不行，导致发热、咳嗽、痰壅、气促、鼻扇等而致肺炎喘嗽。痰热是其病理产物，常见痰热交结阻塞肺络，亦有痰湿阻肺者，肺闭可加重痰阻，痰阻又可进一步加重肺闭，宣肃不行，导致病情加重。

2.正气虚衰：先天禀赋不足，或病后失调，正气虚弱，卫外不固，腠理不密，易为外邪所中而致肺炎喘嗽。

肺主治节，肺气郁闭，心血运行不畅，可致心失所养，导致心气不足、心阳虚衰等危重变证；亦可因邪热炽盛化火，内陷厥阴，出现高热动风证候；若影响脾胃升降，浊气停聚，大肠之气不行，可出现腹胀、便秘等证候。

重证肺炎或素体虚弱之患儿，患病之后常迁延不愈。如体禀营虚卫弱者，可致长期不规则发热或寒热往来、自汗；体禀阴液不足者，可见夜间发热为甚、手足心热、盗汗、夜寐不宁等证候表现。

【临床诊断】

1.病史：多继发于感冒、麻疹、顿咳等急性热病之后，且年龄越小，发病率越高，病情越重。

2.临床表现：发病较急，轻证仅有发热咳嗽、喉间痰鸣，重证则呼吸急促、鼻翼扇动。病情严重时，痰壅气粗，喘促不安，烦躁不安，面色苍白，口唇青紫发绀。初生儿患本病时，常无上述典型表现，可见不乳、神萎、口吐白沫，肺部听诊可闻及细湿啰音，如病灶融合，可闻及管状呼吸音。

3.辅助检查：X线检查见肺纹理增多、紊乱，肺部透亮度降低或增强，可见小片状、斑片状阴影，也可出现不均匀的大片状阴影。血常规检查：若白细胞总数较高，

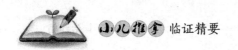

中性粒细胞增多，提示细菌感染；白细胞总数减少、稍升高或正常，提示病毒感染。

【鉴别诊断】

感冒：感冒与肺炎早期均为表证，但肺炎表证时间短暂，很快入里化热，主要特点为发热、咳嗽、气喘。临床一般主要通过望精神及呼吸状态、听咳嗽声、呼吸音、问饮食、睡眠、检查体温、呼吸次数及拍摄胸片进行肺炎的辨识。

【辨证论治】

1.辨证思路

（1）辨寒热：初起应辨寒热。风寒者多恶寒无汗，痰多清稀；风热者发热重，咳痰黏稠。

（2）辨痰热：痰阻肺闭时，应辨清痰热轻重。热重者，高热稽留不退，面红唇赤，烦渴引饮；痰重者，喉中痰鸣，痰声辘辘，胸高气急。若高热炽盛，喘憋严重，呼吸困难，为毒热闭肺重症。

（3）辨危重症：若正虚邪盛出现心阳虚衰、热陷厥阴，为肺炎喘嗽之危重变证。

2.治疗原则：本病病位在肺，病机关键为肺失宣肃，以宣肺清热，化痰平喘为基本治法。若痰多壅盛者，治以降气涤痰；喘憋严重者，治以平喘利气；气滞血瘀者，治以活血化瘀；病久气阴耗伤者，治以补气养阴。

3.辨证推拿

（1）风寒闭肺

证候：咳嗽气急，痰稀色白；恶寒发热，无汗，不渴。舌淡红，苔薄白，脉浮紧。

治法：辛温开肺，化痰止咳。

处方：

辛温开肺：四大手法，分阴阳（分阳重），推三关，掐揉二扇门，揉一窝风，清肺经。

化痰止咳：推四横纹，揉肺俞、膻中，顺运内八卦，分推肩胛骨。

随症加减：痰多者加揉丰隆、天突。

（2）风热闭肺

证候：咳嗽，痰稠色黄，呼吸急促；发热恶风，微有汗出，口渴欲饮，咽红。舌尖红，苔薄黄，脉浮数。

治法：辛凉宣肺，清热化痰。

处方：

辛凉宣肺：四大手法，清天河水，清肺经，清肝经。

清热化痰：清大肠，退六腑，揉掌小横纹，揉肺俞、膻中、丰隆，逆运内八卦。

随症加减：咽红加掐少商、商阳，痰稠色黄加掐揉四横纹。

（3）痰热闭肺

证候：喉间痰鸣，痰稠色黄，气促喘憋，鼻翼扇动，壮热烦躁，或口唇青紫。舌红，苔黄腻，脉滑数。

治法：清热宣肺，涤痰定喘。

处方：

清热宣肺：清肺经，清板门，退六腑，清大肠，清天河水，清肝经。

涤痰定喘：揉天突、掌小横纹、肺俞、膻中、丰隆，逆运内八卦。

随症加减：气促喘憋加揉板门，痰稠色黄加掐揉四横纹。

（4）痰浊闭肺

证候：咳嗽气喘，喉间痰鸣，咯吐痰涎，胸闷气促，食欲不振。舌淡，苔白腻，脉滑。

治法：温肺平喘，涤痰开闭。

处方：

温肺平喘：清补肺经，补脾经，揉一窝风，擦肺俞。

涤痰开闭：揉天突、掌小横纹、膻中、丰隆，掐揉精宁，顺运内八卦。

随症加减：食欲不振加揉板门、推四横纹。

（5）阴虚肺热

证候：干咳无痰，低热不退，面色潮红。舌红而干，苔光剥，脉数。

治法：养阴清肺，润肺止咳。

处方：

养阴清肺：补肺经，补脾经，补肾经，揉二马，运内劳宫。

润肺止咳：揉肺俞、膻中，推小横纹，顺运内八卦。

随症加减：低热不退加清天河水、揉涌泉。

（6）肺脾气虚

证候：咳嗽无力，病程迁延，低热起伏，面色苍白，气短多汗，四肢欠温，神疲乏力，纳差，便溏。舌质偏淡，苔薄白，脉细无力。

治法：健脾益肺，宣肃肺气。

处方：

健脾益肺：补脾经，补肺经，推三关，揉足三里、脾俞。

宣肃肺气：揉肺俞、膻中，顺运内八卦。

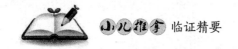

随症加减：便溏加补大肠，多汗加揉肾顶。

【其他疗法】

1. 单方验方：板蓝根、大青叶、金银花各 15g，百部、桑白皮各 6g，玄参 9g，甘草 3g。1 日 1 剂。用于病毒性肺炎。

2. 外治疗法

（1）桑叶、知母各 15g，杏仁、前胡、白前各 10g，桔梗 6g，甘草 3g，银花、鱼腥草各 20g。制成雾化剂，超声雾化吸入。每次 10 分钟，1 日 2 次，5～7 天为 1 个疗程。用于风热闭肺证。

（2）肉桂 12g，丁香 16g，川乌、草乌、乳香、没药各 15g，当归、红花、赤芍、川芎、透骨草各 30g。制成 10% 油膏敷背部，1 日 2 次，5～7 天为 1 个疗程。用于肺部湿性啰音久不消失者。

3. 拔罐疗法：取肩胛双侧下部，用拔罐法，每次 1～3 分钟。隔日 1 次，3 次为 1 个疗程。用于肺炎后期啰音不消失者。

4. 针刺疗法：主穴取尺泽、孔最、列缺、合谷、肺俞、足三里。配穴：痰热闭肺，加少商、丰隆、曲池、中脘；阳气虚脱，加气海、关元、百会。不留针，1 日 1 次，7 天为 1 个疗程。治疗肺炎喘嗽。

【预防护理】

1. 预防

（1）注意卫生，保持室内空气清新，冬春季节尽量少带易感儿去公共场所。

（2）气候寒暖不调时，应及时增减衣服，防止感冒。

（3）加强体育锻炼，增强体质。

2. 护理

（1）饮食宜清淡富有营养，多喂温开水。

（2）保持安静，居室要空气清新。

（3）呼吸急促时，应保持气道通畅位置，并随时吸痰。

（4）对于重症肺炎患儿要加强护理，密切观察病情变化。

【饮食宜忌】

1. 宜

（1）风寒闭肺：宜食苹果、桃子、绿叶青菜、胡萝卜、香菇、小米南瓜粥、大米胡萝卜粥、大米小米粥、大米燕麦粥等。

（2）肺实热证：宜食梨、苹果、猕猴桃、橙子、绿叶青菜、白萝卜、番茄小米银耳粥、大米百合粥、大米白萝卜粥、大米燕麦粥等。

（3）阴虚肺热：宜食苹果、桃子、绿叶青菜、胡萝卜、香菇、花生山药薏米粥、小米南瓜粥、大米胡萝卜粥、大米小米粥、大米燕麦粥等。

2. 忌

（1）忌食高蛋白质食物，如瘦肉、鱼、鸡蛋等。

（2）忌食油腻厚味食物，如鱼肝油、蟹黄、松花蛋黄、鲫鱼子及动物内脏等。

（3）忌食生冷食物，如冰激凌、冰冻果汁、冰糕、香蕉等生冷食物。

（4）忌食燥热食物及甘甜之品，如韭菜、茴香菜、荔枝、桂圆、大枣等。

【临证提要】

1. 正常孩子的呼吸次数：＜1岁,30～40次/分;2～3岁,25～30次/分;4～7岁,20～25次/分。若呼吸次数2个月至12个月≥50次/分、1～4岁≥40次/分，提示呼吸次数增快，应结合其他症状与体征考虑肺炎可能。

2. 因本病易于化热，病初风寒闭肺宜适当清热。肺与大肠相表里，壮热炽盛时宜早用消食导滞法以通腑泄热。病之后期，阴虚肺燥，余邪留恋，仍需清余热，避免使用温补之法。

3. 若出现变证（心阳虚衰、内陷厥阴），应采用中西医结合治疗，不宜采用推拿治疗。

第六节　反复呼吸道感染

反复呼吸道感染是指儿童在单位时间内上、下呼吸道感染次数超过规定次数，简称为"复感儿"。本病若反复发作，迁延不愈，或失治误治，则容易发生咳喘、心悸、水肿、痹证等病证，甚至影响小儿的生长发育。多见于6个月至6岁小儿,1～3岁的幼儿更为常见。目前，我国儿科呼吸道感染约占门诊患儿的60%，其中30%为反复呼吸道感染。本病属中医学"体虚感冒""虚人感冒""虚证""汗证"等范畴。

【病因病机】

本病病位在肺，病机关键为正虚卫表不固。其发病与否与正邪消长变化有关，发病时以邪盛为主，迁延不愈时为正虚邪恋，缓解后以正虚为主，也有积热内蕴之证。

1. 禀赋不足：父母体弱多病或妊娠时罹患疾病；或早产，生后腠理疏松，不耐六淫外邪侵袭，一感即病。

2. 喂养不当：因饮食不节或喂养不当，导致水谷精微摄取不足，气血化生乏源，正气不足，而易遭外邪侵袭；或过食肥甘之品，致使食滞脾胃，郁而化热，热蒸汗

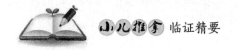

出，腠理开泄，反复感受外邪而致病。

3.少见风日：户外活动过少，日照不足，肌肤柔弱，卫外不固，不耐寒热，一有寒温变化，即感外邪而致病。

4.病后失调：病后体弱，或调养不当，或用药不慎，损伤正气，以致卫表不固而致病。

【临床诊断】

1.病史：有反复呼吸道感染史。

2.临床表现

（1）平素可无异常临床表现，或时有鼻塞，咽喉不利，少气懒言，面白无华，易汗出。舌脉正常，或舌淡、脉细无力。

（2）一旦气候变化，或迁徙，或寒温不调等即可致病。

（3）患儿1年内上呼吸道感染次数频繁，2岁以内婴幼儿超过7次/年，3～5岁儿童超过6次/年，6岁以上儿童超过5次/年，即可诊断。

3.辅助检查：细菌感染时，白细胞总数及中性粒细胞百分数升高；病毒感染时，则白细胞数正常或偏低，淋巴细胞所占比例偏高；若怀疑细菌引起的反复呼吸道感染者，应做咽拭子培养。

【鉴别诊断】

流行性感冒：为流感病毒所致，可为散发，时有小规模流行。病毒发生变异时，可大规模暴发。起病急，鼻咽部症状较轻，但全身症状较重；伴有高热、全身酸痛及结膜炎症状。快速血清PCR方法检测病毒，可供鉴别。

【辨证论治】

1.辨证思路：反复呼吸道感染的主要原因是患儿正气不足，卫表不固。正气不足多因肺、脾、肾三脏气虚。肺虚腠理不密、脾虚气血不足、肾虚发育障碍均可导致小儿适应性差，抵抗能力弱，从而容易发病。

2.治疗原则：调整阴阳，增强小儿适应能力和防御能力是小儿反复呼吸道感染的基本治法。平素以扶正为主，发病时以祛邪为主。

3.辨证推拿

（1）营卫失和，邪毒留恋

证候： 反复感冒，恶寒怕热，不耐寒凉，平时汗多，汗出不温，肌肉松弛；或伴有低热，咽红，扁桃体肿大；或肺炎喘嗽后久不康复。舌淡红，苔薄白或花剥，脉浮数无力，指纹紫滞。

治则： 调和营卫，扶正固表。

处方：

调和营卫：四大手法，分阴阳，揉太阳、涌泉、二马，推三关。

扶正固表：补脾经，补肺经，补肾经，揉足三里、肾顶，捏脊。

随症加减：扁桃体肿大加揉合谷、颊车，清板门；咽红加掐揉少商、商阳。

（2）肺脾两虚

证候： 屡感外邪，咳喘迁延不已，或愈后又作；面黄少华，常自汗出，唇口色淡，肌肉松弛，食欲不振，或大便溏薄。舌质淡红，脉数无力，指纹淡。

治则： 健脾益气，补肺固表。

处方：

健脾益气：补脾经，揉脾俞、足三里，捏脊。

补肺固表：补肺经，揉肺俞、风门、肾顶、二马，补肾经。

随症加减：食欲不振加推四横纹、顺运内八卦，大便溏薄加补大肠、揉外劳宫。

（3）肾虚精亏

证候： 反复感冒，甚则咳喘，面白无华，肌肉松弛，筋骨痿软，动则自汗，寐则盗汗，睡卧不宁，五心烦热，立、行、齿、发、语迟，或鸡胸龟背，生长发育迟缓。舌苔薄白，脉数无力。

治则： 补肾填精，益气养血。

处方：

补肾填精：补肾经，揉二马、肾俞、太溪、三阴交。

益气养血：补脾经，推三关，揉足三里，捏脊。

随症加减：汗出过多加揉肾顶，五心烦热加运内劳宫。

（4）少阳失和

证候： 反复外感，发热，咳嗽，喘息，哮鸣，病情时轻时重，迁延不愈，平素纳食欠佳，脘腹不适。舌淡苔白滑，脉弦，指纹淡紫。

治则： 解表和里，调和营卫。

处方：

解表和里：清肝经，清肺经，搓摩胁肋，揉一窝风、小天心。

调和营卫：分阴阳（分阴重），揉太阳，补脾经，揉二马，补肾经。

随症加减：发热加清天河水，纳食欠佳加揉板门、推四横纹，脘腹不适加揉中脘、足三里。

（5）气阴两虚

证候： 反复外感，神疲倦怠，面白少华，多汗易汗，纳呆食少，便秘或泄泻，肢冷或恶热，夜寐不安，咽红。舌红苔滑，脉弱，指纹淡紫。

治则：健脾益气，滋阴补肾。

处方：

健脾益气：补脾经，揉脾俞、足三里，顺运内八卦，捏脊。

滋阴补肾：分阴阳，揉二马、涌泉，补肾经。

随症加减：多汗加揉肾顶，夜寐不安加揉小天心、揉印堂。

（6）肺胃实热

证候：反复外感，口气臭秽，口舌易生疮，汗多而黏，夜寐不安，大便干结。舌红苔黄，脉滑数，指纹紫。

治则：清泻肺胃，通腑泄热。

处方：

清泻肺胃：清肺经，清胃经，清板门，清天河水，掐揉四横纹，揉掌小横纹。

通腑泄热：清大肠，退六腑，推下七节骨。

随症加减：口舌生疮加揉总筋，夜寐不安加揉小天心、掐揉五指节。

（7）积热内蕴

证候：反复外感，平素急躁好动，唇红颊赤，渴喜冷饮，手足心热，睡卧不宁，睡中汗出，或磨牙梦呓，大便干结。舌红苔黄，脉数有力。

治则：清热导滞，解表和里。

处方：

清热导滞：清天河水，清板门，清大肠，推四横纹，逆运内八卦。

解表和里：揉一窝风、小天心，推三关，退六腑。

随症加减：磨牙梦呓加清肝经，睡卧不宁加清心经、掐揉五指节。

【其他疗法】

1.单方验方：葱白6根，生姜6片，橘皮6g，红糖30g。前3味煮沸5分钟后，加红糖溶化，去渣，分2次服用，每日1剂。适用于风寒型。

2.耳穴贴压：取穴脾、肾、肺、气管、鼻。患者每穴按压50次，手法由轻到重，自觉局部胀痛有灼热感且能忍受为度。每日按压3～5次，3天更换1次，3～5次为1个疗程。治疗反复呼吸道感染。

3.拔罐疗法：第1天取大椎、陶道、风门、肺俞、脾俞、肾俞拔罐，每次1～3分钟；第2天改拔中府、云门、膻中、神阙，以宣肺止咳，驱邪外出。第3天仍取大椎、肺俞、脾俞、胃俞拔罐，以培补元气巩固疗效，3天为1个疗程。治疗反复呼吸道感染。

4.针刺疗法：取风池、太阳、印堂、迎香、合谷、肺俞、脾俞、肾俞、足三里等穴。不留针，每日1次，10次为1个疗程。治疗反复呼吸道感染。

【预防护理】

1.预防

（1）避免各种诱发因素，适当进行体育锻炼，增强体质。

（2）做好防寒保暖工作，尤其气候转变或换季时。

2.护理

（1）居室宜空气流通，阳光充足。

（2）饮食宜清淡而富有营养，忌食生冷油腻、辛辣酸甜等。

【饮食宜忌】

1.宜

（1）宜食新鲜蔬菜和水果，如白菜、菠菜、油菜、胡萝卜、白萝卜、西红柿、黄瓜、冬瓜等；宜食健脾润肺化痰的食物，如枇杷、梨、大枣、山药、薏米、莲子、百合、银耳、杏仁、核桃等。

（2）雪梨1个，川贝5～10g，适量冰糖炖水服用，适用于反复呼吸道感染咳嗽者。

2.忌

（1）忌食生冷寒凉之物，比如酸奶、冷饮、雪糕、凉茶等。

（2）忌食高热量难消化之物，如奶油、巧克力、核桃、全脂奶粉、汉堡、火腿肠、饼干、糖果、糖水、奶茶等。

（3）忌食高敏食物，如鸡蛋、牛奶、海鲜、坚果等。

（4）忌食辛辣刺激食物及肥甘厚腻之品，如辣椒、葱、蒜及油炸食物、肥肉等。

【临证提要】

1.推拿治疗该病具有较好的疗效，但疗程较长，要坚持治疗方能取效。

2.反复呼吸道感染儿多系体质虚弱，故在辨治之余，应重视补虚治本，预防复发。

3.本病治疗通常以补肺健脾益肾为治则，但临床中"肺胃实热"亦可常见，故应随证治之，治以"清泻肺胃、消食健脾"。肺胃实热既是反复呼吸道感染的致病因素，也是宿根。

第七节　喉痹

喉痹是以咽部疼痛或干燥不适为主要症状的一种病证。若治疗得当，预后良好，久病迁延不愈，则易转为慢性病证。一年四季均可发病，但以冬春季节最为多见。现代医学的咽炎可参照本病辨治，主要分为感染性和非感染性两类。感染性咽炎主要由病毒、细菌（如溶血性链球菌）引起；非感染性咽炎主要由受凉、内分泌失调、慢性全身性疾病及鼻咽部慢性疾病等引起。

【病因病机】

1. 感受外邪：风、暑、寒、热等外邪均可致病，其中以风寒、风热夹杂最为多见。素体虚寒者，风寒之邪侵袭皮毛，内应于肺，上攻咽喉，而致风寒喉痹；起居不慎，肺卫失固，风热邪毒乘虚侵犯，由口鼻而入直袭咽喉，致咽部肿痛而发为风热喉痹。

2. 肺胃热盛：素体肺胃积热，或失治误治，则邪热传里而致肺胃热盛，上攻咽喉而致重证喉痹。

3. 肺胃阴虚：热病伤阴或久病伤阴致肺胃阴虚，阴液不足，咽喉失去津液濡养；或虚火上炎，熏灼咽喉而致阴虚喉痹。

4. 肺脾气虚：久病伤及肺气，或饮食不节伤脾，致使肺脾气虚，清阳不升，咽喉失于温养而致气虚喉痹。

除风寒喉痹之外，喉痹无论实证、虚证皆与热邪有关。小儿阳常有余而阴不足，因而喉痹初起多为外感风寒，继而从阳化火。

【临床诊断】

1. 病史：慢性喉痹常有急性喉痹反复发作史，可因粉尘、气味刺激而诱发。

2. 临床表现：急性喉痹起病急，病程短，主要表现为咽痛，病情重者有吞咽困难、恶寒、发热等症状，检查可见黏膜充血、肿胀，咽后壁淋巴滤泡增生；慢性喉痹以咽部干痒、疼痛、异物感等为主要症状，检查可见黏膜肿胀或有萎缩，或有黯红色斑块状、树枝状充血，咽侧索肿大，咽后壁淋巴滤泡增生。

3. 辅助检查：血常规检查可见白细胞总数及中性粒细胞增高。

【鉴别诊断】

1. 乳蛾：为单侧或双侧扁桃体肿大，而喉痹尽管有咽喉肿痛，但无扁桃体肿大。

2. 急喉风（急性喉炎）：本病发病迅速，呼吸困难，痰声如锯，语言难出，汤水难下，也可出现咽喉肿痛。但其主要特点为声音嘶哑，咳嗽时发出"空空"的声音，呼吸困难。

【辨证论治】

1. 辨证思路

（1）辨寒热：咽痛伴恶寒，头痛，鼻塞流清涕，头身痛，多为风寒喉痹；咽痛伴有发热恶寒，出汗，咳嗽痰稠，鼻塞流浊涕，多为风热喉痹；喉痛伴有纳食困难，咳嗽，痰黏难咯，大便干结，小便短赤，为肺胃积热。

（2）辨虚实：急性喉痹发病急，病情重，咽部灼热，红肿疼痛，吞咽不利，属实证；慢性喉痹病程长，病情反复，咽干不适，微感疼痛，咽痒或异物感，吞咽微觉不利，属虚证。咽干伴神倦乏力，语声低微，大便溏薄，多为肺脾气虚；咽喉干痛，灼热，多言后尤甚，呛咳无痰，渴不多饮，午后、黄昏症状明显，咽部充血呈黯红色，多为肺胃阴虚。

2.治疗原则：本病病位主要在肺胃，病机关键为热毒壅盛。因此，清热解毒为本病的基本治法。实证以祛邪为主，随证治以疏风散寒、疏风清热、清热解毒；虚证以扶正为主，随证治以养阴清肺、健脾补肺。

3.辨证推拿

（1）风寒外袭

证候： 咽痛，咽黏膜水肿，不充血或轻度充血；恶寒，无发热或微热，口不渴，面青带滞色。舌淡红，苔薄白，指纹红。

治则： 疏风散寒，解表利咽。

处方：

疏风散寒：四大手法，揉一窝风，推三关，推天柱骨。

解表利咽：清肺经，掐揉合谷、少商，捏挤新建。

随症加减：咽痛明显加掐揉颊车、掐商阳、捏挤大椎。

（2）风热外侵

证候： 咽痛，咽部轻度红肿或咳嗽；发热恶寒，流黄浊涕，口微渴，面红带滞色，大便干。舌质稍红，苔薄白或微黄，指纹紫。

治则： 疏风清热，消肿利咽。

处方：

疏风清热：四大手法，清天河水，清肺经，清肝经。

消肿利咽：掐揉少商、商阳，揉合谷，清板门，捏挤天突、大椎、新建。

随症加减：咳嗽加推四横纹，鼻塞流涕加揉迎香、黄蜂入洞，大便干加清大肠、退六腑、逆运内八卦。

（3）肺胃热盛

证候： 咽痛较甚，咽部充血；咳嗽，痰黏，发热，唇干舌燥，口渴多饮，大便干，小便短赤。舌红，苔黄，指纹深紫。

治则： 清热解毒，消肿利咽。

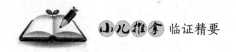

处方：

清热解毒：清天河水，退六腑，清板门，清大肠，推脊。

消肿利咽：清肺经，清胃经，掐少商，揉合谷，捏挤天突、大椎、新建。

随症加减：咳嗽加揉肺俞，小便短赤加清小肠，大便干加退六腑、推下七节骨。

（4）肺胃阴虚

证候：咽喉干痛，灼热，多言后尤甚，咽部充血呈黯红色；呛咳无痰，渴不多饮，午后及黄昏时症状明显。舌红少苔，指纹色淡。

治则：养阴润肺，清利咽喉。

处方：

养阴润肺：分阴阳（分阴重），补肾经，揉二人上马，清肺经。

清利咽喉：清板门，清胃经，揉涌泉、合谷，捏挤扶突、大椎。

随症加减：干咳加推小横纹，咽喉干痛加掐少商、商阳。

（5）肺脾气虚

证候：咽喉干燥，但不欲饮，咽充血不重；易咳，咳嗽有痰，平素畏寒，汗多，易感冒，神疲乏力，语声低微，大便溏薄。舌淡，苔薄白，指纹淡。

治则：补脾益肺，宣肺利咽。

处方：

补脾益肺：补脾经，补肺经，运内八卦，揉足三里，推三关，捏脊。

宣肺利咽：清肺经，揉合谷，捏挤新建、大椎。

随症加减：大便溏薄加清补大肠，咳嗽有痰加揉肺俞、丰隆。

【其他疗法】

1. 中药外治

（1）吹喉法：将药物研成极细粉末，吹于咽部患处，可起到清热利咽、消肿止痛的作用。常用的药物如复方西瓜霜、冰硼散、锡类散等。

（2）含漱法：将具有清热解毒作用的中药煎成汤剂或提取有效成分制备水剂频频含漱，可起到消肿止痛的作用，如银连漱口液。

2. 穴位点刺：用采血针在双侧耳尖（耳轮上缘中点）及少商、商阳点刺，挤出1～3滴血，隔日1次，3次为1个疗程，治疗喉痹。

3. 西医治疗

（1）抗感染治疗：对重型及有并发症者，予以抗生素治疗，首选青霉素。

（2）一般疗法：多饮水，保持大便通畅，体温增高时适当予以解热镇痛剂。

（3）局部治疗：可用淡盐水、复方硼酸溶液或1∶5000的呋喃西林溶液。

（4）其他：理疗、激光、微波、液氮冷冻对肥厚性咽炎有辅助治疗作用。

【预防护理】

1. 预防

（1）加强户外运动，增强体质，预防疾病的发生。

（2）注意家居环境的卫生，尽量减少接触干燥、有毒及多灰尘的空气。

（3）注意气候变化，谨防感冒。

2. 护理

（1）清淡饮食，多食蔬菜水果，避免辛辣刺激类食物对咽喉的刺激。

（2）积极治疗鼻部疾病，有利于喉痹的康复，如鼻渊、鼻塞等。

【饮食宜忌】

1. 宜

（1）宜清淡饮食，急性期给予流质或半流质饮食。

（2）阴虚肺燥者，宜食清润生津之物，如冰糖银耳羹、百合、葫芦、豆浆、白果、甜杏仁、枇杷、甘蔗等；风热喉痹者，宜多饮水，多食新鲜水果。

（3）宜食营养丰富、易消化、补益脾胃的食物，保持大便通畅，如萝卜、芋头、山药、薏苡仁、豆腐、赤小豆等。

（4）萝卜蜂蜜饮：白萝卜1～2个切片煮水，加蜂蜜适量，分次饮用。

2. 忌：忌食肥甘厚腻及辛辣刺激性食物，如牛羊肉、狗肉、鸡肉、鱼虾、辣椒等；忌食煎炸熏烤及味重的食物。

【临证提要】

1. 推拿治疗喉痹，临床上需按照急、慢性辨证分型治疗，方能取得较好的疗效。

2. 临床上应注意与乳蛾、急喉风等相鉴别。

3. 慢性喉痹应采取综合疗法进行防治，生活起居应有规律，清淡饮食，保持大便通畅。

第八节　乳　蛾

乳蛾是以咽喉两侧扁桃体红肿疼痛、吞咽不利为主症的一种病证。本病有单、双之分，发生于一侧的称"单乳蛾"，双侧的称"双乳蛾"。常见于3岁以上小儿，一年四季均可发病。小儿较成人症状重，若治疗得当，一般预后良好；但婴幼儿病程较长，可迁延不愈或反复发作，若治疗不及时或失治误治，容易继发他病。

现代医学的急性扁桃体炎和慢性扁桃体炎等疾病可参照本病进行辨治，其主要由病毒（如鼻病毒、单纯性疱疹病毒等）、细菌（如乙型溶血性链球菌、葡萄球菌等）引起。

【病因病机】

1. 外感风热：风热外袭，肺气不宣，风热之邪循经上犯，结聚于咽喉而致乳蛾。

2. 胃火炽盛：小儿乳食不节，积聚胃腑化热，或先天禀受母体胃热，均可造成胃火炽盛，上冲咽喉而致乳蛾。

3. 肺肾阴虚：小儿久病未愈，邪毒留恋，热盛伤津，或阴液暗耗，肺肾阴虚，虚火上炎，熏灼喉核，而致乳蛾。

风火侵袭、胃火炽盛，致火热内盛属阳证，是为阳蛾。急性乳蛾缠绵日久，邪热伤阴；或治疗寒凉攻伐太过，损伤元阳；或温热病后，阴虚邪恋；或素有肺肾阴虚，虚火上炎，与余邪互结喉核，发为慢乳蛾，是为阴蛾。

【临床诊断】

1. 病史：有受凉、疲劳、咽痛反复发作史。

2. 临床表现：咽痛，吞咽困难。急性乳蛾可伴有发热，检查可见扁桃体充血，呈鲜红或深红色肿大，表面有脓点，严重者有小脓肿；慢性乳蛾可伴有低热或不发热，检查可见扁桃体肿大充血，呈黯红色或不充血，表面有脓点或压挤后有少许脓液溢出。

3. 辅助检查：血常规检查可见白细胞总数及中性粒细胞增高。

【鉴别诊断】

1. 喉关痈：是发生在扁桃体周围及其附近部位的脓肿，病变范围较扁桃体大。主要表现为局部疼痛、肿胀、焮红、化脓，并伴有恶寒发热、言语不清、饮食呛逆等症。病情发展迅速，咽喉肿痛，吞咽、呼吸均受影响。

2. 溃疡性膜性咽峡炎：主要表现为局限性炎症，溃疡形成，咽痛，轻度发热，全身不适等。溃疡多在一侧扁桃体上端，覆盖较厚污秽的灰白色假膜，周围黏膜肿胀充血等，可做咽拭涂片鉴别。

【辨证论治】

1. 辨证思路

（1）辨寒热：初起咽痛，轻度吞咽困难，扁桃体红肿未成脓，伴高热、恶寒、咳嗽等，多为风热；高热不退，咽痛较甚，口渴多饮，吞咽困难，扁桃体明显充血肿大，或见黄白脓点或脓肿，多为胃火炽盛；咽部干赤灼热，微痛不适，干咳少痰，扁桃体黯红肿大或有少许脓液浮于表面，手足心热，多为肺肾阴虚。

（2）辨虚实：急性乳蛾起病急，病程短，属实证；慢性乳蛾病情迁延不愈，属虚证；亦有慢性乳蛾复感外邪者，属虚实夹杂证。

2.治疗原则：本病病位主要在肺胃，病机关键为热毒壅盛，以清热利咽为基本治法。实证以祛邪为主，随证治以疏风清热、清热解毒。虚证以扶正为主，治以滋养肺肾。

3.辨证推拿

（1）风热外袭

证候：初起咽痛，轻度吞咽困难，扁桃体红肿未成脓；咽部黏膜充血，伴恶寒、高热、咳嗽。舌红，苔薄白，脉浮数。

治法：疏风清热，消肿利咽。

处方：

疏风清热：四大手法，清肺经，清天河水，清肝经，揉大椎。

消肿利咽：清板门，退六腑，清大肠，掐少商、商阳，捏挤扶突、新建。

随症加减：高热加推脊、打马过天河，咳嗽加揉肺俞，咽痛加揉合谷。

（2）胃火炽盛

证候：咽痛较甚，吞咽困难，扁桃体明显充血肿大，或见黄白脓点或脓肿，或隐窝脓肿；高热不退，口渴多饮，口臭，大便干结，小便短赤。舌质红，苔黄，脉数。

治法：清热解毒，泻火利咽。

处方：

清热解毒：清板门，打马过天河，退六腑，推脊。

泻火利咽：清肺经，清胃经，清大肠，掐揉少商、商阳、合谷。

随症加减：头痛加揉太阳、开天门、推坎宫，大便干加推下七节骨。

（3）肺肾阴虚

证候：咽部干赤灼热，微痛不适，扁桃体黯红肿大，或有少许脓液浮于表面；干咳少痰，颧赤，手足心热或午后低热。舌红，苔薄或光剥，脉细数。

治法：滋阴降火，清利咽喉。

处方：

滋阴降火：补肾经，揉二马、照海、涌泉，运内劳宫，清天河水。

清利咽喉：清肺经，揉合谷，捏挤新建。

随症加减：干咳加推小横纹。

【其他疗法】

1.中药含漱：用金银花、甘草、桔梗，或荆芥、菊花适量煎水含漱。每日数次，3日为1个疗程，治疗乳蛾。

2.针灸疗法

（1）针刺：实热证取合谷、内庭、曲池，配天突、少泽、鱼际等穴，每次 2 ～ 4 穴，泻法，不留针；虚证取太溪、鱼际、三阴交、足三里等穴，平补平泻，不留针。每日 1 次，3 ～ 7 次为 1 个疗程，治疗乳蛾。

（2）穴位点刺：喉核红肿疼痛、高热者，可点刺扁桃体、耳尖等耳穴或耳背静脉放血，亦可点刺少商或商阳，每穴放血数滴，隔日 1 次，3 次为 1 个疗程。可泻火消肿，治疗乳蛾。

3.西医治疗

（1）抗感染治疗：首选青霉素，也可选用磺胺类药物。

（2）一般治疗：注意休息，多饮温开水，流质饮食。体温升高时，可适当予以解热镇痛剂。

（3）局部治疗：可用淡盐水、复方硼酸溶液或 1∶5000 的呋喃西林溶液漱口，每日 4 ～ 5 次，可配合喉片含化。

（4）手术治疗：反复发作经保守治疗无效者，可待急性炎症消退后施行扁桃体摘除术。

【预防护理】

1.预防

（1）加强户外锻炼，增强体质，预防疾病的发生。

（2）注意气候变化，及时增减衣物，尽量避免与呼吸道感染者接触，以防止交叉感染。

（3）注意口腔卫生，培养小儿养成漱口刷牙的良好习惯。

2.护理

（1）室内经常通风，保持合适的温度和湿度。

（2）饮食清淡，忌荤腥物、发物，以防病情加重。

（3）宜缓慢进食，避免呛咳，补充足量的水分。

（4）做好口腔护理，用淡盐水漱口。多喂水，高热时给予降温处理。

【饮食宜忌】

1.宜

（1）宜食高蛋白、高维生素、易消化的流质或半流质饮食，如稀粥、牛奶、豆浆、鸡蛋羹、龙须面、绿豆汤、赤小豆粥。

（2）宜食蔬菜、水果，如石榴、梨、香蕉、苹果、菠萝、甘蔗、西瓜、橄榄、白菜、白萝卜、鲜黄花菜、丝瓜、菠菜、冬瓜、苦瓜等。

（3）鲜白萝卜 1 个，青果 10 个，冰糖少许，煎水代茶饮，日服 2 次。

（4）苋菜 150g 洗净，捣烂取汁，加白糖调匀，日服 2 次。

（5）酸梅 10g，青果（橄榄）50g，放入砂锅内浸泡一天，然后煎煮。服用时，加白糖适量。

（6）银花 10 ～ 15g，冰糖适量，煎水代茶饮。

（7）木蝴蝶 3g 剪碎，冰糖适量放碗内，以沸水冲泡，温浸 10 分钟，代茶饮。

（8）生丝瓜 2 ～ 3 条切片，放入大碗中捣烂，取汁一杯加蜂蜜少许，分两次服。

（9）百合 15g，去皮香蕉 2 个，冰糖适量。上三味加水同炖，服食之。

（10）雪梨 100g，甘蔗 100g，荸荠 100g，藕 100g，新鲜芦根 100g。将上五味榨汁混合，每日饮用，10 天为 1 个疗程。

2.忌

（1）忌食特酸、特甜食物，如蜂蜜、巧克力、蛋糕、酸菜等。

（2）忌饮碳酸饮料，如可乐、雪碧等。

（3）忌食辛辣刺激之物，如辣椒、花椒、胡椒、生姜等。

（4）忌食烧烤、油炸食物，如炸猪排、炸牛排、麻球、麻花、油条、烤串、烤鸭、烤羊肉等。

（5）忌吃鱼腥发物：如海马、虾、螃蟹、黄鱼、带鱼、鲫鱼、海蜇、黄鳝等。

（6）忌饮生冷冰冻食物，如冰果汁、冰西瓜、冰汽水、冰可乐、冰奶等。

【临证提要】

1.本病可见下午发热重，晚间 8 ～ 9 点体温高，精神差，烦躁，可予以穴位点刺放血或物理降温。

2.小儿急性乳蛾可分为风寒乳蛾和风热乳蛾，但属外感风寒而发者十居二三。若扁桃体炎严重时，可配合西医治疗。

第九节　急性喉炎（急喉风）

急性喉炎是指以声音嘶哑、犬吠样咳嗽为主要特征的喉部黏膜弥漫性炎症，甚至导致呼吸道梗阻而危及生命。本病好发于声门下部，多继发于上呼吸道感染，也可为某些急性传染病的前驱症状或并发症。本病以冬春季节发病较多，常见于 1 ～ 3 岁幼儿。急性喉炎属中医学"喉风""喉喑""喉痹"等范畴。

【病因病机】

1.外感六淫：小儿脏腑娇嫩，咽喉发育未臻完善，风寒、热火之邪侵袭咽喉，导致咽喉肿胀而发病。

2. 肺胃热盛：素体肺胃热盛，炼津为痰，痰热复为外邪所鼓动，上攻而搏结咽喉，致咽喉气血瘀滞，咽喉肿胀，气道不畅，肺失宣降而致声音嘶哑、犬吠样咳嗽。若失治误治，病情发展，还可出现肺气闭阻等重证。

现代医学认为，本病大多为病毒或细菌感染所致。常见病毒为副流感病毒、嗜血性流感病毒和腺病毒等，常见病原菌为金黄色葡萄球菌、肺炎链球菌等。

【临床诊断】

1. 病史：多有上呼吸道感染史。

2. 临床表现：有不同程度的发热，夜间突发声音嘶哑，喉内干燥或疼痛，犬吠样咳嗽，吸气性喉鸣，呼吸困难，白天症状较轻，夜间加剧。少数患儿有呛食现象，哺乳或饮水后即发呛咳，吃固体食物呛咳较轻。严重者呈吸气性呼吸困难，鼻翼扇动，吸气时出现三凹征。患儿面色发绀，有不同程度的烦躁，咳出分泌物后可稍见缓解。

3. 辅助检查：喉部检查声带黏膜充血、肿胀，声带水肿，或有充血，声门闭合不密。

4. 根据呼吸困难及病情轻重程度可分为四度：

一度：患儿安静时如常人，仅在活动后才出现吸气性喉鸣及呼吸困难。胸部听诊呼吸音清楚，心率无改变。

二度：安静时即出现喉鸣及吸气性呼吸困难。胸部听诊闻及喉传导音或管状呼吸音。心率较快，为 120 ～ 140 次 / 分。

三度：除二度症状外，还出现阵发性烦躁不安、口唇及指趾发绀、口周发青或苍白；胸部听诊呼吸音减弱或听不见，心音较钝，心率在 140 ～ 160 次 / 分。

四度：由烦躁不安进入衰竭状态，出现半昏迷或昏迷，表现暂时安静，三凹征也不明显，但面色发灰，呼吸几乎消失，仅有气管传导音，心音微弱，心率或快或慢不规则。

【鉴别诊断】

1. 声带良性病变：各种声带良性病变如声带小结、声带息肉、乳头状瘤、声带黏膜下囊肿、黏膜下血肿等。上述病变也可表现为声音嘶哑，伴有用声后声音嘶哑加重、喉部不适感及喉痛。但上述声带良性病变声音嘶哑病史较长，病程通常超过 3 个月。

2. 哮喘：急性喉炎是以犬吠样咳嗽、声音嘶哑、喉鸣、吸气性呼吸困难为主要临床表现，一般白天轻，夜间加重。而哮喘多有过敏史或父母有哮喘病等过敏史，孩子具有特应性体质，如过敏性鼻炎、过敏性湿疹等，并且发作时双肺闻及呼气相哮鸣音，呼气相延长。

3.喉软骨软化病：大多数患儿出生后无症状，在1次感冒或腹泻后症状显露。以吸气性喘鸣为主要症状，轻者间歇喘鸣，受惊吓或哭闹时症状明显，安静或入睡后症状缓解或消失。患儿哭声及咳嗽声均无嘶哑。重者有呼吸困难，至1岁以后出现漏斗胸、鸡胸。胸部听诊轻者无明显改变，重者有不同程度的呼吸音异常或痰鸣音。

【辨证论治】

1.辨证思路：首辨病情轻重。本病发病急骤，传变迅速，故应及早发现，及时治疗。根据病情轻重决定治疗方法，若病情危重时应采用中西医结合治疗。

2.治疗原则：急性喉炎治疗以尽快解决患儿呼吸困难，使严重缺氧患儿尽快摆脱缺氧状态为原则。待呼吸困难缓解后，再随证治以疏散风寒、疏风清热、泻火解毒利咽等治法。

3.辨证推拿

（1）风寒袭肺

证候：声音嘶哑，发音低沉，咽喉胀紧，声带肿胀、充血；咳嗽，咯痰清稀，鼻塞、流清涕。舌苔薄白，脉浮紧。

治法：疏风宣肺，解毒利咽。

处方：

疏风宣肺：推三关，揉一窝风、小天心、合谷、大椎，清肺经。

解毒利咽：清天河水，退六腑，掐少商、商阳、关冲、十宣，捏挤新建。

随症加减：咳嗽加揉肺俞、风门，鼻塞加黄蜂入洞。

（2）风热犯肺

证候：声音粗糙、嘶哑，咽喉干燥、疼痛，咽喉黏膜充血、肿胀；咳嗽，咯痰黏白或微黄。舌边尖红，苔薄白，脉浮数。

治法：辛凉宣肺，解毒利咽。

处方：

辛凉宣肺：清肺经，清肝经，清天河水，揉尺泽、合谷、曲池。

解毒利咽：退六腑，推脊，掐少商、商阳、关冲、十宣，捏挤新建。

随症加减：声音嘶哑加捏挤人迎、扶突，揉廉泉。

（3）肺热壅盛

证候：声嘶，咽痛，咽喉黏膜充血深红、肿胀，有黄白色分泌物黏附于表面；

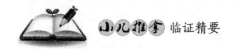

咳嗽，咯痰色黄，身热，口渴，大便秘结。舌红，苔黄，脉数。

治法：泻火解毒，涤痰利咽。

处方：

泻火解毒：清天河水，退六腑，推脊，清板门，掐揉四横纹，清大肠。

涤痰利咽：清肺经，揉天突、丰隆，掐揉精宁，掐少商、商阳、合谷。

随症加减：咳嗽加分推肩胛骨、揉肺俞。

【其他疗法】

1. 吹药：喉风散、西瓜霜、冰硼散、珠黄散等清热解毒、消肿祛痰药物频频吹喉。

2. 雾化吸入：金银花、菊花、薄荷、葱白、藿香等中药适量煎煮，将药汁放入雾化器中吸入，以祛风清热、消肿通窍。亦可加入适量抗生素及激素一并使用。

3. 针刺疗法：取合谷、曲池，每次 2～3 穴，用泻法，不留针；或取少商、商阳、耳尖、关冲点刺出血以泄热，每日 1 次，3 次为 1 个疗程。

4. 中成药：如通关散、鲜竹沥水可辨证选用，婴儿可服猴枣散等。

【预防护理】

1. 预防

（1）避风寒，勤锻炼，增强体质，避免上呼吸道感染。一旦出现声音嘶哑，应及时诊治。

（2）注意气候变化，及时增减衣服，在感冒流行期间，尽量减少外出，以防传染。

（3）生活要有规律，饮食有节，起居有常，夜卧早起。

（4）适当吃梨、生萝卜、话梅等水果，以滋阴利咽。

2. 护理

（1）保持适宜的室温，室内定时开窗通风。

（2）为了避免加重呼吸困难症状，应尽量少活动，多安静休息；并应采取半卧位，警惕夜间症状加重，以免窒息。

（3）进食或服药应缓缓下咽，以免引起呛咳，如咽喉疼痛应进冷或温流质、半流质饮食。

【饮食宜忌】

1. 宜

（1）宜食易于消化的流质食物；宜食用含维生素 C 丰富的食物，如柚子、柠檬、猕猴桃、黄瓜、小白菜、菠菜、油菜、西红柿等。

（2）宜食含维生素 A 丰富的食物，如菠菜、胡萝卜、油菜、荠菜、马兰头、茼蒿、芹菜、南瓜、冬瓜、雪里蕻、红薯、柿子椒、桃等。

2.忌：忌食刺激性食物，如冰冻果汁、冰糕、姜、胡椒等。

【临证提要】

1.密切观察病情变化，尽快缓解患儿呼吸困难症状，摆脱缺氧状态。若病情危重时，应及时采用中西医结合治疗。

2.治疗应以清热解毒利咽为主，辅以活血消肿，以消除喉部黏膜水肿。

3.现代医学治疗急性喉炎的原则是给氧、解痉、化痰，保持呼吸道通畅。

4.针刺合谷及点刺少商、商阳对消除喉部黏膜水肿有效。

第十节　鼻　窒

鼻窒是指以长期鼻塞、流涕为特征的慢性鼻病，其鼻塞具有交替性、间歇性和持续性的特点。鼻窒一名首见于《素问·五常政大论》："大暑以行，咳嚏、鼽衄、鼻窒。"本病可发生于任何年龄，学龄儿童发病尤多，发病率超过 12%。四季均可发病，冬季症状较重。若治疗得当，预后良好，久治迁延不愈，易诱发其他疾病，如鼻渊、喉痹、乳蛾等。

现代医学的慢性鼻炎，常见病因有全身因素（贫血、白血病、甲状腺功能低下等）、局部因素（慢性鼻窦炎、先天鼻腔结构异常、鼻腔毗邻结构的炎症等）及环境因素（气候变化、空气污染、遗传等），可参照本病进行辨治。

【病因病机】

1.肺经蕴热：外感之后，鼻塞失治、误治，迁延不愈，浊邪伏肺，肺经蕴热，熏蒸鼻窍，黏膜肿胀，鼻窍不通而致鼻窒。

2.肺脾气虚：小儿素体脾虚，肺气虚弱，卫外不固，或脾虚失运，湿浊滞留，易于感受外邪，外邪与湿浊停聚鼻窍而致鼻窒。

3.气滞血瘀：当外邪屡犯鼻窍，迁延日久不愈，邪毒入脉，壅阻气血，气血运行不畅，鼻脉受阻而致血瘀鼻窒。

【临床诊断】

1.病史：可有感冒鼻塞反复发作史。

2.临床表现：鼻塞，呈间歇性或交替性。较重者可呈持续性鼻塞，鼻涕不易擤出，久病者可出现嗅觉减退。早期鼻腔黏膜充血，尤以下鼻甲肿胀明显，色红或暗红，表面光滑，触之柔软，有弹性，血管收缩剂对鼻腔黏膜及下鼻甲缩小明显；病久者下鼻甲黏膜肥厚，暗红色，表面多呈桑葚状或结节状，触之有硬实感，弹性差，鼻腔黏膜对血管收缩剂不敏感。

3.辅助检查：皮肤点刺试验有助于本病的诊断；鼻内镜和鼻窦 CT 检查，可明确诊断。

【鉴别诊断】

1.鼻渊：以鼻塞，鼻涕量多，呈黏脓性或脓性，头昏痛等为主要症状。鼻内镜检查见鼻道内脓性分泌物多。

2.鼻息肉：鼻塞多单侧，渐进性，涕多，检查见鼻腔内赘生物。

3.鼻鼽：鼻鼽与鼻窒均有鼻塞、流涕，但鼻鼽为阵发性鼻痒、喷嚏连作、流清涕、鼻塞，发作过后诸症消失。

【辨证论治】

1.辨证思路

（1）辨病机：若鼻塞，流涕，头痛，嗅觉不灵，甚则不闻香臭，多为风邪犯肺；长期鼻塞，时轻时重，反复发作，伴少气懒言、倦怠乏力，多为肺脾气虚；鼻塞较甚，持续不减，鼻涕难于擤出，鼻音重浊，嗅觉迟钝，甚至香臭难辨，多为气滞血瘀。

（2）辨虚实：起病急，病程短，鼻塞，流涕，多为实证；病程长，病情反复，鼻塞时轻时重，多属虚证；鼻塞较甚，持续不减，多为虚实夹杂证。

2.治疗原则：本病病位主要在肺，病机关键为邪气侵袭，鼻窍不利，以宣通鼻窍为其基本治法。随证治以清热宣肺通窍、益气散邪通窍、行气活血通窍等治法。

3.辨证推拿

（1）肺经蕴热

证候：间歇性或交替性鼻塞，时轻时重，鼻涕色黄而黏，鼻腔黏膜充血暗红，下鼻甲肿胀，表面光滑，触之柔软有弹性；可伴有咳嗽，痰少而黄，口干。舌尖红或舌质红，苔薄黄，脉数。

治法：清泻肺热，宣肺通窍。

处方：

清泻肺热：清肺经，清板门，清天河水，推四横纹，清大肠。

宣肺通窍：揉风门、肺俞、迎香、鼻通，拿风池，黄蜂入洞。

随症加减：大便干加退六腑。

（2）肺脾气虚

证候：长期反复鼻塞，时轻时重，左右交替，经久难愈；伴少气懒言，倦怠乏力，易于感冒，纳差，便溏。舌淡苔白，指纹沉。

治法： 补益肺脾，宣肺通窍。

处方：

补益肺脾：补肺经，补脾经，揉肺俞、脾俞、足三里，捏脊。

宣肺通窍：揉风门、膊阳池、迎香、鼻通，拿风池，黄蜂入洞。

随症加减：倦怠乏力加推三关，纳差加推四横纹、揉中脘，便溏加补大肠。

（3）气滞血瘀

证候： 鼻塞较甚，持续不减，鼻涕难于擤出，鼻音重浊，嗅觉迟钝，甚至香臭难辨。舌质暗红，脉弦涩。

治法： 行气活血，宣肺通窍。

处方：

行气活血：揉合谷、血海、膈俞、三阴交，拿风池。

宣肺通窍：清肺经，黄蜂入洞，揉迎香、鼻通，开天门。

随症加减：头痛加推坎宫，揉百会、太阳。

【其他疗法】

1. 中药外治

（1）辛夷花50g，苍耳子100g，白芷100g，薄荷50g，鱼脑石100g，青黛30g，冰片15g。将上药共研成细粉，取少许药粉置鼻孔前吸入，1日3次，每次约0.1g，10天为1个疗程。

（2）白芷10g，冰片1g。白芷研成细末，与冰片粉调匀，取少许置指尖放鼻孔前吸入，1日3次。若鼻中干燥，可润滑鼻孔后再吸。

2. 针灸疗法

（1）针刺：取迎香、合谷、上星穴。头痛配风池、太阳、印堂，中等刺激，不留针，每日或隔日1次。3次为1个疗程，治疗鼻窒。

（2）艾灸：取迎香、风府、百会等穴。肺气虚者配肺俞、太渊；脾虚者配脾俞、胃俞、足三里。灸到局部透热为度，隔日1次，3次为1个疗程，治疗鼻窒。

3. 西医治疗

（1）鼻腔给药：包括减充血剂（如麻黄碱滴鼻液等）和局部消炎剂（如局部用激素、收敛类消炎剂、中药类滴鼻制剂）。

（2）下鼻甲黏膜下注射：多选用中药活血化瘀类药、益气活血类药、硬化剂等药物进行注射。

（3）手术疗法：传统手术方法如切除下鼻甲的一部分，或从下鼻甲黏膜下切除

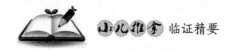

一部分等；微创手术如低温射频消融术、微波、激光治疗等。

【预防护理】

1. 预防

（1）加强身体锻炼，增强体质与抗病能力。

（2）注意气候变化，避风寒。

2. 护理

（1）注意保暖，避风寒。避免长期使用血管收缩类药物滴鼻。

（2）鼻塞严重时，不可强行擤鼻，以免邪毒入耳。

（3）密切观察病情变化，防止鼻窒加重。

【饮食宜忌】

1. 宜

（1）肺热壅盛者，宜食有清热作用的食物，如苦瓜、绿豆芽、丝瓜、茄子、柿子、枇杷、梨、香蕉、橄榄等；可服二花薄荷茶：菊花、栀子各10g，薄荷3g，葱白3g，代茶饮。

（2）肺脾气虚者，宜食补益肺脾的食物，如大枣、薏苡仁、山药、鸭蛋、鸭肉、猪肺等。

2. 忌：忌食肥甘厚味及辛辣刺激食物。

【临证提要】

1. 小儿推拿治疗鼻窒具有较好的疗效。临床上应注意与鼻渊、鼻息肉、鼻鼽等相鉴别。

2. 慢性鼻炎发病原因比较复杂，与生活习惯、饮食习惯有很大的关系，与气候温度也有密切的关系。因此，只有结合患者的病因、临床表现，采取科学的治疗方法，才能提高慢性鼻炎的治愈率。

4. 针刺太阳、印堂等穴治疗慢性鼻炎有效。

第十一节 鼻 鼽

鼻鼽是指以突发或反复发作的鼻痒、喷嚏、流清涕、鼻塞等为主要特征的一种病证。本病可常年发病，也可呈季节性发作，春、秋、冬三季多发。3岁以下的婴幼儿发病率为20%，6岁以下的儿童发病率为40%，为小儿常见病、多发病。

现代医学的"变态反应性鼻炎""血管运动性鼻炎""非变异性鼻炎伴嗜酸性粒细胞综合征"等病可参考本病进行辨治。其中以"变态反应性鼻炎"多见，引起该病的变应原因主要为吸入物，其次是食物、接触物。

【病因病机】

1.肺气虚寒：肺气虚弱，卫外不固，则风寒或异气等外邪乘虚而入，上犯鼻窍，正邪相争，肺气不能通调水道，津液停聚而致鼻鼽。

2.脾气虚弱：脾气虚弱，运化失司，致使水湿内停，阻于鼻窍而致鼻鼽，见喷嚏、流清涕、鼻痒、鼻塞等症。

3.肾气亏虚：肾阳不足，寒水上泛，则鼻流清涕不止。肺气充实有赖于脾气的输布和肾气的温养，脾肾阳虚，摄纳无权，气不归元，耗散于上，则喷嚏频发，清涕涟涟而致鼻鼽。

4.肺经伏热：素体肺经郁热，肃降失职，邪热上犯鼻窍，津液停聚而致鼻鼽，见喷嚏、流鼻涕、鼻塞等症。

本病多为本虚标实之证，肺气虚弱，或脾气虚弱，或肾阳不足，纳摄无权而致卫表不固，风寒异气侵袭，肺失宣肃，津液停聚，鼻窍壅滞，喷嚏流涕。

【临床诊断】

1.病史：有反复发作的病史，部分患儿可有荨麻疹、湿疹、支气管哮喘等过敏性疾病史或家族史。

2.临床表现

（1）症状：鼻痒、喷嚏、清水样涕、鼻塞等出现2项及2项以上，每天持续或累计1小时以上；伴有眼痒、结膜充血等眼部症状。严重者可有"变应性敬礼"动作，即为减轻鼻痒和使鼻腔通畅而用手掌或手指向上揉鼻。

（2）体征：发作期常见鼻黏膜苍白、灰白或浅蓝色，水肿，少数鼻黏膜充血，鼻甲肿大，鼻腔水样分泌物。严重者可出现：①变应性黑眼圈：由于下眼睑肿胀而出现的下睑暗影；②变应性皱褶：由于经常向上揉搓鼻尖而在鼻梁皮肤表面出现横行皱纹。在间歇期，以上特征不明显。

3.辅助检查：血常规检查可见白细胞总数正常，嗜酸性粒细胞增高。鼻腔分泌物嗜酸性粒细胞、鼻腔分泌物肥大细胞（嗜碱粒细胞）检查可呈阳性。皮肤点刺试验、血清总IgE检测、血清特异性IgE检测、血清过敏原抗体检测均有助于本病的诊断。

【鉴别诊断】

1.伤风鼻塞：多有受凉或疲劳史。初起鼻痒，打喷嚏，流清涕，持续鼻塞，嗅觉减退，语声重浊，数天后打喷嚏停止，清涕渐转为黏黄涕，可伴有发热、恶风、头痛、周身不适等。

2.鼻渊：可有鼻塞，但以鼻涕量多，质黏稠，脓性为主要特征，伴头昏、头痛。检查可见鼻腔内脓性分泌物。

3.鼻息肉：鼻塞固定于病变侧鼻孔，涕多。检查见鼻腔内赘生物。

【辨证论治】

1.辨证思路

（1）辨脏腑：若突发鼻痒，喷嚏频频，流清涕，鼻塞，畏风怕冷，自汗，气短懒言，语声低怯，多为肺气虚寒；突发鼻痒，喷嚏频频，流清涕，鼻塞，面色萎黄，食少纳呆，大便溏薄，四肢倦怠乏力，多为脾气虚弱；突发鼻痒，喷嚏频频，流清涕，鼻塞，形寒肢冷，腰膝酸软，小便清长，多为肾阳不足。

（2）辨虚实：鼻黏膜色淡，鼻甲肿胀，多属气虚或阳虚；鼻黏膜色红，鼻甲肿胀多属于实证、热证。

2.治疗原则：本病病位主要在鼻，与肺、脾、肾密切相关。发作期当攻邪以治其标，间歇期应补虚以固其本。固摄敛涕是本病的基本治法。肺气虚寒者，治以温肺散寒；脾气虚弱者，治以益气健脾；肾阳不足者，治以温补肾阳；肺经伏热者，治以清宣肺气。

3.辨证推拿

（1）肺气虚寒

证候： 突发鼻痒、喷嚏频频，流清涕，鼻塞，嗅觉减退；畏风怕冷，自汗，气短懒言，语声低怯，面色苍白，或见咳嗽痰稀，鼻黏膜淡红或苍白，下鼻甲肿大，鼻道水样分泌物。舌质偏淡或淡红，苔薄白，脉虚弱。

治法： 温肺散寒，益气固表。

处方：

温肺散寒：擦肺俞，揉一窝风、外劳宫，推三关。

益气固表：补脾经，补肺经，补肾经，揉肾顶、合谷。

随症加减：鼻塞加开天门、揉迎香、拿风池，咳嗽痰多加揉肺俞、丰隆。

（2）脾气虚弱

证候： 突发鼻痒、喷嚏频频，流清涕，鼻塞，嗅觉减退；面色萎黄，消瘦，四肢倦怠乏力，食少纳呆，腹胀，大便溏薄。舌淡胖，苔薄白，脉弱。

治法： 益气健脾，升阳通窍。

处方：

益气健脾：补脾经，揉脾俞、一窝风、足三里，捏脊。

升阳通窍：补肺经，揉外劳宫、百会，揉迎香，黄蜂入洞。

随症加减：腹胀加顺运内八卦、分腹阴阳，大便溏薄加补大肠。

（3）肾阳不足

证候：突发鼻痒、喷嚏频频，鼻黏膜苍白，流清涕，鼻塞，嗅觉减退；面色苍白，形寒肢冷，腰膝酸软，神疲倦怠，小便清长。舌质淡，苔白，脉沉细。

治法：温补肾阳，通利鼻窍。

处方：

温补肾阳：补肾经，揉二马、丹田、太溪，横擦八髎。

通利鼻窍：清补肺经，拿风池，揉风门、鼻通、迎香，黄蜂入洞。

随症加减：形寒肢冷加推三关，腰膝酸软加揉肾俞。

（4）肺经伏热

证候：鼻痒，喷嚏频作，流清涕，鼻塞，常在闷热天气发作，鼻黏膜红或暗红，鼻甲肿胀；或见咳嗽，咽痒，口干烦热。舌质红，苔白或黄，脉数。

治法：清宣肺气，通利鼻窍。

处方：

清宣肺气：清天河水，清肺经，清肝经，揉肺俞、风门。

通利鼻窍：揉迎香、鼻通、大椎，黄蜂入洞。

随症加减：咽痒加掐少商、商阳，咳嗽加顺运内八卦，口干烦热加清胃经、运内劳宫。

【其他疗法】

1.针灸疗法

（1）针刺：取迎香、印堂、风池、风府、合谷等为主穴，以上星、足三里、口禾髎、肺俞、脾俞、肾俞、三阴交等为配穴。每次主穴、配穴各选 1～2 穴，用补法，不留针。每日 1 次，3～7 次为 1 个疗程，治疗鼻鼽。

（2）艾灸：取上星、神庭、囟会、前顶穴灸治。每次 1～2 小时，每日 1 次，4 次为 1 个疗程，疗程之间隔 1 天，治疗 3～4 个疗程，治疗鼻鼽。

2.西医治疗

（1）内服药物：包括抗组胺药、变态反应介质阻释药以及白三烯受体拮抗剂等。

（2）脱敏疗法：如特异性脱敏、组织胺脱敏、封闭抗体脱敏等治疗。

（3）外治法：包括锌离子鼻部透入疗法、烧灼法、下鼻甲注射、滴鼻剂与喷雾剂等。

（4）手术疗法：常用的术式有鼻内翼管神经切断术、筛前神经切断术等。

3.耳穴贴压：取神门、内分泌、内鼻、肺、脾、肾、肾上腺、皮质下等穴，王

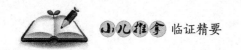

不留行籽贴压，两耳交替取穴。每3日1次，7次为1个疗程，治疗鼻鼽。

4.中药贴敷：用白芥子、细辛、辛夷、甘遂、冰片等药物研粉，生姜汁调成膏状，敷贴于大椎、迎香、肺俞等穴位。每7日1次，5次为1个疗程，治疗鼻鼽。

【预防护理】

1.预防

（1）加强体育锻炼，增强体质，避免受寒。

（2）注意室内卫生，经常除尘去霉，勤晒被褥，避免与宠物接触。

（3）在寒冷、杨花季节出门戴口罩，减少和避免各种尘埃、花粉的刺激。

（4）避免接触或进食易引起机体过敏之物，如鱼虾、海鲜、羽毛、兽毛、蚕丝等。

2.护理

（1）避风寒，远离过敏原。鼻塞严重时，不可强行擤鼻，以免邪毒入耳。

（2）按揉迎香穴100遍，每日1次。

【饮食宜忌】

1.宜

（1）宜食抗过敏食物，如蜂蜜、大枣、胡萝卜泥等。

（2）宜食含维生素A、维生素C丰富的食物，如菠菜、大白菜、小白菜、白萝卜等。

（3）宜食新鲜蔬菜和水果，如萝卜、刀豆、丝瓜、梨子、苹果、枇杷等。

2.忌

（1）忌食牛肉、含咖啡因饮料、巧克力、柑橘汁、玉米、乳制品、蛋、燕麦、牡蛎、花生、鲑鱼、草莓、香瓜、番茄、小麦等。

（2）忌食冷饮、冰激凌等；忌食辛辣刺激性食物如辣椒、芥末、胡椒等；忌食含人工色素的食物，特别是黄色五号色素；忌食含香草醛、苯甲醛、桉油醇、单钠麸氨酸盐等食物添加剂的食物。

（3）忌食海鲜发物，如海虾、海蟹、桂鱼、黄鱼等。

（4）忌食油腻食物，如肥肉、猪油、奶油、猪肝、猪肠等。

【临证提要】

1.推拿治疗鼻鼽临床疗效较好，临床上应注意与伤风鼻塞、鼻渊、鼻息肉等相鉴别。

2.推拿取穴应以肺、肾、胆、胃经经穴为主。

3.儿童患病多与遗传因素有关，或禀赋不足，或素体湿寒较重，治疗当以扶正固本、调养气血、健脾祛湿为要。

第十二节　鼻　渊

鼻渊是指以鼻流浊涕，如泉下渗，量多不止为主要特征的一种病证。常伴头痛，鼻塞，嗅觉减退，鼻窦区疼痛，久则虚眩不已。本病多为急性起病，症状重，但自愈率较高，仅约 5% 由于迁延不愈，转为慢性疾病，表现为长期流涕、头昏、头痛和健忘等，可对小儿语言、学习、智力、性格等多方面产生不良影响。

现代医学的鼻窦炎可参照本病进行辨治。该病有急、慢性之分，急性鼻窦炎多为急性鼻腔炎症累及鼻窦感染引起的；慢性鼻窦炎多由先天结构异常、后天的反复感染、急性感染迁延、变态反应等引起。

【病因病机】

1. 肺经风热：起居不慎，冷暖失调；或过度疲劳，风热袭表伤肺；或风寒外袭，郁而化热，内犯于肺，肺失宣降，邪热循经上壅鼻窍而致鼻渊。

2. 胆经郁热：情志不遂，胆失疏泄，气郁化火，胆火循经上犯，热移于脑，伤及鼻窍；或邪热犯胆，胆热上蒸鼻窍而致鼻渊。

3. 脾胃湿热：饮食不节，过食肥甘厚味，脾胃运化失常，酿生湿热，湿热邪毒循经熏蒸鼻窍而致鼻渊。

4. 肺气虚寒：久病体弱，或病后失养，肺气虚弱，肺卫不固，易为邪侵，邪滞鼻窍而致鼻渊。

5. 脾气虚弱　久病失养，或思虑伤脾，脾胃运化失健，气血生化不足，鼻窍失养，加之脾虚不能升清降浊，湿浊内生，困聚鼻窍而致鼻渊。

【临床诊断】

1. 病史：有上呼吸道感染史。

2. 临床表现：以脓涕量多为主要症状，常伴有鼻塞、嗅觉减退，症状可局限于一侧，也可双侧同时发生，部分患者可伴有明显的头痛，头痛的部位常局限于前额、鼻根部或颌面部、头顶部等，并有一定的规律性。鼻黏膜充血肿胀，尤以中鼻甲及中鼻道为甚，中鼻甲肥大或呈息肉样变，中鼻道、嗅沟、下鼻道或后鼻孔可见脓涕。前额部、颌面部或鼻根部可有红肿及压痛。

3. 辅助检查：鼻窦 X 线或 CT 检查常显示窦腔模糊、密度增高及混浊，或可见液平面。

【鉴别诊断】

1. 伤风鼻塞：可见鼻塞、流涕、头痛等症状，但鼻涕清稀或为黏涕。检查见下鼻甲肿胀，中鼻甲不肿。鼻窦拍 X 片或 CT 片，窦内无黏膜水肿。

2. 鼻窒：可有鼻塞、浊涕、嗅觉减退等症状，但鼻涕量较少，多位于下鼻道。检查见下鼻甲肿胀，中鼻甲不肿。鼻窦拍片无异常。

【辨证论治】

1. 辨证思路

（1）辨脏腑：一般继发于感冒之后，鼻涕由清转黄、量多、质变黏稠，多为肺经风热；长期反复鼻流浊涕、色黄或绿色、质稠、脓性，多为胆经郁热；鼻涕黏稠、白浊，时多时少，遇冷尤甚，鼻塞，反复感冒，多为肺脾气虚。

（2）辨虚实：起病急，脓涕多，症状重，多属实证；迁延日久，鼻涕黏稠、白浊，时多时少，多属虚证。

2. 治疗原则：本病病位在肺，病机关键为热毒蒸腾、化腐化浊，以通鼻窍、排脓毒为基本治法。实证以祛邪为主，随证治以疏风宣肺、清泻胆热、化浊通窍；虚证以扶正为主，治以培土生金、补肺固表通窍。

3. 辨证推拿

（1）肺经风热

证候： 感冒症状减轻，热退，但鼻涕由清转黄、量多、质变黏稠，兼嗅觉减退；或伴头昏、头痛，身热，恶寒，咳嗽，痰黄稠。舌红，苔薄黄，脉浮数，指纹浮。

治法： 疏风清热，宣肺通窍。

处方：

疏风清热：四大手法，清天河水，清肝经，揉合谷、曲池、大椎。

宣肺通窍：清肺经，揉膊阳池、迎香、鼻通，黄蜂入洞。

随症加减：头痛加揉太阳、印堂；咳嗽咯痰加顺运内八卦，揉肺俞、掌小横纹。

（2）胆经郁热

证候： 长期反复流浊涕，脓性质稠，色黄或绿，嗅觉减退；头昏，头痛，口苦咽干，耳鸣如潮，烦躁不安。舌红，苔黄腻，脉滑数，指纹紫。

治法： 清泻胆热，化浊通窍。

处方：

清泻胆热：清肝经，揉肝俞、胆俞、行间、太阳，清大肠。

化浊通窍：清补脾经，清肺经，黄蜂入洞，揉迎香、鼻通。

随症加减：头痛加揉合谷、外关、印堂，耳鸣加揉耳门、听宫、听会、阳陵泉。

（3）脾胃湿热

证候：鼻塞重而持续，鼻涕黄浊而量多，嗅觉减退，鼻黏膜红肿，尤以肿胀更甚，中鼻道、嗅沟或鼻底见有黏性或脓性分泌物，颌面、额头或眉棱骨压痛；头昏闷，或头重胀，倦怠乏力，胸脘痞闷，纳呆食少，小便黄赤。舌质红，苔黄腻，脉滑数。

治法：清热利湿，化浊通窍。

处方：

清热利湿：清补脾经，掐揉四横纹，清大肠，清小肠。

化浊通窍：清肺经，揉迎香、鼻通，黄蜂入洞。

随症加减：头痛加揉太阳、印堂，胸脘痞闷加揉足三里、中脘。

（4）肺气虚寒

证候：鼻塞或重或轻，鼻涕黏白，稍遇风冷则鼻塞加重，鼻涕增多，喷嚏时作，嗅觉减退，鼻黏膜淡红肿胀，中鼻甲肥大或息肉样变，中鼻道可见有黏性分泌物；头昏，头胀，气短乏力，语声低微，面色苍白，自汗畏风寒，咳嗽痰多。舌质淡，苔薄白，脉缓弱。

治法：温肺散寒，宣肺通窍。

处方：

温肺散寒：擦肺俞，推三关，揉风门、一窝风。

宣肺通窍：清补肺经，揉迎香、鼻通，黄蜂入洞。

随症加减：头痛加揉太阳、印堂，咳嗽痰多加揉膻中、丰隆。

（5）脾气虚弱

证候：鼻涕白黏或黄稠、量多，嗅觉减退，鼻塞较重，鼻黏膜淡红，中鼻甲肥大或息肉样变，中鼻道、嗅沟或鼻底见有黏性或脓性分泌物潴留；食少纳呆，腹胀便溏，脘腹胀满，肢困乏力，面色萎黄，头昏重或闷胀。舌淡胖，苔薄白，脉细弱。

治法：益气健脾，化湿通窍。

处方：

益气健脾：补脾经，揉脾俞、足三里，顺运内八卦，捏脊。

化湿通窍：清肺经，揉丰隆、阴陵泉、迎香、鼻通，黄蜂入洞。

随症加减：食少纳呆加揉板门、中脘，腹胀便溏加摩腹、清补大肠。

【其他疗法】

1.药物外治：选用滴鼻灵、葱白滴鼻液或1%麻黄素液等滴鼻。或用冰连散吹入鼻腔，每天3～4次，可疏风清热通窍，改善鼻腔通气，使鼻窦分泌物易于排出。

2.针灸疗法

（1）针刺：取健侧合谷穴、孔最穴、患侧迎香穴，中等刺激，用泻法，不留针。1日1次，3～7次为1个疗程。

（2）灸法：取涌泉穴，悬灸，每日1次，3～7次为1个疗程。

3.穴位注射：取肺俞穴，进针3～5分，注入鱼腥草注射液0.5mL，隔天1次，3～7次为1个疗程。

4.饮食疗法

（1）菊花10g，茉莉5g，用沸水冲泡，饮用。防治鼻渊。

（2）菟丝子9g，枸杞子15g，山药9g，牛膝10g，龟甲12g，水煎去渣，代茶饮。防治鼻渊。

5.西医治疗

（1）急性鼻窦炎多选用青霉素、头孢菌素控制感染，配合含1%麻黄素的药物滴鼻。

（2）慢性鼻窦炎多选用大环内酯类药物控制感染、血管收缩剂促进鼻窦引流等。在药物治疗无效的情况下，可采取手术治疗，如鼻内镜下鼻窦手术。

【预防护理】

1.预防：平素坚持锻炼，增强体质，预防感冒。

2.护理：积极进行呼吸锻炼，较小儿童可让其学习游泳，通过换气练习改善呼吸。较大儿童，可嘱其练习屏气，或猛吸进一口气后，捏紧鼻孔，闭口，尽力鼓气，使气流对鼻窦、眼、耳、咽喉等产生压力，该法有助于排脓。

【饮食宜忌】

1.宜

（1）宜食清淡食物、新鲜水果和蔬菜，以摄取维生素C和生物类黄酮。

（2）宜食贝类和坚果，以摄取锌；宜食全谷类和豆类，以摄取维生素B；宜食葵花子、种子油，以摄取维生素E。

（3）生姜3g，核桃仁10g。将生姜洗净切片待用。核桃仁放入锅中加水500mL，煮沸20分钟后，放入生姜片，再煮5分钟即可，温服。

（4）糯米100g，生姜5g，连须葱白7根，米醋10mL。糯米与生姜加水煮粥，粥将熟放入葱白，最后加米醋，稍煮即可服用。

2.忌

（1）忌食易上火的食物，如巧克力、炸薯条、芒果、杏、榴莲、杨梅、桂圆、荔枝、大枣、韭菜、辣椒、红糖、核桃仁、瓜子、花生。

（2）忌食咸寒食物，如咸菜、咸鱼及各种过咸水产品。

（3）忌食酸性食物、水果，如酸菜、凤梨、柳丁、橘子等。

（4）忌食太硬的食物，如炒饭、烤肉、年糕、粽子等糯米类制品；忌食各式甜点、糕饼、油炸的食物及冰品类食物。

（5）忌食刺激性的食物，如肉汁、辣椒、芥末、胡椒等。

【临证提要】

1.宣通鼻窍，排脓毒是本病的治则，临床上可配合针灸疗法或贴敷疗法进行综合治疗。风寒郁热型针刺迎香、印堂等穴位，肝胆火旺型针刺太冲、风池等穴位，或配合蝶腭神经的解剖位置进行取穴。

2.对有反复呼吸道感染、慢性咳嗽、哮喘病、过敏性鼻炎的患儿应特别注意是否合并鼻窦炎的可能。5岁以下患儿如感冒持续1周，脓涕不见减少甚至增多以及症状加重者，应考虑合并鼻窦炎。

第十三节　鼻　衄

鼻衄是指以鼻窍出血为特征的一种病证。鼻出血多为单侧，少数情况下可见双侧鼻出血。出血量多少不一，轻者仅为涕中带血，重者可引起失血性休克，反复鼻出血可导致贫血。一年四季均可发病，春秋季节较多见。男童发病率高于女童，学龄儿童发病率高于青春期儿童。若治疗得当，预后良好；重症则预后较差，可出现气血阴阳暴脱。

现代医学所指的鼻出血，可参照本病进行辨治，其多与全身性疾病（急性传染病、血液病）和局部疾患（鼻部炎症、外伤、肿瘤、鼻中隔偏曲）有关。

【病因病机】

1.肺经热盛：外感风热或燥热之邪犯肺，循经上熏鼻窍，热伤脉络而致鼻衄。

2.胃热炽盛：胃中素有积热，或过食辛辣，导致胃热炽盛，循经上炎，血随热涌而致鼻衄。

3.肝火上炎：情志不遂，肝气郁久化火，肝火上逆，血随火动，上扰鼻窍而致鼻衄。

4.阴虚火旺：小儿先天不足，肝肾亏虚，水不涵木，虚火上炎，血液溢出清窍而致鼻衄。

5.脾不统血：饮食不节伤脾，小儿脾气虚弱，气血生化不足，气不摄血，溢出脉外，渗于鼻腔而致鼻衄。

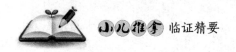

【临床诊断】

1.病史：有反复感受燥邪或鼻部外伤等病史。

2.临床表现：鼻部出血，多为单侧，亦可双侧；可间歇反复出血，亦可呈持续性出血。多发生于鼻中隔前下部的易出血区。

3.辅助检查：鼻内镜检查可判断出血部位。对于出血量较大的患儿，应进行血常规、凝血功能等检查以排除全身性疾患。

【鉴别诊断】

1.咯血：为喉、气管、支气管及肺部出血后，血液经口咯出，常见于肺结核、支气管扩张、肺癌、肺脓肿及心脏病导致的肺淤血等。可根据患者既往病史、临床表现及辅助检查以资鉴别。

2.呕血：呕血是上消化道出血的主要表现之一。当大量呕血时，血液可从口腔及鼻腔涌出，常伴有消化道症状。

【辨证论治】

1.辨证思路

（1）辨脏腑：鼻血点滴而出，色鲜红量少，鼻腔干燥并有咳嗽痰少为肺经热盛；血量大而深红，鼻干口臭为胃热炽盛；血色深而量大，头疼头晕，胸胁苦满为肝火上炎；鼻血时作时止，口干少津为肝肾阴虚；鼻血渗渗而出，色淡量少，为脾不统血。

（2）辨虚实：出血量多，来势凶猛，血色鲜红者，多为实证；出血量少，血流缓慢，血色淡者，多为虚证。

2.治疗原则：本病病位主要在肺胃，病机关键为血实热盛。因此，止血是本病的基本治法。实证治以疏风清热、清泻胃火、清肝泻火；虚证治以滋养肝肾、健脾益气。

3.辨证推拿

（1）热邪犯肺

证候： 鼻血点滴而出，色鲜红量少，鼻腔干燥；伴有咳嗽痰少，口干身热，烦躁不安。舌边尖红，苔白，脉数，指纹浮。

治法： 疏风清热，凉血止血。

处方：

疏风清热：清肺经，清天河水，清肝经，清大肠。

凉血止血：退六腑，清板门，揉合谷，掐端正。

随症加减：咳嗽痰少加推小横纹，烦躁不安加掐揉五指节、揉小天心。

（2）胃热炽盛

证候：鼻出血、色鲜红，鼻干；口渴欲饮，烦躁，口干臭秽，便秘。舌红，苔黄，脉数，指纹紫。

治法：清泻胃火，凉血止血。

处方：

清泻胃火：清板门，清胃经，清大肠，掐揉四横纹、内庭。

凉血止血：清天河水，退六腑，推涌泉，揉合谷，掐端正。

随症加减：口干加揉二马、补肾经，便秘加退六腑，烦躁不安加捣小天心。

（3）肝火上炎

证候：鼻出血；头痛头晕，咽干，胸胁苦满，面红目赤，急躁易怒。舌红苔黄，指纹紫。

治法：清泻肝火，凉血止血。

处方：

清泻肝火：清肝经，清大肠，掐揉小天心、太冲、行间。

凉血止血：打马过天河，退六腑，推涌泉，揉合谷，掐端正。

随症加减：胸胁苦满加揉胆俞、搓摩胁肋，急躁易怒加捣小天心、掐揉五指节，头痛头晕加掐揉百会、涌泉。

（4）肝肾阴虚

证候：鼻出血时作时止；口干少津，头晕眼花，耳鸣，心悸失眠，五心烦热。舌红绛，指纹淡紫。

治法：滋养肝肾，凉血止血。

处方：

滋养肝肾：补肾经，揉二马、肝俞、肾俞、三阴交、太溪。

凉血止血：清天河水，推涌泉，揉合谷，掐端正。

随症加减：头晕加揉百会，耳鸣加揉中渚，心悸失眠加揉内关，五心烦热加运内劳宫。

（5）脾不统血

证候：鼻血渗渗而出，色淡量少；面色无华，神疲懒言，食少便溏。舌淡，指纹淡。

治法：健脾益气，摄血止血。

处方：

健脾益气：补脾经，揉脾俞、足三里，运内八卦，推三关，捏脊。

摄血止血：揉百会、外劳宫、合谷，推涌泉，掐端正。

随症加减：食少加揉中脘、推四横纹，便溏加补大肠。

【其他疗法】

1. 中药外治

（1）鼻腔内有小出血点、溃疡、血痂而无活动性出血的患儿，可在鼻黏膜涂少量黄连油膏，每口 1~3 次，以滋润黏膜，泻火止血，尤适用于胃火炽盛型。

（2）用血余炭、马勃、三七粉、云南白药等具有止血作用的药末吹入鼻腔，用于出血量少的鼻衄患儿。

（3）大蒜捣烂，敷于足底涌泉穴，有引热下行的作用，用于反复鼻衄患儿。

2. 针灸疗法

（1）针刺：取双侧少商穴、合谷穴。强刺激，用泻法，采取速刺不留针法。

（2）灸法：取少商穴，用火柴灸，取火柴一根点燃，吹熄后迅速将火柴头按在少商穴上约 2 秒钟，左鼻孔出血灸左手，右鼻孔出血灸右手，双侧鼻孔同时出血者则双侧少商穴皆灸。

3. 西医治疗：出血时除给予对症处理外，积极对因治疗。发生急性鼻衄时，应采取以下措施：

（1）安慰患儿，防止情绪紧张。用口呼吸，以免将流入口中的血液咽下，引起呕吐。

（2）用含 1% 盐酸麻黄素的棉条或明胶海绵，填入患侧鼻腔内，并以手指在两侧鼻翼处压向鼻中隔前下方，数分钟后，常可止血。

（3）如出血量多，而且出血部位一时难以确定者，可用碘仿纱条或凡士林纱条做前鼻孔填塞，压迫止血。经上述方法仍未止血者，可考虑施行后鼻孔填塞法进行止血。

（4）对于出血量较多的患儿，应测量血压，并做血常规检查，必要时给予补液、输血、防止休克。也可酌情用安络血、止血敏等止血药物。

【预防护理】

1. 预防

（1）纠正小儿挖鼻的不良习惯，防止损伤鼻腔的黏膜。

（2）气候干燥季节，应常戴口罩，以保持鼻腔的湿润，或在小儿鼻中隔黏膜常涂少量黄连油膏，以滋润黏膜。

（3）在气温变化较大的季节或小儿患感冒等疾病时，禁食辛辣燥热等刺激性食物。

2.护理

（1）稳定患儿情绪，因为烦躁和紧张皆易加重鼻衄的发作。

（2）在炎热的夏季，患儿应半卧于阴凉的地方，既有利于止血，又便利医务人员检查。

（3）观察患儿出血是否停止时，应特别注意有无鼻血流向咽部。鼻腔用药或填塞后，要防止患儿掏挖。

【饮食宜忌】

1.宜

（1）实热及阴虚证，宜食性偏寒凉之蔬菜水果，如鲜藕、荠菜、白菜、丝瓜、芥菜、蕹菜、黄花菜、荸荠、甘蔗、莴笋、马兰头、西瓜、梨、橙子、橘子、苹果、酸枣等。

（2）虚证，宜食花生、红枣。

（3）鲜藕适量，蜂蜜 15 ～ 30g。将鲜藕洗净，榨汁 100 ～ 150mL，加入蜂蜜，调匀即可服用。

2.忌：忌食辛辣温燥之物，如姜、麻椒、小茴香、辣椒、肉桂、羊肉、狗肉等。

【临证提要】

1.出血时首先要止血，然后对因治疗。

2.临床上应注意鉴别局部出血与全身性疾病所致鼻出血。

3.涌泉穴具有滋阴、降火、调整气机、引血下行之功。在治疗鼻衄上，无论急性还是慢性皆可取涌泉穴。

第十四节　奶　癣

奶癣，又称"婴儿湿疹"，是指以皮肤表面出现细粒红色丘疹、瘙痒、反复发作为主要特征的一种病证，是婴幼儿时期的一种常见皮肤病。好发于头额、眉间、耳郭周围及皮肤皱褶等部位，多对称分布，本病与湿热关系密切。常见于 2 岁以内的哺乳婴儿，尤以百日之内的婴儿更为多见，一般在 3 岁以后逐渐减轻或自愈。

【病因病机】

1.胎毒内蕴：《外科启玄·胎毒疮恋眉疮》认为"在胎腹之中，其母过食五辛酒肉厚味，遗毒于胎，则生子故有是疮"。母体胎毒湿热，遗于小儿而致奶癣。

2.脾胃湿热：过食肥甘辛辣，湿邪内蕴，郁久化热；或喂养不当，乳食积滞内停，郁而化热，酿生湿热，外泛肌肤而致奶癣。

3.外感湿热：小儿先天不足，卫外不固，腠理疏松，风湿热邪客于肌肤而致奶癣。

【临床诊断】

1.病史：有饮食不节史及奶癣反复发作史。

2.临床表现：多发于生后1～3个月的婴儿。好发于颜面，尤以双颊或额部多见，也可发于颈、肩胛、躯干及四肢。皮损为红斑、丘疹、丘疱疹，可融合成片，表面有糜烂、渗液或黄色痂皮，境界不清，亦可有干燥浅红斑及丘疹或少许糠秕样鳞屑。自觉剧痒，患儿常搔抓、烦躁哭闹。

3.辅助检查：血常规检查可见嗜酸性粒细胞增多。

【鉴别诊断】

1.婴儿脂溢性皮炎：多发于新生儿头皮部，灰黄色或黄色油腻鳞屑，多结痂。

2.尿布疹：多发生于婴儿与尿布接触的部位，表现为红斑及糜烂，常见于臀部、会阴、大腿内侧等处。

【辨证论治】

1.辨证思路

（1）辨脏腑：皮损肥厚，浸润明显，并见丘疱疹、糜烂，反复发作，为脾虚湿困；皮损肥厚，干燥似皮革，发于肘窝、膝窝、阴囊、外阴等，为肝肾阴虚。

（2）辨虚实：皮损色红，形态单一，无丘疹、水疱及渗出，多为血热；发于下肢，皮损增厚、苔藓样变，呈紫黑或乌黑色，缠绵数年不愈者，多为湿瘀互结；皮损粗糙肥厚，鳞屑多，呈苔藓样变，多为血虚风燥。

2.治疗原则：本病病位在皮肤，湿热蕴结是本病的病机关键，清热利湿祛风是奶癣的基本治法。风湿热淫者，宜清热利湿、祛风止痒；脾虚湿困者，宜健脾祛湿；血虚风燥者，宜健脾养血祛风。

3.辨证推拿

（1）风湿热淫

证候：皮疹见红斑、水疱甚至糜烂，滋水淋漓，或有结痂，瘙痒剧，主要见于头面部，甚者可延及胸背及上臂；伴小便短赤，大便干结，烦哭不宁。舌红，苔腻或黄腻，脉滑，指纹紫或青紫。

治法：清热利湿，祛风止痒。

处方：

清热利湿：清补脾经，清胃经，掐揉四横纹，清天河水，清大肠，清小肠，退六腑。

祛风止痒：清肺经，揉风门、曲池、委中、大椎、膈俞、血海、三阴交。

随症加减：烦哭不宁加清心经、清肝经。

（2）脾虚湿盛

证候： 皮疹色暗不鲜，表面有水疱及渗液，或有结痂；伴大便稀溏，或吐乳，纳差。舌淡，苔薄或腻，脉缓，指纹偏红。

治法： 健脾利湿，祛风止痒。

处方：

健脾利湿：补脾经，运内八卦，揉中脘、脾俞、足三里、阴陵泉、三阴交。

祛风止痒：清肺经，揉风门、曲池、大椎、膈俞、血海。

随症加减：大便稀溏加补大肠，纳差加揉板门、推四横纹。

（3）血虚风燥

证候： 皮疹干燥、鳞屑、色素沉着，瘙痒剧，抓破有少量渗液。舌淡苔薄，脉细，指纹偏红。

治法： 滋阴养血，祛风止痒。

处方：

滋阴养血：补脾经，揉二马，补肾经，揉膈俞、脾俞，运内劳宫。

祛风止痒：清肺经，揉曲池、膈俞、血海、三阴交。

随症加减：瘙痒剧烈加按揉神阙。

【其他疗法】

1.中药外治

（1）湿痂方：马齿苋、枇杷叶各15g，诃子10g。煎水外洗或者湿敷患处。

（2）干痂方：马齿苋、苦参、蛇床子、苍耳子各15g。煎水外洗或者湿敷患处。

2.饮食疗法

（1）薏苡仁30g，赤小豆15g，玉米须10g。先用玉米须煎水取汁，再入薏苡仁、赤小豆同煮成粥，分次服用。可健脾除湿清热。

（2）山药100g，大枣5个，桑葚、百合各15g。山药研末，大枣去核，与百合、桑葚加水煮烂，入山药粉煮成粥糊，分次服用。可健脾养血润燥。

【预防护理】

1.预防

（1）注意调护小儿脾胃，喂食、哺乳应有节制。乳母宜食用新鲜蔬菜、水果，少食辛辣刺激食物及鱼虾蟹等。

（2）有家族过敏史者，1岁以内不宜给婴儿添加易于过敏的食物，如鱼、虾、蟹等。

2.护理

（1）积极寻找过敏原，避免引起湿疹的过敏物质，再从最小剂量开始摄入或接触该物质，使患儿逐渐适应。

（2）不洗热水澡；避免和排除可能刺激皮肤的因素，如皮毛衣物、摩擦、碱性肥皂等。

（3）夜间入睡时，可给患儿戴手套，防止因搔抓患处而引起继发感染。

【饮食宜忌】

1.宜

（1）乳母宜吃新鲜蔬菜、水果、豆制品等。

（2）粳米500g，鲜荷叶一张，白糖少许。将粳米以常法煮粥，粥熟后将洗净的荷叶覆盖在粥上，再微煮片刻，揭去荷叶，粥成淡绿色，调匀温服。

（3）绿豆30g，粳米、冰糖适量。绿豆和粳米洗净同煮，熟后加入适当冰糖搅匀。也可单用绿豆煎水，以绿豆煮烂为度。

（4）薏米500g，淀粉少许，砂糖、桂花少量。薏米按常法煮熟后，加入淀粉少许，再稍煮片刻，加入砂糖桂花少量，调匀温服。

2.忌

（1）避免给宝宝过度喂食，防止乳食积滞。

（2）乳母也应注意少喝牛奶、鲫鱼汤，少吃鲜虾、螃蟹等。

（3）忌吃刺激性食物，如蒜、葱、辣椒等。

【临证提要】

1.推拿治疗奶癣的临床疗效较好，但应注意饮食宜忌，防止复发。

2.婴幼儿湿疹与遗传、过敏有关，常合并哮喘、变应性鼻炎等。

3.湿疹与食物不耐受相关，如鸡蛋和牛奶等蛋白过敏者，可以配合喂养水解奶粉。

第十五节　荨麻疹

荨麻疹是指由于皮肤、黏膜小血管扩张及渗透性增加出现的一种局限性水肿反应。表现为大小不等的风团伴瘙痒，色红发痒，随起随没，通常在2～24小时内消退，但反复发生新的皮疹，有时可伴有腹痛、腹泻和气促等症状。本病可发生于任何年龄、任何季节和全身皮肤的任何部位，分急性、慢性两大类，病程常迁延数日至数月。中医学认为，本病是由于内有血热，外受风邪所致。

【病因病机】

1. 禀赋不耐：素体禀赋不耐，容易感受外邪侵袭或食物过敏而致荨麻疹。

2. 外感六淫：风、寒、暑、湿、燥、火六淫之邪均可侵袭人体而引起肌肤骤起风团，瘙痒难忍，而致荨麻疹。其中以风、寒、湿三邪最为常见。

3. 饮食不节：过食肥甘厚味或鱼腥海鲜，伤及脾胃，湿热内蕴，外发肌肤而致风团、瘙痒。

4. 素体虚弱：小儿素体虚弱，气不足则卫外失固，风邪乘虚而入；或血不足则肌肤失养，虚风内生；或阴血不足，阳气浮动化生风火，亦可诱发本病。

5. 情志内伤：精神紧张、焦虑抑郁等情志改变引起肝脾不和，脏腑功能和气血失调而致荨麻疹。

【临床诊断】

1. 病史：多有过敏及蚊虫叮咬史。

2. 临床表现：发病突然，身体任何部位发生局限性风团，小如芝麻，大如豆瓣，鲜红或淡红色，四肢伸面、腰部、头面部较多。自觉灼热与剧痒，风团随搔抓增大，数目增多，并融合成环状、地图状等。皮损数小时后迅速消退，不留痕迹，时隐时现，1周左右停止发作，但也可反复发作，迁延数月。

3. 辅助检查：血常规可见嗜酸性粒细胞增高；伴有细菌感染时，可见白细胞总数及中性粒细胞增高。由于药物（青霉素、痢特灵等）、疫苗或异体血引起的血清病性荨麻疹总补体下降，循环免疫复合物（CIC）为阳性；寒冷性荨麻疹可见冷球蛋白、冷纤维蛋白原、冷溶血素检测阳性。尿常规可有尿蛋白、管型。

【鉴别诊断】

1. 丘疹性荨麻疹：为蚊虫、跳蚤等叮咬后发生的过敏反应，也有因鱼虾及消化功能障碍引起者。病损以腰部、臀部和四肢多见，皮疹为鲜红的纺锤形风团样丘疹，中心有水疱，瘙痒，四肢末端为张力性蚕豆大小水疱。夏秋季节多见，好发于儿童。

2. 多形性红斑：皮疹为多形性，如红斑、丘疹、风团、水疱，常两种以上皮疹同时存在，典型发病者有虹膜样损害；好发于手足、颜面，伴痒痛感。

3. 接触性皮炎：是指皮肤或黏膜单次或多次接触外源性物质后，在接触部位甚至以外部位发生的炎症性反应，可表现为红斑、肿胀、丘疹、水疱甚至大疱。

【辨证论治】

1. 辨证思路

（1）辨寒热：疹色红，痒剧，发作急骤，多为风热；疹色淡或白，遇冷加重，多为风寒外袭。

（2）辨虚实：若脘腹疼痛，恶心呕吐，大便秘结或泄泻，多为邪热内蕴；心烦易怒，夜啼不安，口干，手足心热，舌红少津，脉细数，多为血虚风燥。

（3）辨瘙痒：若瘙痒剧烈，遇热加重，得冷缓解，为外感风热；遇冷诱发或加重，为外感风寒；阵发性瘙痒，夜间尤甚，为血虚风燥。

2. 治疗原则：本病病位在肌表，与心、肺、脾、胃、肠等脏腑有关，病机关键为风邪侵袭。疏风散邪，调理气血，调和营卫为本病的基本治法。急性荨麻疹治疗以疏风止痒为主；慢性荨麻疹以益气固表，养血祛风为主。

3. 辨证推拿

（1）风寒外袭

证候： 风团色泽淡红，或中央白色周围红晕；伴有瘙痒，风吹、着凉、浸涉冷水后发作或加剧，得暖则减轻或消失，或恶寒畏风，口不渴。苔薄白，脉浮缓。

治法： 疏风散寒，调和营卫。

处方：

疏风散寒：四大手法，推三关，揉一窝风、神阙。

调和营卫：分阴阳（分阳重），捏脊，揉曲池、血海、膈俞、三阴交。

随症加减：恶寒畏风加揉外劳宫、风池、风门。

（2）风热相搏

证候： 风团色红，焮热作痒，因热则发作或加剧，风吹凉爽则减轻或消失；或伴有恶风发热，口渴心烦。舌红，苔薄或黄，脉浮数。

治法： 疏风清热，和营止痒。

处方：

疏风清热：四大手法，清肺经，清天河水，清肝经，揉合谷、曲池。

和营止痒：分阴阳（分阴重），揉委中、曲泽、血海、膈俞、三阴交。

随症加减：口渴心烦加清胃经、揉小天心，发热加推脊。

（3）脾胃湿热

证候： 风团色淡，形如云片，常剧痒；伴脘腹疼痛，恶心呕吐，腹泻，食欲不振。苔黄腻，脉濡数。

治法： 清利湿热，疏风止痒。

处方：

清利湿热：清补脾经，清胃经，清板门，清大肠，掐揉四横纹，清小肠。

疏风止痒：清肺经，揉风门、风市、三阴交、血海、曲池、膈俞。

随症加减：恶心呕吐加顺时针摩腹、横纹推向板门。

（4）气血两虚

证候：疹块色淡或与肤色相同，风团反复发作，瘙痒不甚，可迁延数月甚至更长，劳累后加重；伴有头昏眩晕，面色㿠白，体倦乏力，食欲减退。舌淡，苔薄，脉细而缓。

治法：益气养血，疏风止痒。

处方：

益气养血：补脾经，揉脾俞、足三里、三阴交、二马，补肾经，捏脊。

疏风止痒：清肺经，推三关，揉风门、风市、血海、膈俞。

随症加减：汗多加揉肾顶，食欲不振加揉板门、推四横纹。

（5）阴虚血燥

证候：风团块反复发作，皮肤灼热干痒，头皮痒，眼干涩而痒，咽喉痒，入夜尤甚；伴咳嗽，潮热，盗汗，颧红，口渴喜饮。舌红少苔，脉细数。

治法：养阴清热，凉血透疹。

处方：

养阴清热：揉二马，补肾经，运内劳宫，推涌泉。

凉血透疹：清肺经，清天河水，揉小天心、一窝风、曲池、血海、膈俞。

随症加减：眼干加揉太阳，咳嗽加揉肺俞。

【其他疗法】

1.针刺疗法：荨麻疹发于上半身者，取穴合谷、曲池、内关；发于下半身者，取穴血海、足三里、风市、三阴交；发于全身者，加配风市、风池、大椎、风门、肺俞等。脾胃不和者，加中脘、天枢、足三里；气血不足者，加足三里、膈俞、肝俞、脾俞。

2.穴位点刺：用采血针点刺委中、尺泽，出血3～5滴，有祛风凉血止痒的作用。适用于荨麻疹急性发作。

3.耳穴压豆法：取穴肺区、脾区、神门、皮质下、肾上腺、交感等。用王不留行籽贴穴位，每日按压3～4次，隔3日1次，3次为1个疗程。

4.艾灸疗法：取合谷、血海、足三里、三阴交，每穴灸5～10分钟，每日1次。治疗荨麻疹风寒型。

【预防护理】

1. 预防

（1）尽可能寻找并去除发病诱因，如积极预防肠道寄生虫病等。

（2）积极锻炼，增强体质，并配以适当药物，改善体质。

2. 护理

（1）防止患儿因搔抓而损伤皮肤；若出现急症，应及时送医院救治。

（2）多摄入富含维生素、纤维素的食物，保持大便通畅。

【饮食宜忌】

1. 宜

（1）宜食碱性食物，如绿茶、海带、番茄、芝麻、黄瓜、胡萝卜、香蕉、苹果、绿豆、薏苡仁等。

（2）宜食富含维生素 C 的食物，如青菜、菠菜、红薯、马铃薯、柠檬、橙子、红枣、猕猴桃和柚子等。

（3）宜食富含维生素 B_6 的食物，如蛋黄、奶类、干酵母、谷麦胚芽、胡萝卜、菠菜、香菇等。

2. 忌

（1）忌食含有人工色素、防腐剂、酵母成分的食物，如饼干、汽水、冷饮、糖果、糕点、面包、啤酒等。

（2）忌食海鲜发物，如猪头肉、蛋类、牛羊肉、狗肉、鹅肉、鱼虾、蟹类、葱姜等。

（3）忌食部分蔬菜，如竹笋、蘑菇、芹菜、香菜、油菜、雪菜、莴笋、韭菜、芥菜等。

（4）忌食部分水果，如芒果、菠萝、无花果、杨梅、荔枝等；忌食与过敏原相关的蛋奶制品。

【临证提要】

1. 本病有寒热虚实之不同，病位有心、肺、脾、胃、肠之异，故辨证应结合风团的色泽、脏腑兼证等全面审察。

2. 寻找过敏原，避免接触，去除病因，是防止荨麻疹反复发作的根本方法。

3. 推拿治疗本病疗效较好，但对某些慢性瘾疹较难根治。若发作时出现呼吸困难（合并过敏性哮喘），应采取综合治疗，以免发生窒息死亡。

4. 若患儿出现腹痛、呼吸困难及精神烦躁时，应高度怀疑腹型荨麻疹，需及时就医。

第十六节　腺样体肥大

腺样体肥大是指因腺样体增生肥大而引起鼻塞，入睡时有鼾声、张口呼吸、睡眠不安，并伴有阵咳及呼吸困难等症状的一种病证。多见于儿童，常与慢性扁桃体炎、扁桃体肥大合并存在。腺样体是位于鼻咽顶部与咽后壁处的表面，呈橘瓣样的团状淋巴组织，又称"咽扁桃体"。腺样体随年龄增长逐渐增大，2～6岁时增殖最旺盛，10岁以后逐渐萎缩。如果腺样体长期受到感染、雾霾、粉尘等刺激，就会导致过度肥大，累及耳（咽鼓管咽口受阻，引起分泌性中耳炎，听力减退和耳鸣等）、鼻（并发鼻炎、鼻窦炎，声嘶，睡觉鼾声，呼吸暂停等）、咽喉和下呼吸道（并发咳嗽、哮喘、夜间阵咳等），以及因长期张口呼吸而影响面骨和面肌发育导致腺样体面容等。

【病因病机】

1.腺样体邻近器官炎症：腺样体炎症和肥大多因急慢性鼻炎、扁桃体炎、感冒等病证反复发作，刺激腺样体发生病理性增生，导致鼻腔阻塞加重，阻碍鼻腔引流，鼻炎、鼻窦炎分泌物又刺激腺样体，使之继续增生，形成互为因果的恶性循环。

2.环境因素：雾霾、花粉、粉尘、皮毛等异物刺激，以及空气温差过大，影响小儿发育尚未完善的鼻腔，引起鼻塞、流涕、打鼾等症状，日久而致腺样体肥大。

【临床诊断】

1.病史：有上呼吸道感染、过敏及家族遗传史。

2.临床表现：长期鼻塞、流涕和闭塞性鼻音（声嘶）三联征，耳闷胀、耳鸣、听力下降，入睡时鼾声明显、睡眠不安，甚至张口呼吸、难以入睡，可伴有阵咳及呼吸困难。检查见腺样体面容（颌骨变长，腭骨高拱，牙列不齐，上切牙突出，唇厚，缺乏表情）。

3.辅助检查：纤维鼻咽镜检查，在鼻咽顶部和后壁可见表面有纵行裂隙的分叶状淋巴组织，像半个剥了皮的小橘子，常常堵塞后鼻孔三分之二以上。

【辨证论治】

1.辨证思路：首辨脏腑虚实。腺样体肥大久而不消，咽喉肿痛，面赤，唇红，多为热毒壅肺；鼻塞，涕色白，咯痰白黏，腺样体触之较软，神疲乏力，面色苍白，多为肺脾气虚；鼻塞，涕黄白，夜间打鼾，喉部干燥不适，腺样体肥大久而不消，多为肺肾阴虚。

2.治疗原则：本病病位在鼻，痰结鼻窍为腺样体肥大的基本病机，化痰散结通窍为本病的基本治法。热毒壅肺治以清热解毒，宣肺开窍；肺肾阴虚治以滋阴补肺，补肾填精；肺脾气虚治以益肺健脾，化痰散结。另外，治疗本病应局部治疗和整体调理相结合。

3. 辨证推拿

（1）热毒壅肺

证候：鼻塞，流黄涕，夜间打鼾，腺样体肥大久而不消；干咳，夜咳，咽喉肿痛，唇红，面赤，烦渴。舌红苔黄，脉滑，指纹紫。

治法：清热解毒，宣肺开窍。

处方：

清热解毒：清天河水，退六腑，清大肠，掐揉四横纹。

宣肺开窍：清肺经，揉合谷、迎香、大椎，黄蜂入洞。

随症加减：咽喉肿痛加掐少商、商阳，干咳加推小横纹、揉二马。

（2）肺脾气虚

证候：鼻塞，流白涕，夜间打鼾，腺样体触之较软；咯痰白黏，腹胀纳呆，神疲乏力，面色苍白，表情淡漠，易感冒。舌淡胖有齿痕，脉细无力，指纹淡。

治法：健脾益肺，化痰散结。

处方：

健脾益肺：补脾经，补肺经，揉肺俞、脾俞，运内八卦，推三关，捏脊。

化痰散结：推四横纹，合阴阳，揉合谷、太阳、丰隆。

随症加减：腹胀加分腹阴阳，揉中脘、足三里。

（3）肺肾阴虚

证候：鼻塞，涕黄白，夜间打鼾，腺样体肥大久而不消，夜寐鼾声持续不断，咽部干燥不适，扁桃体肿大；兼见头痛，健忘，夜卧不安，多汗，磨牙。舌红，少苔，脉细无力，指纹紫滞。

治法：滋阴补肺，补肾通窍。

处方：

滋阴补肺：分阴阳（分阴重），补脾经，补肺经，揉二马。

补肾通窍：补肾经，揉肾俞、太溪，揉合谷、印堂、太阳，拿风池。

随症加减：夜卧不安加揉小天心，磨牙加清肝经。

【其他疗法】

1. 针灸治疗：取穴：通天、印堂、上迎香、上星等穴。平补平泻，不留针，每日或隔日1次，3～7次为1个疗程。

2.手术治疗：若保守治疗无效，可根据堵塞程度，手术切除部分腺样体。

【预防护理】

1.预防：加强锻炼，增强体质，积极减肥，防止感冒。

2.护理：该病疗程较长，应提前告知家长。加强呼吸训练，每息可适当延长呼气和吸气时间，睡觉时适当垫高枕头。

【饮食宜忌】

1.宜

（1）宜食性平、性温的食物，如鳝鱼、泥鳅、包菜、黄豆芽、土豆、胡萝卜、四季豆、黄瓜、西红柿、藕、芹菜、各种菌类等。

（2）宜食新鲜的水果，如草莓、桃子、苹果、梨等。

2.忌

（1）忌食高热量、辛辣刺激、肥甘厚腻食物，如各种肉食、红枣、桂圆、荔枝、油炸品、辣椒、花椒、生姜、大蒜、五香粉、麻辣火锅、烤羊肉串、腌制品等。

（2）忌食生冷冰冻食物，如冷饮、含气饮料等。

【临证提要】

1.推拿治疗本病，局部治疗以通窍为主，取鼻通、迎香、风池、风府等；整体调理以祛痰为主。

2.儿童时期患急性鼻炎、急性扁桃体炎等疾患，若反复发作，腺样体可增生肥大，致鼻塞加重，阻碍鼻腔引流，分泌物又可刺激腺样体增生，形成互为因果的恶性循环。因此，治疗本病的同时，应积极治疗鼻炎和扁桃体炎。

3.若保守治疗无效，应尽早行腺样体切除术，该手术以4～10岁施行为宜。

第十七节　顿　咳

顿咳是指小儿感受疫疠之邪，导致阵发性、痉挛性咳嗽的一种传染病证。以咳嗽连声，咳嗽终末出现深长的"鸡鸣样"吸气性吼声，咳时面红耳赤，每次咳嗽连续数次，最后咳出大量痰，或吐出乳食乃止，甚则目如拳伤、眼球瘀血、鼻衄等为其主要证候特点。因咳嗽阵发，停顿再咳，故名"顿咳"。典型的病程可长达2～3个月，故有百日咳之称。

本病常发于冬末春初，多见于1～5岁的小儿，成年人虽整天与患儿接触亦不传染。本病一般预后良好。年龄小、体质弱的患儿并发肺炎者，预后较差；并发中毒性脑病者，预后更差。由于严重的痉挛性咳嗽，可引起脐突、疝气、脱肛等病证。

【病因病机】

小儿肺常不足，易感时邪，年龄愈小，感邪机会愈多。病之初期，时行邪毒自口鼻而入，侵袭肺卫，肺卫失宣，肺气上逆，而出现类似普通感冒的咳嗽症状，且有寒热之不同。继而疫邪化火，痰火胶结，阻塞气道，肺失肃降，气逆上冲，而致咳嗽加剧、痉咳阵作；痰随气升，待痰涎吐出后，咳嗽暂时缓解。

顿咳病位虽然在肺，日久必殃及他脏。犯胃则胃气上逆而致呕吐；犯肝则肝气横逆而见胁痛；心火上炎则舌下生疮；犯大肠、膀胱则二便失禁；若肺火旺盛，引动心肝之火，损伤血脉，则见咯血、衄血；肝络损伤，可见目睛出血、眼眶瘀血等。病至后期，邪气渐退，正气耗损，肺脾亏虚，多见气阴不足之证。

年幼或体弱小儿禀赋不足，正气亏虚，不耐邪毒痰热之侵，在病之极期可发生邪热内陷的变证。若痰热壅盛，闭阻于肺，咳喘气促，可并发肺炎喘嗽；若痰热内陷心肝，则可致昏迷、抽搐之变证。

【临床诊断】

1. 病史：未接种百日咳疫苗，或有百日咳接触史。

2. 临床表现：阵发性痉咳伴有"鸡鸣样"回声，舌系带溃疡，目睑浮肿。早期类似感冒的表现，如咳嗽逐渐加重，有日轻夜重趋势，若有接触史者，应考虑本病。

3. 辅助检查：发病1周后，白细胞总数及淋巴细胞显著增高。采用咳碟法，可培养出百日咳嗜血杆菌。

【鉴别诊断】

1. 气管内异物：有异物吸入史，突然发生阵发性痉挛性咳嗽。血常规检查，白细胞不增高。X线检查，可见节段性肺不张；支气管镜检查，可发现异物。

2. 急性支气管炎：由乙型流感杆菌、腺病毒、副流感病毒等引起的支气管炎，在起病数日后可发生剧烈咳嗽及痉咳，但咳后无鸡鸣样吼声、无夜间加重。全身感染中毒症状较重，肺部常有固定音，白细胞计数正常或偏高。经治疗后，症状在短期内即可减轻或消失。

3. 百日咳综合征：副百日咳杆菌及腺病毒、呼吸道合胞病毒等均可引起类似百日咳的痉挛性咳嗽，主要依靠病原体分离或血清学检查进行鉴别。

【辨证论治】

1. 辨证思路：顿咳可按初咳期、痉咳期及恢复期三期分治。主要表现为咳嗽，痰阻，有寒热差异。初咳期邪在肺卫，咳嗽痰白者为风寒，咳嗽痰黄者为风热。痉咳期邪郁肺经，痉咳痰稀为痰湿阻肺，痉咳痰稠为痰火伏肺。恢复期邪去正伤，呛咳，痰少黏稠为肺阴不足；咳而无力，痰液稀薄为肺脾气虚。

2. 治疗原则：本病主要病机为痰气交阻，肺气上逆。化痰清火，泻肺降逆是本病的基本治法。初咳期治以辛温散寒宣肺，疏风清热宣肺；痉咳期治以化痰降气，泻肺清热；恢复期治以养阴润肺，益气健脾。

3. 辨证推拿

（1）初咳期

证候： 微热，喷嚏，咳嗽逐渐加重，昼轻夜重。风寒者，伴恶寒，痰稀色白，舌苔薄白，脉浮紧；风热者，伴咽红，痰稠不易咯出，舌苔薄黄，脉浮数。

治法： 疏风解表，宣肺止咳。

处方：

疏风解表：四大手法，揉风门、合谷、外关、大椎。

宣肺止咳：清肺经，揉掌小横纹，推小横纹，顺运内八卦，揉肺俞、膻中。

随证加减：风寒者加推三关，揉一窝风、风池；风热者加清天河水、清肝经。

（2）痉咳期

证候： 咳嗽阵作，昼轻夜重，咳时面红耳赤，涕泪交加，咳后回吼，甚至吐出乳食痰液后，痉咳方可暂停；剧咳时可见痰中带血丝，甚则鼻衄或结膜下出血，可见舌系带溃疡。舌苔黄，脉数有力。

治法： 泻肺清热，豁痰止咳。

处方：

泻肺清热：清肺经，清肝经，清天河水，揉掌小横纹，逆运内八卦，清大肠。

豁痰止咳：揉天突、丰隆、肺俞，推揉膻中，掐揉四横纹。

随症加减：口腔溃疡加揉总筋，恶心呕吐加揉中脘、足三里。

（3）恢复期

①脾气亏虚

证候： 咳声低微，痰多稀白；纳呆便溏，神疲乏力。舌质淡，苔薄白，脉沉无力。

治法： 益气健脾，化痰止咳。

处方：

益气健脾：补脾经，揉脾俞、中脘、足三里，捏脊。

化痰止咳：顺运内八卦，揉肺俞、膻中。

随症加减：纳差食少加推四横纹、摩腹，便溏加补大肠。

②肺阴亏虚

证候： 干咳少痰；两颧发红，手足心热，夜寐盗汗。舌质红，少苔，脉细数

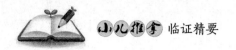

无力。

治法：滋阴补肺，宣肃肺气。

处方：

滋阴补肺：补肾经，补肺经，揉二人上马、肺俞，推涌泉。

宣肃肺气：推揉膻中，推小横纹、四横纹，顺运内八卦。

随症加减：纳差食少加揉板门、中脘、足三里。

【其他疗法】

1.针灸疗法

（1）取合谷、足三里、商丘穴，常规消毒后，针刺入穴位深度 0.3 ~ 0.5 寸，用泻法，不留针。每日 1 次，10 次为 1 个疗程。

（2）点刺四缝穴。常规消毒后用采血针点刺之，挤出少量血液或少许黄白色透明黏液。3 日 1 次，10 次为 1 个疗程。

2.西医治疗：以抗生素为主，百日咳对多种抗生素敏感，以红霉素最敏感。

【预防护理】

1.预防

（1）按时接种百白破三联疫苗，在疾病流行期间避免去公共场所。

（2）百日咳患儿应隔离 4 ~ 7 周。与百日咳患儿有接触史的易感儿应观察 3 周，并服中药预防，如鱼腥草或鹅不食草 15 ~ 20g，水煎服 5 天。

2.护理

（1）居室应空气新鲜，但又要防止受凉，避免烟尘、异味刺激，诱发痉咳。

（2）要注意休息，保证充足睡眠，防止精神刺激、情绪波动。

（3）饮食富有营养而易消化，避免煎炸辛辣、酸咸等刺激性食物。

（4）宜少食多餐，防止剧咳时呕吐。幼小儿要注意防止呕吐物呛入气管，避免引起窒息。

【饮食宜忌】

1.宜

（1）白萝卜洗净切碎，以白纱布绞汁。每次取白萝卜汁 30mL，调入饴糖（或关东糖）20mL，再加水适量，搅匀。每日 3 次。

（2）雪梨 1 个，麻黄 0.9g。将梨挖去心，装入麻黄，盖严，放碗中蒸煮。去麻黄，食梨饮汁，每日 2 次。或梨 1 个挖去心，装入川贝末 3g，蒸熟食之。

2.忌：忌食生冷、辛辣肥甘之品。

【临证提要】

1. 百日咳是一种传染性极强的呼吸道传染病，需要严格隔离，及早使用抗生素，推拿可作为辅助治疗。

2. 化痰清热、泻肺降逆为本病基本治法，临证时应按初咳期、痉咳期及恢复期分型施治。

3. 百日咳不仅影响呼吸、神经系统功能，严重者可出现窒息，危及生命。若伴发肺炎、中毒性脑病者，应采用中西医结合疗法，不宜单纯应用推拿治疗。

第十八节　奶　麻

奶麻是指婴幼儿时期感染时邪（人类疱疹病毒 6、7 型）引起的一种急性出疹性传染病。临床以突发高热，持续 3 ~ 4 天后热退疹出，全身出现玫红色小丘疹，疹退后无脱屑及色素沉着为临床特征。一年四季均可发病，多见于冬春两季。发病年龄多为 2 岁以下，尤以 6 ~ 12 个月的婴儿发病率最高，因正值哺乳期，故称"奶麻"。患病后可获持久免疫力，极少两次得病，并发症可见中耳炎、下呼吸道感染、心肌炎、心功能不全等。少见严重合并症，如致死性脑炎或脑病、中度肝功能损害、原发性血小板减少性紫癜等。现代医学称之为"幼儿急疹"。

【病因病机】

1. 外感时邪：风热时邪由口鼻而入，首犯肺卫，故见肺卫表证，但为时短暂，继而邪郁化热，邪热蕴郁肺胃，肺胃气分热盛，故见高热、烦渴，或伴呕吐、泄泻、纳差等症状。

2. 热退疹出：由于机体抗邪有力，热蕴肺胃数日，与气血相搏而发于肌肤，邪热得以外泄，故热退疹出。

【临床诊断】

1. 病史：有病毒接触史。

2. 临床表现：多见于 2 岁以下婴幼儿，突发高热，全身症状轻，伴咳嗽腹泻；偶见惊厥，持续 3 ~ 4 天后热退疹出。皮疹为 2 ~ 3mm 大小不等的浅红色斑丘疹，以躯干、腰臀部皮疹多，面部及四肢远端少，1 ~ 2 日消退，疹退后无脱屑及色素沉着，颈、枕、耳后淋巴结可轻度肿大。

3. 辅助检查：发病第 1 天，白细胞计数增高，中性粒细胞占优势；第 2 天以后，白细胞明显下降，淋巴细胞相对增高达 90%。

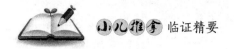

【鉴别诊断】

1. 麻疹：是感受麻疹时邪（病毒）引起的急性出疹性传染病，以发热、上呼吸道炎症（咳嗽、鼻塞流涕）、眼结膜炎（泪水汪汪）及周身皮肤按次序泛发红色斑丘疹和颊黏膜上有麻疹黏膜斑，疹退（3～4天）后遗留色素沉着伴糠麸样脱屑为特征，传染性强，易于流行。疹出有序，预后良好；疹出不透产生逆证，可危及生命。患病后一般可获得终生免疫。

2. 水痘：是由于水痘时邪（水痘－带状疱疹病毒）引起的急性出疹性传染病。临床表现为发热，皮肤黏膜分批出现皮疹、红斑、丘疹、疱疹、结痂，或可同时存在。一年四季均可发生，冬春两季最多。任何年龄均可发病，6～9岁小儿最多。传染性强，自发疹前24小时至皮疹完全结痂均具有传染性。患病后大多可以获得持久免疫，二次感染水痘者少见。

【辨证论治】

1. 辨证思路：本病有发热和热退疹出的特点，分发热期和出疹期两个阶段论治。发热期为风热时邪蕴于肺胃，出疹期为邪热与气血相搏。

2. 治疗原则：疹以透发为顺，故本病治以透表散邪、疏卫凉营为原则。邪在肌表者，治以疏风清热、宣透邪毒；热退疹出之后，治以清营凉血、养阴生津。

3. 辨证推拿

（1）邪郁肌表

证候： 骤发高热，持续3～4天，精神如常或稍有烦躁；食欲不振，或见囟填，偶见四肢抽搐。舌质偏红，舌苔薄黄，指纹浮紫，脉象浮数。

治法： 疏风清热，解表透疹。

处方：

疏风清热：清肝经，清肺经，清天河水，清板门。

解表透疹：四大手法，揉小天心、一窝风，退六腑，推三关。

随症加减：食欲不振加揉中脘、推四横纹。

（2）热退疹出

证候： 身热已退，肌肤出现玫瑰红色小丘疹，皮疹始见于躯干，很快延及全身，1～2天后皮疹消退，肤无痒感，不留痕迹；或有口干，纳差，咽红。舌红，苔薄少津，脉细有力。

治法： 清营凉血，养阴生津。

处方：

清营凉血：清天河水，清板门，运内劳宫。

养阴生津：补脾经，补肾经，揉二马、复溜，推涌泉。

随症加减：腹胀加顺时针摩腹，揉中脘、足三里。

【其他疗法】

1.针刺疗法：高热时取大椎、曲池、合谷、足三里。捻转泻法，不留针。每日1次，3次为1个疗程。

2.中药外治：紫雪散1支，加清水适量调为稀糊状，敷肚脐，伤湿止痛膏固定，24小时换药1次，连用2～3天。治疗幼儿急疹发热。

3.中成药：小儿热速清口服液、清开灵颗粒遵医嘱使用。

【预防护理】

1.预防

（1）要经常开窗通风，保持空气流通。

（2）患儿接触的玩具、餐具和毛巾要经常煮沸消毒。被褥要在太阳下暴晒至少6个小时。

（3）若发现可疑患儿，应隔离观察7～10天，隔离患儿至出疹后5天。

2.护理

（1）饮食宜清淡、易消化，多饮水。

（2）若高热不退，精神差，出现惊厥、频繁呕吐、脱水等表现时，要采用中西医结合治疗，以免造成神经系统、循环系统功能的损害。

【饮食宜忌】

1.宜

（1）乳母宜食清淡、少刺激性、易消化食物，如藕粉、鸡蛋汤。

（2）出疹期患儿宜多喝水和热汤，可促进血液循环，使皮疹透发，祛除体内毒素。

（3）乳母宜食新鲜的水果和蔬菜，如白菜、胡萝卜、苹果、香蕉等。

（4）牛蒡子、粳米适量。将牛蒡子装入纱布袋，和粳米一起加水煮粥，乳母分数次温食即可。

2.忌

（1）忌食鸡蛋、鸡肉等高蛋白发物；忌食鱼、虾、蟹类等海鲜类发物。

（2）忌食韭菜、大蒜等刺激性食物；忌食薯条、炸鸡等煎炸食物；忌食腌菜、咸菜等腌制食物。

【临证提要】

1.若3～9个月的婴儿首次突发高热，精神状况良好，白细胞总数低，淋巴细胞

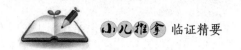

相对偏高，中性粒细胞相对偏低，伴见耳后淋巴结肿大，一般可考虑本病。

2.本病没有特效药物，主要是对症治疗，保证充足水分，一般不需使用抗生素。

第十九节 风 痧

风痧（风疹）是指外感风疹病毒，蕴于肺脾，发于肌肤而出现的淡红色斑丘疹。其症状轻浅，以低热、上呼吸道轻度炎症、全身散在红色斑丘疹及耳后、枕部淋巴结肿大为特征。一般症状较轻，预后良好，可不经治疗而自愈，个别出现并发症。一年四季都可发病，但以冬春为多，可造成流行。多发于1～5岁小儿，1岁以内的乳儿尤为多见，病后可获持久性免疫。

现代医学称之为"风疹"。若孕妇妊娠早期患本病，可损害胚胎，影响胎儿正常发育，导致流产、死胎，或先天性心脏病、白内障、脑发育障碍等，应注意预防。

【病因病机】

风痧因风热时邪由口鼻而入，邪犯肺卫，故见肺卫表证；内蕴肺胃，与气血相搏，发于肌肤而见皮疹；流滞经络，则郁结气血而为痰热核肿，表现为耳后及枕部淋巴结肿大。

若皮疹外达，则邪毒得以外泄而解。大多邪热轻微，疹点细小散在。少数邪热较重则见高热烦渴，疹点红艳或融合成片。若邪毒内陷心肝致心神失主，肝风内动，进一步化热生痰，上犯脑窍，阻滞脑络，则神识不清、肢体废用。

【临床诊断】

1.病史：有风疹患者接触史。

2.临床表现：病初类似感冒，发热1～2天后，皮肤出现淡红色斑丘疹，从头面开始，1日后布满全身。出疹1～2日后，发热渐退，疹点逐渐隐退，疹退后可有脱屑，无色素沉着。一般全身症状轻，耳后及枕后淋巴结肿大。

3.辅助检查：血常规检查见白细胞总数减少，分类以淋巴细胞相对增多。血清学检测风疹病毒抗体，患儿恢复期较初期血清抗体增加4倍以上可确诊。

【鉴别诊断】

1.麻疹：初起发热、流涕、咳嗽、两目畏光多泪，口腔颊黏膜可见麻疹黏膜斑。典型皮疹自耳后发际及颈部开始，自上而下，蔓延全身，最后达于手足心，疹退后有糠麸样脱屑和棕褐色色素沉着。

2.猩红热：出疹前多有高热等全身症状，咽喉肿痛、溃烂及草莓舌是其主要特征，皮疹为全身性弥漫性猩红色粟粒样皮疹，消退后有脱屑。

3. 幼儿急疹：发生于婴幼儿，多突然高热，3～4天后，体温降至正常，全身出现玫瑰色斑疹；1～2天后皮疹消退，疹出后无脱屑及色素沉着。出疹性疾病的鉴别诊断见表10-1。

表10-1　出疹性疾病的鉴别诊断

病名	麻疹	幼儿急疹	风疹	猩红热
潜伏期	6～21天	7～17天	5～25天	1～7天
初期症状	发热，咳嗽，流涕，泪水汪汪	突发高热，一般情况较好，有淋巴结肿大	发热，咳嗽，流涕，枕部淋巴结肿大	发热，咽喉红肿、化脓疼痛
出疹与发热关系	发热3～4天出疹，出疹时热势更高	发热3～4天出疹，热退疹出	发热1/2～1天出疹	发热数小时至1天出疹，出疹时热高
特殊体征	麻疹黏膜斑	无	无	环口苍白圈、草莓舌、贫血性皮肤划痕、帕氏线
皮疹特点	玫瑰色斑丘疹自耳后发际-颜面、颈部-躯干-四肢顺序透发，3天左右出齐，疹退后遗留色素沉着斑和糠麸样脱屑	玫瑰色斑疹或斑丘疹，较麻疹细小，发疹无一定顺序，疹出后1～2天消退。疹出后无色素沉着，无脱屑	玫瑰色细小斑丘疹自头面-躯干-四肢24小时布满全身。疹退后无色素沉着，可有少量麸糠样脱屑	细小红色丘疹，皮肤猩红，自颈、腋下、腹股沟处开始，2～3天遍布全身。疹退后无色素沉着，有大片蜕皮
血象	白细胞总数下降，淋巴细胞升高	白细胞总数下降，淋巴细胞升高	白细胞总数下降，淋巴细胞升高	白细胞总数下降，中性粒细胞升高
隔离时间	疹后5天，伴肺炎者隔离至10天	疹后5天	疹后5天	隔离至接受治疗后7天

【辨证论治】

1. 辨证思路：首辨轻重。轻微发热，精神安宁，疹色淡红，分布均匀，病程在3～4天之内者，为轻证，病在肺卫；壮热烦渴，疹色鲜红或紫暗，分布密集，出疹持续5～7天才见消退，病程较长者，为重证，病在气营。

2. 治疗原则：疏风清热解毒为治疗本病的基本治法。邪在肺卫者，治以疏风清热透疹；邪在气营者，治以清热凉营解毒。

3. 辨证推拿

（1）邪郁肺卫

证候：发热恶风，喷嚏流涕，咳嗽，疹色浅红，先起于头面，继发于身躯各部，分布均匀，稀疏细小，2～3日后消退，有痒感。舌苔薄黄，脉浮数。

治法：疏风解表，清热透疹。

处方：

疏风解表：四大手法，清肺经，揉风门。

清热透疹：清天河水，揉一窝风、小天心，揉大椎、曲池。

随症加减：口渴加清胃经、揉二马，烦躁哭闹加捣小天心、清肝经。

（2）邪热炽盛

证候：高热口渴，心烦不宁，疹色鲜红或紫暗，大便秘结，小便短赤。舌质红，苔黄厚或黄糙，脉数有力。

治法：清热解毒，凉营透疹。

处方：

清热解毒：退六腑，清天河水，推脊，清板门。

凉营透疹：分阴阳（分阴重），清肺经，揉小天心、一窝风，揉大椎、曲池。

随症加减：口渴加清胃经、揉二马，大便秘结加清大肠、推下七节骨。

【其他疗法】

1. 中成药：板蓝根冲剂，每服 1 包，1 日 2～3 次，用于邪犯肺卫；清开灵冲剂，每服 1 包，1 日 2～3 次，用于气营两燔证。

2. 外治疗法：花生油 50mL，煮沸后稍冷，加入薄荷叶 30g，完全冷却后过滤去渣，外涂皮肤痒处，有止痒作用。

【预防护理】

1. 预防

（1）流行期间避免带易感儿童去公共场所。与风痧患者有密切接触史的儿童，可口服板蓝根冲剂预防。

（2）保护孕妇，尤其妊娠早期 3 个月内，避免与风痧患者接触。有条件者，对儿童、婚前女子接种风疹疫苗，可预防本病。

2. 护理

（1）一般不必采取隔离措施，但在易感儿群集的地方，可适当隔离，一般隔离至出疹后 5 天。出疹期间不随便外出，防止交叉感染而发生其他合并症。

（2）注意休息与保暖，衣服柔软，皮肤瘙痒时切莫抓挠，以免皮肤破损感染。

（3）体温较高者，可用物理降温法，同时多饮开水。

（4）出疹期鼓励患儿多喝水和热汤，可促进血液循环，使皮疹透发，祛除体内毒素。

【饮食宜忌】

1.宜

（1）宜食清淡、少刺激性、易消化食物，如藕粉、鸡蛋汤。

（2）少量多餐，宜食豆浆、牛奶、瘦肉等高维生素、高蛋白饮食。

（3）病情好转后给予软米饭、嫩菜、鱼类。

（4）宜食富含维生素的新鲜水果及蔬菜，如西红柿、空心菜等。

（5）绿豆 30g，豆腐 30g，冰糖适量。将绿豆淘洗干净，放入锅中，加水适量，浸泡 1 小时后煮烂，加入豆腐，再煮 20 分钟，调入冰糖，使之融化即可。

2.忌：忌食辛辣刺激以及油腻之物，如葱、姜、蒜、辣椒、炸鸡、海鲜等。

【临证提要】

1.注意隔离推拿治疗，防止传染给其他患儿。

2.治疗时以疏风清热解毒为基本治法，还应分辨邪在肺卫还是气营。

3.接种风疹减毒活疫苗是预防风疹病毒感染最有效的方法。

第二十节　急性疱疹性咽峡炎

急性疱疹性咽峡炎是由柯萨奇 A 组病毒引起的以急性发热和咽峡部疱疹溃疡为特征的一种传染病。临床以发热、咽痛、咽峡部黏膜小疱疹和浅表溃疡为主要表现。本病以粪 – 口或呼吸道为主要传播途径，传染性强，传播快，遍及世界各地，呈散发或流行。夏秋季为高发季节，主要侵犯 1 ～ 7 岁小儿。本病为自限性疾病，一般病程 4 ～ 6 日，重者可至 2 周，可并发中耳炎、心肌炎、脑炎等。同一患儿可重复多次发生本病，系不同型病毒引起。本病属中医学"风热喉痹""感冒""湿温"范畴。

【病因病机】

本病病位在肺脾，"内有热，外有感"，湿热体质小儿更易发病。

1.外感时邪：以风邪夹寒邪、热邪多见。时邪从口鼻而入，正邪交争而致本病。临床可见发热、咽痛、咽红、疱疹、溃疡，伴有鼻塞流涕、咳嗽有痰等症状。

2.肺胃热盛：患儿素蕴湿热，外感时邪，蕴结肺脾，邪毒与湿热相互搏结，循经上熏咽峡而致病，见咽痛、咽红、疱疹、溃疡。若脾胃受邪，胃失和降则恶心、呕吐、纳差；脾失运化则腹胀、腹泻或便干。若热盛伤津，或湿阻气机，后期见阴虚或气阴两虚证。

【临床诊断】

1.病史：有急性疱疹性咽峡炎患者接触史。

2.临床表现：潜伏期为 2～4 天。突起高热、咽痛、拒食、流涎，可伴厌食、呕吐、腹泻。检查见咽充血，咽腭弓、悬雍垂、软腭或扁桃体上可见 2～4mm 大小的疱疹，周围有红晕，疱疹破溃后形成小溃疡。注意排除疱疹性口腔炎、手足口病等疾病后方可诊断。

3.辅助检查：血常规检查，见白细胞计数和分类大多正常。若白细胞总数增多，中性粒细胞比例升高，C 反应蛋白明显高于正常，应考虑合并细菌感染。

【鉴别诊断】

1.疱疹性口腔炎：任何季节均可发病，呈现较大、持续更久的溃疡。

2.复发性口疮和贝氏（Bednar）口疮：很少发生于咽部，且一般无全身症状。

3.淋巴结性咽炎：口咽部损害突出，呈现白色或黄色小结。

【辨证论治】

1.辨证思路

（1）辨轻重：轻者仅见口腔出现溃疡点，妨碍哺乳进食，饮食时可因疼痛出现哭闹；重者见发热、烦躁、啼哭不安，或呕吐、腹泻、高热惊厥等症状。

（2）辨虚实：凡起病急，病程短，口腔溃烂及疼痛较重，局部有灼热感，或伴发热、尿黄便干者，多属实证；起病缓，病程长，口腔溃烂及疼痛较轻，兼有神疲颧红者，多为虚证，病位在肾。心火偏盛者，舌体溃疡较多；脾胃积热者，口颊黏膜、上腭、齿龈、口唇等处溃疡较多。

2.治疗原则：本病以清热解毒、利咽化湿为基本治法。初期治以疏风清热，解毒利咽；急性发作期治以清胃泻火，解毒利咽。

3.辨证推拿

（1）外感风热

证候：咽部肿痛，疱疹分布较稀疏，根盘鲜红，溃疡稀疏；轻咳，发热轻或不发热，鼻塞，流浊涕，纳差，流涎。舌红，苔薄黄，脉浮数。

治法：疏风清热，解毒利咽。

处方：

疏风清热：四大手法，清肺经，清肝经，清天河水，揉大椎、合谷、曲池。

解毒利咽：退六腑，掐揉少商、商阳，挤捏天突、新建。

随症加减：鼻塞加揉迎香、黄蜂入洞，咳嗽加揉肺俞、膻中。

（2）肺胃火盛

证候：咽峡部红肿疼痛明显，疱疹密集，黄色溃疡；发热，口气臭热，口干舌燥。舌红赤，苔黄，脉滑数。

治法：清胃泻火，解毒利咽。

处方：

清胃泻火：清肺经，清胃经，清板门，清大肠。

解毒利咽：退六腑，打马过天河，掐揉少商、商阳、合谷，挤捏大椎、新建。

随症加减：口气臭热加逆运内八卦、掐揉四横纹。

（3）外热内实

证候：咽峡部疼痛红肿明显，疱疹较密集，黄色溃疡；发热，面赤唇焦，便秘尿赤，胸膈烦热。舌红，苔黄厚，脉滑数。

治法：疏风清热，泻火利咽。

处方：

疏风清热：清肺经，清肝经，推脊，清板门，清天河水。

泻火利咽：退六腑，清大肠，推下七节骨，掐揉四横纹，掐少商、合谷。

随症加减：胸膈烦热加逆运内八卦、打马过天河。

（4）湿热蕴喉

证候：咽红肿痛，咽峡部疱疹密集，根盘高耸，红晕弥漫，溃疡较密集；发热缠绵，面红，口渴，纳差，大便黏滞不爽，色黄臭秽，或便干。舌红，苔黄腻，脉滑数。

治法：清利湿热，解毒利咽。

处方：

清热祛湿：清补脾经，清胃经，清大肠，掐揉四横纹，清天河水。

解毒利咽：退六腑，清肺经，清板门，掐揉少商、合谷。

随症加减：便干加顺时针摩腹、逆运内八卦。

（5）阴虚邪恋

证候：疾病后期，疱疹逐渐干瘪，溃疡逐渐收口；低热或夜间发热，口干，手足心热。舌体瘦，舌质红，苔薄少，脉细数。

治则：滋阴清热，祛邪利咽。

处方：

滋阴清热：补肾经，揉二马，运内劳宫，推涌泉。

祛邪利咽：清肺经，揉大椎，掐揉少商、合谷。

随症加减：手足心热加水底捞明月。

【其他疗法】

1. 单方验方

（1）一枝黄花、大青叶各30g。每日1剂，水煎，分3～4次服。治疗口疮

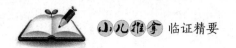

实证。

（2）大青叶、鲜生地、生石膏（先煎）、芦根各 30g，玄参、赤芍药、丹皮各 10g，生甘草 3g。每日 1 剂，水煎，分 3 ～ 4 次服。治疗口疮实证伴发热者。

（3）蛋黄油。新鲜鸡蛋煮熟取黄，文火煎出蛋黄油，外敷溃疡面。实证、虚证均可用，用于溃疡日久不敛者更佳。

（4）葛根、芦根、白茅根各 15g，每日 1 剂，水煎服，有清热利咽的作用。

2. 中药外治

（1）冰硼散、锡类散、珠黄散、绿袍散、西瓜霜喷剂，任选一种搽口腔患处。

（2）野菊花、金银花、薄荷、连翘、板蓝根各 10g，玄参 15g，加水 1000mL 煎沸。待温后含漱，每次至少含漱 3 分钟，每日 3 ～ 5 次。治疗口疮实证。

（4）吴茱萸粉 5g，陈醋适量调成糊状，临睡前敷涌泉穴，翌晨去除。用于虚火上炎之口疮。

【预防护理】

1. 预防

（1）保持口腔清洁，注意饮食卫生，餐具应经常消毒。食物宜新鲜、清洁，不宜过食辛辣炙热、肥甘厚腻之品。

（2）初生儿及小婴儿口腔黏膜娇嫩，清洁口腔时，不应用粗硬布帛拭口，动作要轻，以免损伤口腔黏膜。

2. 护理

（1）用过的餐具、玩具等应进行消毒处理，防止交叉感染。

（2）注意休息，多饮温开水，宜食新鲜蔬菜及营养丰富易消化的食物，以增强身体抵抗力。忌食刺激性食物，不吃过热、过冷的食品。

【饮食宜忌】

1. 宜

（1）宜食高蛋白、高维生素、易消化的流质或半流质饮食，如稀粥、牛奶、豆浆、鸡蛋羹、龙须面等。应缓慢进食，避免呛咳。

（2）宜食蔬菜、水果，如白菜、绿叶蔬菜、萝卜、苹果、梨、橙子、柚子、猕猴桃、柠檬等。

2. 忌

（1）忌食特酸、特甜食物，如蜂蜜、巧克力、蛋糕、酸菜等。

（2）忌食碳酸饮料，如可乐、雪碧等；忌食浓茶、浓咖啡等；忌食辛辣刺激之物，如辣椒、花椒、胡椒、生姜等。

（3）忌食烧烤、油炸食物，如炸猪排、炸牛排、麻球、麻花、油条、烤串、烤鸭、烤羊肉等。

（4）忌饮生冷冰冻食物，如冰果汁、冰西瓜、冰汽水、冰可乐、冰奶、冰糖水等。

【临证提要】

1. 疱疹性咽峡炎传染性较强，应按照传染病的管理规定进行隔离治疗。

2. 推拿治疗应以清热解毒、利咽化湿为基本治法。高热时，注意预防高热惊厥。咽部疼痛明显者可针刺合谷，有较好疗效。

3. 按摩涌泉穴及用药物（吴茱萸或清咽散）贴敷涌泉穴，皆可治疗小儿疱疹性咽峡炎。

第十一章 脾胃病证

第一节 泄 泻

泄泻是指以大便次数增多，粪质稀薄或如水样为特征的儿科常见病证。一年四季均可发病，夏秋季节多发。2岁以下小儿发病率高。若治疗得当，预后良好；重证则预后较差，可出现气阴两伤，甚至阴竭阳脱。久泻迁延不愈，则易转为慢惊风或疳证。

现代医学将腹泻分为感染性和非感染性两类。感染性腹泻主要由病毒（如轮状病毒、柯萨奇病毒、埃可病毒等）、细菌（如致腹泻大肠埃希菌、空肠弯曲菌、耶尔森菌等）引起；非感染性腹泻主要由饮食因素（如喂养不当、过敏性腹泻、乳糖酶缺乏）及消化功能紊乱等引起。西医学的轮状病毒性肠炎、细菌性肠炎及消化不良等疾病均可参照本病辨治。

【病因病机】

1. 感受外邪：外感风寒、暑热诸邪与湿邪相合而致泄泻。由于时令季节不同，泄泻以夏秋多见，其中又以湿热泻最为多见。

2. 饮食所伤：小儿脾常不足，若调护失宜、饮食不节、过食生冷等皆能损伤脾胃，使脾胃运化水谷失常而致伤食泻。

3. 脾胃虚弱：小儿素体脾虚，脾虚则运化失职，胃弱则腐熟无能，不能化生精微，因而水反为湿，谷反为滞，并走于下而致脾虚泄泻。亦有泄泻实证，因失治误治，久病迁延导致脾胃虚弱，转为脾虚泄泻。

4. 脾肾阳虚：脾虚致泻，病程迁延，继损脾阳，日久则伤及肾，致脾肾阳虚。肾阳不足，脾失温煦，水谷不化，并走肠间而致澄澈清冷、洞泄而下的脾肾阳虚泄泻。

小儿泄泻易于伤阴伤阳，重证泄泻由于泻下过度，伤阴耗气，出现气阴两伤；甚则阴伤及阳，导致阴竭阳脱的危重变证。或久泻不止，导致脾虚肝旺而成慢惊风；脾虚失运，生化乏源，气血不足，日久则可形成疳证。

【临床诊断】

1.病史：有乳食不节、饮食不洁或感受时邪病史。

2.临床表现：大便次数增多，每日超过 3～5 次，多者达 10 次以上，呈淡黄色，如蛋花汤样，或黄绿稀溏，或色褐而臭，可有少量黏液；或伴有恶心，呕吐，腹痛，发热，口渴等症状。腹泻及呕吐严重者，可见小便短少、体温升高、烦渴神疲、皮肤干瘪、囟门凹陷、目眶下陷、啼哭无泪等脱水征，以及口唇樱红、呼吸深长、腹胀等酸碱平衡失调和电解质紊乱的表现。

3.辅助检查：大便常规检查，可见脂肪球或少量白细胞、红细胞。病原体检查，可有致病性大肠杆菌或病毒检测阳性等。

【鉴别诊断】

1.痢疾：大便稀，有黏冻或脓血，便次增多，里急后重，腹痛明显。大便常规见红细胞、白细胞增多，可见到吞噬细胞；大便培养有痢疾杆菌生长。

2.肠套叠：腹痛、呕吐及果酱样血便，右上腹常触及包块。X 线检查，可见空气或钡剂在套叠处受阻，阻端钡剂呈"杯口状"，甚至呈"弹簧"状阴影。

3.新生儿坏死性小肠结肠炎：患儿出生后胎粪正常，常在生后 2～3 周内发病，以 2～10 天为高峰，主要症状为腹胀、呕吐和腹泻。呕吐物可呈咖啡样或带胆汁；腹泻呈水样便，每天 5～6 次，甚至 10 余次，1～2 天后为血样便，可为鲜血、果酱样或黑便，有些患儿仅有大便隐血阳性。常伴有精神萎靡，拒食，严重者面色苍白或青灰、四肢厥冷、酸中毒、黄疸加重，甚至导致休克。血常规显示白细胞计数增高，分类核左移，血小板减少；粪便检查外观色深、隐血阳性，镜检有数量不等的白细胞和红细胞，大便细菌培养以大肠埃希杆菌、克雷白杆菌和铜绿假单胞菌多见。X 线平片显示部分肠壁囊样积气。

4.生理性腹泻：多见于 6 个月以内婴儿，外观虚胖，常有湿疹，出生后不久即出现腹泻。除大便次数增多外，无其他症状，饮食、睡眠均可，不影响生长发育。此类腹泻可能为乳糖不耐受的一种特殊类型，添加辅食后，大便即逐渐转为正常。

【辨证论治】

1.辨证思路

（1）辨病因：若大便稀溏夹乳凝块或食物残渣，气味酸臭，或如败卵，多为伤乳伤食；大便清稀多泡沫，色淡黄，臭气不甚，多为风寒；大便呈水样或蛋花汤样，量多，色黄褐，气秽臭，或见少许黏液，腹痛时作，多为湿热；大便稀薄或烂糊，色淡不臭，食后作泻，多为脾虚；大便清稀，完谷不化，色淡无臭，多为脾肾阳虚。

（2）辨轻重：大便次数一般不超过 10 次，精神尚好，无呕吐，小便量可，属于轻证；泻下急暴，次频量多，神萎或烦躁，或有呕吐，小便短少，属于重证；若见皮肤干枯，囟门凹陷，啼哭无泪，尿少或无，面色发灰，精神萎靡等，则为泄泻的危重变证。

（3）辨虚实：病程短，泻下急暴，量多腹痛，多属实证；泄泻日久，泻下缓慢，腹胀喜按，多为虚证；迁延日久难愈，泄泻或急或缓，腹胀痛拒按者，多为虚中夹实。

2. 治疗原则：本病病位主要在脾胃，病机关键为脾虚湿盛，运脾化湿为本病的基本治法。实证分别治以消食导滞，祛风散寒，清热利湿；虚证分别治以健脾益气，温肾健脾。

3. 辨证推拿

（1）风寒

证候：大便色淡，带有泡沫，无明显臭气，腹痛肠鸣；或伴鼻塞，流涕，身热。舌苔白腻，脉滑有力。

治法：疏风散寒，运脾化湿。

处方：

疏风散寒：四大手法，揉一窝风、外劳宫，推三关。

运脾化湿：补脾经，清补大肠，擦脾俞，捏脊。

随症加减：腹痛甚者加拿肚角、揉足三里。

（2）寒湿

证候：大便清稀多泡沫，色淡不臭，肠鸣腹痛；面色淡白，口不渴，小便清长。苔白腻，脉濡，指纹色红。

治法：温中散寒，化湿止泻。

处方：

温中散寒：推三关，揉神阙，揉外劳宫、一窝风。

化湿止泻：补脾经，补大肠，推上七节骨，揉龟尾，捏脊。

随症加减：腹痛甚者加拿肚角、揉丹田。

（3）湿热

证候：腹痛即泻，暴注下迫，大便色黄褐热臭，或见少许黏液；身热，烦躁口渴，小便短赤，肛门灼热而痛。舌苔黄腻，指纹色紫。

治法：清热利湿，调中止泻。

处方：

清热利湿：清补脾经，清大肠，清小肠，推四横纹，推箕门，推下七节骨。

调中止泻：顺运内八卦，揉天枢，揉龟尾，捏脊。

随症加减：腹痛甚者加拿肚角，口渴加揉二马、清胃经。

（4）伤食

证候： 腹痛腹胀，泻前哭闹，泻后痛减，大便量多味酸臭；口臭纳呆，或伴呕吐酸馊。苔厚或垢腻，脉滑，指纹紫红而滞。

治法： 消食导滞，健脾和中。

处方：

消食导滞：揉板门，推四横纹，清大肠，推下七节骨。

健脾和中：补脾经，顺运内八卦，揉足三里，捏脊。

随症加减：腹痛甚者加拿肚角、揉上巨虚，腹胀加揉天枢、中脘。

（5）脾虚

证候： 大便溏薄，水谷不化，食后即泻，色淡不臭，时轻时重；肌肉消瘦，神倦乏力，面色萎黄。舌淡苔白，脉沉无力，指纹沉而色淡。

治法： 健脾益气，温阳止泻。

处方：

健脾益气：补脾经，顺运内八卦，揉脾俞、足三里，捏脊。

温阳止泻：推三关，补大肠，揉外劳宫、百会，推上七节骨。

随症加减：腹痛甚者加拿肚角、揉脐，腹胀加揉天枢、中脘。

（6）脾肾阳虚

证候： 久泄不止，食入即泻，粪质清稀，完谷不化，或见脱肛；精神萎靡，形寒肢冷，面色㿠白，睡时露睛。舌淡苔白，脉细弱。

治法： 温肾健脾，温阳止泻。

处方：

温肾健脾：补脾经，揉脾俞、肾俞，补肾经，推三关，捏脊。

温阳止泻：揉外劳宫、百会，逆时针摩腹，补大肠，推上七节骨。

随症加减：久泄不止加灸神阙，腹胀加揉足三里、中脘。

【其他疗法】

1. 中药外治

（1）丁香 2g，吴茱萸 30g，胡椒 30 粒，共研细末。每次 1～3g，用醋调成糊状，敷贴脐部，每日 1 次。用于风寒泻、脾虚泻。

（2）鬼针草 30g，加水适量。煎沸后倒入盆内，先熏后洗双足，每日 3～5 次，连用 3～5 日。用于小儿各种泄泻。

2.针灸疗法

（1）针刺：①取足三里、中脘、天枢、脾俞。发热加曲池；呕吐加内关、上脘；腹胀加下脘；伤食加点刺四缝；水样便加水分。实证用泻法，虚证用补法，不留针，每日1～2次。②取脐四边穴（首见于《备急千金要方》，位于神阙穴上、下、左、右各1寸处）。寒湿加足三里、阴陵泉；伤食加足三里、中脘。实证用泻法，虚证用补法，不留针，每日1次。

（2）灸法：取足三里、中脘、神阙，隔姜灸或艾条温和灸，每日1～2次。用于脾虚泻、脾肾阳虚泻。

（3）点刺四缝：局部碘伏消毒，用一次性采血针快速点刺之，捏挤出黄白色液体。隔3日1次，3次为1个疗程。治疗伤食泻、湿热泻。

3.饮食疗法

（1）炒山药、薏苡仁、芡实，可单用一种，也可一起用，与大米同煮成粥，每日食用。用于脾虚泻。

（2）健脾八珍糕，每次2块，开水调成糊状，每日服用1～3次。用于脾虚泻。

4.西医治疗：酌情使用控制感染药物和肠黏膜保护剂，如蒙脱石散；口服补液或静脉补液，纠正水电解质紊乱。

5.中成药治疗：湿热泻可用葛根芩连微丸；寒湿泻可用藿香正气口服液；脾肾阳虚泻可用附子理中丸。

【预防护理】

1.预防

（1）注意饮食卫生，不吃变质食品，不暴饮暴食。饭前、便后要洗手，餐具要卫生。

（2）提倡母乳喂养，不宜在夏季及小儿生病时断奶，遵守添加辅食的原则。

（3）加强户外活动，注意气候变化，及时增减衣服，防止腹部受凉。

2.护理

（1）适当控制饮食，减轻胃肠负担，吐泻严重及伤食泄泻患儿可暂时禁食6～8小时，但不禁止饮水。随着病情好转，逐渐增加饮食量，忌食油腻、生冷及不易消化的食物。

（2）保持皮肤清洁干燥，勤换尿布。每次大便后，宜用温水清洗臀部，并扑爽身粉。防止发生红臀。

（3）密切观察病情变化，防止发生泄泻变证。

【饮食宜忌】

1.宜

（1）小麦粉 250g，炒至焦黄，每次 2 匙以沸水冲调，加少许白糖调味饮服。

（2）乌梅 10 枚，水煎取汁，加粳米 60g 煮粥，熟后加冰糖少许调服，对小儿久泻不止有良效。

（3）栗子肉 7～10 枚捣烂，加水适量煮糊，调入白糖服食。

2.忌：忌食辛辣油腻、寒凉食物，如油炸、辣椒、蒜、薯片、冷饮等。

【临证提要】

1.推拿治疗泄泻具有较好的临床疗效，治疗期间避免食用甜食及凉性水果。

2.临证时应注意与痢疾、生理性腹泻、肠套叠、新生儿坏死性小肠结肠炎等相鉴别。

3.口服补液盐（ORS）的加水量需比说明书中成人的要求增加一半，如成人要求加水 500mL，婴儿须加水 750mL。观察小便的情况，可判断是否有脱水。若脱水严重者，需配合静脉补液，维持水电解质及酸碱平衡。

4.若排除细菌性腹泻，可不使用抗菌药。但临床可见病毒性腹泻大便常规也可见少量白细胞，故难以排除细菌感染。若用抗菌药，头孢三代治疗细菌性腹泻优于二代，如头孢他美酯、头孢克肟、头孢地尼；第四代头孢效果更好，如头孢吡肟、头孢泊肟酯。

第二节 细菌性痢疾

细菌性痢疾是指由痢疾杆菌引起的急性肠道传染病，以发热、腹痛、腹泻、黏液脓血便、里急后重为主要特征。一年四季均可发病，多见于夏秋季节，在 7～9 月达高峰。临床可分为急性细菌性痢疾、慢性细菌性痢疾及中毒性痢疾。中毒性痢疾起病急骤，突然高热、频繁惊厥、嗜睡、休克、昏迷，可迅速发生呼吸或循环衰竭而死亡。

本病属中医"痢疾""肠澼"等范畴。因其具有传染性，又称"疫毒痢"。推拿治疗急性细菌性痢疾、慢性细菌性痢疾具有一定的疗效，中毒性痢疾不宜推拿治疗。

【病因病机】

1.外感时邪：外感暑湿、湿热疫毒之邪，脾胃运化失常而生内湿。夏季暑湿当令，湿热熏蒸，以湿热痢多见。正如《医宗金鉴·痢疾总括》所曰："痢之为证，多因外受暑湿，内伤生冷而成。"

2.内伤饮食：饮食生冷不洁，湿热邪毒积滞肠胃，与气血相搏结，蒸腐肠道，化为脓血下痢而见大便黏液脓血。

痢疾变证：疫毒炽盛，热毒内闭。虽未见下痢，但见壮热、烦躁、谵语、嗜睡、神昏、抽搐，成为疫毒痢。正气亏虚，在热闭抽搐的同时，突然出现面色苍白、四肢厥冷、冷汗淋漓、气急息微、脉微欲绝，为正不胜邪，内闭外脱，阳气欲竭。湿为阴邪，易伤阳气；或患儿素体阳虚，多从寒化，成为寒湿痢。湿热或疫毒上攻于胃，或久痢伤正，胃虚气逆，则胃不纳食，成为噤口痢。痢疾迁延不愈，正虚邪恋，则成久痢或时发时止的休息痢。暴痢、久痢伤阳则脾肾阳虚，成为虚寒痢；伤阴则阴津不足，成为虚热痢。

【临床诊断】

1.病史：多有生冷不洁饮食史或痢疾患者接触史。

2.临床表现：多发于夏秋季节，急性菌痢起病急、发热、腹痛、里急后重、大便次数增多、黏液便或脓血便；慢性菌痢则痢下反复发作，迁延不愈；中毒型痢疾起病急骤，夏秋季节突起高热，伴有烦躁谵语、嗜睡、神昏、抽搐、四肢厥冷、休克等表现，或无黏液脓血便。

3.辅助检查：大便常规见较多白细胞、红细胞、脓细胞和吞噬细胞。大便细菌培养，痢疾杆菌阳性。

【鉴别诊断】

1.泄泻：痢疾便次增多，便量少，赤白脓血便，腹痛且有明显的里急后重感。而泄泻大便溏薄，便质清稀，或如水样，或完谷不化，而没有赤白脓血便；腹痛多伴有肠鸣，少有里急后重感。

2.肠套叠：本病80%发生于2岁以内的儿童，发病突然。主要表现为腹痛，呕吐、便血，腹部"腊肠样包块"；肿块多在右上腹部或腹中部，表面光滑，稍可移动。腹痛发作时，肿块明显，肠鸣音亢进，右下腹有"空虚感"。

【辨证论治】

1.辨证思路：首辨久暴，察虚实主次；次辨寒热偏重；再辨伤气伤血。

（1）辨虚实：暴痢起病急，病程短，腹痛胀满，痛而拒按，痛时窘迫欲便，便后里急后重暂时减轻，多为实；久痢发病较缓，时轻时重，病程长，腹痛绵绵，痛而喜按，便后里急后重不减，坠胀甚者，多为虚中夹实。

（2）辨寒热：大便排出脓血，色鲜红，甚至紫黑，浓厚黏稠腥臭；腹痛，里急后重感明显，口渴喜冷，口臭，小便黄或短赤，舌红，苔黄腻，脉滑数者属热。大便排出赤白清稀，白多赤少，清淡无臭；腹痛喜按，里急后重感不明显，面白肢冷形寒，舌淡苔白，脉沉细者属寒。

（3）辨气血：下痢白多赤少，湿邪伤及气分；赤多白少，或以血为主者，热邪伤及血分。

2.治疗原则：本病病位主要在肠胃，病机为邪毒积滞肠胃，气机壅阻，蒸腐气血。痢疾初期多为实证、热证，治以清热化湿解毒；久痢多为虚证、寒证，治以补虚温中、调理脾胃，兼以清肠收涩固脱。刘完素提出"调气则后重自除，行血则便脓自愈"的调气和血之法，可用于痢疾的多个证型，赤多重用血药，白多重用气药。

3.辨证推拿

（1）疫毒痢

证候： 突起高热，腹痛下痢，口渴呕吐，烦躁谵妄，反复惊厥，神志昏迷；继而面色苍白，肢厥冷汗，呼吸不匀；或初期即有高热惊厥而无大便脓血，肛拭或灌肠可发现大便脓血。舌红，苔黄腻，脉由滑数转微弱。

治法： 闭证宜开、宜泄、宜清，治以清肠解毒、清心开窍、凉肝息风。

处方： 建议中西医结合治疗，不宜推拿治疗。

（2）湿热痢

证候： 发热，下痢赤白黏冻或脓血，初起或为水泻，一二日后再便下赤白，里急后重，肛门灼热或坠而不爽。舌苔黄腻，脉滑数。

治法： 清热导滞，行气和血。

处方：

清热导滞：清天河水，退六腑，清补脾经，清大肠，掐揉四横纹，推下七节骨。

行气和血：分阴阳，揉天枢、三阴交，拿肚角，捏脊。

随症加减：腹痛加揉一窝风、上巨虚。

（3）寒湿痢

证候： 痢下多白，清稀而腥，或纯下白冻，次数较多；脘腹胀满，肛门后坠。苔白腻，脉沉缓。

治法： 温中散寒，健脾化湿。

处方：

温中散寒：揉一窝风、外劳宫、丹田，推三关。

健脾化湿：清补脾经，推四横纹，揉中脘、足三里、阴陵泉，捏脊。

随症加减：腹痛加拿肚角、揉上巨虚。

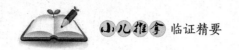

（4）久痢

①虚热痢

证候： 下痢迁延日久；或痢疾后期，午后低热如潮，下痢赤白黏稠，里急欲便，量少难下；或虚坐努责，或涩下黏稠，腹中热痛绵绵，心烦口干，手足心热，皮肤干燥，形体消瘦，小便短赤。舌质干红或干绛，少苔，脉细数。

治法： 养阴清热，和血止痢。

处方：

养阴清热：揉二马、三阴交，补肾经，清天河水，运内劳宫。

和血止痢：清补大肠，揉三阴交、足三里、天枢，推四横纹。

随症加减：小便短赤加清小肠，纳呆加揉中脘、板门。

②虚寒痢

证候： 下痢日久，便多黏液泡沫，或淡红，甚则滑泄不止；腹痛绵绵不绝，喜温喜按。苔白腻，脉沉细而迟。

治则： 温补脾胃，散寒止痢。

处方：

温补脾胃：补脾经，揉一窝风、外劳宫、中脘、足三里。

散寒止痢：推三关，清补大肠，揉脐，推上七节骨，捏脊。

随症加减：腹痛加拿肚角，纳呆加推四横纹。

【其他疗法】

1. 针灸疗法：取天枢、上巨虚、足三里、合谷为主穴，配气海、关元、中脘、大肠俞、脾俞。随证选取 2 ～ 3 穴，发热加曲池、大椎；里急后重加阴陵泉；腹痛加气海、中脘；呕吐加内关。虚寒痢用灸法。

2. 敷脐疗法：党参、酒黄芪、大黄、白芍等分，共研细末。每次取 10g，用蜂蜜调成糊状，贴敷于脐部，每日 1 次，治疗 7 天为 1 个疗程，用于慢性菌痢。

3. 单方验方：苦参 30g，水煎服，每日 4 次，用于湿热痢。

4. 中成药：香连丸，每次 3 ～ 6g，每日 3 次；或葛根芩连微丸，每次 1 ～ 2g，每日 3 次。用于湿热痢。

【预防护理】

1. 预防

（1）注意饮食卫生，夏秋季节不吃生冷不洁之品，不喝生水，饭前便后洗手，加强环境卫生管理，防蝇灭蝇。

（2）痢疾流行季节，每天吃生蒜瓣或红头蒜 1 ～ 2 头，幼儿可以将蒜瓣捣碎加红糖适量分服。

（3）发现可疑患儿要及时隔离，做到早诊断、早治疗、早康复。

2.护理

（1）痢疾患儿须适当禁食，待病情稳定后，饮食仍需清淡、控制生冷瓜果摄入，忌食油腻荤腥之品。

（2）痊愈之后，仍需注意饮食。可用捏脊法，每日 1 次，7 次为 1 个疗程，调理脾胃。

【饮食宜忌】

1.宜

（1）急性期频繁腹泻呕吐时，应暂禁饮食，由静脉补充水分及热量。

（2）呕吐停止后，宜食流质饮食，如果汁、米汤、米粉、藕粉等，并适当补充盐开水。

2.忌

（1）忌食油腻、荤腥之品，如油炸、油煎食物、蟹黄、鲫鱼子及动物内脏等。

（2）忌食生冷，如冰激凌、冰冻果汁、冰糕等。

（3）忌食粗纤维及高蛋白等不易消化的食物，如肉类、牛奶、鸡蛋、芹菜等。

【临证提要】 细菌性痢疾仅有 2/3 患儿有脓血便，而 1/3 患儿大便仅表现为稀水样或糊样。因此，是否有脓血便不能作为本病的诊断标准，应尽早做大便培养以明确诊断，以防漏诊。

清热利湿解毒法与行气导滞、和血养血、健脾和胃等法配合应用，是提高疗效的关键。

第三节　呕　吐

呕吐是指乳食由胃中上逆，经口吐出的一种病证。古人以有声有物谓之呕，有物无声谓之吐，有声无物谓之哕，临床上统称呕吐。一年四季均可发病，婴幼儿较为常见，本病若治疗得当，预后良好。

现代医学认为呕吐原因较多，如消化道功能紊乱、消化道感染性疾病、全身感染性疾病、消化道器质性梗阻、代谢紊乱、中枢神经系统感染及颅内病变等。临床应注意鉴别，排除推拿禁忌证。

【病因病机】

1.外邪犯胃：外感六淫或秽浊之气客于肠胃，胃气上逆而致呕吐。因寒邪易伤中阳，影响脾胃气机升降，故以风寒之邪居多，在长夏季节也常有暑湿之邪犯胃而致呕吐。

2. 乳食停滞：小儿脾常不足，若调护失宜、饮食不节、过食油腻生冷等不易消化的食物，宿食停滞中焦，以使中焦气机升降失调，胃气上逆而致呕吐。

3. 胃中蕴热：乳母或小儿过食滋腻、辛辣、厚味之物，积滞化热或温热时邪，蕴伏肠胃，以致胃气上逆而发生呕吐。

4. 脾胃虚寒：因小儿禀赋虚弱，脾胃素虚；或寒凉克伐太过，损伤脾胃；或乳母饮冷，乳汁寒薄，儿饮其乳，脾胃受寒；或小儿过食瓜果生冷，使中阳不运，胃寒不纳，胃气上逆而致呕吐。

5. 胃阴不足：多因热病耗伤胃津，病后气阴未复，或反复呕吐，胃阴耗损，或误服温燥药物，使胃阴受伤，胃气上逆而致呕吐。

6. 肝气犯胃：多因小儿情志失和，肝气横逆犯胃，胃失和降，气逆于上而致呕吐。亦因肝胆郁热，木火犯胃，导致呕吐。

7. 跌仆惊恐：小儿神气怯弱，易受感触。若骤见异物，耳闻异声，暴受惊恐，惊则气乱，以使气机逆乱，胃气上逆而致呕吐。若因小儿素蕴痰热，偶遇跌仆惊恐，可使气机逆乱，痰热上涌而致夹惊呕吐。

【临床诊断】

1. 病史：有乳食不节、情志不畅等病史。

2. 临床表现：胃内容物从胃中上涌，经口而出；常伴嗳腐吞酸，恶心，纳呆，胃脘胀闷等症状。

3. 辅助检查：大小便常规和血常规检查，可以帮助明确呕吐原因；反复呕吐可造成水和电解质紊乱，应进行血清电解质、酸碱平衡紊乱的各项检查，必要时应测尿素氮、肌酐、尿酮体等；若怀疑神经系统感染者，应做脑脊液常规检查。

【鉴别诊断】消化系统疾病、全身各系统和器官疾病都可引起呕吐。因此，对呕吐必须鉴别，找出病因，及时处理。

1. 辨呕吐物性质：呕吐物为黏液、乳汁者，在新生儿应考虑到食管闭锁或食管-气管瘘。呕吐物为乳汁、乳凝块、食物而无胆汁者，多见于幽门痉挛及梗阻、贲门弛缓、十二指肠上端梗阻。呕吐物含有胆汁者，若见于剧烈呕吐者，多见胆道蛔虫症及高位小肠梗阻。呕吐物带粪汁，则多见于下段或更低位的肠梗阻。吐出物内有较多血液时，应考虑到消化道溃疡、食管下端静脉曲张症。呕吐物为咖啡色血液，显示胃内渗血或有小血管破裂。

2. 辨呕吐方式：溢乳系哺乳量过多及贲门松弛所致，一般呕吐常伴有恶心，呕吐物量多少不定；喷射状呕吐，除医生检查咽部按压舌面不当及家长喂药刺激外，常见于吞入大量空气、幽门肥大性狭窄及中枢神经系统疾病等。

【辨证论治】

1. 辨证思路

（1）辨病因：食入即吐，呕吐频繁，多为胃热呕吐；食久方吐，吐物不化，常属脾胃虚寒；吐物酸馊，吐后觉舒，多因乳食积滞；若在跌仆受惊之后，呕吐清涎者，则为惊恐所致；若嗳气泛酸而呕吐者，常由肝逆犯胃所致。

（2）辨虚实：实证呕吐的特点为发病急，病程短，多为外邪犯胃、饮食积滞、胃中蕴热、跌仆惊恐、肝气犯胃等；发病缓、病程长的呕吐多为虚证，多为脾胃虚寒、胃阴不足等。

2. 治疗原则：呕吐病位在脾胃，病机关键为胃气上逆，以和胃降逆为本病的基本治法。实证以祛邪为主，分别治以疏邪解表、消食导滞、清泄蕴热、疏肝理气、镇静安神；虚证以扶正为主，分别治以温胃散寒、养胃生津。

3. 辨证推拿

（1）外感呕吐

证候： 猝然呕吐，伴流涕，喷嚏，恶寒发热，头身不适。舌质淡，苔白，脉浮，指纹红。

治法： 疏邪解表，和胃降逆。

处方：

疏邪解表：四大手法，揉小天心、一窝风，推天柱骨。

和胃降逆：清胃经，顺运内八卦，横纹推向板门，揉内关、中脘、足三里。

随证加减：外感风寒加推三关，外感风热加清天河水，暑湿呕吐加清补脾经、推四横纹。

（2）伤食呕吐

证候： 呕吐酸馊乳块或不消化食物，口气臭秽，不思乳食，腹痛腹胀，吐后觉舒，大便秘结或泄泻，大便酸臭。苔厚腻，脉滑实，指纹紫而滞。

治法： 消积导滞，和胃降逆。

处方：

消积导滞：揉板门，逆运内八卦，清大肠，掐揉四横纹，捏脊。

和胃降逆：清胃经，分腹阴阳，横纹推向板门，揉内关、中脘、足三里。

随症加减：腹痛加拿肚角，腹胀加顺时针摩腹，大便秘结加退六腑。

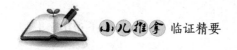

（3）胃热呕吐

证候： 呕吐频繁，食入即吐，吐物酸臭；口渴喜饮，身热烦躁，唇干面赤，大便臭秽或秘结，小便短赤。唇舌红而干，苔黄腻，指纹色紫。

治法： 清热和胃，降逆止呕。

处方：

清热和胃：清胃经，清板门，清大肠，清天河水。

降逆止呕：横纹推向板门，揉中脘、足三里，逆运内八卦。

随症加减：小便短赤加清小肠、揉小天心，唇干面赤加掐揉四横纹。

（4）胃寒呕吐

证候： 食久方吐或朝食暮吐，遇寒加重，吐出物为不消化食物或清稀痰涎，不酸不臭；伴面色㿠白，精神倦怠，四肢欠温，食少不化或腹痛绵绵，喜按，大便溏薄，小便清长。舌淡苔白，脉沉细无力，指纹青。

治法： 温中散寒，和胃降逆。

处方：

温中散寒：补脾经，推三关，揉一窝风、外劳宫，擦脾俞、胃俞。

和胃降逆：分腹阴阳，顺时针摩腹，揉中脘、足三里，横纹推向板门。

随症加减：腹痛加拿肚角，大便溏薄加清补大肠。

（5）胃阴不足

证候： 呕吐反复发作，常呈干呕，饥而不欲食；口燥，咽干，唇红，大便干结如羊屎。舌红少津，苔少，脉细数，指纹细紫。

治法： 滋阴养胃，降逆止呕。

处方：

滋阴养胃：补脾经，揉二马、脾俞、胃俞。

降逆止呕：分腹阴阳，揉中脘、足三里、内关，顺运内八卦。

随症加减：大便干加清大肠，饥而不欲食加清板门、推四横纹、顺时针摩腹。

（6）肝气犯胃

证候： 呕吐酸苦，或嗳气频频，胸胁胀痛，精神郁闷，易怒易哭。舌边红，苔薄腻，脉弦，指纹青紫。

治法： 疏肝理气，和胃降逆。

处方：

疏肝理气：清肝经，揉肝俞、太冲，搓摩胁肋。

和胃降逆：顺时针摩腹，揉中脘、内关、足三里，横纹推向板门。

随症加减：呕吐酸苦加清胃经、揉胆俞。

（7）惊恐呕吐

证候：呕吐清涎，面色忽青忽白，心神烦乱，睡卧不安或惊惕哭闹。舌质淡，苔薄，脉弦，指纹青紫。

治法：镇静安神，和胃止呕。

处方：

镇静安神：清肝经，捣小天心，掐揉五指节。

和胃止呕：分腹阴阳，摩腹，揉中脘、足三里，搓摩胁肋。

随症加减：呕吐清涎加补脾经，睡卧不安加分阴阳、顺时针摩腹、揉内关。

【其他疗法】

1.中药外治：新鲜生姜切成厚 0.1～0.3cm、直径 1cm 的姜片。以胶布固定于双侧内关穴及脐部神阙穴上，每日更换 1～2 次。用于外邪犯胃、脾胃虚寒之呕吐。

2.针灸疗法

（1）针刺：取足三里、中脘、内关为主穴。外邪犯胃者，配上脘、胃俞；胃热气逆者，配合谷；情志失调者，配阳陵泉、太冲；乳食伤胃者，配下脘、天枢；脾胃虚寒者，配丰隆、脾俞、胃俞。实证用泻法，虚证用补法，每日 1 次。

（2）灸法：取足三里、中脘、天枢、关元、气海。隔姜灸或艾条温和灸，每日 1～2 次。用于胃寒呕吐。

3.西医治疗

（1）查清病因，针对原发病治疗，避免单纯使用止吐药，避免误诊误治。

（2）若呕吐引起水电解质紊乱，应进行补液治疗。

4.中成药：外邪犯胃证，可用玉枢丹；脾胃虚寒证，可用香砂养胃丸。

【预防护理】

1.预防

（1）哺乳时不宜过急，以防吞咽空气。哺乳后，将小儿竖抱，轻拍背部，使吸入的空气得以排出。

（2）喂养小儿时，食物宜新鲜清洁而富有营养，宜定时、定量，忌食饮料、生冷、肥甘、煎炸、炙烤、辛辣等食物。

2.护理

（1）呕吐患儿应专人护理，保持安静，消除恐惧心理。

（2）呕吐时，抱患儿取坐位，头向前倾，用手托扶前额，使呕吐物吐出畅通，防止呛入气管。

（3）呕吐较轻者，可进食少量易消化的流质或半流质食物。呕吐严重者，应暂予禁食但不禁水。

【饮食宜忌】

1.宜

（1）胃热气逆

①绿豆适量，白米 50g，用适量水，文火煮成粥，分次温服。

②荸荠适量洗净去皮，用水煎煮，少量多次服用。

③西瓜榨汁，每次兑入温水，少量多次服。

（2）寒邪犯胃

①鲜生姜捣汁，加少量开水冲服。

②小茴香 3 ～ 5g，红糖适量。待白米粥煮稠后，调入小茴香至沸腾数次，早晚温服。

③干姜研末，每次 1 ～ 2g，粳米 100g，水煎服，每日早晨空腹食之。用于病程较长的胃寒呕吐。

（3）乳食积滞

①焦山楂 10 ～ 15g，水煎，少量频服，治疗油腻、奶品所伤。

②鸡内金 10g，炒麦芽 15g，水煎服，治疗一切饮食所伤之呕吐。

③生萝卜捣汁或萝卜子 30g 微炒，水煎服。

（4）肝气犯胃：干合欢花 20g 或鲜合欢花 40g，粳米 50g，红糖适量。水煎煮成粥，分次内服。

2.忌：忌食辛辣油腻、寒凉食物，如油炸、辣椒、蒜、薯片、冷饮等。

【临证提要】

1.小儿呕吐的原因非常复杂，某些消化系统疾病、先天畸形、感染、虫证、颅脑疾患、中毒、急腹症以及肝肾疾病等，均可引起呕吐，应明确诊断，对因对证处理。

2.推拿治疗小儿呕吐具有较好的疗效，年龄大的患儿取穴以体穴为主。

第四节 厌 食

厌食是指以小儿较长时间食欲不振、见食不贪、不思饮食甚至拒食为主要特征的病证。各个年龄段均可发病，尤以 1 ～ 6 岁小儿多见。一年四季均可发病，以夏季暑湿之时多见。本病治疗得当，则预后良好。重症或长期不愈者，可日渐消瘦而成为疳证。

现代医学认为厌食可能与下丘脑"食欲调节网络"相关，并与脑肠肽水平、不良饮食习惯、B族维生素及微量元素锌缺乏等有关。

【病因病机】

1.喂养不当：小儿脾常不足，若调护失宜，饮食不节，过寒过热过饥过饱，进食杂乱，或过食滋补肥甘厚味之品，或肆意索取零食、偏食、嗜食，皆能损伤脾胃，受纳运化功能失调而致厌食。

2.病后失调：小儿易感外邪，尤其感受温热病邪之后，津液耗伤，或用药不当，过于寒凉或温燥，或病后调理不当，使脾胃气阴不足，受纳运化功能失调而致厌食。

3.突受惊吓：小儿神气怯弱，猝受惊吓、凶骂，所欲不遂或环境变更，均可使情志抑郁，肝失调达，乘脾犯胃而致厌食。

【临床诊断】

1.病史：有喂养不当、突受惊吓、病后失调史。

2.临床表现：长期不思饮食或食量减少（病程超过1个月），体重不增或下降，形体消瘦；部分患儿可伴有倦怠，面色萎黄或少华，口臭，大便不调等，但精神尚好，活动如常，无腹胀。

3.辅助检查：肝功能正常，锌、铜、铁等微量元素含量偏低。

【鉴别诊断】

1.积滞：有伤乳、伤食病史，导致乳食停滞中焦，除食欲不振和不思饮食外，伴有嗳气酸腐、大便酸臭和脘腹胀满等症状。

2.疳证：食欲不振或食欲亢进、嗜食异物，伴有形体明显消瘦、体重下降、易发脾气等临床表现。

3.疰夏：以食欲不振为主，同时可见全身倦怠、大便不调，或有发热，具有"春夏剧、秋冬瘥"的季节特点。

4.肝炎：肝炎亦有食欲不振、乏力等症状，但厌油腻、肝肿大、肝功能异常是与厌食鉴别的要点。

【辨证论治】

1.辨证思路：临证应分辨虚实，审证求因，按因论治。若嗳气，恶心，苔腻，多食后脘腹作胀呕吐，形体尚可者，多属脾失健运；食而不化，大便偏稀，伴面色少华、形体偏瘦、多汗易感者，常属脾胃气虚；食少饮多，大便干结，伴面色萎黄、皮肤不润者，多属胃阴不足。

2.治疗原则：本病病位在脾胃，也涉及心、肝、胆、肠等脏腑，病机关键是脾胃纳运失常。运脾开胃为其基本治法，随证治以消食导滞、健脾益气、益胃养阴、

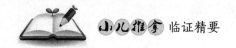

燥湿健脾等法。

3. 辨证推拿

（1）脾失健运

证候： 食欲不振，或拒进饮食，面色少华，形体偏瘦，精神一般。舌淡红，苔薄白或白腻，脉尚有力，指纹淡。

治法： 调脾助运，开胃消食。

处方：

调脾助运：补脾经，顺运内八卦，揉足三里，推四横纹，捏脊。

和胃消食：清大肠，顺时针摩腹，揉中脘、板门。

随症加减：腹胀加分腹阴阳、掐新设。

（2）脾胃气虚

证候： 食欲不振、少食，面色萎黄，懒言乏力，大便不实或夹不消化食物残渣。舌淡，苔薄白，脉缓无力，指纹淡。

治法： 健脾益气，和胃消食。

处方：

益气健脾：补脾经，推三关，揉脾俞、足三里，捏脊。

和胃消食：顺时针摩腹，揉中脘、足三里，推四横纹，顺运内八卦。

随症加减：大便不实加揉外劳宫、清补大肠。

（3）脾胃阴虚

证候： 不欲进食，或欲进食但食量不多；伴口舌干燥，食少饮多，皮肤失润，大便偏干，小便短赤。舌红少津，苔少或花剥，脉细，指纹红紫。

治法： 滋阴养胃，运脾消食。

处方：

滋阴养胃：分阴阳（分阴重），补肾经，揉二马、中脘、胃俞，清胃经。

运脾消食：补脾经，顺运内八卦，揉脾俞、板门，顺时针摩腹。

随症加减：大便偏干加清大肠。

（4）脾虚肝旺

证候： 不欲进食或拒食，性躁易怒，好动多哭，夜寐啮齿，大便不调，小便短赤。舌淡，苔薄白，脉弦，指纹沉色淡。

治法： 健脾疏肝，行气开胃。

处方：

健脾疏肝：补脾经，揉足三里、脾俞、肝俞，搓摩胁肋，清肝经，捏脊。

行气开胃：分腹阴阳，顺时针摩腹，揉中脘、足三里，推四横纹。

随症加减：性躁易怒加揉太冲，小便短赤加清小肠。

【其他疗法】

1. 中药外治：将白豆蔻、莱菔子打细粉填贴于脐部神阙穴上，每日 1 次，7 次为 1 个疗程。治疗厌食。

2. 点刺四缝：局部碘伏消毒，用小号一次性采血针，快速点刺四缝，挤出黄白色黏液，每 3 日治疗 1 次，3 次为 1 个疗程。治疗脾失健运之厌食。

3. 饮食疗法

（1）焦山楂、炒麦芽、炒稻芽，煎汤口服。用于脾失健运之厌食。

（2）健脾八珍糕，每次 2 块，开水调成糊状，每日服用 1～3 次。用于脾胃气虚之厌食。

4. 西医治疗：器质性疾病所致厌食，针对病因进行治疗；功能性厌食，一般以对症治疗为主，采用饮食疗法、心理疗法和药物治疗，药物可用微生态制剂、锌制剂、多酶片、多潘立酮片等。

5. 中成药：脾胃气虚证，可用玉枢丹；脾失健运证，可用保和片（丸）。

【预防护理】

1. 预防

（1）注意养成良好饮食习惯，纠正不良喂养方法。根据小儿生长发育特点，及时合理添加辅食。

（2）加强户外活动，增强体质；注意精神调护，培养良好性格。

2. 护理

（1）出现食欲不振时，及时查明原因，采取针对性治疗措施。

（2）病后要逐渐增加饮食，切勿暴饮暴食而致脾胃复伤。

（3）注意小儿情绪变化，及时安抚调整。

【饮食宜忌】

1. 宜

（1）宜食外观漂亮的食物，漂亮的食物可以吸引患儿注意，不引起排斥。

（2）宜食富含微量元素和维生素的蔬菜、水果。

（3）宜食开胃增食的食物，如山楂。

（4）取干山药片 100g，大米或小黄米（粟米）100g，白糖适量。将大米淘洗干净，与山药片一起碾碎，入锅，加水适量，熬成粥。

2. 忌：忌食油腻、油炸之物，如肥肉、炸鸡、油条等。

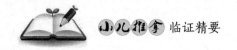

【临证提要】

1. 推拿治疗厌食症具有较好的疗效，但要排除肝炎及其他疾病引起的厌食。

2. 辨证分型主要以脾胃症状及全身表现为依据。若患儿症状少、辨证困难时，可以察舌辨证。脾失健运，舌质多正常；湿浊重者，多为厚腻；食滞重者，多为垢腻。偏气虚者，舌淡而有津，苔薄白；偏阴虚者，舌红而少津，苔少或花剥。

3. 临床可配合使用微生态制剂来调节肠道菌群的微生态平衡，促进肠道菌群建立，以改善食欲。

4. 消除喂养不当、他病伤脾、先天不足等不良因素，帮助小儿建立进食时的愉快情绪，促进胃肠道腺体的分泌和消化功能，改善食欲。

第五节　腹　痛

腹痛是指胃脘以下、耻骨联合以上部位发生疼痛的病证。根据腹痛部位可分为大腹痛、脐腹痛、少腹痛和小腹痛。胃脘以下、脐部以上的疼痛称大腹痛；脐周部位疼痛为脐腹痛；小腹两侧或一侧疼痛为少腹痛；若脐下腹部正中疼痛为小腹痛。腹痛可出现在多种内科、外科疾病中，任何年龄均可以发生，无季节性。

现代医学中的胰腺炎、肝炎、胆道疾病、肠梗阻、肠套叠、阑尾炎、腹膜炎、溃疡病穿孔、肠道寄生虫病、急性肾盂肾炎、泌尿系结石、腹腔淋巴结炎等腹部器官的器质性疾病均可出现腹痛。本节所讨论的腹痛主要为功能性腹痛，功能性腹痛主要为再发性腹痛，占腹痛患儿总数的 50%～70%。

【病因病机】

1. 感受外邪：由于护理不当，或饮食生冷，小儿腹部为寒邪所侵，寒邪搏结肠间，使气机阻滞不通而致腹痛。

2. 乳食积滞：饮食不节，乳食停滞中焦，气机受阻不通而致腹痛。

3. 脾胃虚寒：小儿素体脾虚，或久病脾虚，脾阳不振，运化失司，以致寒湿内停，气机不畅，出现绵绵不休的虚寒腹痛。

【临床诊断】

1. 病史：有受寒、伤乳伤食史。

2. 临床表现：胃脘以下、脐周及耻骨毛际以上部位疼痛，常反复发作，以阵发性钝痛、隐痛为主，可自行缓解；伴有啼哭不宁，腹胀，肠鸣，嗳气等症状。

3. 辅助检查：腹部彩超检查显示有少量或大量积气。

【鉴别诊断】

1. 急性胃肠炎：多有饮食不洁或受凉史。典型表现为弥漫性痉挛性腹痛，发热，恶心，肠鸣音活跃，轻度弥漫性腹部压痛。

2. 肠梗阻：首发症状为突然剧烈的腹部绞痛，腹痛时伴肠鸣，疼痛部位常位于脐周，间歇期无疼痛，腹痛时常立即发生恶心、呕吐，呕吐后腹痛可减轻。

3. 小儿急性阑尾炎：是儿科常见的急腹症，6～12岁为发病高峰，1岁以下发病率低。其典型表现为腹痛、呕吐、发热等，腹部查体有固定的右下腹压痛、反跳痛，肠鸣音减弱；阑尾穿孔率及弥漫性腹膜炎的发生率高，甚至致死，应引起重视。

【辨证论治】

1. 辨证思路

（1）辨寒热虚实：腹痛急暴，痛无间断，得热则舒，遇寒加剧者，为寒痛；脘腹胀痛，嗳气频作，嗳后稍舒，痛甚欲便，便后痛减者，为伤食痛。暴痛多实，伴腹胀、呕逆、拒按；虚痛多病程较久，痛势绵绵，喜温喜按。

（2）辨缓急：突然发病，腹痛较剧，伴随症状明显者，多因外感时邪，饮食不节所致，属急性腹痛；发病缓慢，病程迁延日久，腹痛绵绵，痛势不甚，多由脏腑虚弱，气血不足所致，属慢性腹痛。

（3）辨腹痛部位：脐以上大腹疼痛，多为脾胃病证；脐以下少腹疼痛，多属膀胱及大小肠病证。如右上腹痛，常见于胆道蛔虫症、病毒性肝炎以及同侧的胸膜病变或大叶性肺炎；剑突下疼痛见于消化性溃疡；右下腹痛以阑尾炎及肠系膜淋巴结炎可能性最大；左下腹痛提示可能为便秘或菌痢；脐部疼痛以肠蛔虫症及急性肠炎为多见；全腹剧烈疼痛，伴高热及全身中毒症状者，多提示原发性腹膜炎；沿输尿管部位的绞痛，伴腰痛者，应多考虑尿路结石的可能；阑尾炎最早可在脐周、中上腹痛，6～12小时后转移局限于右下腹痛。

2. 治疗原则：腹痛病位主要在胃肠，病机关键为不通则痛、不荣则痛。以"通"为治疗本病的基本治法。实证以祛邪为主，随证治以消食导滞、温阳散寒；虚证以扶正为主，治以健脾益气。

3. 辨证推拿

（1）腹部中寒

证候：腹痛急暴，哭叫不安，阵阵发作，面色㿠白；甚则额冷汗出，唇色紫暗，肢冷。腹痛常在受凉或饮食生冷后发生，遇冷则剧，得热则舒；或兼有呕吐，腹泻，小便清长。舌苔白滑，指纹色红。

治法：温中散寒，理气止痛。

处方：

温中散寒：补脾经，揉外劳宫、一窝风，推三关，擦脾俞、胃俞。

理气止痛：拿肚角，揉合谷、天枢、上巨虚。

随症加减：呕吐加揉中脘、分腹阴阳；腹泻加清补大肠。

（2）乳食积滞

证候：腹部胀痛，拒按，恶心呕吐，厌食，嗳腐吞酸，矢气频作；或腹痛欲泻，泻后痛减，夜卧不安，时时哭闹。舌苔多厚腻。

治法：消食导滞，和中止痛。

处方：

消食导滞：揉板门，推四横纹，清大肠，逆运内八卦、捏脊。

和中止痛：揉中脘、天枢、足三里，拿肚角。

随症加减：腹痛甚加揉一窝风，重按脾俞、胃俞。

（3）虚寒腹痛

证候：腹痛绵绵，时作时止，痛处喜按，得温则舒；面色㿠白，精神倦怠，四肢清冷，饮食较少，或食后作胀，大便稀溏。舌淡苔白。

治法：温补脾肾，益气止痛。

处方：

温补脾肾：补脾经，补肾经，推三关，揉外劳宫、一窝风、丹田。

益气止痛：揉关元、气海、足三里、合谷，捏脊。

随症加减：饮食少加揉板门、推四横纹。

【其他疗法】

1.针刺疗法：取足三里、合谷、中脘、天枢、气海；食积加内庭，呕吐加内关。一般取患侧，或取双侧。快速进针，行平补平泻手法，捻转或提插。年龄较大儿童可留针15分钟，或留至腹痛消失。

2.艾灸疗法：取足三里、中脘、神阙。隔姜灸或艾条温和灸，每日1～2次。用于腹部中寒及脾胃虚寒之腹痛。

【预防护理】

1.预防

（1）注意饮食卫生，勿多食生冷；注意气候变化，避免腹部受凉。

（2）餐后稍事休息，勿剧烈运动。

2.护理

（1）剧烈或持续腹痛者应卧床休息，随时检查腹部体征，并做必要的辅助检查，以便做好鉴别诊断和及时处理。

（2）寒性腹痛者，应温服或热服药液；伴呕吐者，药液要少量多次分服。

（3）密切观察病情变化，注意急腹症的发生。

【饮食宜忌】

1. 宜

（1）寒冷、下痢引起的腹痛，宜食生姜。

（2）便秘引起的腹痛，宜食木耳。

（3）若为伴随下痢或血便的腹痛，可用木耳 500g 加粗砂糖 60g 和水 300g 一起煮食。

2. 忌：对腹痛严重并伴有呕吐者，可暂时停止进食。

【临证提要】

1. 推拿治疗功能性腹痛具有较好的疗效，但需排除急性胆囊炎、肠梗阻等急腹症。

2. 婴幼儿出现腹痛时因不能用言语表达，极易造成漏诊、误诊。因此，全面细致的体格检查和必要的辅助检查可帮助明确诊断。

3. 临证时注意腹痛与发热的关系。若先发热，后腹痛多为内科疾病，如上呼吸道感染、扁桃体炎常并发急性肠系膜淋巴结炎；反之，若先腹痛，后发热多为外科疾病，如急性阑尾炎、继发性腹膜炎等。

4. 腹痛伴恶心、呕吐者，多为消化系统病变；腹痛伴咳嗽、发热者，多为肺部病变；腹痛伴皮肤出血点、瘀斑者，多为过敏性紫癜、败血症、流行性脑脊髓膜炎等疾病；腹痛伴频繁呕吐，不排气、排便者，多为肠梗阻；腹痛伴中毒性休克者，多为胃肠穿孔、急性坏死性肠炎、急性胰腺炎等疾病；腹痛伴排便或排尿困难者，多为粪块堵塞或尿路感染、尿路结石等疾病。

第六节 腹 胀

腹胀是指以腹部胀满，按之濡软，触之无形为特征的一种病证。小儿腹胀以气胀为多，新生儿腹胀最为多见，特别是饱食后全腹膨胀，高出剑突，饥饿时则腹部空瘪，如果持续膨胀不瘪，并有张力则可认为是腹胀。

正常的新生儿，尤其是早产儿，在喂奶后常可见到轻度或较明显的腹部隆起，有时还有溢乳，但宝宝安静，腹部柔软，摸不到肿块，排便正常，生长发育良好，此为"生理性腹胀"。由于新生儿腹壁肌肉薄，张力低下，且消化道产气较多，故饱食后全腹膨胀。腹胀涉及的疾病范围较广，许多疾病均有腹胀的症状，本节讨论的内容主要是指无外科急腹症指征的功能性腹胀。

【病因病机】

1. 肝气犯胃：情志刺激，肝失疏泄，气机失于调畅，脾胃气机升降失常，气滞中焦，停于胃肠而致腹胀。

2. 脾胃气虚：平素脾胃虚弱，或久病脾虚，脾阳不振，运化失司，水湿停留，进而壅塞气机而致腹胀。

3. 外感因素：寒、湿、热较为多见。风冷邪气在腹内不散，与脏腑相搏，中阳受损，脾虚气滞而致腹胀；或热入于腹，传于脏，脏气结聚，故令腹胀；或夏秋之间，湿热蕴结脾胃，健运失司，胃脘气滞而致腹胀。

4. 乳食积滞：由于乳食不节，暴饮暴食，或恣食油腻难消化之品，停滞中焦，阻碍胃肠气机而致腹胀。

【临床诊断】

1. 病史：有乳食不节、情志不遂或感受时邪史。

2. 临床表现：脘腹胀满，腹部外形胀大而触之无积聚。胃气胀，局限于上腹部膨隆；小肠气胀，可局限于中腹部，也可见全腹部膨隆。或有纳食减少，或哺乳后吐奶、嗳气等，腹胀常反复发作，可以自行缓解。腹胀程度与年龄有关，新生儿期较为明显，某些腹胀随日龄增加逐渐减轻。触诊腹部柔软，叩诊呈鼓音，无肠鸣音亢进。

3. 辅助检查：腹部彩超可见胃肠不同程度积气。

【鉴别诊断】

幽门梗阻：上腹饱胀及深重感，呕吐宿食，不含胆汁，上腹部可见胃型及蠕动波，有振水音。慢性患者可有营养不良，消瘦，贫血，皮肤干燥松弛等症状。

【辨证论治】

1. 辨证思路

（1）辨病因：乳食不化，不欲饮食，口中酸腐；或伴有呕吐腹泻，大便酸臭，口中气热或有酸味，多为食胀。胸腹满闷，腹部随按随起，如按气囊，多为气胀。面色萎黄，唇色淡，体重增加缓慢，多为脾虚。有外感病史，可伴有发热等，多为外感。

（2）辨虚实：按之患儿哭闹，腹胀不减，哭声响亮，小便黄赤，大便秘结，为实胀；腹胀时减，体弱无力腹部冷胀，口淡纳呆，食后胀甚，大便稀溏，为虚胀。

2. 治疗原则：腹胀病位主要在胃，与脾、肝、大肠关系密切，中焦气滞是病机关键，行气导滞为基本治法。实证以祛邪为主，随证治以消食导滞、祛风散寒、清热利湿；虚证以扶正为主，随证治以健脾益气、补脾温肾。

3. 辨证推拿

（1）感受外邪

证候：腹部胀满或胀痛，腹胀拒按，呕吐，食少纳呆。舌质红，苔白，脉浮，指纹色红。

治法：解表和胃，理气消胀。

处方：

解表和胃：揉一窝风、外劳宫，清胃经，揉中脘、足三里。

理气消胀：顺时针摩腹，揉天枢，顺运内八卦，掐新设。

随症加减：纳呆加推四横纹，呕吐加推天柱骨、分腹阴阳。

（2）脾胃气虚

证候：腹胀，食则尤甚，喜温喜按；腹部触之凉，四肢欠温，不思饮食，食少便溏，面色萎黄或青白，唇舌淡白，体乏无力。舌苔薄白，指纹青或淡，脉沉细。

治法：健脾益气，和胃消胀。

处方：

健脾益气：补脾经，揉脾俞，揉一窝风，推三关，捏脊。

和胃消胀：分腹阴阳，顺运内八卦，顺时针摩腹，揉中脘、足三里。

随症加减：腹冷加揉神阙、摩丹田。

（3）乳食积滞

证候：脘腹胀满，进食尤甚，拒按；嗳腐吞酸或吐乳片，呕恶不食，口气臭秽，不思乳食，或大便不调或夹有不消化乳片，味臭如败卵，手足心热。苔白厚或白腻，指纹紫滞。

治法：消积导滞，理气除胀。

处方：

消积导滞：揉板门，清大肠，推四横纹，捏脊。

理气除胀：逆运内八卦，顺时针摩腹，分腹阴阳，揉天枢、足三里。

随症加减：不思乳食加补脾经、捏脊，手足心热加清天河水、运内劳宫。

（4）肝气犯胃

证候：腹胀嗳气，部位不固定，时散时聚，哭闹后加重；夜卧不安，烦躁易怒。指纹红或青，脉弦。

治法：疏肝理气，和胃消胀。

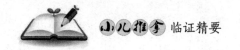

处方：

疏肝理气：清肝经，揉太冲；揉肝俞、胆俞，搓摩胁肋。

和胃消胀：逆运内八卦，顺时针摩腹，揉中脘、足三里，掐新设。

随症加减：烦躁易怒加捣小天心、掐揉五指节。

【其他疗法】

1. 中药外治

（1）玄明粉 10g，小茴香 2g。二者研粉混匀放置纱布袋内，袋两边缝上细带，捆敷于新生儿脐上 12 小时，一般症状可缓解。若新生儿大便已通，腹胀消退，则不必再用。如腹胀不减，可重复使用。

（2）薄荷油轻擦腹部，协助排气。

（3）莱菔子 120g（打碎），生姜 60g（切碎），葱连根须 500g（切碎），白酒 1 杯。上药放入锅中炒热布包，遍熨腹部。适用于各种急性气滞腹胀。

（4）大葱带根须半段，花椒 10 粒，生姜 10g。洗净，一起捣碎，用纱布包裹敷盖小儿脐部，一般 15～30 分钟后，小儿腹胀可缓解。

2. 针灸疗法

（1）针刺：取足三里、中脘、下脘、天枢、脾俞。实证用泻法，虚证用补法，不留针，每日 1～2 次。

（2）灸法：取足三里、中脘、神阙。隔姜灸或艾条温和灸，每日 1～2 次。用于脾胃气虚引起的腹胀。

3. 饮食疗法：白皮萝卜 500g 切块，加入清水，文火煮 30 分钟，再加入少许盐调味。每次 80～100mL，每日 2～3 次。治疗实证腹胀。

4. 西医治疗：确定病因，对因对症治疗，给予助消化的药物。

【预防护理】

1. 预防

（1）饮食有节，不要暴饮暴食，忌食寒凉、肥甘及不易消化的食物。

（2）新生儿宜按时喂奶，避免饥饿时间太长而吸入大量空气，纠正喂奶姿势，适时拍嗝，哭闹时减少喂奶。

（3）注意气候变化，及时增减衣服，防止腹部受凉。

2. 护理

（1）适当控制饮食，减轻胃肠负担，忌食油腻、生冷及不易消化的食物。

（2）在进食前及进食过程中，尽量减少情绪的波动。

【饮食宜忌】

1.宜:猪肚 1 个,白术 30g,槟榔 10g,粳米 20g,生姜少许。洗净猪肚,切成小块,同白术、槟榔、生姜同煎煮,去渣取汁,用汁同粳米煮粥即可。

2.忌

(1)忌食高纤维食物,如土豆、面食、豆类以及卷心菜、花菜等。

(2)忌食不易消化的食物,如炒豆,硬煎饼等硬性食物。

(3)忌食乳类,避免腹胀加重。

【临证提要】

1.推拿可以作为首选方法治疗非器质性病变引起的单纯性腹胀,其在减轻腹胀发作频次及程度方面均有较好的疗效。

2.引起小儿腹胀的原因较多,临证时需明确诊断,排除急腹症,确定推拿适应证。

第七节 积 滞

积滞是指小儿内伤乳食,停聚中焦,积而不化,气滞不行所形成的一种病证。以不思乳食,食而不化,脘腹胀满,嗳气酸腐,大便酸臭为临床特征。本病一年四季均可发生,以夏秋季节、暑湿当令之时发病率较高。各种年龄均可发病,尤以婴幼儿多见。本病一般预后良好,少数患儿迁延失治,进一步损伤脾胃,导致气血生化乏源,营养及生长发育障碍,进而转化为疳证。现代医学的消化功能紊乱症可参照本病辨治。

【病因病机】

1.乳食内积:喂养不当,乳食不节,脾胃运化失常,宿食停聚,积而不化,乃成积滞。伤于乳者,为乳积;伤于食者,则为食积。

2.脾虚夹积:禀赋不足,脾胃素虚;或病后失调伤脾;或过用苦寒攻伐之品,损伤脾胃;或积滞日久,脾胃虚损,致腐熟运化不及。若饮食稍有增加,即可停滞不化而致积滞。

临床上因滞致虚和因虚致滞常同时存在,相互影响。若积久不消,迁延失治,进一步损伤脾胃,可致气血生化乏源,营养及生长发育障碍,形体日渐消瘦而转为疳证。

【临床诊断】

1.病史:有伤乳、伤食史。

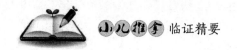

2.临床表现：不思乳食，食而不化，脘腹胀满，大便溏泄，臭如败卵或便秘；可伴有烦躁不安，夜间哭闹或呕吐等症状。

3.辅助检查：大便常规可见不消化食物残渣、脂肪滴。

【鉴别诊断】

厌食：长期食欲不振，厌恶进食，一般无脘腹胀满、大便酸臭、嗳吐酸腐等症。

【辨证论治】

1.辨证思路

（1）辨虚实：初病多实，积久则虚实夹杂，或实多虚少，或实少虚多。若脘腹胀满，疼痛拒按，并伴食入即吐、嗳吐酸腐、大便秘结酸臭等，多为实证；见食则饱胀，腹满喜按，大便溏薄或夹有不消化食物，面黄肢倦者，多为虚中夹实。

（2）辨寒热：不思乳食，脘腹胀痛，得凉稍缓，遇热加重，口气臭秽，烦躁易怒，面赤唇红，手足心热，大便秘结臭秽，舌红苔黄厚腻，为热积；脘腹胀满，喜温喜按，神疲肢倦，面白唇淡，四肢欠温，大便溏薄，舌淡苔白腻，为寒积。

（3）辨轻重：病势缓，病程较短，仅表现不思乳食、口气酸腐、腹部略胀、大便酸臭等，多为轻证；病势急或病程较长，症见烦躁拒食、夜卧不安、脘腹胀满、疼痛拒按、呕吐酸腐、大便酸臭、稀溏不化或秘结难下，或面黄消瘦、神倦乏力等，多为重证。若病情进一步发展，可转化为疳证。

2.治疗原则：本病病位在脾胃；基本病机为乳食停聚，积而不化，气滞不行。以消食化积，理气行滞为本病的基本治法。积滞轻者，仅需调节饮食，病可自愈。积滞重属实者，治以消食导滞；偏热者，辅以清解积热；偏寒者，佐以温阳助运；积热结聚者，当通腑泻热，导滞攻下。虚实夹杂者，宜消补兼施，积重而脾虚轻，宜消中寓补；积轻而脾虚重，宜补中寓消。

3.辨证推拿

（1）乳食内积

证候：不思乳食，嗳腐酸馊或呕吐食物、乳片，脘腹胀满或疼痛拒按，大便酸臭，烦躁啼哭，夜卧不安，手足心热。舌质红，苔白厚或黄厚腻，脉弦滑，指纹紫滞。

治法：消食导滞，健脾和胃。

处方：

消食导滞：揉板门，清大肠，逆运内八卦，推四横纹，捏脊。

健脾和胃：补脾经，揉中脘、足三里。

随症加减：烦躁不安加清心经、清肝经，手足心热加清天河水。

（2）脾虚夹积

证候： 不思乳食，食则饱胀，腹满喜按，大便稀溏酸腥，夹有乳片或不消化食物残渣，面色萎黄，形体消瘦，神疲肢倦。舌质淡，苔白腻，脉细滑，指纹淡滞。

治法： 健脾助运，消食化滞。

处方：

健脾助运：补脾经，顺运内八卦，揉中脘、足三里。

消食化滞：揉板门，推四横纹，捏脊。

随症加减：大便稀溏加揉外劳宫、清补大肠。

【其他疗法】

1. 中药外治

（1）玄明粉 3g，胡椒粉 0.5g。研细粉，拌匀，置于脐中，外盖纱布，胶布固定。每日换 1 次。用于乳食内积证。

（2）神曲 30g，麦芽 30g，山楂 30g，槟榔 10g，生大黄 10g，芒硝 20g。共研细末，以麻油调药，敷于中脘、神阙穴。热敷 5 分钟后，继续保留 24 小时。隔日 1 次，3 次为 1 个疗程。用于积滞实证腹胀痛者。

（3）桃仁、杏仁、栀子等分，研末，胡椒少许。每次 2g，用葱白 10g，白酒数滴，共捣烂拌匀，敷两脚心，每日 1 次。用于积滞化热证。

2. 针灸疗法

（1）体针：取足三里、中脘、梁门。乳食内积加里内庭（位于足跖部，当第二、三跖趾关节前方凹陷处）、天枢；积滞化热加曲池、大椎；烦躁加神门；脾虚夹积加四缝、脾俞、胃俞、气海。每次取 3～5 穴，中等刺激，不留针，实证用泻法，虚证用补法。1 日 1 次，3～7 次为 1 个疗程。

（2）耳穴：取胃、大肠、神门、交感、脾。每次选 3～4 穴，用王不留行籽贴压，左右交替，每日按压 3～4 次。

3. 西医治疗

（1）胃肠动力药：吗丁啉，每次 0.3mg/kg 口服，每日 3～4 次（1 岁内小儿慎用）。

（2）助消化药：多酶片，每次 1～2 片口服，每日 3 次；乳酶生，每次 0.3～0.6g 口服，每日 3 次；食母生，每次 0.3～0.6g 口服，每日 3 次；胃康素，每日 50～200mg，分 3～4 次口服。

【预防护理】

1.预防

（1）"乳贵有时，食贵有节"，注意饮食调护，合理喂养。提倡母乳喂养，乳食宜定时定量，富含营养，易于消化。忌暴饮暴食、过食肥甘炙煿、生冷瓜果、偏食零食及妄加滋补。

（2）添加辅食，按由少到多、由稀到稠、由一种到多种、循序渐进的原则进行。辅食既不可骤然添加过多，造成脾胃不能适应而积滞不化；亦不可到期不予添加辅食。

2.护理

（1）积滞患儿应暂时控制饮食，减少蛋白质和脂肪的摄入量，给予清淡易消化食物。积滞消除后，逐渐恢复正常饮食。

（2）注意病情变化，给予适当处理。呕吐者，可暂停进饮食，并给生姜汁数滴加少许糖水饮服；腹胀者，可揉摩腹部；便秘者，可予蜂蜜 10～20mL 冲服，严重者开塞露外用；脾胃虚弱者，常灸足三里穴。

【饮食宜忌】

1.宜

（1）焦山楂 10～15g，水煎少量频服，治油腻及奶品所伤之呕吐。

（2）鸡内金 10g，炒麦芽 15g，水煎服，治疗一切饮食所伤之呕吐。

（3）生萝卜捣汁或萝卜子 30g 微炒，水煎服。

2.忌：忌食辛辣油腻、寒凉食物，如油炸品、辣椒、蒜、薯片、冷饮等。

【临证提要】

1.推拿治疗积滞具有较好的疗效，但需排除消化道器质性病变、精神障碍及其他系统疾病引起的积滞。

2.根据体质特点、发病原因、伴随症状及病程长短，辨识寒、热、虚、实及病情轻重。腹部触诊对辨别虚实至关重要。

第八节　便　秘

便秘是指大便秘结不通，排便次数减少或间隔时间延长，或便意频而大便艰涩、排出困难的一种病证。便秘可单独发生，也可继发于其他疾病的过程中。可见于任何年龄，一年四季均可发病。本病若治疗得当，一般预后良好。日久迁延不愈者，可引起肛裂、脱肛、痔疮等疾病。

现代医学将便秘分为器质性便秘和功能性便秘两大类。功能性便秘是指未发现明显器质性病变、以功能性改变为特征的排便障碍，约占儿童便秘的90%。本节主要讨论功能性便秘，其他类型的便秘应明确病因诊断，并在相应治疗的基础上，可参照本病进行辨治。

【病因病机】

1. 乳食积滞：小儿脾常不足，乳食不知自节。若喂养不当，损伤脾胃，运化失常，停滞中焦，积久化热，耗液伤津，肠道失润而致便秘。

2. 邪热伤津：小儿易感温热时邪，邪热稽留，或过食肥甘，灼津伤阴，肠道失润，大便干结而致便秘。

3. 气机郁滞：小儿因生活环境、习惯改变，或情志不舒，或久坐少动，或因排便困难形成恐惧心理，有便意而不愿排便，气机郁滞而致便秘。

4. 气血亏虚：小儿禀赋不足，后天失调，或疾病影响，药物克伐等均可导致气血不足，气虚则传导无力，血虚则肠道失润。若病及于肾，耗阴损阳，不能蒸化津液温润肠道，则肠道干涸而致便秘。

【临床诊断】

1. 病史：有饮食不节史。

2. 临床表现：大便干燥，轻者仅大便前部干硬，重者状如羊屎。排便次数减少，间隔时间延长，常2～3日排便1次，甚则可达6～7日1次。或虽排便间隔时间如常，但排便艰涩或时间延长，或便意频频，难以排出或排净；伴有腹胀、腹痛、食欲不振、排便哭闹等症状。重者可伴有肛裂、便血、痔疮，部分患儿左下腹部可触及粪块。

3. 辅助检查：腹部平片显示肠腔扩张、粪便存留和气液平面，可确定器质性病变如结肠癌、狭窄引起的便秘。钡灌肠可排除结肠、直肠肠腔结构异常。

【鉴别诊断】

先天性巨结肠：病儿初生后，有胎便排出延迟史，腹胀、呕吐，经肛诊或灌肠方可排出粪便，且症状缓解。以后再次出现腹胀便秘，应考虑本病。X线检查可见肠腔普遍胀气，有液平面及扩张的肠袢。钡灌肠可见痉挛段结肠壁的结袋消失，变平直而无蠕动；直肠、乙状结肠远端较狭细，乙状结肠近端及降结肠有明显的扩张；24小时后复查，仍见有钡剂停留。

【辨证论治】

1. 辨证思路：腹胀满而痛，口臭，舌红，苔黄，多属实；大便努挣难下，面白无华，腹痛喜按，多属虚。

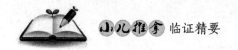

2. 治疗原则：本病病位主要在大肠，与脾、肝、肾三脏相关。病机关键为大肠传导功能失常。润肠通便为本病的基本治法，随证治以清热、消导、行气、益气、养血等法。

3. 辨证推拿

（1）食积便秘

证候：大便秘结；脘腹胀满，不思乳食，或恶心呕吐，手足心热，小便短赤。舌苔黄腻，脉沉有力，指纹紫滞。

治法：消积导滞，清热通便。

处方：

消积导滞：揉板门，掐揉四横纹，清大肠，顺时针摩腹，捏脊。

清热通便：逆运内八卦，退六腑，揉天枢，推下七节骨。

随症加减：小便短赤加清小肠，恶心呕吐加横纹推向板门、分腹阴阳。

（2）燥热便秘

证候：大便干结，排出困难，甚至秘结不通；腹胀或痛，口干口臭，面红身热，小便短赤，或口舌生疮。舌质红，苔黄燥，脉滑数，指纹紫滞。

治则：清热通便，润燥行滞。

处方：

清热通便：退六腑，清大肠，推下七节骨，清天河水，掐揉四横纹。

润燥行滞：逆运内八卦，顺时针摩腹，揉二马、天枢、膊阳池、腹结。

随症加减：小便短赤加清小肠，口舌生疮加揉总筋、掌小横纹。

（3）气滞便秘

证候：大便秘结，欲便不得；嗳气频作，胁腹痞闷胀痛。舌质红，苔薄白，脉弦，指纹滞。

治则：疏肝理气，导滞通便。

处方：

疏肝理气：清肝经，搓摩胁肋，掐揉太冲，揉天枢、膊阳池。

导滞通便：清肺经，清大肠，逆运内八卦，顺时针摩腹。

随症加减：嗳气频作加揉中脘、分腹阴阳。

（4）气虚便秘

证候：大便不干硬，虽有便意，但努挣乏力，难以排出，挣则汗出气短，便后疲乏；面色㿠白，神疲懒言。舌淡，苔薄，脉弱，指纹淡。

治则：健脾益气，润肠通便。

处方：

健脾益气：补脾经，捏脊，揉脾俞、足三里。

润肠通便：揉二马，顺时针摩腹，推下七节骨，揉上巨虚、膊阳池。

随症加减：汗出气短加补肺经、揉肾顶。

（5）血虚便秘

证候： 大便干结，努挣难下；面白无华，唇甲色淡，头晕心悸。舌淡嫩，苔薄白，脉细弱，指纹淡。

治则： 养血润燥，调肠通便。

处方：

养血润燥：补脾经，补肾经，揉二马、脾俞、膈俞、足三里。

调肠通便：清大肠，揉大肠俞、膊阳池、天枢，顺时针摩腹，推下七节骨。

随症加减：头晕心悸加揉内关、印堂。

【其他疗法】

1.耳穴贴压：取脑干、枕、皮质下、大肠、三焦、腹、内分泌、便秘点为主穴。随证配穴：胃肠积热加胃、小肠，肺气郁闭加肺。用王不留贴压穴位，每2天换1次，7次为1个疗程。

2.针灸疗法

（1）针刺：取天枢、大肠俞、上巨虚、支沟、照海。伴有内热，可配伍合谷、腹结、曲池；气虚，配伍中脘、关元、脾俞、胃俞。每次选3～5个穴位，不留针，每日1次，7次为1个疗程。

（2）灸法：取关元、脾俞、胃俞。隔姜灸或艾条温和灸，每日1次，7次为1个疗程。用于气虚便秘。

3.穴位敷贴：芒硝30g，冰片10g，研末布包敷于神阙穴，纱布固定。1日1次，5次为1个疗程。用于实证便秘。

4.西医治疗

（1）容积性泻剂：主要包括可溶性纤维素（果胶）和不可溶性纤维（植物纤维）。

（2）润滑性泻剂：如开塞露、液状石蜡等，能润滑肠壁，软化大便。

（3）渗透性泻剂：常用的药物有乳果糖、山梨醇等。

【预防护理】

1.预防

（1）应少吃香燥辛热之品，纠正偏食和吃零食的习惯，多吃蔬菜、水果、豆类、红薯、土豆等食物。

（2）牛奶中的酪蛋白与钙质比母乳多，人工喂养更易引起便秘。因此，喂养时可酌减牛奶总量，或在牛奶中增加糖量到 8% ～ 10%，或可喂果汁或白菜水，以刺激肠蠕动。

2. 护理

（1）大便干结，可用蜜煎导或开塞露，或小片肥皂条用水润湿后插入婴儿肛门，或用小指戴橡皮指套后涂上凡士林插入肛门内。以上方法可偶用，但不可依赖。

（2）由于进食甚少而多日未大便，不必急于通便，只需扶养胃气，待饮食渐增，大便自能排出。

【饮食宜忌】

1. 宜

（1）宜食苹果、香蕉、香油、蜂蜜、橙子、西瓜、番茄等。

（2）宜食膳食纤维丰富食物，如玉米、小米、燕麦、马铃薯、胡萝卜、白萝卜、白菜、黄瓜、山芋等。

（3）蜂蜜 9g，食盐 1.5g，白开水冲服。

2. 忌：忌食鱼虾、肉类、洋葱等食物。

【临证提要】

1. 小儿便秘以热证居多，同时运化力弱，食积停滞易于化热，内外合邪导致津亏肠燥，无水行舟之证，治疗当以滋阴通便、理气调肠为基本大法。

2. 本病不宜乱用泻下药，否则反使便秘加重。治疗时宜多法并举，内外合治，食药同治。

第九节　疳　证

疳证是指由于喂养不当或疾病影响，导致脾胃运化失常，气血津液耗伤，不能濡养脏腑、经脉、筋骨、肌肤而形成的一种慢性消耗性疾病。临床以形体消瘦，面色无华，毛发干枯，精神萎靡或烦躁，饮食异常，大便不调为特征。发病无明显季节性，各年龄段均可罹患，临床多见于 5 岁以下小儿。若治疗得当，绝大多数患儿均可治愈，仅少数重证或伴有严重兼证者，预后较差。现代医学的儿童慢性营养不良综合征可参考本病辨治。

【病因病机】

疳证的病变部位主要在脾胃，可涉及五脏。

1.喂养不当：小儿"脾常不足"，乳食不知自节，喂养不当，辅食添加失宜，乳食太过或不及，均可损伤脾胃而致疳证。

2.疾病影响：小儿久病吐泻，或反复外感，罹患时行热病、肺痨诸虫，失于调治或误用攻伐，使脾胃受损，气血津液耗伤而致疳证。

3.禀赋不足：先天胎禀不足，或早产、多胎，或孕期久病、药物损伤胎元，元气虚惫，脾胃功能薄弱，纳化不健，水谷精微摄取不足，气血亏耗，脏腑肌肤失于濡养而致疳证。

疳积、干疳重证阶段，因脾胃虚衰，生化乏源，气血亏耗，诸脏失养，必累及其他脏腑，因而易于出现各种兼证。若脾病及肝，肝失所养，肝阴不足，不能上承于目，而见视物不清、夜盲目翳者，称为"眼疳"；若脾病及心，心开窍于舌，心火上炎，而见口舌生疮者，称为"口疳"；若脾阳虚弱失运，气不化水，水湿泛滥，则出现"疳肿胀"。

【临床诊断】

1.病史：有喂养不当或病后饮食失调史。

2.临床表现：有饮食异常，大便干稀不调，或脘腹膨胀等明显脾胃功能失调症状；形体消瘦，体重低于正常平均值的15%～40%，面色不华，毛发稀疏枯黄，严重者干枯羸瘦；兼有精神不振，或好发脾气，烦躁易怒，或喜揉眉弄眼，或吮指磨牙等症状。

3.辅助检查：因蛔虫引起者，谓之"蛔疳"，大便镜检可见蛔虫卵。贫血者，血红蛋白及红细胞减少。营养性水肿者，出现肢体浮肿，血清总蛋白大多在45g/L以下，血清白蛋白约在20g/L以下。

【鉴别诊断】

1.厌食：以长期的食欲不振、厌恶进食为特征，无明显消瘦，精神状态尚好，病在脾胃，不涉及他脏，一般预后良好。

2.积滞：以不思乳食、腹胀嗳腐、大便酸臭或便秘为特征，虽可见形体消瘦，但没有疳证明显，一般病在脾胃，不影响他脏。二者有密切的联系，食积日久可致疳证，但疳证并非皆由食积转化而成。疳夹有积滞者，称为"疳积"。

【辨证论治】

1.辨证思路

（1）辨轻重虚实：疳证初期，面黄发稀，易发脾气，厌食，形体消瘦，病情尚浅，虚象较轻；疳证发展，出现形体明显消瘦，并有肚腹膨胀、烦躁激动、嗜食异物等症状，病情较重，为本虚标实；疳证后期，症见极度消瘦、皮肤干瘪、大肉已

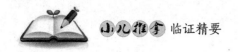

脱，甚至突然虚脱，病情严重。

（2）辨兼证：主要发生在干疳阶段，临床出现眼疳、口疳、疳肿胀等。

2.治疗原则：本病的病机关键为脾胃损伤，津液耗伤；治疗以顾护脾胃为本。疳气以和为主，疳积以消为主或消补兼施，干疳以补为主。若出现兼证时，应随证治之。

3.辨证推拿

（1）疳气

证候： 形体略瘦，体重不增，面色少华或微黄，毛发稀疏，食欲不振，或多食多便；精神正常或欠佳，易发脾气，大便干稀不调。舌质略淡，苔薄微腻，脉细有力，指纹浮红。

治法： 和胃运脾。

处方：

健脾运脾：补脾经，揉脾俞、足三里，顺运内八卦，捏脊。

消积和胃：顺时针摩腹，揉板门、中脘，推四横纹。

随症加减：大便干加退六腑，大便稀加清补大肠。

（2）疳积

证候： 形体明显消瘦，面色萎黄无华，肚腹膨胀，甚则青筋暴露，毛发稀疏结穗；困倦思睡或精神烦躁，夜卧不宁；或见揉眉挖鼻，吮指磨牙，动作异常，食欲不振，大便夹不消化食物残渣、味酸臭。舌淡苔腻，脉沉细而滑，指纹沉滞。

治法： 消积导滞，运脾和胃。

处方：

消积导滞：顺时针摩腹，揉板门，推四横纹，清大肠，捏脊。

运脾和胃：补脾经，揉脾俞，顺运内八卦，揉足三里、中脘。

随症加减：烦躁加揉小天心、掐揉五指节，磨牙加清肝经。

（3）干疳

证候： 形体极度消瘦，皮肤干瘪起皱，大肉已脱，皮包骨头，面呈老人貌，毛发干枯；面色㿠白，精神萎靡，啼哭无力，腹凹如舟，杳不思食，大便稀溏或便秘，或伴低热。舌淡嫩，苔少，脉细弱，指纹淡红。

治法： 益气养阴，运脾和胃。

处方：

益气养阴：补脾经，补肺经，补肾经，揉二马、气海、三阴交，推三关。

运脾和胃：揉足三里、中脘、脾俞，顺运内八卦，捏脊。

随症加减：食欲不振加揉板门、推四横纹，大便不调加推大肠。

【其他疗法】

1.针灸疗法

（1）针刺：主穴：中脘、气海、足三里、商丘。配穴：脾俞、胃俞、痞根（奇穴，第一腰椎棘突旁开3.5寸）。用补法，夹积者用平补平泻，中等刺激，不留针，针后可配合艾灸。每日1次，7次为1个疗程，治疗疳气证、疳积轻证。若烦躁不安，夜眠不宁，加神门、内关；脾虚夹积，脘腹胀满，加刺四缝；气血亏虚，加关元；大便稀溏，加天枢、上巨虚；虫积，配百虫窠；潮热，配三阴交。

（2）点刺疗法：取穴：四缝。常规消毒后，用采血针在穴位上快速点刺，挤压出黄白色黏液或少许血，每隔3日1次，3次为1个疗程。治疗疳积证。

（3）皮肤针法：取脾俞、胃俞、华佗夹脊穴（第七至十二椎），用梅花针轻度叩刺，每日1次，每次叩刺20分钟。治疗疳气证、疳积证。

2.鱼际割治法：首先用碘伏局部皮肤消毒，在鱼际穴处（第一掌骨中点桡侧赤白肉际处）切一长约4mm小口，深为2mm，然后用手术剪剪除冒出的脂肪组织，对好皮肤做外科包扎。5～6天切口愈合后除去敷料。手部皮肤感染者，暂不进行割治；割治后6天不能接触水，以防感染。对极度营养不良有并发症者，应用此法效果较差，应先治疗并发症，再进行割治；全身有显著水肿者，禁用割治。

3.饮食疗法

（1）莱菔子末15g，粳米100g。将莱菔子末与粳米同煮成粥，早晚温热服用。

（2）莲子去芯10g，洗净，加水煮，待莲子半熟，加入饭锅巴50g，继续熬煮至熟烂温服，每日1～2剂。

【预防护理】

1.预防

（1）提倡母乳喂养，喂养小儿要按其个体需要定质、定量、定时，纠正贪食零食、饮食偏嗜、饥饱不匀等不良饮食习惯。

（2）对婴儿要按时添加辅食，应从3～4个月起添加易消化的食品，添加时掌握先稀（菜汤、米汤、果汁）后干（奶糕、鸡蛋黄）、先素（菜泥、豆制品）后荤（鱼泥、肉末）、先少后多的原则。

2.护理

（1）定期测量患儿身高和体重，观察病情变化。

（2）对重症疳证患儿要注意观察面色、精神、饮食、二便、哭声等情况，防止发生变证。

（3）做好重症患儿的皮肤、口腔、眼部护理，防止发生褥疮、口疮、眼疮。

（4）根据病情需要配制相应食谱，如疳肿胀患儿可吃乌鱼汤，以促进早日康复。

【饮食宜忌】

1.宜：宜食牛奶、龙眼肉、葡萄、大枣、山药、百合、鸡蛋、牛肉、西瓜、苦瓜、荸荠、甘蔗、藕、茭白、蚕豆、鸭肉、冬瓜、龙眼肉、薏苡仁等。

2.忌：忌食辛辣、油腻、寒凉等食物，如油炸品、辣椒、蒜、薯片、冷饮等。

【临证提要】

1.推拿治疗疳证早期具有较好的疗效，应注意与五迟、五软、五硬等相鉴别。

2.喂养不当、疾病影响及先天禀赋不足等都可引起疳证。因此，应辨识病因，审因论治。

第十节　鹅口疮

鹅口疮是指以口腔、舌上散在或布满白屑，状如鹅口为特征的一种病证。鹅口疮一名，最早见于《诸病源候论·鹅口候》。本病一年四季均可发生，多见于早产儿、新生儿及久病体弱的小婴儿，一般预后良好。现代医学认为，鹅口疮是由白色念珠菌引起的一种口腔黏膜炎症，常见于营养不良、腹泻或长期使用广谱抗生素、糖皮质激素的婴幼儿。

【病因病机】

1.外感邪毒：先天不足，或久病久泻之后正气虚弱，或口腔不洁、破损以后，邪毒乘虚侵入口腔而致病。

2.食伤因素：小儿乳食不节、乳食不洁，邪毒随之入口；或过食肥甘辛辣之品，湿热滋生，脾胃积热上熏于口，夹邪毒而致鹅口疮。

3.先天因素：孕母喜食辛辣，热留脾胃；或湿热邪毒流注阴部，胎儿禀受其母热毒，蕴积心脾，生后邪毒上攻口腔而致病。

4.正虚因素：素体阴虚，或久病久泻大伤元气，而致肾阴亏损，水不制火，虚火上炎；或热病伤津，或误用汗、吐、下之品，阴津亏耗，虚火上炎而致鹅口疮。

【临床诊断】

1.病史：有乳食不洁或长期使用抗生素等病史。

2.临床表现：口腔内疼痛，妨碍进食，婴儿表现为拒食、吮乳时啼哭。口腔黏膜上有白色斑块如凝乳、糜粥样，斑块易被刮除，留下微微渗血的创面，不久斑块又重生出。少数严重者可蔓延到咽、喉、气管、食管，甚至侵入血液，成为败血症。

3.辅助检查：镜检可见白色念珠菌及孢子。

【鉴别诊断】

1.口疮：多见于婴幼儿、年长儿童，口舌黏膜上出现淡黄色或白色溃疡，周围红赤，不能拭去，拭后出血，局部灼热疼痛。

2.白喉：多见于2～6岁的儿童，白膜呈灰白色，多附于咽喉部，虽可向前蔓延至舌根上颚，但其灰白膜较为致密，紧附于黏膜，不易剥离，强行剥离易致出血。多有发热及较重的全身症状，病情严重。

【辨证论治】

1.辨证思路

（1）辨轻重：口腔舌上除出现白屑外，无其他症状，多为轻证；白屑可蔓延至鼻腔、咽喉、食道，甚至白屑叠叠，壅塞气道，妨碍吮乳，啼哭不止，多为重证；若见脸色苍白或发灰，呼吸急促，哭声不出者，多为危重证候。

（2）辨虚实：病程短，口腔白屑堆积，周围红，烦躁多啼，便干尿黄，舌红者，多属心脾积热之实证；病程长，口腔白屑散在，周围不红，形瘦颧红，手足心热，舌红少苔者，多属虚火上浮之虚证。

2.治疗原则：本病病位在口腔，病机关键是心脾积热。清心泻脾为本病的基本治法，随证治以泄心脾积热、健脾益气燥湿、滋阴降火、清利湿热等治法。

3.辨证推拿

（1）心脾积热

证候：口腔舌上白屑堆积，周边红肿，面赤唇红，烦躁不宁，吮乳啼哭；或伴发热，口干或渴，大便秘结，小便短赤。舌质红，脉滑数，或指纹紫滞。

治则：清泻积热，解毒消肿。

处方：

清泻积热：清心经，掐揉小天心，清天河水，掐揉四横纹，清大肠，退六腑。

解毒消肿：掐揉总筋、合谷、掌小横纹。

随症加减：大便秘结加顺时针摩腹、推下七节骨，小便短赤加清小肠。

（2）脾虚湿盛

证候：口腔内有少量白腐斑块，口臭不甚，食欲不振，大便溏薄。舌淡红，边有齿印，苔白而腻，脉濡细。

治法：健脾益气，化湿消疮。

处方：

健脾益气：补脾经，顺运内八卦，揉脾俞、足三里，捏脊。

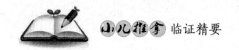

化湿消疮：揉阴陵泉、总筋、掌小横纹，推四横纹。

随症加减：食欲不振加揉板门，大便溏薄加清补大肠。

（3）虚火上浮

证候： 口腔舌上白屑稀散，周围红晕不著；形体怯弱，面白颧红，手足心热，口干不渴，或大便溏。舌嫩红，苔少，脉细数无力，或指纹淡紫。

治法： 滋阴降火，清热散结。

处方：

滋阴降火：补肾经，揉二马、涌泉，运内劳宫，清天河水。

清热散结：掐揉总筋、掌小横纹、合谷、四横纹。

随症加减：手足心热加水底捞明月。

【其他疗法】

1. 中药外治

（1）冰硼散、青黛适量混匀，涂患处，每日3次。用于心脾积热证。

（2）吴茱萸10g，研为细末，以陈醋适量调成糊状，敷于涌泉穴，每日1次。用于虚火上炎证。

（3）金银花10g，黄连2g，生甘草5g煎汤，每日拭口3～5次。用于心脾积热证。

（4）先将五倍子炒黄，再加入白糖稍炒片刻待全部溶化为度，倒出晾干和枯矾共研细末备用。用香油将药末调成稀糊状，抹于患处，每日2～3次，抹上白膜即脱落。

2. 西医治疗：2%～5%碳酸氢钠（小苏打）清洗，每日3～4次；制霉菌素混悬剂，用棉签蘸后擦拭患处，每日2～3次。

【预防护理】

1. 预防

（1）注意饮食卫生，食物宜新鲜、清洁，乳母不宜过食辛辣刺激之品。婚后妇女患阴道霉菌病时，应及早治疗。

（2）注意小儿口腔清洁卫生，哺乳婴儿的奶瓶、奶嘴、乳母的乳头均应保持清洁。

（3）对禀赋不足、久病、久泻的婴儿应加强护理，避免长期使用抗生素而导致体内菌群失调。

2. 护理

（1）勤喂水，避免过热、过硬或刺激性食物，防止口腔黏膜损伤。

（2）加强口腔护理，可用消毒棉签蘸冷开水轻轻拭洗患儿口腔。

【饮食宜忌】

1.宜

（1）红糖适量。以手指蘸糖，轻轻涂搽口腔患处数次。

（2）鲜藕节 50g，冬瓜 100g，豆腐 100g，煎汤服。每日 2 次。

（3）金银花 20g，绿豆 60g，红糖 30g。先将金银花煎水去渣，入绿豆煮至熟烂，再加入红糖食用。

（4）西瓜 250g，甘蔗 150g，共绞汁饮用。每日 2 次。

2.忌：忌食辛辣、油腻、寒凉等食物，如油炸食品、辣椒、蒜、薯片、冷饮等。

【临证提要】

1.推拿配合外治疗法治疗鹅口疮具有较好的疗效，但需告知家长防护的注意事项。

2.邪毒一般通过乳头、食具、污手入口而发病，注意严格洗手消毒。

3.本病以湿热上蒸之实证较为多见，后期可见脾虚湿盛之虚实夹杂证。哺乳婴儿服药不便，也可由乳母服药。

4.外治可用制霉菌素加鱼肝油调匀涂抹，每 4 小时 1 次，痊愈后继续用药 2 ～ 3 天。

第十一节　口　疮

口疮是指以口腔黏膜、舌、唇、齿龈、上腭等处发生溃疡为特征的一种病证。发生于口唇两侧者，又称"燕口疮"；满口糜烂，色红作痛者，又称"口糜"。一年四季均可发病，可单独发生，也常伴发于其他疾病之中。任何年龄均可发生，以 2 ～ 4 岁的小儿多见。若治疗得当，预后良好。若体质虚弱，失治误治，可导致重证，或反复发作，迁延难愈。

现代医学中因疱疹病毒、葡萄球菌、链球菌、肺炎链球菌等感染所致的急性口炎均可参照本病辨治。

【病因病机】

1.风热乘脾：风热之邪由肌表侵入，内应于脾胃，或风热邪毒上攻，引动心脾两经积热，蒸于口舌而致口疮。

2.心脾积热：调护失宜，喂养不当，恣食肥甘厚味，蕴而生热，或喜食煎炒炙烤，内火偏盛，邪热内积心脾，上蒸口舌而致口疮。

3.虚火上炎：小儿先天禀赋不足，素体虚弱，或生后不久即吐即泻，久病耗伤

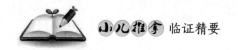

阴液，水不制火，虚火上炎而致口疮。

【临床诊断】

1.病史：有感受时邪或喂养不当史。

2.临床表现：齿龈、舌体、两颊、上颚等处出现黄白色溃疡点，大小不等，甚至满口糜烂，疼痛流涎。外感引起者，初起可见口腔疱疹，继则破溃成溃疡，常伴发热、颌下淋巴结肿大。

3.辅助检查：血常规检查可见白细胞总数及中性粒细胞增高或正常。

【鉴别诊断】

1.口糜：口腔黏膜糜烂成片状，上附白色腐物如糜粥样，而口疮是指口舌出现点状溃烂。

2.鹅口疮：多发生于初生儿或体弱多病的婴幼儿，口腔黏膜上出现白屑而不是溃疡，周围有红晕，疼痛不明显。

【辨证论治】

1.辨证思路

（1）辨虚实：起病急，病程短，口腔溃疡疼痛较甚者，多为实证；起病缓，病程长，或病情反复，迁延日久，口腔溃疡疼痛较轻者，多为虚证。

（2）辨脏腑：口疮见于口颊部、上颚、齿龈、口角，病位在脾胃；口疮见于舌面、舌边、舌尖，病位在心。

2.治疗原则：本病病位在心脾，虚证常涉及于肾。实证宜清热解毒，泻心脾之火；虚证宜滋阴降火，引火归原。治疗均应配合外治法。

3.辨证推拿

（1）风热乘脾

证候：外感风热后，起病急，满口糜烂，疼痛拒食，流涎，口臭；伴发热，大便秘结，小便短赤。舌红，苔薄黄，脉浮数。

治法：疏风清热，散结消疮。

处方：

疏风清热：四大手法，清肺经，清肝经，清天河水，推脊。

解毒散结：退六腑，清补脾经，掐揉四横纹，揉总筋、掌小横纹。

随症加减：大便秘结加清大肠，小便短赤加清小肠，疼痛流涎加揉合谷。

（2）心脾积热

证候：舌边、舌尖溃烂，色红疼痛；烦躁不安，口渴欲饮，夜啼，口臭，厌食，小便短赤而痛。舌尖红，苔薄黄。

治法：清心泻脾，解毒消疮。

处方：

清心泻脾：清心经，清补脾经，掐揉四横纹、小天心，清大肠，清小肠。

解毒消疮：退六腑，清天河水，揉总筋、掌小横纹。

随症加减：口疮疼痛加揉合谷，夜啼加清肝经、掐揉五指节。

（3）虚火上炎

证候：口舌溃疡或糜烂，稀散色淡，不甚疼痛，反复发作或迁延难愈；神疲颧红，口干不渴。舌红，苔少或花剥，脉细数。

治法：滋阴降火，引火归原。

处方：

滋阴降火：补肾经，揉二马、总筋，运内劳宫，清天河水。

引火归原：揉涌泉，点气海、足三里。

随症加减：神疲加补脾经、揉三阴交，大便干加清大肠。

【其他疗法】

1. 中药外治

（1）冰硼散少许，涂敷患处，1日2～3次。用于心火上炎证。

（2）锡类散少许，涂敷患处，1日2～3次。用于心火上炎及风热乘脾证。

（3）吴茱萸粉2g，陈醋2mL，蜂蜜2g，调成糊状，直接贴敷于涌泉穴，每日1次，3次为1个疗程。用于虚火上炎证。

（4）板蓝根注射液2mL涂口腔患处，每日3次。用于风热乘脾证。

2. 点刺放血：部位取跟腱与内踝、外踝连线的中点处。操作：患儿取俯卧位，局部常规消毒后，用三棱针点刺放血，以挤出1～2滴血为宜。3天后不愈者，取上穴再刺放血。一般治疗1～3次。

3. 西医治疗：维生素B_2每次5mg，每日2～3次；维生素C每次25～100mg，每日1次。

【预防护理】

1. 预防

（1）保持口腔清洁卫生，饮食餐具应经常消毒。

（2）母婴均应少食肥甘厚腻、煎炸之品，多食蔬菜、水果等维生素含量高的食物，保持大便通畅，适当饮水。

2. 护理

（1）饮食宜清淡，疼痛严重时可采用流质或半流质饮食。

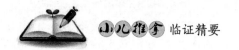

（2）常用淡盐水漱口，保持口腔清洁，防止溃疡面感染。

【饮食宜忌】

1.宜

（1）鲜藕节 50g，冬瓜 100g。共煎汤服，每日 2 次。

（2）金银花 20g，绿豆 60g，红糖 30g。先将金银花煎水去渣，入绿豆煮至熟烂，再加入红糖，饮汤食豆。

（3）西瓜 250g，甘蔗 150。共绞汁饮用。

2.忌：忌食辛辣、油腻、寒凉食物，如油炸食品、辣椒、蒜、薯片、冷饮等。

【临证提要】

1.推拿治疗实证口疮具有较好的疗效，虚证治疗疗程较长。

2.口疮治疗宜采用内外同治，方能取得较好的疗效。

3.点穴治疗时，风热外感取鱼际，心火上炎取少府，脾胃蕴热取内庭，肾阴不足、阴虚火旺取太溪、太冲。

第十二节　滞　颐

滞颐，即小儿流涎症，是指小儿口中涎水不自觉从口内溢出的一种病证。多见于 3 岁以下婴幼儿。若因出牙而流涎过多，不属病态；若口腔肿痛糜烂，或因虫证、口疮、软瘫、痴呆等疾病而涎出过多，当治其原发病，也不属本篇讨论范围。本节所述以喂养不当所引起的流涎为主。本病预后良好，但若失于治疗，重者可迁延数年不愈。

现代医学认为，本病为唾液分泌过旺，一般分为生理性和病理性两大类。生理性流涎是指 1 岁以内的婴幼儿因口腔容积小，唾液分泌量大，加之出牙对牙龈的刺激，大多都会流涎，大约在 1 岁左右就会逐渐消失；病理性流涎是指婴儿不正常地流口水，常有口腔炎、面神经麻痹，伴有小嘴歪斜、智力下降等。此外，唾液分泌功能亢进、脾胃功能失调、吞咽障碍、脑膜炎后遗症等均可引起病理性流涎。若 2 岁以后仍流涎者，应排除脑瘫、先天性痴呆等病证。

【病因病机】

1.脾胃湿热：乳母平素喜食辛辣炙烤之物，乳汁蕴热；或喂养肥甘厚味，湿热蕴结于脾胃，上迫廉泉，津液外溢而致流涎。

2.脾气虚弱：小儿平素脾胃素虚，或未能及时添加辅食，使脾胃虚弱，气血生化不足，气虚不能摄津而致涎流。

【临床诊断】

1. 病史：有喂养不当或先天不足史。

2. 临床表现：唾液增多，不断流涎，浸渍于两颊及胸前，日久口腔周围多出现粟样红疹及糜烂，全身状况多无异常。

3. 辅助检查：排除口疮、鹅口疮、疱疹性咽峡炎、瘘证、痴呆等疾病。

【鉴别诊断】

先天性痴呆：流涎不止，与生俱来，多早产，低体重。发育严重滞后，目无光彩；同时伴嗜睡，喂养困难等。随着年龄增长，智能与运动功能才逐渐明显好转。

【辨证论治】

1. 辨证思路

（1）辨流涎：涎液黏稠，口气臭秽，大便秘结或热臭，小便短赤，多为湿热；涎液清稀，口淡无味，大便稀薄，多为脾虚。

（2）辨虚实：病程短，涎液黏稠；伴有食欲不振，腹胀，大便秘结或热臭，小便短赤，脉数而有力，多为实证。病程长，甚至迁延不愈，流涎清稀；伴有肌肉消瘦，面色萎黄，乏力懒言，饮食减少，大便稀薄，脉虚弱，多为虚证。

2. 治疗原则：本病病位在脾胃；基本病机是胃失和降，浊气上逆，唾液自溢。运脾止涎为本病的基本治法，随证治以清利湿热、健脾益气等治法。

3. 辨证推拿

（1）脾胃湿热

证候：流涎黏稠，口气臭秽，食欲不振，腹胀，大便秘结或热臭，小便短赤。舌红，苔黄腻，指纹色紫，脉滑数。

治法：清利湿热，运脾止涎。

处方：

清利湿热：清补脾经，退六腑，清大肠，掐揉四横纹，清小肠。

运脾止涎：揉脾俞、足三里、廉泉、合谷，顺运内八卦。

随症加减：面赤唇红加清胃经、清板门，烦躁易怒加清肝经。

（2）脾气虚弱

证候：流涎清稀，口淡无味，面色萎黄，懒言乏力，肌肉消瘦，饮食减少，大便稀薄。舌质淡红，苔薄白，指纹淡红，脉虚弱。

治法：健脾益气，固摄升提。

处方：

健脾益气：补脾经，推三关，揉脾俞、足三里，捏脊。

固摄升提：揉合谷、廉泉、百会、外劳宫。

随症加减：五心烦热、盗汗者加揉肾顶、二马，纳呆泛酸加清肝经、清胃经。

【其他疗法】

1. 中药内服：平胃散（苍术、厚朴、陈皮、甘草），每次1.5g，日服3次。治疗脾胃积热流涎。

2. 中药外治

（1）敷脐方：胆南星5g，吴茱萸10g。共研细末，醋调敷脐，每日1次，3次为1个疗程，治疗脾虚流涎。

（2）敷贴涌泉：吴茱萸6g，胡黄连6g。共为细末，加适量醋、面粉共调，敷足心，治疗脾胃湿热型。

（3）吴茱萸45g，胆南星15g。用法：共研末，加入少许米醋调成糊状，敷贴涌泉穴，每次12小时，贴3～4次后即可获得疗效。

（4）取肉桂30g，研极细末备用。醋与肉桂粉10g调至糊饼状，每晚睡前敷于涌泉，次日取下，连敷3～5次，治疗脾冷多涎。

3. 中药熏洗：白矾1～2两，热水适量溶于盆中，浸泡双足。每次30分钟，每晚1次，连用3～5日，治疗流涎。

4. 针灸疗法：脾胃湿热，取廉泉、合谷、曲池，不留针，用泻法；脾胃虚寒，取廉泉、足三里，用补法，不留针。每日1次，3～7次为1个疗程。

5. 点穴疗法：按压双侧合谷穴5分钟，并配合艾条雀啄灸法，每穴灸5～10分钟，每日2次。

【预防护理】

1. 预防

（1）勿吻、捏其腮部，以免刺激腺体。

（2）平时喂养忌肥甘厚味，注意营养均衡充足。

2. 护理

（1）勤换兜布，用柔软纱布揩拭涎水，勿喂冰镇食品和饮料。

（2）患儿下颌部、前颈、胸前部宜保持干燥。

【饮食宜忌】

1. 宜

（1）脾胃积热者，宜食用清热养胃、泻火健脾的食物，如绿豆汤、丝瓜汤、芦根汁、雪梨汁、西瓜汁、金银花露等。

（2）脾胃虚寒者，宜食用温中健脾的食物，如虾、海参、羊肉、狗肉、韭菜、花生、核桃等。

（3）生绿豆60g，白菜心2～3个。将生绿豆洗净放小锅内煮至将熟时，加入白菜心再煮20分钟，然后取汁顿服，每天1～2次，在流涎早期服用效果更好。

2.忌

（1）脾胃积热者，忌食肥肉、油炸猪肉、牛肉、羊肉等油腻之品；忌食辣椒、辣酱、咖喱等辛辣之品。

（2）脾胃虚寒者，忌食寒凉生冷之品，如绿豆、冬瓜、黄瓜、芹菜、冰食、冷饮等。

【临证提要】

1.本病虽轻而常见，但治疗一时难以取效，应积极采用综合疗法进行治疗。

2.明确诊断，及时找出病因，切勿耽误原发病的治疗。

第十三节　单纯性肥胖症

肥胖症是指皮下脂肪积聚过多的病证。凡体重超过按身长计算的标准体重的20%，或超过按年龄计算的平均标准体重加上两个标准差（SD）以上者，即可称为"肥胖症"。小儿肥胖症常为成人肥胖病、高血压、心脏病及糖尿病的先驱，故应及早预防。近年来，由于营养条件改善，以及各种营养保健食品面世，儿童单纯性肥胖症日益增多。

现代医学认为，95%～97%肥胖患儿属于单纯性肥胖，不伴有明显的神经、内分泌及遗传代谢性疾病，主要与营养摄入过多和活动量减少有关。

【病因病机】

1.先天禀赋：肥胖具有遗传性，父母肥胖者，其子女中2/3也有肥胖的倾向。

2.胃强脾弱：小儿素体脾虚，或饮食伤脾，使胃强脾弱，消谷善饥，湿浊内生而致肥胖。

3.多食少动：多食肥甘厚味之品，户外运动较少，造成水湿痰液内停而致肥胖。

4.外感湿邪：外感湿邪，内蕴于脾，加之素体脾虚，湿自内生，内外相合，化为痰浊而致肥胖。

肥胖症的体质特点为本虚标实，即以脾肾虚弱、津液失常为本，痰湿脂膏积于体内为标。重度肥胖者，湿邪日久入络，或膏脂内聚，浸淫脉络，痰瘀互阻，损伤五脏则百病丛生，可出现胸痹、眩晕诸证。

【临床诊断】

1.病史：有遗传、饮食不节、劳逸失调史。

2.临床表现：体态肥胖，皮下脂肪积聚甚厚，甚至在腹部、大腿部出现白色或紫色条纹；一般食欲极佳，喜食肥甘厚味之品，体重迅速增长，不喜欢运动，情志抑郁，易疲乏、出汗。重证者，可出现胸闷、气短、眩晕等症状。

3.辅助检查：血清胆固醇、甘油三酯大多增高。严重者，血清 β 脂蛋白也增高。常有高胰岛素血症，血生长激素水平减低，生长激素刺激试验峰值也较正常儿童低。超声波检查可有脂肪肝。

【鉴别诊断】

1.性幼稚－低肌张力综合征：为常染色体显性遗传，1～3岁开始发病，男童多见，呈周围性肥胖。面部特征为杏仁样眼、鱼样嘴、小鞍状鼻和内眦赘皮，身材矮小，智能低下，手脚小，肌张力低，外生殖器发育不良，到青春期常并发糖尿病。

2.肥胖性生殖无能综合征：继发于下丘脑及垂体病变，如肿瘤。其体脂主要分布在颈、颊下、乳房、下肢、会阴及臀部，手指、足趾纤细，身材矮小，低血压、低温度，第二性征延迟或不出现。

3.其他内分泌疾病：如肾上腺皮质增生症、甲状腺功能减低症、生长激素缺乏症等内分泌疾病，虽有体脂增多的表现，但均有其特定临床表现，不难鉴别。

【辨证论治】

1.辨证思路：肥胖早期以实证为主，后期以虚证为主。本虚以气虚居多，也可兼有阳虚或阴虚；标实以实热、痰浊、水湿为主，亦可兼有气滞、血瘀。病情轻重，一般可从全身症状进行判断。

2.治疗原则：本病病位在脾胃，其次为肝、肺、肾。病机关键为本虚邪实，以脾虚、脾肾两虚为本，痰、湿、瘀、膏、脂为标。健脾补肾、涤痰除湿为本病的基本治法，随证治以清热活血、养阴补气等法。

3.辨证推拿

（1）胃热湿阻

证候：形体肥胖，倦怠懒言，口臭，口渴喜饮，消谷善饥，怕热多汗，大便秘结，小便短赤。舌质红，苔黄腻，脉弦滑而数，指纹粗紫。

治法：清胃通腑，化痰祛湿。

处方：

清胃通腑：清胃经，清板门，揉内庭、陷谷，逆运内八卦，清大肠，退六腑。

化痰祛湿：清补脾经，揉中脘，顺时针摩腹，揉丰隆、阴陵泉、三阴交。

随症加减：小便短赤加清小肠，口臭加掐揉四横纹。

（2）脾虚夹湿

证候：形体肥胖，肢体困重，乏力少动，嗜睡多汗，脘腹胀满，大便溏薄。舌淡胖边有齿痕，苔薄腻，脉细，指纹淡。

治法：健脾和胃，化痰祛湿。

处方：

健脾和胃：补脾经，揉脾俞、中脘、足三里，顺运内八卦，捏脊。

化痰祛湿：顺时针摩腹，揉丰隆、阴陵泉、三阴交。

随症加减：汗多加揉肾顶，肢体困重加推三关、揉一窝风。

（3）肝热夹湿

证候：形体肥胖，面赤，头晕头痛，心悸气短，烦恼多啼，睡卧不宁，口苦咽干，小便短赤。舌质红，苔黄或腻，脉弦数，指纹青紫而滞。

治法：平肝清热，健脾化湿。

处方：

平肝清热：清肝经，掐揉太冲，清天河水，退六腑，清大肠。

健脾化湿：清补脾经，顺时针摩腹，揉天枢、丰隆、阴陵泉，掐揉四横纹。

随症加减：头晕头痛加掐揉百会、四神聪，心悸气短加揉内关，口苦加揉内庭、行间。

【其他疗法】

1.针刺疗法

（1）取内关、丰隆、天枢、脾俞为主穴。胃热湿阻加曲池、内庭；脾虚夹湿加水分、关元；肝热夹湿加期门、太冲。用捻转补泻法，每日 1～2 次，7 次为 1 个疗程，治疗肥胖症。

（2）取公孙，配穴取支沟、阳陵泉、天枢、大横。用捻转补泻法，15 次为 1 个疗程，治疗肥胖症。

2.饮食疗法：限制高脂肪、高糖饮食，蛋白质量不宜过少；不宜使体重骤减，初起制止体重速增，以后使其逐渐下降至超过正常体重10%左右时不再限制饮食；食品以蔬菜、水果、米饭、麦食为主，外加适量的蛋白质，如瘦肉、鱼、豆类等。

3.西医治疗

（1）饮食治疗：采用低脂肪、低碳水化合物和高蛋白膳食方案。

（2）运动疗法：选择既有效又易于坚持的运动，如跑步和跳绳等。

（3）药物治疗：不主张应用药物，因为苯丙胺类和马吲哚类等食欲抑制剂及甲状腺素类药物疗效不持久且毒副作用大，应慎用。

【预防护理】

1. 预防：控制饮食，平衡膳食，少食肥甘。加强体育锻炼，运动可多样化，如慢跑步、易筋经、太极拳、乒乓球等，每日运动量要逐渐增加。

2. 护理

（1）均衡饮食，多吃蔬菜水果，忌食油腻荤腥之品，尤其是晚餐。

（2）多运动，不要经常指责患儿的进食习惯，以免产生对抗心理。对严重肥胖并发气促、低氧血症者，应及时处理。

【饮食宜忌】

1. 宜

（1）宜食蔬菜，如黄瓜、冬瓜、白萝卜、丝瓜、韭菜、紫菜、绿豆芽、海带、木耳、辣椒、大蒜等。

（2）宜食水果，如苹果、柠檬等。

（3）宜食肉类，如兔肉、鹌鹑等。

2. 忌

（1）忌食高热量、高脂肪、高糖、高胆固醇食物，如肥肉、动物内脏、油炸食品、奶油甜点、冰激凌、巧克力等。

（2）限制精细主食摄入，多食糙米（糙米粉）、全麦（麦片）、玉米等。食用油不超过 10 ～ 15g/d。

（3）限制食盐摄入，食盐摄入量为正常儿童的 1/2，以减少水钠存留，并可降低食欲。同时少食用高盐食物，如腌制食品。

【临证提要】

1. 推拿治疗肥胖具有较好的疗效，但需排除肾上腺皮质增生症、甲状腺功能减低症、生长激素缺乏症等内分泌疾病。

2. 治疗重在循序渐进，持之以恒，不可急于求成。可配合针灸、控制饮食、体育锻炼和心理疏导等综合治疗。

3. 营养过剩导致肥胖的主要机制为人体脂肪细胞体积增大以及数目增多。而脂肪细胞的生长主要有三个阶段：胎儿期的第 7 个月、出生后满周岁、11 ～ 13 岁。这三个阶段营养过剩导致的肥胖治疗比较困难且病情容易反复。

第十二章 心系病证

第一节 夜 啼

夜啼是指婴儿入夜啼哭不安，时哭时止，或每夜定时啼哭，甚则通宵达旦，但白天能安静入睡的病证。多见于新生儿及 6 个月内的小婴儿。新生儿每日睡眠时间约 20 小时，即使到了 1 周岁，每日的睡眠时间仍有 14～15 小时，足够的睡眠是小儿健康的重要保证，啼哭不止，睡眠不足，生长发育就会受到影响。本节主要讨论婴儿夜间不明原因的反复啼哭，由于发热或其他疾病而引起的啼哭则不属本病范畴。现代医学中婴儿夜间不明原因的反复啼哭、佝偻病等，可参考本病辨治。

【病因病机】

本病主要因脾寒、心热、惊恐所致。寒则痛而啼，热则烦而啼，惊则神不安而啼。因此，寒、热、惊是本病的病机关键。

1. 脾寒气滞：孕妇素体虚寒，恣食生冷，胎禀不足，脾寒乃生；或用冷乳喂儿，中阳不振；或因调护失宜，腹部中寒，以致寒邪内侵，中焦气滞，不通则痛，因痛而啼。脾寒气滞是导致夜啼的常见原因。

2. 心经积热：孕妇内蕴郁热，恣食辛热动火之品，或过服温热药物，蕴蓄之热遗于胎儿；或婴儿将养过温，受火热之气熏灼，心火上炎，积热上扰，则心神不安而啼哭不止。

3. 惊恐伤神：小儿神气怯弱，若目见异物，或耳闻异声而致惊恐。惊则伤神，恐则伤志，致使心神不宁，寐中惊惕而啼。

【临床诊断】

1. 病史：孕母有饮食不节史或婴儿将养过温史。

2. 临床表现：无原因的入夜啼哭不安，时哭时止，或每夜定时啼哭，甚则通宵达旦，但白天如常，余无异常。

3. 辅助检查：应排除发热、口疮、肠套叠、寒疝等疾病引起的啼哭，以免贻误病情。

【鉴别诊断】

1. 不适：小儿夜间若喂哺不足或过食，尿布潮湿未及时更换，环境及衣被过冷或过热，襁褓中夹有异物等，均可引起婴儿不适而啼哭。采取相应措施后，婴儿啼哭即止。

2. 拗哭：因不良习惯而致夜间拗哭，如夜间开灯而寐，摇篮中摇摆而寐，怀抱而寐，边走边拍而寐。

【辨证论治】

1. 辨证思路：寒热虚实的辨识要以哭声的强弱、持续时间、兼症的属性来辨别。婴儿夜间啼哭而白天能正常入睡，首先考虑由喂养不当所致，应给予相应的指导。要仔细观察，寻找原因，确认夜啼无直接病因者，方可按脾寒、心热、惊恐辨治。

2. 治疗原则：本病病位在脾、心、肝，病机关键为脏腑气血不和。安和脏腑，调匀血脉是本病的基本治法，随证治以温脾行气、清心导赤、镇惊安神等治法。

3. 辨证推拿

（1）脾寒气滞

证候：啼哭时哭声低弱，时哭时止，睡喜蜷曲，腹喜摩按，四肢欠温，面色青白，唇色淡红，吮乳无力，胃纳欠佳，大便溏薄，小便清长。舌苔薄白，指纹多淡红。

治法：温中散寒，行气止痛。

处方：

温中散寒：补脾经，揉一窝风、外劳宫，推三关。

行气止痛：揉合谷、中脘、足三里，拿肚角，捏脊。

随症加减：大便溏薄加补大肠，面色青白加揉丹田、关元、气海。

（2）心经积热

证候：啼哭时哭声较响亮，见灯尤甚，哭时面赤唇红，烦躁不宁，身腹俱暖，大便秘结，小便短赤。舌尖红，苔薄黄，指纹多紫。

治法：清心导赤，镇静安神。

处方：

清心导赤：清心经，清小肠，清天河水。

镇静安神：捣小天心，清肝经，掐揉五指节，开天门，推坎宫。

随症加减：烦躁不宁加揉内关、神门。

（3）惊恐伤神

证候：夜间突然啼哭，似见异物状，神情不安，时作惊惕，紧偎母怀，面色乍青乍白，哭声时高时低，时急时缓。舌苔正常，指纹色紫，脉数。

治法：镇惊安神，补气养心。

处方：

镇惊安神：清心经，清肝经，捣小天心，掐揉五指节，揉印堂。

补气养心：补脾经，揉脾俞、心俞、三阴交、内关、神门。

随症加减：时作惊惕加掐揉百会、摩囟门。

【其他疗法】

1. 中药外治：将艾叶、干姜粉炒热，用纱布包裹，熨小腹部，反复多次。或用丁香、肉桂、吴茱萸等量研细末，贴于脐部，用于脾寒气滞证。

2. 针灸疗法

（1）艾灸神阙：用艾条雀啄灸神阙，以皮肤潮红为度。每日 1 次，7 次为 1 个疗程，用于脾寒气滞证。

（2）点刺放血：取中冲，用一次性采血针浅刺出血。每日 1 次，3 次为 1 个疗程，用于心经积热证。

【预防护理】

1. 预防

（1）要注意防寒保暖，也勿衣被过暖。

（2）孕妇及乳母不可过食寒凉及辛辣热性食物；勿让婴儿受惊吓。

（3）不可将婴儿抱在怀中睡眠，不通宵开灯，养成良好的睡眠习惯。

2. 护理

（1）保持周围环境安静，检查衣服被褥有无异物刺伤皮肤。

（2）婴儿无故啼哭不止，首要寻找原因，如饥饿、过饱、闷热、寒冷、虫咬、尿布浸渍、衣被刺激等，除去引起啼哭的原因。

【饮食宜忌】

1. 宜

（1）蝉蜕大枣汤：蝉蜕 2g，浮小麦 6g，钩藤 3g，大枣 3 枚，甘草 2g。加水适量，煎水加白糖调服，用于惊吓夜啼。

（2）龙眼肉 10g，红枣 3 枚，粳米 50g。加水适量，煮成稀粥服用，治疗脾寒气滞之夜啼。

（3）田七 6g，鸡肉 100g，隔水文火炖 2～4 小时。用于心肝蕴热日久，夜啼经数月不愈，小儿烦躁，易发脾气者。

（4）百合 50g，莲子（带芯）80g，糯米 100g，红糖适量，加水适量，煮粥服用。用于心阴不足，心烦夜啼。

2.忌：忌食辛辣、刺激、油腻之品，如肥肉、油炸品、辣椒等。

【临证提要】

1.新生儿及婴儿常以啼哭表达要求或痛苦，饥饿、惊恐、尿布潮湿、衣被过冷或过暖等均可引起啼哭。若喂以乳食、安抚亲昵、更换尿布、调整衣被后，啼哭停止，不属病态。

2.临证时须详细询问病史，仔细检查，辅以有关实验室检查，辨证与辨病相结合，明确诊断，不可将他病引起的啼哭误作为夜啼。

3.脏腑和合则神自宁，故祛除病因、调理脏腑为治疗夜啼的基本大法。

第二节　汗　证

汗证是指小儿在日常环境中及安静状态下，全身或某些部位汗出过多的一种病证。多见于2～6岁的小儿。汗证有自汗、盗汗之分。睡中出汗，醒时汗止者，称"盗汗"；不分寤寐，无故汗出者，称"自汗"。盗汗多为阴虚，自汗多为气虚。但小儿汗证往往自汗、盗汗并见，故在辨别其阴阳属性时还应考虑其他证候。

本节主要讨论小儿无故自汗、盗汗，若因温热病等引起的出汗均不在此范围。现代医学的植物神经功能紊乱引起的出汗可参照本病辨治。

【病因病机】

1.肺卫不固：小儿先天禀赋不足，或后天脾胃失调，肺脾气虚，表虚不固而致汗证。

2.营卫失调：小儿营卫之气失和，或病后护理不当，营卫不和，使营阴不能内守，卫气不能卫外，则津液从皮毛外泄而致汗证。

3.气阴虚弱：小儿先天不足，后天失养，或大病久病之后，气阴虚亏，气虚不能敛阴，阴亏虚火上炎，迫津外泄而致汗证。

4.湿热迫蒸：小儿平素嗜食肥甘厚腻，可致积滞内生，郁而化热生湿，湿热郁蒸，外泄肌表而致汗证。

【临床诊断】

1.病史：有久病、大病史。

2.临床表现：小儿在正常环境中及安静状态下，全身或局部出汗过多，甚则大汗淋漓。

3.辅助检查：排除维生素D缺乏性佝偻病、风湿热、结核感染等传染病引起的出汗。

【辨证论治】

1. 辨证思路：自汗以气虚、阳虚为主；盗汗以阴虚、血虚为主。肺卫不固多汗，以头、颈、胸、背为主；营卫失和，多汗而不温；气阴亏虚，汗出遍身而伴虚热征象；湿热迫蒸则汗出肤热。

2. 治疗原则：汗证以虚为主，补虚是治疗本病的基本治法，随证治以益气固卫、调和营卫、益气养阴、清化湿热等法。除内服药外，尚可配合脐疗等外治法进行综合治疗。

3. 辨证推拿

（1）肺卫不固

证候： 自汗，或伴盗汗，以头部、肩背部汗出明显，动则尤甚；神疲乏力，面色少华，易患感冒。舌淡，苔薄，脉细弱。

治法： 益气固表，敛阴止汗。

处方：

益气固表：补肺经，补脾经，补肾经，揉关元、气海。

敛阴止汗：分阴阳（分阳重），揉二马、肾顶。

随症加减：纳呆便溏加补大肠、揉足三里，汗多加揉合谷、复溜。

（2）营卫失调

证候： 自汗，或伴盗汗，汗出遍身而不温；恶寒怕风，不发热或伴有低热，精神疲倦，胃纳不佳。舌质淡红，苔薄白，脉缓。

治法： 调和营卫，固表止汗。

处方：

调和营卫：分阴阳，捏脊，补脾经，补肺经，补肾经。

固表止汗：揉肾顶、二马、合谷、复溜。

随症加减：胃纳不佳加揉中脘、足三里；尿黄、虚烦不眠加揉小天心、运内劳宫；汗出恶风，表证未解者，加揉一窝风。

（3）气阴两虚

证候： 盗汗伴自汗，形体消瘦，汗出较多；神萎不振，心烦少寐，寐后汗多；或伴低热，口干，手足心灼热，哭声无力，口唇淡红。舌质淡，苔少或见剥苔，脉细弱或细数。

治法： 益气养阴，敛阴固表。

处方：

益气养阴：补脾经，补肺经，补肾经，揉二马、气海。

收敛止汗：揉肾顶、合谷、复溜。

随症加减：食少加揉中脘、足三里，心烦易惊加掐揉小天心、五指节。

（4）湿热迫蒸

证候：自汗或盗汗，以头部或四肢为多，汗出肤热，汗渍色黄；口臭，口渴不欲饮，大便臭秽，小便色黄。色质红，苔黄腻，脉滑数。

治法：清利湿热，健脾消积。

处方：

清利湿热：清补脾经，掐揉四横纹，清大肠，清小肠。

健脾消积：揉板门、足三里、脾俞，捏脊。

随症加减：尿赤加清小肠，口臭加清胃经、清板门。

【其他治疗】

1. 中成药：玉屏风口服液，每次1支，1日2次，用于肺卫不固证；生脉饮口服液，每次1支，1日2次，用于气阴亏虚证。

2. 外治疗法

（1）五倍子粉适量，温水或醋调成糊状，每晚临睡前敷脐中，用于盗汗。

（2）龙骨、牡蛎粉适量，每晚睡前外扑，用于自汗、盗汗、汗出不止者。

3. 单方验方

（1）黄芪、牡蛎粉、生地黄各30g，共为细末，每次3～6g，冲服，1日3次，用于盗汗。

（2）糯稻根30g，浮小麦、瘪桃干各10g，水煎服，1日3次，用于自汗。

（3）浮小麦15g，麻黄根5g，水煎代茶饮，每次适量，用于自汗。

4. 饮食疗法：黑豆煮烂，每日适量食之，有健脾固表之功；鸭血糯米适量，煮烂食之，有补血和营之功；生黄芪30g，红枣20枚，大米50g，熬粥服用，有益气固表之功。

【预防护理】

1. 预防

（1）适当的户外活动和体育锻炼，可增强小儿体质。

（2）注意病后调理，避免直接吹风；加强预防接种工作，积极治疗各种急、慢性疾病。

2. 护理

（1）注意个人卫生，勤换衣被，保持皮肤清洁和干燥，拭汗用柔软干毛巾或纱布，勿用湿冷毛巾，以免受凉。

（2）汗出过多致津伤气耗者，应补充水分及容易消化而营养丰富的食物。勿食辛辣、煎炒、炙烤及肥甘厚味之品。

（3）室内温度、湿度要调节适宜。

【饮食宜忌】

1. 宜

（1）小麦 50g，黄芪 20g，白糖适量，可用于气虚多汗者。

（2）黄芪 15g，红枣 20 枚，加水适量，文火煎煮，可用于气虚表卫不固的汗证。

（3）黑豆 30g，桂圆肉 10g，红枣 30g，加水适量，文火煨 1 小时，可用于表虚不固或营卫失调的汗证。

（4）大枣、乌梅各 10 枚，加水适量煎汤，可用于阴虚汗证。

2. 忌

（1）忌食辛辣、刺激食物，如辣椒、葱、姜、蒜等。

（2）阴虚汗出者，勿食油煎、干炒食品，以免加重内火；营卫不和者，少吃寒性、冷饮之类食物，以防伤阳气。

【临证提要】

1. 小儿若因天气炎热，或衣被过厚，或喂奶过急，或剧烈运动，引起出汗过多，但无其他症状，则不属病态。

2. 推拿治疗实证出汗具有较好的临床疗效，但需排除其他疾病引起的出汗。

3. 小儿汗证多属西医学自主神经功能紊乱，而维生素 D 缺乏性佝偻病及结核病的患儿也常见多汗，临证应注意鉴别，以免贻误病情。

4. 反复上呼吸道感染，表虚不固者，常出现自汗、盗汗；若未能及时拭干，又易于造成上呼吸道感染。

第三节　儿童多动综合征

儿童多动综合征又称"轻微脑功能障碍综合征（MBD）"，是指患儿智力正常或接近正常，表现为难以控制的动作过多，注意力不集中，情绪不稳，冲动任性，并有不同程度的学习困难等症状，是一种较常见的儿童行为异常性疾患。发病与遗传、环境、产伤等有一定关系。本病男孩多于女孩，好发年龄为 6～14 岁，占学龄儿童的 5%～10%。本病预后良好，绝大多数患儿到青春期逐渐好转而痊愈。根据该病患儿神志涣散、多语多动、易冲动等特点，可将其归中医"躁动""妄动"等范畴。

【病因病机】

1.肝肾阴虚：小儿先天禀赋不足，肾精亏虚，髓海失充，则出现神思涣散、动作笨拙、多动不能自控；或肾阴不足，水不涵木，或脾虚不运，肝血亏虚，肝阳偏亢，可见性情执拗、冲动任性、兴奋不安。

2.痰火扰心：小儿脾常不足，饮食不节，过食肥甘，皆致脾失健运，聚湿成痰，酿生湿热；或痰热内酿，痰火扰心，则出现多动不宁、心烦易怒、注意力不集中等症状。

3.心脾两虚：小儿心气不足，心神失养，则可出现神志不定、反应迟钝、健忘等。过食生冷，或病后失养，脾胃受损，则气血生化乏力，无以充养心神，心神不宁而见注意力涣散、多动不安等。

【临床诊断】

1.病史：有乳食不节、营养不良或情志不畅等病史，部分患儿有早产史或遗传史。

2.临床表现：7岁以前起病，病程持续半年以上。上课时注意力不集中，坐立不安，喜欢做小动作，活动过度。情绪不稳，冲动任性，动作笨拙。学习成绩不稳定，但智力正常或近于常。体格检查动作不协调，如翻手试验、指鼻和指－指试验阳性。

3.辅助检查：可有脑电图及脑诱发电位异常，均无特异性诊断意义，但可排除其他精神发育障碍性疾病。甲皱微循环检测、血或头发中锌、铜、镁、铅含量测定可辅助诊断。

【鉴别诊断】

1.抽动秽语综合征：发于3～10岁，以4～7岁多见，但也可早到2岁。表现为简单运动抽动，通常局限于头、颈、上肢，少数可出现简单发声抽动，抽动持续时间不超过1年。

2.肌阵挛型癫痫：为癫痫的一种类型，症状与运动抽动相似，但症状出现时伴有痫样脑电异常，无发声抽动，脑电图检查有助诊断，抗癫痫治疗有效。

【辨证论治】

1.辨证思路

（1）辨轻重：轻者多动多语，侵扰他人，烦躁不宁，不听命令，不守纪律；重者惹是生非，打架斗殴，不知危险，任性冒失，易发生意外，不但直接影响学习，甚至导致少年犯罪，成为社会问题。

（2）辨虚实：多动多语，神思涣散，动作笨拙，遇事善忘，思维较慢，形瘦少眠，面色少华，多为虚证。易怒，五心烦热，口干唇红，颧红盗汗，多为肝肾阴虚；面黄不泽，身疲乏力，纳呆便溏，多为心脾两虚。多动任性，易于激动，口干喜饮，胸闷脘痞，唇红口臭，小便短赤浑浊，舌苔黄腻，多为湿热内蕴、痰火扰心所致。有产伤、脑外伤，伴舌紫、面黯红、脉涩者，多为正虚夹瘀或痰瘀互结。

2. 治疗原则：本病病位涉及心肝脾肾，阴阳失调为本病的病机关键。病性为本虚标实，阴虚为本，阳亢、痰浊、瘀血为标。调和阴阳为本病的基本治法，随证治以滋阴潜阳、补益心脾、清热涤痰等治法。虚实夹杂治以攻补兼施，急则治其标，缓则治其本，或标本兼顾。

3. 辨证推拿

（1）肝肾阴虚

证候： 多动多语，急躁易怒，冲动任性，难以自抑，神思涣散，难以静坐，注意力不集中；两颧潮红，五心烦热，口干咽燥，盗汗，喜食冷饮。舌质红，少苔或无苔，脉细数或弦细。

治法： 滋养肝肾，潜阳定志。

处方：

滋肾养肝：补肾经，揉二马，揉肝俞、肾俞、太溪。

潜阳定志：清肝经，清心经，捣小天心，掐揉五指节、太冲、四神聪、百会。

随症加减：暴躁多动加掐揉行间、内关，不寐健忘加揉印堂、神门，夜寐盗汗加揉肾顶，大便秘结加清大肠、退六腑。

2. 心脾两虚

证候： 心神涣散，注意力不集中，或虽能集中但时间短暂，活动过多，动作行为杂乱、无目的性，精神倦怠气短；常自汗出，记忆力差，喜忘，心悸，夜寐不宁，多梦夜惊，口吃，面色㿠白少华，纳食不佳。舌质淡红，苔薄白，脉虚或细弱。

治法： 补益心脾，养血安神。

处方：

补益心脾：补脾经，揉脾俞、心俞、足三里、三阴交，捏脊。

安神定志：揉印堂、神门、内关，掐揉百会、四神聪。

随症加减：注意力不集中加掐揉小天心、清肝经，夜寐不安加分阴阳。

3. 痰火扰心

证候： 多动难静，烦躁不宁，冲动任性，难以制约，神思涣散，注意力不能集中，胸中烦热，懊恼不眠；纳少，尿赤，口渴，大便燥结或溏而不爽。舌质红，苔黄厚腻，脉浮滑数。

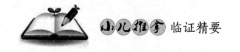

治法：清热涤痰，安神定志。

处方：

清热涤痰：清补脾经，揉中脘、丰隆，退六腑，清大肠，掐揉四横纹。

安神定志：清心经，清肝经，捣小天心，掐揉五指节、四神聪、百会。

随症加减：食欲不振、胸闷恶心加揉板门，大便秘结加顺时针摩腹、揉上巨虚。

【其他疗法】

1. 西医治疗

（1）补锌硒：体内血铅含量过高是多动症的主要诱因，补锌硒，可以帮助降低体内铅的含量。

（2）中枢兴奋剂：主要有哌甲酯、右旋苯丙胺、甲基苯丙胺、匹莫林等可选择使用。哌甲酯低剂量有助于改善注意力，高剂量能够改善多动、冲动症状，减少行为问题。中枢兴奋剂仅限于6岁以上患者使用。

（3）选择性去甲肾上腺素再摄取抑制剂：托莫西汀疗效与哌甲酯相当，且不良反应少，耐受性好，已被列为注意缺陷多动障碍的一线治疗药物。

2. 行为管理和教育：教师和家长需要针对患者的特点进行有效的行为管理和心理教育，避免歧视、体罚或其他粗暴的教育方法，恰当运用表扬和鼓励的方式提高患者的自信心和自觉性。

3. 躯体训练项目：指导患儿控制冲动和攻击行为，增强自尊心和自信心。训练项目包括拳击、柔道、举重、健身、田径运动、游泳、网球等项目，不采用团队评定法。

4. 饮食疗法：平时多吃含锌、硒丰富的食品，如鱼、瘦肉、花生、芝麻、奶制品、蘑菇、鸡蛋、大蒜等，也可适当服用锌剂。

5. 针刺疗法：主穴取内关、太冲、大椎、曲池。配穴：注意力不集中，配百会、四神聪、大陵；活动过多，配安眠、心俞；情绪不稳，烦躁不宁，配神庭、膻中、照海。用泻法，每日或隔日1次，10次为1个疗程。

6. 耳穴贴压：取肾为主穴，配穴为皮质下、脑干、兴奋点。随症加减：健忘多梦加心，食欲不振加脾，急躁易怒加肝。方法：局部消毒后，将王不留行籽1粒，用胶布贴压穴位，每次按压1～2分钟，使局部有明显胀、热、痛等感觉为止。嘱家长每日按压不少于3次，左右耳交替，每周换王不留行籽2次。15次为1个疗程，疗程间休息2周。

【预防护理】

1. 预防

（1）加强围产期保健，防止妊娠期疾病及产伤，不得近亲婚配。

（2）出生后注意饮食调理，增强体质。努力营造一个和谐、温馨的家庭和社会环境。

（3）合理安排作息时间，养成良好的生活及学习习惯。

2. 护理

（1）要循循善诱、耐心教导患儿，调其情志，切不可歧视、打骂。

（2）给予良好的教育和正确的心理疏导，不可在精神上施加压力，以免引起对立情绪。

（3）饮食宜清淡而富有营养，忌多食甜品及肥腻、辛辣之品。

【饮食宜忌】

1. 宜

（1）宜食富含蛋白质和卵磷脂的食物，如动物肝脏、鱼、鸡蛋、大豆及豆制品、核桃仁、牛奶等，宜食锌、铁含量较高的食物，如瘦肉、动物血、花生米、黑木耳、卷心菜等。

（2）鲜桑葚 10 ～ 15g，或干果 5 ～ 8g，嚼服。适用于肝肾阴虚或心脾两虚证。

（3）猪脊髓，淡盐蒸服。久服益肾精、补脑髓，用于肝肾阴虚证。

（4）龙眼肉 500g（鲜品更佳），白糖 50g。将龙眼肉放碗中加白糖，反复蒸晾 3 次，使色泽变黑，再将龙眼肉拌以少许白糖装瓶备用。每次 4 ～ 5 颗，1 日 2 次，连服 7 ～ 8 日，用于心脾两虚证。

2. 忌

（1）忌食含铅量高的食物，如贝类、虾、向日葵子、莴苣、甘蓝、皮蛋、爆米花，以及在冶炼厂周围种植的蔬菜。小儿应避免使用含铅餐具。

（2）忌食或少食甜点、糖果、饮料等含糖量高的食物。

【临证提要】

1. 推拿治疗本病具有一定的疗效，但要与正常顽皮儿、多发性抽搐症、儿童精神分裂症、精神发育迟滞、小舞蹈病、癫痫、孤独症及脑炎后遗症等进行鉴别。

2. 治疗时可配合针灸、心理疏导等综合疗法，以提高疗效。医师、家长、老师应密切配合，耐心教育。

3. 本病属本虚标实，主要涉及心、肝、脾、肾四脏。心肾不足者，治以补益心肾；肾虚肝亢者，治以滋肾平肝；心脾气虚者，治以补益心脾。病程中见有痰浊、

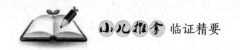

痰火、瘀血等兼证，则佐以化痰、清热、祛瘀等治法。

第四节　缺铁性贫血

缺铁性贫血是由于体内贮存铁量减少，血红蛋白合成不足而引起的贫血。多发生在 6 个月至 3 岁的婴幼儿。本病不仅影响儿童的生长发育，严重者还影响其行为智力以及对疾病的抵抗力。本病属中医"血虚"范畴，根据贫血的轻重程度，又分属于"萎黄""黄胖""疳证""虚劳"等病证。

【病因病机】

1.禀赋不足：由于母体素虚，或孕期失于调护，影响胎儿的正常生长发育，使胎儿精血未充，气血亏虚而致贫血。

2.喂养不当：小儿脾常不足，多食、偏食、过饥、厌食等均可使脾胃运化失司，气血生化乏源而致贫血。

3.病后失调：病后失于调护，伤及脾胃、心肝，气血无以资生，亦可形成本病。

喂养不当、病后失调可致脾胃虚弱或心脾两虚；禀赋不足，大病久病之后常表现为肝肾阴虚或脾肾阳虚。临证所见轻度、中度贫血，多为脾胃虚弱或心脾两虚；重度贫血，多为肝肾阴虚或脾肾阳虚。

【临床诊断】

1.病史：有喂养不当或病后失调史。

2.临床表现：发病缓慢，面色萎黄或苍白，口唇、口腔黏膜及甲床最为明显，易感疲乏无力，不爱活动，食欲减退，年长儿可自诉头晕、眼前发黑等。肝、脾、淋巴结经常轻度肿大，年龄愈小、病程愈久，则肝脾肿大愈明显。铁剂治疗后，贫血明显改善。

3.辅助检查：以外周血红蛋白减少为主。

4.贫血分度标准：

（1）轻度：血红蛋白 90g/L 至正常下限，新生儿血红蛋白 120～145g/L。

（2）中度：血红蛋白 60～90g/L，新生儿血红蛋白 90～120g/L。

（3）重度：血红蛋白 30～60g/L，新生儿血红蛋白 60～90g/L。

（4）极重度：血红蛋白＜30g/L，新生儿血红蛋白＜60g/L。

【鉴别诊断】

1.慢性病贫血：慢性炎症、感染或肿瘤等引起的铁代谢异常性贫血。贫血为小细胞性，贮铁（血清铁蛋白和骨髓小粒含铁血黄素）增多，血清铁、血清铁饱和度、总铁结合力降低。

2.铁粒幼细胞性贫血：遗传或不明原因导致的红细胞铁利用障碍性贫血，表现小细胞性贫血，但血清铁蛋白浓度增高、骨髓小粒含铁血黄素颗粒增多、铁粒幼细胞增多，并出现环形铁粒幼细胞。血清铁和铁饱和度增高，总铁结合力不低。

【辨证论治】

1.辨证思路：食欲不振，大便溏泄，为脾胃虚弱；心悸气短，倦怠乏力，为心脾两虚；腰腿酸软，潮热盗汗，为肝肾阴虚；畏寒肢冷，发育迟缓，为脾肾阳虚。

2.治疗原则：脾虚不能化气生血是本病的病机关键。健脾开胃、益气养血为本病的基本治法，无论何证，都应调补脾胃。

3.辨证推拿

（1）脾胃虚弱

证候：面色苍黄，口唇黏膜、爪甲苍白，不思饮食，体倦乏力，大便溏泄。舌质淡，苔薄腻，脉细无力。

治法：健脾和胃，益气养血。

处方：

健脾和胃：补脾经，顺运内八卦，揉中脘、足三里、脾俞，捏脊。

益气养血：推三关，补肾经，揉二马、气海、三阴交。

随症加减：不思饮食加揉板门、推四横纹，大便稀溏加补大肠。

（2）心脾两虚

证候：面色萎黄或苍白，发枯易脱，倦怠无力，食少纳呆，心悸气短，头昏目眩，唇黏膜苍白，爪甲色淡。舌质虚胖，苔薄白，脉细弱。

治法：补脾养心，益气生血。

处方：

补脾养心：补脾经，揉脾俞、心俞、足三里，捏脊。

益气生血：推三关，揉肾俞、气海、三阴交。

随症加减：心悸气短加揉内关，头昏目眩加掐揉百会、四神聪，纳差腹胀加揉中脘，大便溏薄加补大肠。

（3）肝肾阴虚

证候：面色苍白，两颧嫩红，目涩耳鸣，腰腿酸软，头晕目眩，潮热盗汗，口舌干燥，指甲枯脆，肌肤不泽。舌红少苔，脉细数。

治法：滋养肝肾，补阴养血。

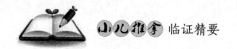

处方：

滋养肝肾：补肾经，揉肝俞、肾俞、太溪、二马。

补阴养血：补脾经，揉三阴交、脾俞、足三里，捏脊。

随症加减：头晕目眩加揉百会、四神聪，口舌干燥加清胃经。

4. 脾肾阳虚

证候： 面色苍白，口唇淡白，畏寒肢冷，食少便溏，或夹不消化食物，发育迟缓，精神萎靡，少气懒言。舌质淡，舌体胖，脉沉细无力。

治法： 温补脾肾，益气养血。

处方：

温补脾肾：补脾经，补肾经，揉命门、肾俞、太溪，擦八髎。

益气养血：推三关，揉二马、气海、足三里、三阴交，捏脊。

随症加减：畏寒肢冷加揉丹田，食少便溏加清补大肠，腹胀加揉中脘、顺运内八卦。

【其他疗法】

1. 西医治疗：铁剂是治疗缺铁性贫血的特效药，临床以硫酸亚铁疗效最好。餐后或餐间服用，以减少胃部不适。一般每次口服 0.1～0.3g，1 日 3 次。与稀盐酸、维生素 C 并用，可促进铁剂的吸收。服用至红细胞数和血红蛋白量达到正常水平后 6～8 周，以增加铁的贮存。该药可出现严重的胃肠反应，如恶心、呕吐、腹泻等，影响其继续治疗及疗效。

2. 中成药：六君子丸，每服 3g，1 日 3 次，用于脾胃虚弱；归脾丸，每服 3g，1 日 3 次，用于心脾两虚型。

3. 针刺疗法：取穴隐白、血海、足三里。用补法，留针 20 分钟，具有健脾补血之功效，用于脾胃虚弱型。

4. 饮食疗法

（1）菠菜猪肝汤：菠菜、猪血或鸡鸭血各 250g，猪肝 150g。将猪肝炒后加入血块、菠菜煮汤食用，具有养血补虚之功效。

（2）参枣汤：党参 10～15g，大枣 15～20 枚。水煎去党参，食枣喝汤。用于体质虚弱、消瘦疲倦者。

【预防护理】

1. 预防

（1）注意母亲孕期和哺乳期的营养供应，合理膳食，纠正小儿不良饮食习惯。

（2）及时添加含铁丰富及铁吸收率高的辅食，如蛋黄、瘦肉及动物的肝、肾、血等。

2. 护理

（1）缺铁性贫血患儿机体抵抗力弱，易反复感染，因此要注意气候变化，及时增减衣被，以免受凉感染。

（2）严重贫血患儿应注意卧床休息。宜食易消化而富有营养，含铁丰富之物。

【饮食宜忌】

1. 宜

（1）宜食新鲜蔬菜及水果。

（2）新鲜猪肝 100g，切成小块，捣成泥状，放入粳米 200g，煮熟后放入糖或盐服用。

（3）新鲜菠菜 50g，鸡蛋 1 个，做汤服用。

（4）桂圆肉 12g，红枣 12g，芡实 15g，白糖适量，煮水代茶饮。

（5）党参 10g，红枣 10 枚，加水适量，煮水取汁代茶饮。

（6）宜食富含铁质的食物，如动物内脏、瘦肉、蛋黄、虾、菠菜、海带、木耳、紫菜、蘑菇、芹菜、豆制品、红枣、桂圆、橘子等。

2. 忌：忌食咖啡和茶。

【临证提要】

1. 推拿主要通过调理脾胃功能而达到治疗贫血的目的，但要配合饮食疗法，合理膳食，保证营养充足。

2. 明确诊断，辨识贫血的病因，病证结合，对因治疗。

第五节　吐舌、弄舌

吐舌是指把舌头伸出口外而又舒缓回收，或久而不收者；弄舌是指患者将舌头频频伸出口外，又立即收回，上下左右伸缩不停，状如舌舐。吐舌多为心脾积热；弄舌多为心脾积热，或夹有肝风。多见于 1～3 岁小儿。先天痴呆患儿亦会出现吐舌、弄舌的表现，与本病无关。

【病因病机】

舌属心脾二经，舌为心之苗窍、脾之外候，吐舌、弄舌皆因心脾积热造成。

1. 吐舌：小儿饮食不节，或乳母食用辛辣、炙烤、油腻之品，使母热子热，心脾积热，上攻舌窍而致吐舌。

2. 弄舌：小儿饮食不节，或乳母食用辛辣、炙烤、油腻之品，导致母热子热，

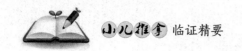

积热上攻口舌，或热病伤津，使肝肾阴虚，肝风内动而致弄舌。

【临床诊断】

1.病史：有热病治疗不当或长期饮食不节史。

2.临床表现

（1）吐舌：舌吐口外，不即回者；伴有面红唇赤，手足心热，烦躁不宁，睡眠欠安或入睡困难，纳差，大便秘结，小便短赤。舌红绛，苔黄厚，指纹紫暗。

（2）弄舌：舌头时露时收，左右摇动或不停玩弄；伴有面红唇赤，睡卧不宁，口渴喜饮，大便秘结，小便短赤。舌红苔白，指纹青紫。

3.辅助检查：一般未见异常，但须排除脑瘫、智障等疾患。

【鉴别诊断】

小儿智力障碍：小儿先天禀赋不足造成智力低下，也会出现吐舌、弄舌的表现，但与本病无关。吐舌、弄舌指舌体动作异常，但智力正常。

【辨证论治】

1.辨证思路

（1）辨虚实：吐舌、弄舌皆属心脾积热造成。满面红赤，脾气暴躁，便秘结，小便短赤，多为实热；两颧潮红，五心烦热，盗汗，多为阴虚。

（2）辨轻重：频率高、发病时间长，病情较重；反之为轻。

2.治疗原则：心脾积热为吐舌、弄舌的病机关键。清心泻脾为其基本治法，随证治以滋阴潜阳、平肝息风等法。

3.辨证推拿

（1）吐舌

证候：舌吐口外不收或不时张口，伸缩舌体；伴面红唇赤，口渴喜饮，大便秘结，小便短赤，或五心烦热，盗汗，睡卧不宁。舌红苔白，指纹青紫。

治法：清心泻脾，滋阴潜阳。

处方：

清心泻脾：清心经，清补脾经，清天河水，清大肠，掐揉四横纹。

滋阴潜阳：分阴阳（分阴重），补肾经，揉二马，清肝经，掐揉百会。

随症加减：小便短赤加清小肠，五心烦热加运内劳宫、揉涌泉。

（2）弄舌

证候：舌头时露时收，左右摇动或时时玩弄；伴满红唇赤，烦躁不安，手足心热，纳差、夜卧不安，拒食辛热食物，大便秘结，小便短赤，口渴喜饮。舌红绛，苔黄厚，指纹紫暗。

治法：清心泻脾，平肝息风。

处方：

清心脾热：清心经，清补脾经，清大肠，掐揉小横纹、四横纹。

平肝息风：清肝经，掐揉百会、合谷、太冲。

随症加减：小便短赤加清小肠，手足心热加运内劳宫、擦涌泉。

【其他疗法】

针刺疗法：取内关、神门、膈俞。不留针，每日 1 次；或点刺中冲放血。治疗吐舌、弄舌。

【预防护理】

1.预防

（1）饮食清淡，少食辛热、厚味之物。

（2）母乳喂养者，母亲应饮食清淡。

2.护理

（1）适当控制饮食，治疗期间禁食辛热之物。

（2）密切观察病情变化，随症处理。

【饮食宜忌】

1.宜：宜食新鲜蔬菜和水果。

2.忌

（1）忌食寒凉之品，如绿豆、冬瓜、黄瓜、芹菜、冷饮等。

（2）忌食辛辣刺激、油腻之品，如肥肉、油炸品、辣椒等。

【临证提要】

1.推拿治疗吐舌、弄舌具有较好的疗效，但需排除小儿智障及其他疾病引起的吐舌、弄舌。

2.注意调护好乳母或患儿的饮食，宜清淡且富有营养。

第十三章 肝系病证

第一节 小儿惊风

惊风是指以反复抽搐伴惊惕神昏为特征的一种小儿病证，又称"抽风"。临床表现以抽搐为主，神昏为伴发症。任何季节均可发生，一般以 1～5 岁的小儿为多见，年龄越小，发病率越高，病情往往比较凶险，变化迅速，威胁小儿生命。小儿惊风中约 30% 是因感冒高热所致，预后大多良好。

现代医学称之为"小儿惊厥"，其中伴有发热者，多为感染性疾病所致。颅内感染性疾病常见的有脑膜炎、脑脓肿、脑炎、脑寄生虫病等，颅外感染性疾病常见的有高热惊厥、各种严重感染（如中毒性菌痢、中毒性肺炎、败血症等）等。不伴有发热者，多为非感染性疾病所致，除常见的癫痫外，还有水及电解质紊乱、低血糖、药物中毒、食物中毒、遗传代谢性疾病、脑外伤、脑瘤等。临证时要详细询问病史，细致体格检查，并做相应实验室检查，以明确诊断，及时进行针对性治疗。惊风治疗主要应用中西医结合疗法，推拿可辅助治疗本病。

【病因病机】

惊风可分为急惊风和慢惊风。凡起病急暴，属阳属实者，统称"急惊风"；凡病势缓慢，属阴属虚者，统称"慢惊风"。

1. 急惊风：主要病因是外感时邪、内蕴痰热积滞、暴受惊恐。感受六淫、疫疠之邪，郁而化热化火，热盛生痰生风；或饮食不洁，或乳食积滞，湿热疫毒蕴结肠腑，内陷心肝而致惊风；或小儿元气未充，暴受惊恐，神无所依，气机逆乱致痰涎上塞，蒙蔽清窍，引动肝风而发为惊厥。其主要病机为热闭心窍，热盛动风，痰盛发搐。热、痰、风、惊四证是急惊风的主要病机表现，病位在心、肝。

2. 慢惊风：多由久病而来，也可由急惊风转变而来，多由禀赋不足、久病正虚而致。其病位在脾、肾、肝，以脾肾阳虚、肝肾阴虚为其主要病机。慢惊风者多体质羸弱，素有脾胃虚弱或脾肾阳虚，复因吐泻日久，或误服寒凉，伐伤阳气，致脾虚肝旺，肝风内动；或急惊风或温热病后期，迁延未愈，阴液亏耗，肝肾阴虚，虚风内动而成慢惊风。

若慢惊风进一步发展，严重损伤患儿阳气，出现阳气衰败的危象，则为"慢脾风"，但仍属于慢惊风的范畴。

【临床诊断】

1. 急惊风

（1）病史：可有接触传染患者或饮食不洁史。

（2）临床表现：突然发病，高热、神昏、惊厥、喉间痰鸣、两目上翻、凝视或斜视，可持续几秒至数分钟。严重者，可反复发作甚至呈持续状态而危及生命。若为中枢神经系统感染者，检查可见病理性反射阳性。

（3）辅助检查：中枢神经系统感染者，脑脊液检查有异常改变。细菌感染性疾病，血常规检查白细胞及中性粒细胞常增高。必要时可做大便常规及大便细菌培养、血培养、胸片、脑脊液等相关检查。

2. 慢惊风

（1）病史：有呕吐、腹泻、脑积水、佝偻病等病史。

（2）临床表现：起病缓慢，病程较长，面色苍白，嗜睡无神，抽搐无力，时作时止，或两手颤动，筋惕肉瞤，脉细无力。

（3）辅助检查：通过血生化、脑电图、脑脊液、头颅CT等检查，可明确诊断原发疾病。

【鉴别诊断】

1. 癫痫：以突然昏仆，不省人事，口吐白沫，四肢抽搐，醒后如常为主要特征。多见于年长儿童，一般无发热，常反复发作，发作时伴有猪羊样叫声。脑电图检查，可见癫痫波形。

2. 夜啼：多见于新生儿及6个月以内的婴幼儿，以入夜啼哭不安或每夜定时啼哭，甚则通宵达旦，白天如常为主要表现。也可因惊吓发病，但无抽搐及神志改变。

【辨证论治】

1. 急惊风急症处理

（1）中医处理：首先掐人中、合谷、太冲、十宣、中冲、老龙等穴。若抽搐不止，立即针刺人中、百会、太冲、合谷、涌泉等穴，强刺激，不留针。指掐或针刺至哭声发出乃止，哭声一发，提示神志清醒，抽搐随即停止。若经上述处理后仍然神志昏迷，抽搐时作，或稍一清醒随即又神昏抽搐者，提示邪已内陷心包，非一时可以取效，需配合西医治疗，及时明确诊断，对因对症处理，方不延误病情。

（2）西医处理：控制惊厥是治疗急惊风的首要任务。首先使患儿在平板床上侧卧，以免气道阻塞；同时，避免任何刺激。可用纱布包裹压舌板垫在上下牙齿间以

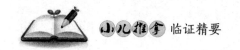

防咬伤舌头。发热时用冰块或冷毛巾敷头和前额。缺氧时立即吸氧。控制惊厥首选安定，静脉慢注0.1～0.3mg/kg，一般1～3分钟见效。抽搐停止后，尽快查明原因，控制惊厥、抗感染和退热三者同时进行。

2. 辨证思路

（1）急惊风

①辨表里痰热：昏迷、抽搐为一过性，热退后抽搐自止为表热；高热持续，反复抽搐，昏迷为里热。神志昏迷，高热痰鸣，为痰热上蒙清窍；妄言谵语，狂躁不宁，为痰火上扰清窍；深度昏迷，嗜睡不动，为痰浊蒙蔽心包，内扰心神。

②辨内外：外风在肌表，清透宣解即愈。若见高热惊厥，为一过性证候，热退惊风可止。内风在心肝，热、痰、惊、风四证俱全，反复抽搐，神志不清，病情严重。

③辨邪气：六淫致病，春季以春温伏气为主，兼夹火热，症见高热、抽风、昏迷，伴吐衄、发斑；夏季以暑热为主，暑必夹湿，暑喜归心，其症以高热、昏迷为主，兼见抽风；若痰、热、惊、风四证俱全伴下痢脓血，则为湿热疫毒，内陷厥阴。

（2）慢惊风

①辨寒热虚实：面色苍白或萎黄，精神萎倦，嗜睡，四肢发冷，舌淡苔薄者，为虚寒；虚烦疲惫，面色潮红，身热消瘦，手足心热，舌红苔少者，为虚热；肢体震颤，手足搐搦，为血虚；身热起伏不定，口渴心烦，胸闷气粗，泛吐痰涎，苔黄腻者，为虚中夹实。

②辨病位：形神疲惫，面色萎黄，肢体抽搐，大便稀溏，四肢不温，多在肝脾；面色苍白，囟门低陷，四肢厥冷，手足蠕动，大便清稀，舌淡，脉细无力，多在肝脾肾。

3. 治疗原则

（1）急惊风：以清热、豁痰、镇惊、息风为治疗大法。痰盛者治以豁痰，惊盛者治以镇惊，风盛者治以息风，热盛者治以解热。

（2）慢惊风：以补虚治本为主，随证治以健脾平肝、温补脾肾、育阴潜阳。治疗时可配合活血通络、化痰行瘀之法。

4. 辨证推拿

（1）急惊风

①风热动风

证候：发热骤起，头痛身痛，咳嗽流涕，烦躁不宁，四肢拘急，目睛上视，牙关紧闭。舌红苔白，脉浮数或弦数。

治法：息风止痉，疏风清热。

处方：

息风止痉：重掐十宣、人中、合谷、太冲、老龙、百会。

疏风清热：掐揉合谷、曲池、大椎，清肝经，清肺经，清天河水，推脊。

随症加减：高热不退，可服用退烧药；若抽搐不止，可配合针刺人中、合谷、太冲等，或西医对症处理。

②气营两燔

证候：起病急骤，高热烦躁，口渴欲饮，神昏惊厥。舌苔黄糙，舌质深红或绛，脉数有力。

治法：息风止痉，清营凉血。

处方：

息风止痉：重掐十宣、人中、合谷、太冲、老龙。

清营凉血：清心经，清肝经，退六腑，打马过天河，推脊。

随症加减：高热不退，可服用退烧药；若抽搐不止，可配合点刺十宣放血或针刺人中、合谷、太冲等，或西医对症处理。

③邪陷心肝

证候：高热烦躁，手足躁动，反复抽搐，项背强直，四肢拘急，口眼相引，神识昏迷。舌质红绛，脉弦滑。

治法：息风止痉，清热平肝。

处方：

息风止痉：掐十宣、人中、合谷、太冲、百会、四神聪、老龙。

清热平肝：清心经，清肝经，打马过天河。

随症加减：高热不退，可服用退烧药；若抽搐不止，可配合点刺十宣放血或针刺人中、合谷、太冲等，或西医对症处理。

④湿热疫毒

证候：起病急骤，突然壮热，烦躁谵妄，神志昏迷，反复惊厥，呕吐腹痛，大便腥臭，或夹脓血。舌质红，苔黄腻，脉滑数。

治法：解毒息风，清化湿热。

处方：

解毒息风：掐十宣、人中、合谷、太冲、老龙，退六腑，打马过天河，推脊。

清化湿热：清补脾经，清胃经，掐揉四横纹，清大肠。

随症加减：高热不退，可服用退烧药；若抽搐不止，可配合点刺十宣放血或针

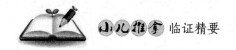

刺人中、合谷、太冲等，或西医对症处理。

⑤惊恐惊风

证候：暴受惊恐后突然抽搐，惊跳惊叫，神志不清，四肢欠温。舌苔薄白，脉乱不齐。

治法：息风止痉，镇静安神。

处方：

息风止痉：掐十宣、人中、合谷、太冲、老龙、百会、四神聪。

镇静安神：清肝经，清心经，捣小天心，掐揉五指节。

随症加减：四肢欠温加推三关、补脾经；若抽搐不止可配合针刺人中、合谷、太冲、百会、内关等，或西医对症处理。

（2）慢惊风

①脾肾阳虚

证候：手足蠕动震颤，面色苍白，囟门凹陷，精神委顿，四肢厥冷，小便清冷。舌质淡，苔白，脉细无力，指纹色青。

治法：温补脾肾，回阳救逆。

处方：

温脾补肾：补脾经，补肾经，揉神阙、关元、气海。

回阳救逆：掐人中、合谷、太冲，擦八髎，摩丹田，推三关。

随症加减：大便稀溏加补大肠，纳少腹胀加揉中脘、顺时针摩腹。

②土虚木亢

证候：阵阵抽搐，形神疲惫，面色萎黄，嗜睡露睛，四肢不温，足跗及面部轻度浮肿，神志不清；大便稀薄，色带青绿，时有肠鸣。舌淡苔白，脉细弱。

治法：温运脾阳，扶土抑木。

处方：

温运脾阳：补脾经，推三关，揉外劳宫、一窝风。

扶土抑木：揉中脘、足三里，清肝经，掐揉合谷、太冲、百会。

随症加减：昏迷休克者加掐人中、合谷、老龙、十宣，久泻者加补肾经、补大肠、推上七节骨。

③阴虚风动

证候：震颤瘛疭，或肢体拘挛，虚烦疲惫，面色潮红，低热消瘦，手足心热，大便干结。舌光无苔，质绛少津，脉细数。

治法：育阴潜阳，滋水涵木。

处方：

育阴潜阳：补肾经，揉二马，掐揉百会、合谷、太冲。

滋水涵木：揉涌泉、肾俞、三阴交，清肝经。

随症加减：大便干结加清大肠，手足心热加运内劳宫。

【其他疗法】

1.急惊风

（1）针刺疗法：惊厥取人中、合谷、内关、太冲、涌泉、百会、印堂；高热取曲池、大椎、十宣放血；痰鸣取丰隆；牙关紧闭取下关、颊车。均采用中强刺激手法。

（2）西医治疗

①退热：物理降温可用头枕冰袋，温湿毛巾擦身，40%～50%酒精擦浴。药物降温可用泰诺林（对乙酰氨基酚混悬滴剂）或美林（布洛芬混悬液）。

②止惊：首选安定，0.1～0.3mg/kg，最大量不超过10mg，稀释后缓慢静脉注射。

③降低颅内压：抽搐时间持续15分钟以上或反复惊厥患儿，可发生脑水肿。常用20%甘露醇静脉滴注或静脉注射，6～8小时重复1次。

2.慢惊风

（1）敷脐疗法：全蝎5个，蜈蚣1条，僵蚕5条，蝉蜕7个。研细末，敷脐，1日1次。用于慢惊风。

（2）针灸疗法

①针刺：取中脘、足三里、章门、印堂、肝俞、脾俞、百会、足三里为主，施以补法。每日1次，7次为1个疗程，用于脾虚肝旺型。

②艾灸：取大椎、脾俞、命门、关元、气海、百会、足三里为主。雀啄灸，每日1次，7次为1个疗程，用于脾肾阳虚证。

【预防护理】

1.预防

（1）加强体格锻炼，提高抗病能力，避免时邪感染。注意饮食卫生，宜吃营养丰富易消化的食物。按时预防接种，避免跌仆惊骇。

（2）有高热惊厥史患儿，在外感发热初起时，要及时降温，配合服用止痉药物。

2.护理

（1）抽搐时，切勿用力强制，以免扭伤、骨折。首先应将患儿头部歪向一侧，防止呕吐物吸入。将纱布包裹压舌板，放在上下牙齿之间，防止咬伤舌体。抽搐时，保持安静，避免刺激，密切注意病情变化。

（2）长期卧床的患儿要经常改变体位，必要时可垫海绵垫褥或气垫褥等，经常用温水擦澡、擦背或用温热毛巾行局部按摩，避免发生褥疮。

（3）昏迷、抽搐、痰多的患儿，应注意保持呼吸道通畅，防止窒息。

（4）注意加强营养，不会吞咽者饮食给予鼻饲。

【饮食宜忌】

1. 宜

（1）宜食富含维生素和矿物质的新鲜蔬菜及水果，多补充水分，夏天给以西瓜汁、番茄汁，冬季以鲜橘汁、苹果泥，痰多时以白萝卜汁或荸荠汁。

（2）小儿应及时添加辅食，如鱼肝油、钙片、维生素 B_1 和 B_6 以及各种矿物质。

（3）宜食易消化、营养丰富的食物，如山药、萝卜、豆腐、秫米、猴头菇、芋头、黑豆、黄豆、莲子、芡实、鲫鱼等。

（3）鲜竹叶或淡竹叶 30～45g，生石膏 15～30g，粳米 30～60g，白糖适量。水煎早晚凉服，用于小儿高热惊风、抽搐。

2. 忌

（1）忌食温补性食物，如羊肉、牛肉、鸡鸭肉、狗肉、荔枝、龙眼、橘子等。

（2）忌食高热量食物，如油炸、辛辣、烘焙类食物，以及巧克力、糖果、方便面、膨化食品等。

【临证提要】

1. 推拿可辅助治疗惊风，未发作时可予以辨证推拿调养体质，防止惊风反复发作。

2. 急惊风作为小儿常见危重证之一，首先要控制抽搐，然后再审因论治。若推拿不能控制抽搐时，要立即查找病因，中西医结合治疗。

第二节　儿童抽动障碍

儿童抽动障碍是指以不自主、突发、快速反复的肌肉抽动，同时常伴有暴发性、不自主的异常发声为特征的一种病证，是一种复杂的慢性神经精神障碍性疾病。以男孩多见，起病在 2～12 岁之间。本病病程长，症状时轻时重，抽动部位、频率及强度也随时变化。患儿智力一般无异常，可有注意力不集中、学习困难等表现。现代医学认为，其与遗传、中枢神经结构功能异常以及精神、代谢紊乱等有关。

【病因病机】

抽动症与先天因素、后天因素及诱发因素等密切相关。先天因素多为先天禀赋不足，或生产异常（如早产、窒息、产伤等）；后天因素多与情志失调、饮食不节有关；诱发因素多为感受外邪、劳累疲乏等。

1. 阴虚风动：素体阴虚，或久病及肾，肾阴亏虚，水不涵木，虚风内动而致抽动。

2. 气郁化火：小儿情志失调，气郁则化火，引动肝风而致抽动。

3. 痰火扰心：小儿饮食不节，过食辛辣、肥甘、厚味之品，酿生痰热，扰动心神而致抽动呼叫。

4. 脾虚肝旺：小儿素体脾虚，或饮食伤脾，或久病失养，脾失健运，水湿聚而成痰，肝风夹痰上扰，痰阻心窍，而致口中异声、口唇蠕动。

【临床诊断】

1. 病史：发病前可有感受外邪、情志刺激或过度劳累史。

2. 临床表现

（1）多发性抽动：常由眼、面开始，逐渐发展至颈、肩、上肢、躯干及下肢，如眨眼、挤眉、噘嘴、摇头、耸肩、冲动性触摸物体、下蹲及膝部弯曲等，可因情绪激动、紧张而加重，睡眠时明显减轻。

（2）发声抽动：最常见部位是喉部，抽动时呈爆破音、呼噜音、咳嗽或清嗓动作声响。

（3）其他表现：部分患儿有秽语表现，还伴有行为紊乱。轻者躁动不安、过分敏感、易激惹或行为退缩，重则呈现难以摆脱的强迫行为、注意力不集中、破坏行为及学习困难等。患儿一般智力正常，体格及神经系统检查未见异常。

3. 辅助检查：约有 1/3 患儿出现脑电图异常，α 节律的频率调节差，波幅调节差，慢波及慢波节律增加。

4. 临床分类

（1）短暂性抽动障碍：为一种或多种运动性和（或）发声性抽动；持续至少 4 周，但不超过 12 个月；不符合慢性运动、发声抽动障碍或 Tourette 综合征（Tourette syndrome，又称抽动秽语综合征）的诊断标准。

（2）慢性抽动障碍：为一种或多种运动性抽动或发声性抽动，病程中不同时出现；病程超过 1 年，但其无抽动期不超过 3 个月；有上述抽动或发声，但不符合 Tourette 综合征。

（3）多发性抽动症或 Tourette 综合征：病程中具有多种运动性抽动及一种或多

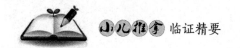

种发声性抽动，然而不一定在同一时间出现；抽动可每天发作多次（通常为阵发性）或间歇发作；病程超过1年，但其无抽动的间歇期连续不超过3个月。

（4）其他尚未界定的抽动障碍，包括不符合上述诊断指标的抽动障碍，发病持续不足4周或18岁以后起病。

【鉴别诊断】

1. 风湿性舞蹈病：6岁以后多见，女孩居多，是风湿热主要临床表现之一。表现为四肢较大幅度、无目的、不规则的舞蹈样动作，生活经常不能自理，常伴有肌张力减低，并伴有风湿热其他症状，抗风湿治疗后有效。

2. 肌阵挛：此为癫痫中的一个类型，往往是一组肌群突然抽动。患儿可表现为突然前倾和后倒，肢体或屈或伸，每次持续时间短暂，常伴意识障碍，脑电图异常，抗癫痫药治疗有效。

3. 短暂性抽动障碍：又称"习惯性痉挛"。表现为简单性运动抽动，如眨眼、皱额、点头耸肩等；少数则表现单纯发声抽动，如清嗓音、反复喘声等。病程不超过1年，男孩发病多，起病年龄多在4～7岁，发病前常有某些诱因。此病一般较轻，预后较好，但此病与抽动症并无严格的界限，有些患儿可发展为抽动症。

4. 儿童多动综合征：与本病名称相近，可合并发生。但多动症无抽搐，一般也无发声抽动，整体表现为难以入静，多动、好动、冲动。

【辨证论治】

1. 辨证思路：素体较胖，起病较急，病程较短，抽动频繁有力属实，多为肝亢风动或痰火扰心；形瘦体弱，起病较缓，病程较长，抽动无力，时作时止者属虚，多为脾虚肝旺。

2. 治疗原则：本病病位主要在肝，常涉及心、脾、肾三脏，基本病机为肝风内动。平肝息风为本病的治疗大法，随证治以清肝泻火、清心祛痰、益气健脾、滋阴潜阳等法。

3. 辨证推拿

（1）气郁化火

证候：皱眉眨眼，张口歪嘴，摇头耸肩，发作频繁，抽动有力，口出异声秽语；面红耳赤，烦躁易怒，大便秘结，小便短赤。舌红苔黄，脉弦数。

治法：清肝泻火，镇惊息风。

处方：

清肝泻火：清肝经，清心经，清大肠，掐揉行间。

镇惊息风：掐揉合谷、太冲、百会、四神聪、五指节，捣小天心。

随症加减：小便短赤加清小肠，大便秘结加退六腑。

（2）痰火扰心

证候：头面、四肢肌肉抽动，频繁有力，喉中痰鸣，口中怪叫，时有秽语，烦躁不安。舌红，苔黄腻，脉滑数。

治法：泻火涤痰，清心安神。

处方：

泻火涤痰：退六腑，清大肠，清天河水，清补脾经，掐揉四横纹，揉丰隆。

清心安神：清心经，清肝经，捣小天心，掐揉五指节、内关，摩囟门。

随症加减：面部抽动加点按抽动部位的相关穴位，四肢肌肉抽动加点按上、下肢抽动部位的相关穴位。

（3）脾虚肝旺

证候：肌肉抽动，时轻时重，胸闷作咳，喉中声响，面黄体瘦，倦怠乏力，食少纳呆。舌质淡，苔白或腻，脉沉弦无力。

治法：益气健脾，平肝息风。

处方：

益气健脾：补脾经，揉脾俞、足三里，捏脊，顺运内八卦。

平肝息风：掐揉百会、四神聪、合谷、太冲，清肝经。

随症加减：胸闷作咳加揉膻中、肺俞，喉中声响加揉丰隆、拘点天突。

（4）阴虚风动

证候：局部抽动，口出秽语，挤眉眨眼，耸肩摇头，肢体震颤，咽喉不利，清嗓频频；形体消瘦，两颧潮红，五心烦热，性情急躁，睡眠不宁，大便干结。舌质红绛，舌苔光剥，脉细数。

治法：滋阴潜阳，柔肝息风。

处方：

滋阴潜阳：补肾经，揉二马、涌泉、太溪、百会。

柔肝息风：分阴阳，揉肝俞，清肝经，掐揉四神聪、合谷、太冲。

随症加减：咽喉不利加捏挤新建、掐揉照海，大便干结加清大肠。

【其他疗法】

1.心理治疗：对患儿进行支持性心理治疗、行为治疗；对家长进行指导，解除患儿的心理困扰，正确处理问题，积极配合治疗。

2.针刺疗法：取穴太冲、风池、百会、印堂、迎香、内关、丰隆、神门等。辨证施以补泻手法，治疗抽动症，1日1次，7次为1个疗程。

3.耳穴贴压：取皮质下、神门、心、肝、肾。每次 3 ～ 5 穴，王不留行籽贴压，隔日 1 次，3 ～ 5 次为 1 个疗程。

【预防护理】

1.预防

（1）注意围产期保健，孕妇应保持情绪愉快，作息规律，营养均衡，避免造成胎儿发育异常。

（2）重视儿童的心理状态，保证儿童有规律性的生活，培养良好的生活习惯。

2.护理

（1）关爱患儿，耐心讲解病情，给予安慰鼓励，避免情绪波动。

（2）饮食宜清淡，多食蔬菜及粗粮等；忌食煎炸、辛辣食品等。

（3）注意休息，不要长时间看电视、玩电脑及游戏机。

【饮食宜忌】

1.宜

（1）宜食富含蛋白质和卵磷脂的食物，如动物肝脏、鱼、鸡蛋、大豆及豆制品、核桃仁、牛奶；宜食锌、铁含量较高的食物，如瘦肉、动物血、花生米、黑木耳、卷心菜等。

（2）莲子、百合及粳米共煮成粥，服用。

（3）茯苓粉、鲜山药及玉米面适量共煮，熬粥服用。

（4）莲子肉 30g，猪心一副，文火炖，加食盐、酱油等服用。可益智安神，补血养心。

（5）木瓜 100g，蜂蜜 30g，水适量，煮 30 分钟，取汁服用。可适用于肌肉抽动，尤以腹肌抽动，以及喉间异声的抽动症患儿。

（6）百合 50g，去芯莲肉 50g，加水适量煮沸；再加银耳 25g，文火煨至汤汁稍黏，加冰糖 50g，服用。适用于多发性抽动症，阴虚火旺，抽动兼见脾气急躁、大便偏干的患儿。

2.忌

（1）忌食辛辣刺激食物，如辣椒、葱、蒜等；忌食煎炸油腻食物，如方便面、涮羊肉、烤鸡腿、烤羊肉串等。

（2）忌食生冷寒凉食物，如螃蟹、苦瓜、菊花、金银花、饮料等。

【临证提要】

1.本病病位主要在肝，与心、肺、脾、肾功能失调及风、火、痰内扰相关。推拿治疗该病疗效确切，既可改善患儿抽动症状，长期坚持又可调养患儿体质。

2.临床注意与短暂性抽动障碍进行鉴别。本病来渐去缓，且易反复，需要较长时间的治疗。治疗过程中父母应关爱孩子，创造良好的家庭环境。

3.树立信心、坚持治疗、养成良好的生活习惯是治疗本病的关键，可配合针灸、心理治疗等方法。

第三节　麦粒肿

麦粒肿又称"针眼""睑腺炎"，是睫毛毛囊附近的皮脂腺或睑板腺的急性化脓性炎症。以眼睑肿硬，形如麦粒，易于溃破出脓为特征。素体虚弱、过于疲劳、屈光不正及有不良卫生习惯者，常易罹患，可发生于任何年龄。

现代医学认为，眼睑有两种腺体，在睫毛根部的为皮脂腺，其开口于毛囊；另一种靠近结膜面埋在睑板内的为睑板腺，开口于睑缘。本病为睫毛毛囊周围的皮脂腺或睑板腺受金黄色葡萄球菌急性感染所致。

【病因病机】

胞睑属五轮学说中之肉轮，内应于脾。脾与胃相表里，脾胃为后天之本，饮食有节，胃纳脾运，则目得其养。胞睑位于目珠前部，外易受六淫之邪侵袭，内因恣食肥甘厚味，以使脾胃郁遏湿热，上壅胞睑，致胞睑红肿、疼痛、酿脓溃变。

1.感受外邪：外感六淫邪气，客于胞睑而化热，灼烁津液，酿生疮疡，而致麦粒肿。

2.伤于饮食：患儿喜食辛辣、炙煿之品，脾胃积热，火热毒邪循经上攻，致胞睑局部化热酿脓而致麦粒肿。

3.病后体虚：外感之后余邪未清，或素体虚弱，卫外不固，又感风热之邪，则易引起麦粒肿反复发作。

【临床诊断】

1.病史：有饮食不节、外感热病史。

2.临床表现

（1）眼睑局限性红、肿、热、痛，邻近球结膜水肿。

（2）当脓液局限积聚时，出现黄色脓头。外麦粒肿发生在睫毛根部皮脂腺，表现在皮肤面；内麦粒肿发生在睑板腺，表现在结膜面，破溃排脓后疼痛缓解，红肿消退。

（3）重者伴有耳前、颌下淋巴结肿大及压痛，全身畏寒、发热等症状。

3.辅助检查：进行眼科常规检查，排除眼部其他疾患。

4.麦粒肿分型：内麦粒肿和外麦粒肿。

（1）外麦粒肿：为蔡氏腺的急性化脓性炎症。初起睑缘部呈局限性充血肿胀，2～3日后形成硬结，胀感与压痛明显；日后硬结逐渐软化，在睫毛根部形成黄色脓疱，溃破排脓迅速。重证者，可有畏寒、发热等全身症状。

（2）内麦粒肿：睑板腺的急性化脓性炎症。其临床症状不如外麦粒肿来得猛烈，因为处于发炎状态的睑板腺被牢固的睑板组织所包围，在充血的睑结膜表面常隐约露出黄色脓块，可自行穿破排脓于结膜囊内；睑板腺开口处可有轻度隆起、充血，亦可沿睑腺管道排出脓液，少数亦有从皮肤穿破而排脓。如果睑板未能穿破，同时致病病毒的毒性又强烈，则炎症扩大，侵犯整个睑板组织，形成眼睑脓肿。

【鉴别诊断】

1.霰粒肿：是因睑板腺排出管道阻塞、分泌物潴留引起的睑板腺慢性炎性肉芽肿，先有无痛不肿的结节或肿块，后出现红、肿、痛等感染症状。

2.眼眶蜂窝织炎：临床可见眼部胀痛、眼睑肿胀、结膜充血水肿、眼球活动受限、眼球突出等症，其症状范围较大，可累及半侧或整个面部。而麦粒肿仅表现于眼睑局部，根据症状不难鉴别。

【辨证论治】

1.辨证思路

（1）辨表里：胞睑局部微肿、微痒、微痛，舌苔薄白，脉浮数，多为风热外袭；胞睑红肿明显，出现较大硬结，灼热疼痛，舌红苔黄，脉数，多为脾胃伏热；针眼日久不愈或反复发作，胞睑红肿不甚，纳差，神疲乏力，舌质淡，苔薄，脉细，多为脾胃虚弱。

（2）辨虚实：起病急，病程短，胞睑红肿热痛明显，多为实证；起病缓，病程长，胞睑红肿热痛不甚，但反复发作，多为虚证。

2.治疗原则：热毒壅滞为本病病机关键，故清热解毒、通络散结为其基本治法。随证治之：风热外袭，治以疏风清热、解毒散结；脾胃伏热，治以清热解毒散结；脾胃气虚，治以健脾益气、扶正解毒。对未成脓者，应退赤消肿，促其消散；已成脓者，当促其溃脓或切开排脓；溃破之后应收敛生肌。

3.辨证推拿

（1）风热外袭

证候：局部微有红肿痒痛，伴有头痛、发热、全身不适。苔薄黄，脉浮数。

治法：疏风清热，解毒散结。

处方：

疏风清热：清肺经，清肝经，清天河水，清板门，清胃经。

消肿止痛：掐揉太阳、合谷、攒竹、鱼腰、丝竹空、肾纹。

随症加减：发热重加退六腑，红肿痒痛甚加捣小天心或点刺耳尖放血。

（2）脾胃蕴热

证候：眼睑局部红肿，硬结较大，灼热痛；伴口渴喜饮，便秘溲赤。苔黄、脉数。

治法：清泻胃热，解毒散结。

处方：

清泻胃热：清板门，清胃经，清大肠，退六腑，掐揉四横纹、内庭。

解毒散结：掐揉太阳、合谷、肾纹。

随症加减：大便秘结加推下七节骨、揉天枢，口舌生疮加清心经、揉总筋。

（3）脾胃气虚

证候：眼睑局部红肿不甚，微感痒痛，或反复发作，此起彼伏，或溃后脓少，疮小难消；伴面色苍白，胃纳不佳，大便不实。舌淡，苔薄，脉细无力。

治法：健脾益气，扶正解毒。

处方：

健脾益气：补脾经，揉足三里、脾俞，运内八卦，捏脊。

扶正解毒：推三关，掐揉四横纹、肾纹、太阳、合谷。

随症加减：胃纳不佳加揉板门、顺时针摩腹。

【其他疗法】

1.手术治疗：脓已成者，应行麦粒肿切开引流排脓术。外麦粒肿在眼睑皮肤面切开，切口与睑缘平行，必要时应放置引流条，每日换药至愈；内麦粒肿则在睑结膜面切开，切口与睑缘垂直。

2.针刺疗法：取太阳、风池、合谷、丝竹空等穴，泻法为主，具有疏风清热、消肿止痛之功效。脾虚者，可加足三里、脾俞、胃俞。每日1次，3～7次为1个疗程。

3.点刺放血：取耳尖、太阳，局部常规消毒后用一次性采血针点刺放血，具有泄热止痛消肿之功效。隔日1次，3次为1个疗程。

4.针挑法：适用于针眼反复发作者。在背部肺俞、肝俞及肩胛区附近寻找皮肤上的红点或粟粒样反应点1个或数个，皮肤常规消毒后以三棱针挑破，挤出少许血水或黏液。隔日1次，3次为1个疗程。

【预防护理】

1. 预防

（1）注意眼部卫生，保持眼部清洁，不用脏手揉眼、擦眼。增强体质，合理饮食。

（2）应及时治疗睑缘炎、结膜炎或沙眼等病证。

2. 护理

（1）避免汗出当风，防止感冒，以免外感邪毒。

（2）多饮水，保持二便通畅。患处切忌随意挤压，防止感染扩散。

【饮食宜忌】

1. 宜

（1）宜食清热凉血生津食物，如西瓜、黄瓜、苦瓜等。

（2）宜食易于消化的食物，如稀粥、面汤、菜汤等。

（3）石榴叶 10g，绿豆 30g。水煎服。

（4）黄瓜 1 根，苦参 10g。水煎服。

（5）白菊花 50g，生甘草 5g。以水 2 碗，将其浸泡 30 分钟，煮沸 10 分钟，去渣。趁温热代茶频饮。

2. 忌

（1）忌食辛辣刺激的食物，如葱、蒜、辣椒、芥末等。

（2）忌食鱼腥发物，如牛肉、羊肉、狗肉、肥肉、麻雀、海马、虾、螃蟹、黄鱼、带鱼、鲫鱼、海蜇、黄鳝、竹笋等。

（3）忌食烧烤、油炸食物；忌食甜腻食物，如白糖、蜂蜜、炼乳、奶油等。

【临证提要】

1. 未成脓期可用湿热敷，以助炎症消散，晚间睡前可涂抗生素眼膏。

2. 气血虚弱，复感风毒，或余邪未清，热毒内伏而致复发者，在肿核消退后，仍应结合全身情况进行对因治疗，以免复发。

3. 未成脓期以消散为主，辨风热或脾胃热毒而分别施治；脓成期以托为主，促其溃脓；溃破后以敛为主，以生肌敛疮。

第四节　霰粒肿

霰粒肿是指在睑板腺排出管道阻塞和分泌物潴留的基础上形成的睑板腺慢性炎性肉芽肿，又称"睑板腺囊肿"。在眼睑上可触及坚硬肿块，但无疼痛，表面皮肤隆起。该病进展缓慢，可反复发作，是儿科常见病，儿童和成人均可患此病。霰粒肿在中医属"目疣""胞生痰核""眼胞痰核"的范畴。

【病因病机】

明·傅仁宇《审视瑶函》曰："凡是脾生痰核，痰火结滞所成，皮外觉肿如豆，皮内坚实有形，或有不治自愈，或有壅结为瘿。"阐明了该病的病机为痰火结滞。患儿平素多喜食肥甘厚腻，生痰贮湿，脾失健运，郁而化痰，而致此病。

西医学认为，该病可能是由于慢性结膜炎或睑缘炎引起睑板腺的阻滞和内在的新陈代谢的障碍，使皮脂腺和汗腺的分泌功能过盛；或由于维生素 A 缺乏形成的腺上皮组织的过度角化，以致睑板腺阻塞。

【临床诊断】

1.病史：有饮食不节史。

2.临床表现：胞睑皮下可触及圆形大小不等核状硬结，按之不痛，皮肤推之能移，核大者皮肤面稍隆起，睑内呈紫红色。若自行破溃，在睑内排出胶样物，并可在睑内形成肉芽，可引起磨疼。核小者无不适，核大者有重坠感，若复感外邪，可出现红、肿、痛。

3.辅助检查：眼科检查可排除其他眼部疾病。

【鉴别诊断】

麦粒肿：又称"眼睑腺炎"，多系睑板腺、皮脂腺因金黄色葡萄球菌感染所致。除了眼睑肿胀外，多伴疼痛，可与霰粒肿鉴别。

【辨证论治】

1.辨证思路

（1）辨轻重：眼睑触及单个圆形肿块，小至米粒、绿豆，多为轻证；眼睑触及多个圆形肿块，大至黄豆、樱桃，多为重证。

（2）辨虚实：病程短，肿势急迫，多属实证；病程长，肿势不剧，多属虚证。

2.治疗原则：本病的基本病机为痰阻目窍，化痰散结为治疗霰粒肿的基本治法。随证治之：痰湿结聚，治以温脾化痰、消肿散结；痰热搏结，治以清热化痰散结。

3.辨证推拿

（1）痰湿结聚

证候： 胞睑内生硬结、隆起，不红不痛，皮肤推之能移，病程缓慢，逐渐增大。舌苔薄腻，脉滑。

治法： 温脾化痰，消肿散结。

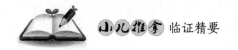

处方：

温脾化痰：补脾经，揉一窝风、脾俞、足三里，按揉丰隆。

消肿散结：掐揉四横纹、肾纹、合谷、太阳。

随症加减：食欲不振加揉板门。

（2）痰热搏结

证候：痰核外皮色微红肿，初硬渐软，按压疼痛，相应睑结膜面呈紫红色。舌红，苔薄黄腻，脉滑数。

治法：清热化痰，散结消肿。

处方：

清热化痰：清补脾经，掐揉四横纹，清大肠，退六腑，揉丰隆。

散结消肿：掐揉肾纹、合谷、太阳。

随症加减：手足心热加运内劳宫。

【其他疗法】

1. 穴位贴敷：生南星研末加冰片少许，调糊涂患处，以行气通络、化痰散结。

2. 点刺放血：取双侧耳尖、四缝、太阳。局部常规消毒后，采用一次性采血针快速点刺，放血3～5滴，每3日1次，3次为1个疗程。

【预防护理】

1. 预防

（1）喂养小儿时，应注意膳食均衡，饮食清淡，防止大便干燥。

（2）不要让小儿用眼过度，导致眼睛疲劳。

2. 护理

（1）保持眼睛周围的清洁，避免其他感染。

（2）让小儿早睡，缓解眼部疲劳，不食辛辣食物。

（3）禁止挤压患处，以防感染扩散。

【饮食宜忌】

1. 宜：饮食清淡，易于消化为宜。

2. 忌：

（1）忌食甘温的水果，如桃、杏、李子、橘子等。

（2）忌食辛辣、刺激、油腻食物，如辣椒、胡椒、芥末、川椒等调味品。

（3）忌食生冷寒凉之品，如各种冰制饮料、西瓜、梨、香蕉、猕猴桃等。

（4）忌食酸味的食物，如食醋、酸白菜、泡菜、山楂、乌梅、酸柑橘等。

（5）忌食涩味的食品，如白果、藕节及未成熟的柿子、海棠等。

【临证提要】

1. 霰粒肿是儿科常见病，初期以清热解毒、活血消痰为主；后期以健运脾胃、调理脏腑功能为主，防其复发。

2. 本病易复发，治愈后宜饮食清淡，保持大便通畅。

第五节　近视眼

近视眼是指在无调节状态下，平行光线进入眼内，经屈光系统屈折后，在视网膜前方形成焦点，以视近清楚、视远模糊为特征的病证，古称"能近怯远症"。多发生在学龄儿童及青少年时期。清·黄庭镜《目经大成》始称"近视眼"。其中有先天生成，近视程度较高，经常眯眼视物者，又称"近觑"。

近视眼的发生受遗传和环境等多种因素的影响，确切的发病机制尚不明确。中小学生的视近过度可能是单纯性近视眼的主要原因。临床上，轴性近视眼最为常见，是由于眼球前后径延长，眼轴长度超过正常范围所致。本病发病缓慢，多诉有远距离视物模糊或体检时发现。由于现代医学尚无可靠、有效治疗眼轴延长的方法，故其病程漫长而难以逆转，有严重并发症者可致盲。

【病因病机】

本病多因先天禀赋不足，或后天发育不良，劳心伤神，心阳耗损，使心肝肾不足，致睛珠异常为病；或因过近距离夜读，书写姿势不当，照明不足，使目络瘀阻，目失所养而致。

1. 心阳不足：心主血脉，内寓君火，心阳衰弱，目窍失其温养，神光不得发越于远处而致近视。

2. 肝肾亏虚：肝藏血，开窍于目，目得血而能视；肾藏精，精生髓，久视伤目或过劳伤肾，髓海空虚，目失所养而致近视。

3. 脾胃气虚：脾虚气弱，气血生化不足，脾气失于升清，目失所养而致近视。如《兰室秘藏》所曰："夫五脏六腑之精气，皆禀受于脾，上贯于目。脾者诸阴之首也，目者血脉之宗也，故脾虚则五脏之精气，皆失所司，不能归明于目矣。"

【临床诊断】

1. 病史：有用眼不卫生或遗传史。

2. 临床表现：视远模糊，视近一般清晰，或有视疲劳症状。高度近视者，眼前常有黑影飘动，眼球突出。

3. 辅助检查：主觉验光法与他觉验光法可确诊。眼底检查，轻度近视一般眼底无明显变化；高度近视，因眼轴过度伸长，可引起眼底的退行性改变。

4. 近视眼分类

（1）根据临床病理：可分为单纯性近视眼（其近视度数很少超过 6D，眼底不发生退行性变化，视力可以配镜矫正）、病理性近视眼（除高度近视眼外，伴有飞蚊症、夜盲、弓形盲点）、轴性近视眼（眼轴较长而眼的屈光力正常）、屈光性近视眼（眼轴在正常范围内，眼的屈光力增强）及其他类型近视眼。

（2）根据近视度数与程度：可分为轻度（3D 和 3D 以下的近视）、中度（6D 和 6D 以下的近视）、重度（6D 以上的近视）。

【鉴别诊断】

1. 散光：是指眼睛屈光不正常的一种状况，与角膜的弧度有关。造成散光的原因是由于角膜厚薄不均或角膜的弯曲度不均而使角膜各子午线的屈折率不一致，导致经过子午线的光线不能汇聚于同一焦点，光线便不能准确地聚焦于视网膜形成清晰的物像。

2. 假性近视：由于睫状肌痉挛，晶状体的屈光力增强，称为"睫状肌痉挛性近视"或"调节紧张性近视"。

【辨证论治】

1. 辨证要点：辨脏腑经络。短时过度用眼或者在光线比较暗淡之地，局部眼络不通，病在经络；目睛失养而成的近视，伴有脏腑精气不足的表现，病在脏腑。

2. 治疗原则：补泻结合、局部与整体结合为本病的基本治疗原则。以补为主，以眼为主，合理选择具体治法。补法随证治以养心安神，补益脾胃，滋补肝肾；泻法随证治以理气解郁、活血利湿。

3. 推拿治疗

（1）基本操作：局部治疗为主，可疏通眼络，濡养目睛。

①一指禅推眼眶：患儿取仰卧位，双目微闭。术者坐其头侧，用轻快的一指禅偏峰推法从睛明推至攒竹穴，再沿眼眶做横"∞"形施术，操作 1～3 遍。

②推、抹面部：术者用双拇指从印堂至神庭交替用拇指推法，抹前额（先自印堂→鱼腰→瞳子髎，再沿额中→阳白→太阳，最后自神庭→头维），抹眉弓、眶上缘、眼球、眶下缘、分抹颧髎一线（睛明、迎香、巨髎、颧髎、下关），各操作 2～3 遍。

③按揉经穴：术者用拇指或中指按揉睛明、翳明、攒竹、鱼腰、丝竹空、百会、头维、神庭、承泣、四白、巨髎、颧髎、下关、颊车、太阳、角孙、率谷，操作 3～5 分钟。

④擦、扫胆经：术者用中指按揉两侧耳周发际线，操作2～3遍；然后用食中指上下擦耳前后胆经，各2～3遍；最后扫散胆经，操作2～3遍。

⑤搓掌熨目：术者双手掌搓热，熨目2～3遍。

⑥分推头部经脉：术者用双拇指沿头部督脉、膀胱经自前向后进行分推，操作2～3遍。

⑦按揉头部经穴：术者用双拇指沿头部督脉、膀胱经自前向后分别交替点按至头顶部，操作2～3遍；然后掐揉百会、四神聪穴，各操作2～3遍。

⑧搔、抹、叩击头部：术者用搔法于头部督脉、膀胱经施术，然后用掌根抹颞侧胆经，中指叩击神庭、百会穴，五指尖叩击头部督脉、膀胱经，各操作2～3遍。

⑨拿五经及项后肌群：术者一手托住枕后，另一手自前向后拿五经，然后自下而上拿揉项后大筋，操作2～3遍。

⑩抹、点项后部：术者双掌交替抹项后部，点按风池、风府穴，然后弹拨天柱穴，各2～3遍。最后，按揉合谷、养老、光明穴结束治疗，操作1～3分钟。

（2）辨证加减

①心阳不足

证候：视力差，视近清晰，视远模糊，眼底可见玻璃体液化混浊；或有心悸怔忡，心烦失眠，食少多梦，健忘。舌尖红少苔，脉弱。

治法：养心安神。

处方：

养心安神：揉膈俞、内关、神门、中脘、足三里、三阴交、心俞，捏脊。

随症加减：心烦失眠加揉通里、印堂。

②脾胃气虚

证候：视近清晰，视远模糊，眼底或见视网膜呈豹纹状改变；或伴视物易疲劳，面色少华，神疲乏力。舌淡苔薄白，脉细弱。

治法：健脾益气。

处方：

健脾益气：揉脾俞、胃俞、足三里、中脘，捏脊。

随症加减：神疲乏力加揉丹田、三阴交、关元、气海。

③肝肾亏虚

证候：年幼即视近清晰，视远模糊，或眼前黑花飘动，初发时眼底可无明显变化，或见玻璃体液化混浊，或视网膜呈豹纹状改变；或伴视物易疲劳，少动懒言或头晕乏力，不耐立行或腰膝酸软，食少眠差。舌淡，脉细弱。

治法：滋补肝肾。

处方：

滋补肝肾：揉肝俞、肾俞、太溪、三阴交、涌泉。

随症加减：食少加揉中脘、足三里，捏脊；眠差加揉印堂、神门。

【其他疗法】

1 西医治疗

（1）假性近视治疗：解除睫状肌的紧张状态，如睫状肌麻痹剂、雾视法、晶状体操法等。

（2）真性近视的治疗：首选方法是在散瞳正确验光的基础上，佩戴合适的眼镜，但要防止过度矫正。

2.梅花针疗法：用于各型近视。以梅花针轻轻叩刺太阳穴，或叩刺背部华佗夹脊穴，每日 1 次，10 次为 1 个疗程；或用梅花针叩刺后颈部及眼眶周围，隔日 1 次，15 次为 1 个疗程，中等度刺激为宜。

3.针刺疗法：取睛明、光明，承泣、翳明，头维、球后，四白、肩中俞。共四组穴对，每日 1 组，轮换取穴。或取睛明、承泣、翳明、足三里、瞳子髎、鱼腰、合谷、臂臑，每日 1 次，远端取 1 穴，近端取 2 ～ 3 穴，轮换取穴，10 次为 1 个疗程。

4.耳穴疗法：可用王不留行籽贴压眼、肝、肾、心、神门等耳穴。隔 3 日 1 次，5 次为 1 个疗程。

【预防护理】

1.预防

（1）教室应自然采光，人工照明要符合卫生要求。

（2）注意用眼卫生，提倡二要二不要，即读书、写字姿势要端正，读书距离保持 33cm；连续看书 1 小时后，要休息片刻。不要在光线暗弱和直射阳光下看书；不要躺着或在动荡的车厢内看书。

（3）坚持认真做眼保健操，增加户外活动及体育锻炼。增加营养，克服偏食等不良习惯。

2.护理

（1）注意用眼卫生，尽可能避免接触电视机、游戏机、移动电子设备等。

（2）纠正不良书写姿势，保持眼与书本的适当距离。

（3）可适当进食猪肝、羊肝，少吃辛辣、油腻食物，减少甜食摄入量。

【饮食宜忌】

1.宜

（1）宜食富含维生素 C 的新鲜蔬菜和水果，如小白菜、油菜、油菜薹、紫菜薹、苋菜、芹菜、香椿、苦瓜、花菜、辣椒、毛豆、豌豆苗、莲藕、猕猴桃、橙子、草莓、大枣等。

（2）宜食含锌的食物，如黄豆、燕麦粉、杏仁、紫菜、海带、牛排、羊肉、黄鱼、海蜇、牡蛎、奶粉、可可粉等。

（3）宜食含钙的食物，如牛骨、猪骨、羊骨、乳类、豆类、鱼、肉、虾皮、虾米、鸡蛋、油菜、小白菜、紫菜、花生米、大枣、核桃肉、南瓜子等。

（4）宜食富含维生素 A 的食物，如猪肝、羊肝、鱼肝油、胡萝卜、苋菜、菠菜、韭菜、青椒、红薯、橘子、杏子、柿子等。

（5）宜食富含牛磺酸的食物，如乌贼、虾、蟹、牡蛎、贝、海鱼和牛奶等。

（6）宜食富含叶黄素的食物，如菠菜、莴苣、绿色花椰菜、甘蓝、芹菜、秋葵、蛋黄、红萝卜、玉米、南瓜、木瓜、甜瓜、番石榴、柳橙、橘子、桃子等。

（7）宜食富含维生素 B2 的食物，如奶类、蛋类和绿叶蔬菜等。

（8）当归 50g，大枣（红枣）500g。将当归装入纱布袋中，与红枣同煮至熟烂食用。

（9）党参 30g，龙眼肉（桂圆肉）15g，粳米 150g。党参煎水取汁，入龙眼肉、粳米同煮粥食用。

（10）蜜炙黄芪 100g，母鸡 1000g。将黄芪片装入纱布袋中，与鸡肉同炖至熟烂脱骨为止，去黄芪后食用。

（11）当归 30g，黄芪 100g，牛肉 1000g，调料适量。将当归、黄芪同装入纱布袋中，与牛肉、调料同炖至烂熟后食用。

（12）黑芝麻 25g，核桃仁 25g，牛奶 250g。将黑芝麻、核桃仁炒香，捣细末放入牛奶中，煮沸后服用。

（13）枸杞子 15g，熟地黄 50g，粳米 100g。先将熟地黄用水浸泡 1 小时，煎煮 2 次，去渣取汁，合并药液。将枸杞子与粳米淘净，放入药液中，文火熬成粥后食用。

（14）石决明 15g，山药 30g，粳米 100g。石决明用水煎半小时取汁，兑水再煎取汁，合并 2 次药液。山药洗净去皮，切成小块，与粳米一同用药液煮粥后食用。

（15）女贞子 100g，猪肉 500g，调料适量。将猪肉切成小块，女贞子用纱布袋包扎，同炖至肉烂后食用。

2.忌

（1）忌食辛辣刺激的食物，如辣椒、花椒、胡椒等。

（2）忌食过量甜食，如白糖、蜂蜜、巧克力等。

（3）忌食精细加工的淀粉类食物，如薯条、蛋糕等。

【临证提要】

1 推拿治疗假性近视效果尤佳，但对真性近视效果不理想。年龄越小则治愈率越高，以12岁以下患者疗效最为显著。

2.若保守治疗效果不佳，可散瞳检影验光，佩戴合适的眼镜，必要时进行眼底检查及眼轴测定以明确诊断。

3.近视眼尚无较好的治愈手段，防重于治，如避免用眼过度、养成良好的用眼及学习习惯、及时减轻或消除眼疲劳等，是防治该病的基本措施。

4.青少年近视眼大多数属于假性近视，若不及时进行解痉矫治，日久可发展为真性近视。

第十四章 肾系病证

第一节 遗 尿

遗尿是指5岁以上的小儿睡中小便自遗，醒后方觉的一种病证。男孩发病多于女孩，多有家族史，病程较长，病延日久会妨碍儿童的身心健康，影响生长发育。

婴儿排尿主要是由于脊髓反射的作用，随着大脑皮层逐渐发育完善，膀胱排尿由大脑皮层控制，成为随意动作。因此凡年满3岁，特别是5岁以上的小儿，睡中常发生遗尿者，即为病态；而因脑髓未充，智力未健，正常排尿习惯尚未养成的3岁以内小儿，或学龄儿童因白天嬉戏过度，夜间熟睡不醒，偶有遗尿者，则不属病态。遗尿症有原发和继发两种，前者是指出生后一直不间断地遗尿，后者是指遗尿发生前一年以上时间未曾遗尿。现代医学之原发性、继发性遗尿症，可参照本病辨治。

【病因病机】

遗尿的发生常因肺、脾、肾三脏功能失调，膀胱失约，水液统摄失权而致。其中与肾关系最为密切。

1. 肾气不足：肾主闭藏，开窍于二阴，职司二便，与膀胱相表里。因先天肾气不足，下元虚冷，不能温养膀胱，膀胱气化失职，不能制约水道而致遗尿。

2. 肺脾气虚：饮食入胃，经脾运化散精，上归于肺，通调水道，下输膀胱。若久病体弱引起脾肺虚损，则水道制约无权而致遗尿。

3. 肝经湿热：肝主疏泄，可调畅气机，通利三焦水道，足厥阴肝经"环阴器，抵少腹"，肝经湿热导致疏泄失常，可致膀胱失约而遗尿。

4. 心肾失交：外感热病或情志郁结化火，心火独亢；或久病失调，伤及肾阴，致水火不济，心火亢于上，肾水亏于下，膀胱失约，见梦中遗尿。

现代医学认为，某些顽固性遗尿患儿与隐性脊柱裂有关，此类患儿治疗效果较差。

【临床诊断】

1. 病史：有反复尿床史。

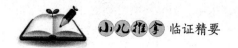

2.临床表现：发病年龄在5周岁以上，睡眠较深，不易唤醒，每夜或隔几天发生尿床，甚则一夜尿床数次。

3.辅助检查：尿常规及尿培养多无异常发现。X线摄片检查，部分患儿可有隐性脊柱裂；腹部B超可见膀胱容量小。

【鉴别诊断】

1.尿频（神经性尿频）：白昼尿频尿急，尿量少，无尿痛，入睡后尿频消失，无尿床现象。多发生于学龄前儿童，女孩多于男孩，多见于寒冷地区、寒冷季节。多因体虚下元不固所致。

2.尿失禁：尿液自遗而不分寐寤，不论昼夜，出而不禁，多为先天发育不全或脑病后遗症而致。

【辨证论治】

1.辨证思路

（1）辨虚实：遗尿日久，小便清长，量多次频，形寒肢冷面白，神疲乏力自汗，多为虚寒，多因肾虚不固，气虚不摄，膀胱虚冷所致。遗尿初起，小便短赤，形体壮实，睡眠不宁，多为实热，多因肝经湿热所致。虚实夹杂者，多因心肾不交所致。

（2）辨轻重：睡中经常遗尿，数日一次为轻证，一夜数次为重证。

2.治疗原则：本病常与肺、脾、肾三脏功能失调有关，以虚证为多。固涩止遗为治疗本病的基本治法，随证治以温补脾肾、固涩下元、健脾补肺、清热利湿。

3.辨证推拿

（1）肾气不固

证候：睡中遗尿，小便清长，熟睡，不易叫醒，面色淡白，精神不振，形寒肢冷。舌质淡，苔白，脉沉迟无力，指纹淡红。

治法：温补肾阳，升提固涩。

处方：

温补肾阳：补肾经，揉关元、二马、丹田、肾俞、太溪，擦八髎。

升提固涩：揉夜尿点、三阴交、百会、外劳宫。

随症加减：形寒肢冷加推三关，小便清长加揉气海，不易叫醒加掐揉四神聪。

（2）脾肺气虚

证候：睡中遗尿，尿频而量多，面色无华，神疲乏力，食欲不振，大便溏薄。舌偏淡，脉缓细，指纹淡。

治法：补脾益肺，固涩升提。

处方：

补肺益脾：补脾经，补肺经，揉肺俞、脾俞、足三里、三阴交，捏脊。

升提固涩：揉夜尿点、外劳宫、百会、三阴交。

随症加减：神疲乏力加揉关元、气海，食欲不振加揉板门，自汗加揉肾顶。

（3）肝经湿热

证候： 睡中遗尿，尿频量少，性情急躁，手足心热，唇红而干。舌质红，苔黄，脉弦滑，指纹紫滞。

治法： 清热利湿，通调止遗。

处方：

清热利湿：揉中极，清肝经，清补脾经，清大肠，清小肠，掐揉四横纹。

通调止遗：揉夜尿点、三阴交、膀胱俞、曲骨。

随症加减：性情急躁加揉太冲、行间，手足心热加清天河水、运内劳宫。

（4）心肾失交

证候： 梦中遗尿，寐不安宁，多梦易惊，烦躁叫扰，多动少静，记忆力差，或五心烦热，形体较瘦，舌红苔少，脉沉细数。

治法： 清心滋肾，安神固脬。

处方：

清心滋肾：清心经，清小肠，清天河水，补肾经，揉二马、太溪。

安神固脬：捣小天心，掐揉五指节，揉夜尿点、百会、三阴交、丹田。

随症加减：五心烦热加运内劳宫、揉涌泉，记忆力差加掐揉四神聪。

【其他治疗】

1. 中成药：五子衍宗丸，每次 3～5g，1 日 3 次，用于肾虚不固证；缩泉丸，每次 3～5g，1 日 3 次，用于遗尿之虚证；补中益气丸，每次 3～5g，1 日 3 次，用于脾肺气虚证；龙胆泻肝丸，每次 3～5g，1 日 3 次，用于肝经湿热证。

2. 中药外治

（1）五倍子、何首乌各 3g，研末，醋调敷于脐部，每晚 1 次，5 次为 1 个疗程。

（2）覆盆子、金樱子、菟丝子、五味子、仙茅、补骨脂、山茱萸、桑螵蛸各 60g，丁香、肉桂各 30g，研末备用。每次 1g，填入肚脐，滴 1～2 滴白酒后，外用纱布固定，3 天换药 1 次。

3. 针刺疗法：取关元、中极、膀胱俞、三阴交为主穴。肾阳虚加肾俞、命门；脾肺气虚加肺俞、脾俞、足三里，予以毫针补法。每日或隔日 1 次，7 次为 1 个疗程。或针刺夜尿点（位于小指掌面第二指关节横纹中点），每次留针 15～20 分钟。每日

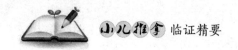

或隔日 1 次，7 次为 1 个疗程。

4.耳穴贴压：选用肾、膀胱、皮质下、尿道。每次选 2～3 个穴位，用王不留行籽贴压，于睡前按压以加强刺激。每 2 日 1 次，7 次为 1 个疗程。

5.皮肤针疗法：取夹脊穴、气海、关元、中极、膀胱俞、八髎。用皮肤针轻叩，使皮肤微微潮红，也可叩刺后加拔火罐，隔日 1 次，7 次为 1 个疗程。

6.西医治疗：服用去氨加压素片治疗，或应用遗尿报警器提醒患儿起床排尿。

【预防护理】

1.预防

（1）培养按时排尿和睡前排尿的良好习惯。

（2）积极预防和治疗能够引起遗尿的疾病。

2.护理

（1）要耐心教育引导，切忌打骂、责罚，鼓励患儿消除怕羞和紧张情绪。注意饮食，晚餐宜少盐饮食，晚餐后不宜过度饮水。

（2）对患儿进行唤醒训练。首先掌握孩子排尿规律，在尚未尿床前唤醒孩子，一定令孩子清醒后自行下床如厕排尿。经多次反复训练，使其能自觉醒来排尿。不要一夜多次叫醒孩子，把叫醒孩子时间往后延，叫醒后观察孩子排尿量。尿量少，叫醒时间再往后拖延，直到孩子一夜不排尿。

【饮食宜忌】

1.宜

（1）宜食富含蛋白质的食物，如鸡、鸭、鱼、肉等。

（2）宜食鸡内金、猪腰、猪膀胱、猪肝、鱼鳔、糯米、山药、莲子、韭菜、黑芝麻、桂圆、乌梅等。

（3）山萸肉 15～20g，粳米 60g，白糖适量。山萸肉洗净、去核，与粳米同入砂锅煮粥，待粥将熟时，加入白糖稍煮即成。早晚各服 1 次。

（4）核桃仁 30g，芡实 30g，粳米 50g 入锅，煮成粥即可。

2.忌

（1）忌食凉性、利尿食物，如莲藕、冬瓜、玉米、薏苡仁、赤小豆、西瓜等。

（2）忌食多糖食物，如巧克力、糖果、蛋糕等。

（3）忌食辛辣刺激性食物，如麻椒、花椒、辣椒等。

【临证提要】

1.推拿治疗小儿遗尿有较好的疗效，宜配合针灸、激光、外治等法进行综合治疗。

2.5 岁以下儿童，由于脑髓未充，或正常的排尿习惯尚未形成而尿床者不属病理现象。

3. 若因膀胱炎、尿道炎及附近器官炎症、脊髓炎、隐性脊柱裂等引起的遗尿，需积极治疗原发病。

4. 麻黄具有开窍醒神之功效，可贴敷肚脐，对于夜间不易被唤醒者具有一定效果。

第二节　尿　频

尿频又称"小便频数"，是指以小便次数增多为主要特征的病证。其特点是总尿量一般正常，白天症状明显，夜间症状消失。一年四季均可发病，但以寒冷季节多发。多发于学龄前儿童，尤以婴幼儿发病率最高，女孩发病率高于男该。急性发病，及时治疗，多能痊愈；慢性发病，或反复发作，常迁延日久，影响小儿身心健康。

现代医学认为，小儿出生后头几天内，因液体摄入量少，每日排尿仅 4～5 次；一周后因小儿新陈代谢旺盛，进水量较多而膀胱容量小，故排尿可增加至 20～25 次；以后间隔逐渐延长，1 岁时每日排尿 15～16 次，到 6 岁后每日 6～7 次。若小儿每日排尿次数超过正常范围且尿势急迫者，则称为"尿频尿急"。现代医学中的泌尿系感染、神经性尿频等可参考本病辨治。

【病因病机】

1. 湿热下注：湿热之邪客于肾与膀胱，湿阻热郁，气化不利，开阖失司，膀胱失约而致尿频。

2. 脾肾气虚：肾气虚则下元不固，气化不利，开阖失司；脾气虚则运化水液失常，水失制约，故脾肾气虚均可使膀胱失约而致尿频。

3. 阴虚内热：肾阴不足，虚热内生，虚火客于膀胱，膀胱失约而致尿频。

若病程日久则易生变证。湿热日久，损伤膀胱血络则为血淋；煎熬尿液，结为砂石，则为石淋；耗气伤阴，致肾阴肾阳不足，则为虚实夹杂之证。脾肾气虚日久，损伤阳气，阳不化气，气不化水，可致水肿；亦可使卫外不固，易感外邪，致尿频反复发作，加重病情。

【临床诊断】

1. 病史：有外阴不洁、坐地嬉戏等湿热外侵病史，或有尿频反复发作史。

2. 临床表现：起病急，小便频数，淋沥涩痛，或伴发热、腰痛。小婴儿往往尿急、尿痛等局部症状不突出而表现为高热等全身症状。或醒时尿频，次数较多，甚

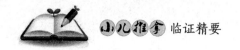

者数分钟1次，点滴淋沥，但入寐消失，反复发作，无明显其他不适。

3. 辅助检查：尿常规检查可见白细胞增多或脓细胞，可见白细胞管型。中段尿培养可见尿细菌培养阳性。

【鉴别诊断】

1. 石淋：小便刺痛艰难，有时尿路中断，尿时夹有砂石；伴有腰痛、腹痛，小便短赤，有时血尿。苔薄白，脉细数。

2. 尿崩症：又称"垂体加压素缺乏症"，表现为多尿、烦渴、多饮及低比重尿，甚者出现失水。可发生于任何年龄，男性较女性多见，是小儿时期较常见的内分泌疾病之一。

【辨证论治】

1. 辨证思路

（1）辨虚实：病程短，起病急，小便频数短赤，尿道灼热疼痛，多属实证；病程长，起病缓，小便频数，淋沥不尽，无尿热、尿痛，多属虚证。

（2）辨病机：小便频数短赤，尿道灼热疼痛，或伴发热恶寒、烦躁口渴、恶心呕吐，为湿热下注。小便频数，淋沥不尽，无尿热、尿痛，伴神疲乏力、面白形寒、手足不温、眼睑浮肿者，则为脾肾气虚；伴低热、盗汗、颧红、五心烦热等症状，则为阴虚内热。

2. 治疗原则：尿频病位主要在肾与膀胱，膀胱气化功能失常是本病的基本病机。助膀胱气化为本病的基本治法。随证治以益气补肾、升提固摄，补脾益肺、升提固摄，滋阴清热，清热利湿、通利膀胱。

3. 辨证推拿

（1）湿热下注

证候：起病较急，小便频数短赤，尿道灼热疼痛，尿液淋沥浑浊，小腹坠胀，腰部酸痛，婴儿时时啼哭不安；常伴有发热、烦躁口渴、头痛身痛、恶心呕吐。舌质红，苔薄腻微黄或黄腻，脉数有力，指纹紫滞。

治法：清热利湿，通利膀胱。

处方：

清热利湿：揉中极，推箕门，掐揉小天心，清小肠，清补脾经，清大肠。

通利膀胱：揉三阴交、曲骨、膀胱俞。

随症加减：发热加清天河水、退六腑，烦躁易怒加清肝经。

（2）肾气不足

证候：小便频数，点滴而下，体弱神疲，面白少华，少气懒言，手足不温，便溏溲清，或见方颅、鸡胸、齿迟。舌质淡边有齿痕，苔白，脉沉细无力。

治法：温肾化气，固涩下元。

处方：

温肾化气：补肾经，揉二马、肾俞、太溪、关元、气海，擦八髎。

固涩下元：揉三阴交、百会、外劳宫。

随症加减：手足不温加推三关，大便稀薄加补大肠、补脾经。

（3）肺脾气虚

证候：小便频数，淋沥不尽，面色㿠白或萎黄，精神倦怠，四肢不温，纳呆，大便稀薄。舌质淡或有齿痕，苔薄白，脉细弱，指纹淡红。

治法：补脾益肺，升提固摄。

处方：

补脾益肺：补脾经，补肺经，揉脾俞、肺俞、足三里。

升提固摄：揉三阴交、百会、外劳宫。

随症加减：四肢不温加推三关，大便稀薄加补大肠。

（4）阴虚内热

证候：小便频数，或频频不能自禁，盗汗，五心烦热，夜热口干，大便干结。舌质红，苔薄黄，脉细数，指纹淡紫。

治法：滋阴补肾，通调水道。

处方：

滋阴补肾：补肾经，揉二马、涌泉、太溪、运内劳宫。

通调水道：揉中极、三阴交、曲骨。

随症加减：烦躁不安加揉小天心、清肝经，大便秘结加清大肠。

【其他疗法】

1. 中药内服

（1）气虚型：桑螵蛸散（桑螵蛸、远志、菖蒲、龙骨、人参、茯神、当归、龟板），每次1.5g，日服2次。

（2）阴虚型：知柏地黄丸（知母、黄柏、熟地黄、山茱萸、淮山药、丹皮、泽泻、茯苓），每次1.5g，日服2次。

2. 食疗：狗肉250g，黑豆100g，炖汤分数次服食。用于肾气不足之尿频。

3. 针刺疗法：取膀胱俞、中极、阴陵泉、行间、太溪等穴。平补平泻，不留针，1日1次，7次为1个疗程。

4. 耳穴贴压：取膀胱、肾上腺、交感。用王不留行籽贴压，3日1次，5次为1

个疗程。治疗湿热之尿频。

【预防护理】

1. 预防

（1）妇女在怀孕期间，应做到休作有时，有助于胎儿的先天发育。

（2）注意患儿局部清洁卫生，勤换内衣内裤，养成良好排尿习惯。

2. 护理

（1）针对病因进行防治，如控制感染，治疗泌尿系病变，切除过长包皮等。

（2）尿道口发红者，可用清水清洗或用野菊花、黄柏、苦参煎汤外洗。

（3）多陪孩子玩耍，分散其注意力，避免精神紧张。

（4）注意饮食调理，增加营养，加强锻炼，增强体质。

【饮食宜忌】

1. 宜

（1）适当饮水，分多次饮用。

（2）宜食含钾丰富的食物，如香菇、白菜、豆类、花生、核桃、香蕉等。

（3）控制饮食结构，避免酸性物质摄入过量。多吃富含有机活性碱的食物，少吃肉类，多吃新鲜蔬菜。

2. 忌

（1）忌食生冷寒凉滑利之品，如通心菜、白瓜等。

（2）忌食辛辣食物，如辣椒、生姜、大蒜等。

（3）忌食白糖和精制面粉等。减少食盐的摄入，可改善尿频症状。

【临证提要】

1. 推拿治疗神经性尿频具有较好的疗效，合并尿路感染时应配合中药或西药治疗。

2. 不良习惯、包皮过长、尿路感染、精神因素及蛲虫症等都可引起尿频。因此，临证时应明确诊断，对因治疗。

第三节　五迟、五软

五迟是指立迟、行迟、语迟、发迟、齿迟，五软是指头项软、口软、手软、足软、肌肉软，均属于小儿生长发育障碍病证。五迟以发育迟缓为特征，五软以痿软无力为特征，两者既可单独出现，也常互为并见。多数患儿是由先天禀赋不足所致，病情较重，预后不良；少数由后天因素引起者，若症状较轻，治疗及时，多可康复。

现代医学中的脑发育不全、智力低下、脑性瘫痪，佝偻病等，均可参照本病辨治。

【病因病机】

五迟、五软的病因主要有先天禀赋不足，亦有后天失于调养者。

1.五迟：齿为骨之余，若肾精不足，可见牙齿迟出。发为血之余、肾之苗，若肾气不充，血虚失养，可见发迟或发稀而枯。言为心声，脑为髓海，若心气不足，肾精不足，髓海不充，则见言语迟缓、智力低下。

2.五软：肾主骨，肝主筋，脾主肌肉，人能站立行走，需要筋骨肌肉协调运动。若肝肾脾不足则筋骨肌肉失养，项软而无力，不能抬举；手软无力下垂，不能握举；足软无力，难于行走。脾开窍于口，主肌肉，若脾气不足，则见口软乏力、咀嚼困难；肌肉软弱，松弛无力。

【临床诊断】

1.病史：有孕期用药不当、产伤、窒息、早产史；有养育不当、家族史及近亲结婚史。

2.临床表现：小儿2～3岁尚不能站立行走，为立迟、行迟；初生无发或少发，随年龄增长，头发仍稀疏难长，为发迟；牙齿12个月时未出或出之甚少，为齿迟；1～2岁尚不会说话，为语迟。小儿周岁前后头项软弱下垂，为头项软；咀嚼无力，时流清涎，为口软；手臂不能握举，为手软；2～3岁尚不能站立行走，为足软；肌肉松软无力，为肌肉软。五迟、五软之症不一定悉具，但见一二症者可分别做出诊断。

3.辅助检查：应根据小儿生长发育规律，早期发现生长发育迟缓的变化，进行相关检查。

【鉴别诊断】

1.智力低下：智能明显低于同龄儿童正常水平，同时存在适应功能缺陷或损害，如社会技能、交谈、日常生活料理、独立能力等缺陷或损害。某些疾病引起的智力低下，如苯丙酮尿症者，尿三氯化铁试验阳性；唐氏综合征（先天性愚型）者，染色体检查有助诊断；甲状腺功能减低者，骨骼X线检查提示发育迟缓，甲状腺功能检查提示甲低。

2.脑性瘫痪：中枢性运动障碍及姿势异常，表现为多卧少动，颈项、肢体关节活动不利，常伴有智力迟缓，视、听、感觉障碍及学习困难。

3.婴儿型脊髓性肌萎缩症：出生时一般情况可，3～6个月后出现症状，肢体活动减少，上下肢呈对称性无力，进行性加重，膝腱反射减弱或难以引出，肌张力低下，肌肉萎缩，但智力正常。

4. 进行性肌营养不良：是一组遗传性肌肉变性疾病，其特征为进行性的肌无力和肌萎缩。血清酶检查可见 CK 升高；肌电图示肌源性损害；肌肉活检符合肌营养不良改变。

【辨证论治】

1. 辨证思路

（1）辨虚实：发育迟缓，肢体痿软，多为虚证；若伴易惊，夜卧不安，多为肝肾不足；若语言迟钝，精神呆滞，智力低下，四肢痿软，口角流涎，多为心脾两虚；若意识不清，或吞咽困难，口流痰涎，喉间痰鸣，夹痰夹瘀多为实证，证属痰瘀阻滞。

（2）辨轻重：五迟、五软并见，病情较重；五迟、五软仅见一二症者，病情较轻。

2. 治疗原则：五迟五软的病机总为五脏不足，气血虚弱，精髓不充，导致生长发育障碍。补益脏腑、促进发育为本病的基本治法，随证治以补肾养肝、健脾养心、化痰逐瘀等治法。

3. 辨证推拿

（1）肝肾亏损

证候： 发育迟缓，五迟为主，如筋骨痿弱，坐起、站立、行走、出齿等迟于正常同龄小儿，头项痿软，易惊，夜卧不安。舌淡，苔少，脉沉细无力，指纹淡。

治法： 补肾填髓，柔肝养筋。

处方：

补肾填髓：补肾经，揉二马、肾俞、关元、气海、绝骨、太溪、大杼。

柔肝养筋：揉肝俞、阳陵泉、足三里、三阴交，捏脊。

随症加减：辨部位配拿揉上、下肢，夜啼加捣小天心、掐揉五指节。

（2）心脾两虚

证候： 语言迟钝，精神呆滞，智力低下，头发生长迟缓，发稀萎黄，四肢痿软，肌肉松弛，口角流涎，咀嚼吮吸无力，或见吐舌弄舌，纳食欠佳，大便稀溏或秘结。舌淡苔少，脉细，指纹色淡。

治法： 健脾养心，补益气血。

处方：

健脾养心：补脾经，顺运内八卦，揉心俞、脾俞、足三里，捏脊。

补益气血：推三关，揉气海、三阴交。

随症加减：口角流涎加揉百会、外劳宫，四肢无力加拿揉上、下肢，吐舌弄舌、纳食欠佳加推四横纹。

（3）痰瘀阻滞

证候： 失聪失语，反应迟钝，意识不清，或吞咽困难，口流痰涎，喉间痰鸣，或有癫痫发作。舌体胖，有瘀斑瘀点，苔腻，脉沉涩或滑，指纹紫滞。

治法： 涤痰开窍，活血通络。

处方：

涤痰开窍：揉丰隆，清补脾经，推四横纹，掐揉百会、四神聪，摩囟门。

活血通络：揉合谷、膈俞、血海、三阴交，拿肩井。

随症加减：吞咽困难加揉廉泉、哑门，大便干燥加清大肠、退六腑。

【其他疗法】

1.中药内服：杞菊地黄丸，每服 2～4g，1 日 3 次，用于肝肾阴亏者；金匮肾气丸，每服 2～4g，1 日 3 次，用于肾气不足者；十全大补丸，每服 2～4g，1 日 3 次，用于心脾两虚者。

2.外治疗法：赤小豆研为细末，用酒调和，涂舌之上下，每日 1 次，用于语迟；当归、生地黄、肉苁蓉各等量，研成细末，用黑豆煎汤取液调和成膏，涂于头部，每日 1 次，用于小儿久不生发。

【预防护理】

1.预防

（1）大力宣传优生优育知识，禁止近亲结婚。婚前进行健康检查，以避免发生遗传性疾病。

（2）孕妇注意养胎、护胎，加强营养，按期检查，不滥服药物。

（3）婴儿应合理喂养，注意防治各种急、慢性疾病。

2.护理

（1）重视功能锻炼，加强智力训练教育。

（2）加强营养，科学调养。

（3）教给患儿家长简易推拿法，按摩痿软肢体，防止肌肉萎缩。

【饮食宜忌】

1.宜

（1）乳母饮食宜摄取富含维生素 A、维生素 D、钙的食物。

（2）提倡母乳喂养，出生后 1～2 周开始每日给婴儿服用维生素 D，连续服用至 2～3 岁；早产儿、体弱儿、多胎儿尤应尽早服用。

（3）添加富含维生素 D 和钙的辅助食品，如蛋黄、肝泥、鱼肝油制剂、虾皮、菜末、果汁、米汤等；还应多晒太阳以增加维生素 D 协助体内钙、磷吸收。

（4）注意调养脾胃，以后天养先天，1岁以上的幼儿应全面提高饮食质量，每天固定摄食牛奶、鸡蛋、豆腐、绿叶蔬菜、主食、山药等。

2. 忌：忌食肥甘厚腻及辛辣刺激的食物，如辣椒、生姜、大蒜等。

【临证提要】

1. 佝偻病前期可有脱发圈、多汗、囟门迟闭、牙齿迟出等症状，应密切观察，及早干预，防治并重。

2. 应熟悉小儿各个时期的生长发育规律，发现异常立即干预。尤其是在囟门未闭合之前，通过囟门可直接刺激大脑皮层，对调节中枢神经系统有特殊作用。

3. 推拿时宜配合语言交流，帮助患儿开启心智。

4. 本病病程长，应长期坚持治疗，疗效取决于病情程度、干预时机及患儿体质。目前该病仍是儿科难治病证，应告知家长。

第四节 头 痛

头痛是指由于外感与内伤，致使脉络拘急或失养，清窍不利所引起的以头部疼痛为主要临床特征的病证。头痛既是一种常见病证，也是一个常见症状，可以发生于多种急慢性疾病过程中，有时亦是某些相关疾病加重或恶化的先兆。西医学的偏头痛、神经性头痛以及其他原发性头痛，可参考本病论治。

【病因病机】

1. 感受外邪：多因起居不慎，坐卧当风，外邪上犯头部，清阳之气受阻，气血不畅，阻遏络道而发为头痛。多以风邪为主，常夹寒、夹湿、夹热。

2. 情志郁怒：小儿因情志抑郁，肝失条达，气郁血滞，或郁而化火，上扰清空，发为头痛。

3. 饮食不节：素嗜肥甘厚味，暴饮暴食，使脾不能运化转输水津，聚而痰湿内生，以致清阳不升，浊阴不降，清窍为痰湿所蒙；或痰阻脑脉，痰瘀痹阻，气血不畅，均可致脑失清阳、精血之充，脉络失养而痛；或饮食伤脾，气血化生不足，气血不足以充养髓海，而致头痛。

4. 瘀血阻滞：外感风邪，或先天不足、后天失养导致脏腑失调，均可使脑之脉络失和，瘀血内阻，造成头痛。或病久不愈，久痛入络，头痛反复发作。此外，小儿也可因跌仆损伤，或产伤，致头部瘀血，遗患头痛。

【临床诊断】

1. 病史：有外感、内伤病史。

2.临床表现：头痛，表现为前额、额颞、颠顶、顶枕部甚至全头疼痛，头痛性质或为跳痛、刺痛、胀痛、昏痛、隐痛、空痛。可以突然发作，也可以反复发作。疼痛持续时间可以数分钟、数小时、数天或数周不等。

3.辅助检查：血常规检查，测血压，脑脊液、脑血流图及脑电图检查，经颅多普勒、颅脑 CT 及 MRI 检查，有助于排除器质性疾病，以明确诊断。

【鉴别诊断】

1.颅内感染：头痛剧烈，伴有发热、喷射状呕吐及脑膜刺激征阳性等。

2.颅内肿瘤：头痛通常是近期发生的，多呈间歇性的发作，头痛的性质随肿瘤的大小及部位不同而不同，可通过影像学检查来鉴别。

【辨证论治】

1.辨证思路

（1）辨外感内伤：发病较急，病势较剧，表现掣痛、跳痛、胀痛、重痛、痛无休止，每因外邪所致，多为外感；起病缓慢，痛势较缓，表现隐痛、空痛、昏痛、痛势悠悠，遇劳则剧，时作时止，多为内伤。

（2）辨疼痛性质：掣痛、跳痛多为阳亢、火热所致；重痛多为痰湿；冷感而刺痛，为寒厥；刺痛固定，常为瘀血；痛而胀者，多为阳亢；隐痛绵绵或空痛者，多精血亏虚；痛而昏晕者，多为气血不足。

（3）辨疼痛部位：全头作痛，多为气血亏虚、肝肾阴虚；痛在枕部，多连项肌，多为阳亢；痛在颠顶，多为寒厥；痛在两颞，多为肝火。前额痛多为阳明经，枕后痛多为太阳经，颞侧痛多为少阳经，颠顶痛多为厥阴经。

（4）辨诱发因素：因劳倦而发，多为气血阴精不足；因气候变化而发，多为寒湿；因情志波动而加重，多为肝火；因暴食而加重，多为阳亢；外伤之后而痛，多为瘀血。

2.治疗原则：头痛病位在头，但与肝、脾、肾密切相关。风、火、痰、瘀、虚为致病之主要因素，邪阻脉络、脑失所养为头痛的基本病机。外感头痛属实证，治以疏风祛邪为主，兼用散寒、祛湿、清热、降火之法；内伤头痛属虚证或虚实夹杂，治以滋阴养血、益肾填精、扶正祛邪。

3.辨证推拿

（1）外感风寒

证候：头痛时作，痛及项背，喜裹头，遇风寒辄发。婴幼儿常表现为两眉频皱，时作烦哭，头得温而稍安。苔薄白，脉浮或浮紧，指纹浮红。

治法：疏散风寒，通络止痛。

处方：

疏散风寒：四大手法，揉风池、膊阳池，推天柱骨。

通络止痛：拿列缺，揉合谷、外关、太阳。

随症加减：发热加揉一窝风，鼻塞加揉迎香、鼻通。

（2）外感风热

证候：头日昏痛或胀痛，疼痛较为剧烈，受热加重；或烦哭不安，得凉则减，面红目赤，口渴喜冷饮，溲赤便结。舌质红，苔黄，脉浮数。

治法：疏风清热，和络止痛。

处方：

疏风清热：四大手法，清天河水，清肝经，清肺经，揉大椎、合谷。

和络止痛：揉外关、膊阳池、太阳、风池、百会。

随症加减：发热加推脊、清板门、退六腑。

（3）外感暑湿

证候：头胀痛，身热心烦，微汗，口渴，胸痞，头身困重。舌质红，苔腻，脉滑数。

治法：清暑化湿，通络止痛。

处方：

清暑化湿：四大手法，清天河水，清补脾经，掐揉四横纹，揉曲泽、委中，推脊。

通络止痛：揉合谷、外关、风池，掐揉百会、四神聪。

随症加减：身热心烦加揉小天心、清小肠，胸痞加揉中脘、足三里。

（4）肝郁气滞

证候：压迫性、紧缩性头痛，常常由于紧张或情志不舒而诱发，心烦易怒，或兼胁痛。舌质红，苔黄，脉弦数。

治法：疏肝解郁，理气止痛。

处方：

疏肝解郁：清肝经，揉合谷、太冲，搓摩胁肋。

理气止痛：四大手法，揉风池、太阳、头维，拿肩井，掐揉百会、四神聪。

随症加减：心烦易怒加捣小天心、掐揉五指节。

（5）气血虚弱

证候：头痛绵绵不休，时发时止，遇劳加重，神疲乏力，哭声低微，畏寒气短，不思乳食。舌质淡，苔白，脉细弱。

治法：健脾益气，养血止痛。

处方：

健脾益气：补脾经，推三关，揉脾俞、合谷、足三里。

养血止痛：四大手法，补肾经，揉二马、三阴交、太阳，掐揉百会、四神聪。

随症加减：纳呆加揉板门、推四横纹。

（6）痰湿上犯

证候：头痛昏蒙，胸脘痞闷，纳呆呕恶，或时吐痰涎。舌苔白腻，脉滑。常见于体质肥胖之小儿。

治法：健脾化痰，降逆止痛。

处方：

健脾化痰：补脾经，掐揉四横纹、揉丰隆、阴陵泉、足三里。

降逆止痛：四大手法，揉膊阳池、风池，掐揉百会、四神聪。

随症加减：纳呆加揉板门、中脘，逆运内八卦。

（7）瘀血内阻

证候：头痛日久缠绵不已，痛如锥刺，痛处固定不移，日轻夜重，或有头部外伤史。舌质紫暗，脉沉涩。

治法：活血化瘀，通窍止痛。

处方：

活血化瘀：揉合谷、血海、膈俞、三阴交，拿肩井。

通窍止痛：四大手法，揉风池、风府，掐揉百会、四神聪。

随症加减：痛重加揉阿是穴，或针刺阿是穴。

（8）肾阴不足

证候：头痛为空痛，眩晕耳鸣，腰膝无力，虚烦难眠，手足心热，口燥咽干，面色潮红。舌质红，脉沉细无力。

治法：滋阴填精，潜阳止痛。

处方：

滋阴填精：补肾经，揉二马、肾俞、复溜、三阴交。

潜阳止痛：掐揉百会、四神聪、涌泉、合谷、风池，四大手法。

随症加减：耳鸣加揉中渚、阳陵泉，手足心热加运内劳宫，咽干加揉照海。

【其他疗法】

1. 敷贴疗法

（1）瘀血头痛：白附子 3g，葱白 15g。白附子研细末，与葱白捣成泥状，取豆粒大小，敷贴在痛侧太阳穴处，约1小时取下。

（2）肝郁头痛：蓖麻同乳香、食盐捣细末，贴额头或头侧部。

2. 针灸疗法

（1）外感头痛：前额痛（阳明经）取印堂、攒竹、合谷、内庭；侧头痛（少阳经）取太阳、悬颅、外关、足临泣；后头痛（太阳经）取天柱、后溪、申脉；头顶痛（厥阴经）取百会、太冲、内关、涌泉。用平补平泻法，每日1次，7次为1个疗程。

（2）虚证头痛：取百会、气海、肝俞、肾俞、合谷、足三里，用补法，每日1次，7次为1个疗程。

【预防护理】

1. 预防

（1）要消除或减少发作的诱发因素，避免情绪紧张、劳累、睡眠不足、声光刺激，不进食含奶酪的食物。

（2）少进食香肠、热狗和含糖食品。勤做肩颈运动，睡眠规律，拒绝晨昏颠倒。善用热敷和冰袋，小心香水和众多清洁剂。

2. 护理

（1）保持室内空气流通和适宜的温湿度，营造安静的环境。

（2）谨慎使用止痛药、感冒糖浆等。

【饮食宜忌】

1. 宜

（1）宜食含镁丰富的蔬菜水果等食物，如小米、荞麦面等谷类，黄豆、蚕豆、豌豆等豆类及豆制品，以及雪菜、冬菜、冬菇、紫菜、桃子、桂圆、核桃、花生等蔬果类。

（2）风寒者，宜食芥菜、生姜等；风热者，宜食菊花、金银花等；暑湿者，宜食苦瓜、草菇、西瓜等；肝郁者，可用玫瑰花等；虚证者，宜食补益脾胃、滋补肝肾之品，如萝卜、山药、黑豆、猴头菇、燕麦、鸡肉、鸡蛋、枸杞子等；痰湿者，可用茯苓、佩兰、藿香等；血瘀者，可用玫瑰花、桂花、红糖、酒等。

2. 忌

（1）忌食辛辣刺激性食物，如大蒜、辣椒等。

（2）忌食亚硝酸盐含量比较高的食物，如香肠、火腿、熏肉等。

（3）忌食含有味精的食物，因谷氨酸钠会使头痛加剧。

【临证提要】

1.外感头痛，可取列缺、百会、太阳、风池、风门、大椎等穴位。内伤头痛实证，可取百会、外关、风池等穴位；虚证，可取百会、风池、足三里等穴位。

2.临证时应详细询问头痛起病快慢、部位、性质、时间、程度、伴随症状，诱发、加重及缓解因素、有无先兆及家庭史等，除注意神经系统体征外，还应仔细检查全身及头颅外各器官有无阳性体征。

3.如病程短并发热，首先考虑呼吸道疾病；如病情发展快，意识障碍、抽搐、呕吐，应考虑颅内感染疾病；如长期鼻塞、流涕、头痛应排除鼻窦炎。总之，要从颅内因素、颅外因素及全身因素进行分析，应首先排除颅内疾病。

第十五章 其他病证

第一节 小儿桡骨头半脱位

小儿桡骨头半脱位，又称"牵拉肘"，是指前臂在牵拉外力的作用下，桡骨小头自环状韧带处脱出，肱桡关节囊和环状韧带嵌顿在肱桡关节间隙，造成肘部疼痛、功能活动障碍的病症。常发生于 5 岁以内的小儿，尤以 3 岁以内的小儿多见。本病与一般关节脱位不同，仅是桡骨头略微离开正常解剖位置，无严重的软组织损伤，因此复位比较容易。

【病因病机】

1.内因：婴幼儿桡骨头发育不完善以及附着于桡骨头的环状韧带发育不全是小儿桡骨头半脱位的解剖基础。小儿的肱桡关节囊和环状韧带较成人松弛，故在前臂的牵拉状态下易发生半脱位。

2.外因：多因幼儿在肘关节伸直时腕部受到牵拉所致，如穿、脱衣服，走路跌倒时腕部被成人握住。由于肘部突然受到牵拉，肱桡关节间隙加大，关节内负压骤增，关节囊和环状韧带被吸入到肱桡关节间隙，桡骨头被环状韧带卡住，阻碍回位而致桡骨头半脱位。

【临床诊断】

1.病史：有肘部牵拉损伤史，部分患者受伤时或可闻及肘部"弹响"声。

2.临床表现：肘部牵拉后，患儿立即哭闹，肘部疼痛，拒绝他人触碰，受伤肘关节呈半屈曲位，前臂处于旋前位，旋后受限，不能自由活动，前臂不能自主抬举及持物。桡骨小头处压痛，局部无明显肿胀或畸形，前臂抬举受限，患侧握力减退。

4.辅助检查：X 线检查无异常表现。

【鉴别诊断】

1.桡骨头骨折：有外伤史，多发生于幼儿摔倒时，手掌撑地，前臂轻度屈曲、旋前。患儿诉肘关节周围疼痛，肘外侧肿胀明显，桡骨头局部压痛，不能旋转前臂，伸肘加重。X 线片可见骨折线等表现。

2.尺骨鹰嘴骨折：多见于成人，无移位骨折可见肿胀、压痛。有移位的骨折及合并脱位的骨折，肿胀范围较广泛。肘后方可触到凹陷部、骨折块及骨摩擦音，肘关节功能丧失。

【辨证论治】

1. 辨证思路：根据病史、疼痛部位、性质及功能活动受限进行定位、定性诊断。患侧握力减退及前臂抬举受限是本病的主要诊断依据。同时注意排除上肢及锁骨的骨折。

2. 治疗原则：以理筋整复为基本治法，辅以后期的防护。

3. 推拿治疗

（1）手法复位：家长抱患儿正坐，术者与患儿相对。以右侧为例，术者左手拇指放在桡骨头外侧处，右手握其腕部，慢慢地将前臂旋后，一般半脱位在旋后过程中常可复位。若不能复位，则右手稍加牵引至肘关节伸直旋后位，左手拇指加压于桡骨头处，然后屈曲肘关节，常可听到轻微的入臼声或触及入臼感。或屈肘 90° 向旋后方向来回旋转前臂亦可复位。

（2）复位后处理：复位后患儿肘部疼痛立即消失，停止哭闹，屈肘自如，前臂能抬举取物。若无明显肿胀，一般不用外敷药物，可用颈腕吊带于屈肘位悬挂 2 ~ 3 天，并嘱家长在小儿穿脱衣服时多加注意，避免牵拉患肢，以防形成习惯性脱位。

【其他疗法】

1. 药物外治：整复关节错缝是关键。复位成功后，若局部肿胀明显，可用活血止痛类膏药外敷。

2. 手术治疗：一般不采用手术治疗。若患儿出现习惯性桡骨头半脱位，方可考虑手术治疗。

【预防护理】

1. 预防：嘱患儿家属避免过度牵拉患儿肘部。

2. 护理：给儿童穿衣物时，应轻柔，避免暴力牵拉儿童腕部。玩耍时，避免各种肘关节过伸动作。

【饮食宜忌】

1. 宜

（1）饮食清淡，注意膳食平衡。

（2）宜食富含蛋白质的食物，如瘦肉、鸡肉、牛肉、肝脏、干酪、牛奶、蛋类、鱼类、贝类、大豆、大豆制品等。

2. 忌：忌食辛辣刺激食物，如辣椒、生蒜等刺激性食物。

【临证提要】

1. 推拿治疗该病效果明显，立竿见影。复位后，患儿肘部疼痛立即消失，活动自如，一般不需固定及药物治疗。

2. 对于习惯性半脱位的患儿，家长平时应避免牵拉患侧手臂，养成穿衣时先穿患侧、后穿健侧及脱衣时先脱健侧、后脱患侧的习惯，防止复发。

第二节　小儿髋关节损伤

小儿髋关节损伤，又称"小儿髋关节错缝"，是一种以小儿单侧髋关节疼痛或不适为主要临床特征的病症。常伴有跛行或不愿行走，膝关节疼痛，髋关节肿胀，运动功能受限等症状。多见于4～10岁儿童，平均发病年龄约6岁，男孩多于女孩。若治疗得当，则预后良好；若失治误治，日后可导致小儿髋关节的发育障碍。

现代医学认为，小儿髋关节损伤与单一动作超量运动、去甲肾上腺素一过性分泌增多等多种因素有关。

【病因病机】

小儿髋关节损伤的病因大多与外伤、劳逸不当、正气不足相关，病机关键为气滞血瘀。

1. 损伤：劳损或外伤使经脉损伤，血溢脉外，离经之血聚于髋部，久而因瘀生热，湿热相搏，血行不畅而致髋部疼痛、功能障碍。

2. 外感风寒：感受风寒，寒邪入里，寒邪阻滞经络，气血运行不畅而致髋部疼痛、功能障碍。

3. 正气不足：正气亏虚，风寒湿邪乘虚入侵卫表，邪留机体，经络不通，而致髋部疼痛肿胀、肢体活动不利等症状。

【临床诊断】

1. 病史：有下肢外伤史或过度活动史。

2. 临床表现：腹股沟及髋部疼痛，多无局部红肿，疼痛部位较深；部分患儿伴有膝关节、大腿中部疼痛感，痛性跛行。若患儿年龄较小，则可出现夜啼、体温上升等症状。

3. 辅助检查：骨盆正位片可见患侧关节囊阴影膨胀；积液过多时，股骨头有侧方移位，关节间隙增宽。彩超检查见患侧与健侧股骨颈前间隙差值 > 1 ～ 2mm。实验室检查可见白细胞计数和血沉正常，关节液细菌培养阴性。

【鉴别诊断】

1.滑膜型髋关节结核：慢性起病，无原因的髋部疼痛，跛行，反复发作，结合结核接触史、肺部病灶、结核全身中毒症状可鉴别。

2.急性化脓性髋关节炎：急性起病，体温＞39℃，局部肿胀，压痛明显，髋关节活动受限，Thomas 征（+++），白细胞升高，关节液内可见大量脓细胞，涂片可见金黄色葡萄球菌。Thomas 征又称"髋关节屈曲挛缩试验"，患者仰卧，将健侧髋膝关节尽量屈曲，大腿紧贴腹壁，使腰部接触床面，以消除腰前凸增加的代偿作用，再让其伸直患侧下肢，若患肢随之翘起而不能伸直平放于床面上，即为阳性体征。试验阳性说明该患侧髋关节有屈曲挛缩畸形，并记录其屈曲畸形角度。

【辨证论治】

1.辨证思路

（1）辨病因：本病多由外伤、外感寒邪所致，根据病因辨证求本。

（2）辨病位：根据腹股沟、髋部疼痛部位，辨明病变部位。

（3）辨虚实：疾病早期，起病较急，多为实证；部分迁延不愈者，多为虚证。

2.治疗原则：理筋整复，活血止痛。

3.推拿治疗

（1）擦、按揉髋部：术者用擦法在环跳、秩边、居髎穴操作 1～2 分钟；然后再用掌按揉髋部 1～3 分钟。

（2）拔伸髋关节：患儿取仰卧位，术者两手握住患儿的双踝部，先牵引 3 分钟，使患儿的髋关节倾斜得到纠正。

（3）整复手法：术者立于患侧床旁，一手握住患儿膝部，另一手握住患儿踝部，尽量屈髋、屈膝，同时握膝的手用力使患侧大腿贴近其腹壁，足跟触及臀部，做内收、内旋动作，听到咔嗒声或触到关节弹跳感后，伸直下肢。

（4）抖下肢：双手握住患侧踝关节，使下肢略伸直，进行小幅度的轻巧抖动，结束治疗。

【其他疗法】

1.中药热敷：独活、羌活、桂枝、艾叶、红花、苏木、花椒、牛膝、防风各 10g，伸筋草、透骨草各 15g，草乌 5g。将药装入纱布袋中，放到锅中煎煮 40 分钟，等待药物纱袋温度降至 40℃左右时，放置患儿髋部行热敷治疗，每次 30 分钟，每日 2 次。

2.针灸疗法：取穴环跳、秩边、八髎、承扶、居髎、风市。平补平泻法，每日 1 次。灸法取足三里、关元、居髎。隔姜灸或艾条温和灸，每日 1～2 次。

3.西医治疗：非甾体类抗炎药可以改善患儿局部疼痛症状。病情严重者，可采

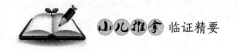

用手术治疗。

【预防护理】

1. 预防

（1）避免长期剧烈运动，适当进行体育锻炼。

（2）应及时治疗髋关节损伤。若治疗不及时，易引发一系列髋关节周围软组织疾患。

2. 护理

（1）患儿治疗后不能负重，需卧床休息 2～3 天。

（2）多食富含维生素、蛋白质及清淡易消化的食物，避免食用辛辣、肥腻之品。

【饮食宜忌】

1. 宜

（1）宜食富含蛋白质的食物，如猪瘦肉、鸡肉、牛肉、肝脏、干酪、牛奶、蛋类、鱼类、贝类、大豆及其制品等。

（2）宜食富含锌的食物，如玉米、黄豆、萝卜、蘑菇、坚果、动物肝脏、木耳、海带、海鲜（例如牡蛎）、蛋、肉类、全谷类、坚果类等。

（3）宜食富含维生素 A 的食物，如鱼肝油、胡萝卜、西红柿、深绿色蔬菜等。

（4）宜食富含维生素 C 的食物，如青菜、菠菜、红薯、马铃薯、草莓、甜柿子、柠檬、橙子、红枣、猕猴桃、柑橘和柚子等。

2. 忌

（1）忌食腌制的食物，如咸蛋、咸鸡、咸鱼等。

（2）忌食富含油脂的食物，如奶油、猪油、鸡油等。

（3）忌食辛辣刺激性的食物，如辣椒、麻椒、芥末等。

【临证提要】

1. 推拿治疗小儿髋关节损伤具有较好的疗效，但需排除小儿类风湿性关节炎、髋关节结核、先天性髋关节脱位、股骨头无菌性坏死（多见于 6～8 岁儿童）等病证。

2. 治疗时保证患髋的绝对休息，勿站立行走，以减轻关节压力，有助于关节囊、肌腱的修复及解除髋周肌痉挛。

第三节　脑性瘫痪

脑性瘫痪是指出生前到出生后 1 个月内，由于各种原因引起的非进行性脑损伤所致的综合征，主要症状为中枢性运动障碍及姿势异常。对于出生 1 个月以后因各种原因引起的中枢性运动功能障碍，称之为"获得性脑瘫"。本病病因复杂，多种产前、产时或产后因素，如脑缺氧、颅内出血、感染、脑发育畸形、胆红素脑病等都可形成不同程度的大脑皮质萎缩、脑回变窄、脑沟增宽等病理改变，产生脑性瘫痪。我国发病率为 1.8‰～ 4 ‰。具有早产、低出生体重、多胎、母亲高龄等特征者，脑瘫患病率较高。

本病具有病程长、运动功能障碍及智能障碍等特点，属中医学"五迟""五软"范畴。

【病因病机】

先天因素所致的脑髓不充及后天因素所致的脑髓受损是本病的病因病机。

1.先天因素：父母精血不足或孕妇调摄失宜。胎元在发育过程中，母亲受热毒、外邪、外伤、惊吓、药物等不良因素刺激，致胎儿髓海不充，脑发育障碍；或堕胎不成而成胎者；或年事已高，先天精气不足，脑髓未充，筋骨肌肉失养而致。

2.后天因素：多与产伤或新生儿染疾有关。如难产、产伤后颅内出血；或脐带绕颈、产中胎盘早剥，出生后窒息、中毒、护理不当，导致瘀阻经络，筋脉失养，气血不能输布于脑和四肢；或因高热惊厥、昏迷造成脑髓损伤；或喂养不当，而使脾胃虚弱，精髓不充，生长发育障碍所致。

【临床诊断】

1.病史：于孕期、围产期及新生儿期有导致小儿脑损伤的病史。

2.临床表现：婴儿期内出现中枢性瘫痪；伴有智力低下，惊厥，行为异常，感知障碍及其他异常。排除进行性疾病所致的中枢性瘫痪及正常小儿一过性运动发育迟缓。

3.辅助检查：MRI 在病因诊断上优于 CT。合并有癫痫发作时，进行脑电图（EEG）检查。肌电图检查有助于肌源性瘫痪和神经源性瘫痪、上运动神经元损伤和下运动神经元损伤的鉴别。此外，可进行脑干听视觉诱发电位、智力及语言、遗传代谢病的相关检查。

4.脑性瘫痪分类：

（1）依据神经病理学、临床症状及体征分类

①痉挛型：最常见，占全部脑性瘫痪患儿的 60%～ 70%。主要病变在锥体束系统，表现为肌张力增高，肢体活动受限。上肢常表现为屈肌张力增高，肩关节内收，肘关节、腕关节屈曲，手指屈曲呈握拳状，拇指内收，紧握于掌心中。下肢大腿内收，肌张力增高，大腿外展困难，踝关节跖屈。坐位时两下肢向前伸直困难。站立位时足尖着地，行走时呈踮足、剪刀样步态。腱反射亢进，踝阵挛阳性，2 岁以后巴氏征仍呈阳性。

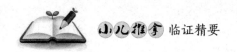

②手足徐动型：主要病变在锥体外系统，表现为竖头困难、四肢不自主运动。

③共济失调型：此型少见。

④混合型：此型少见。

（2）脑瘫按活动度将运动障碍分为 3 级

轻度：能独立行走，但登梯时可能需要助器。

中度：活动受限，需要助器。

重度：不能活动，需要轮椅并且需要他人推动。

【鉴别诊断】

痉挛型脑瘫应与脑白质营养不良、缓慢生长的大脑半球肿瘤鉴别，痉挛型双下肢瘫应与脊髓病变引起的截瘫鉴别，共济失调型应与缓慢进行的小脑退行性变鉴别，肌张力低下者应与婴儿型脊髓性肌萎缩鉴别。

【辨证论治】

1. 辨证思路

（1）辨病因：筋骨痿弱，发育迟缓，伴惊惕，夜啼，多为肝肾亏损；肌肉松弛，倦怠乏力，面白无华，厌食，多为心脾两虚；喉间痰鸣，舌胖有瘀斑瘀点，多为痰瘀阻滞；手足震颤，四肢抽动，面色萎黄，神疲乏力，大便稀溏，多为脾虚肝旺。

（2）辨虚实：发育迟缓，肢体痿软，多为虚证；反应迟钝，步态不稳，吞咽困难，喉间痰鸣，舌胖有瘀斑瘀点，多为实证。

2. 治疗原则：健脑益智，疏经通络为脑瘫的基本治法。若髓海不满、气血亏虚，治以补益肾气、填精益髓，兼健运脾胃；脾虚肝旺，治以扶土抑木；心脾两虚，治以补益气血、养心安神；痰浊内生，外伤、久病入络者，治以化痰逐瘀。

3. 推拿治疗

（1）基本操作

①头面部操作：受术者取仰卧位，术者坐其头侧。

A. 抹面部：术者用双拇指开天门，抹前额（上、中、下三条线），抹眉弓、眶上缘、眼球、眶下缘，分抹颧髎一线（睛明、迎香、巨髎、颧髎、下关），分抹人中、承浆，各操作 2 ~ 3 遍。

B. 按揉穴位：按揉睛明、承泣、四白、巨髎、颧髎、下关、颊车、耳门、听宫、听会、太阳、头维、角孙、率谷，各操作 2 ~ 3 遍。

C. 分推头部经脉：用双拇指分别沿头部督脉、膀胱经自前而后进行分推，操作 2 ~ 3 遍。

D. 按揉头部经穴：用双拇指沿头部督脉、两侧膀胱经自前发际向后分别交替点按经络至头顶部，操作 2～3 遍；然后掐揉百会、四神聪穴，各操作 2～3 遍。

E. 搔、叩击头部：术者用搔法施术于头部督脉、膀胱经，中指侧击神庭、百会穴，五指尖叩击头部督脉、两侧膀胱经，各操作 2～3 遍。

F. 擦、扫颞侧胆经：术者用食中指擦耳前后胆经，然后用扫散法施术于颞侧胆经，各 2～3 遍。

G. 拿五经及项后肌群：术者一手托住枕后，另一手自前向后拿五经，然后于项后部自下而上拿揉项后大筋，操作 2～3 遍。

H. 抹、点项后部：术者双掌交替抹项后部，然后点按双侧风池、风府、天柱穴，各 2～3 遍。

②背腰部及下肢后侧操作：受术者取俯卧位，术者站其体侧。

A. 揉背腰部及下肢后侧：首先沿斜方肌、肩胛骨周围、冈下窝往返施术；然后沿背腰部及下肢膀胱经往返施术；最后沿下肢外侧少阳胆经往返施术。各操作 2～3 遍。

B. 按揉背腰部：沿背腰部及下肢膀胱经往返施术，操作 2～3 遍。

C. 点按经穴：拇指点按肩井、天宗、肾俞、居髎、风市、委中、承山、太溪、昆仑、背腰夹脊穴、环跳、秩边、承扶、殷门。每穴操作 0.5～1 分钟。

D. 拿背腰及下肢：拿肩井，拿腰肌，拿下肢后侧至足跟，各操作 2～3 遍。

E. 推背腰及下肢部膀胱经：用掌推法沿背腰部、下肢膀胱经进行施术，操作 2～3 遍；用刨推法施术于胁肋、双下肢处，操作 2～3 遍。

F. 拍背腰、下肢经络：用虚掌从上向下竖拍膀胱经、督脉三条线，然后拍打下肢膀胱经及胆经，最后横拍腰骶部，各操作 2～3 遍。

③上肢部操作：受术者取仰卧位，术者站其体侧。

A. 揉肩部：从肩前部开始沿肱二头肌、肘窝、前臂掌侧进行施术，然后沿三角肌、肱三头肌、前臂背侧进行施术，操作 2～3 遍。

B. 拿上肢：首先沿肱二头肌、前臂尺侧进行施术，然后沿肱三头肌、前臂桡侧进行施术，最后拿三角肌，操作 2～3 遍。

C. 按揉穴位：按揉上肢部云门、中府、肩前、肩髃、肩髎、曲池、手三里、外关、合谷、中渚，每穴操作 0.5～1 分钟。

D. 摇上肢关节：首先托肘摇肩，然后摇肘关节，最后摇腕关节，操作 2～3 遍。

E. 最后，捻理十指，结束上肢治疗。

④下肢部前侧操作：受术者取仰卧位，术者站其体侧。

A. 揉下肢前侧及外侧：术者沿下肢足阳明胃经和足少阳胆经由上往下进行往返

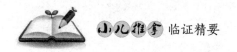

施术，操作 2～3 遍。

B．掌揉下肢：用掌根揉法沿股四头肌进行往返施术；然后让患儿屈髋屈膝，术者用双掌合揉下肢内、外侧，操作 2～3 遍。

C．拿下肢：术者用五指拿法拿股四头肌及股内收肌，然后拿下肢内侧足三阴经及对侧下肢足三阳经；最后，患儿屈膝屈髋位，术者用食、中、无名指勾拿腓肠肌，操作 2～3 遍。

D．按揉下肢经穴：术者用拇指按揉髀关、伏兔、血海、梁丘、风市、足三里、丰隆、三阴交、绝骨、太溪、解溪、内庭、太冲、涌泉，每穴操作 0.5～1 分钟。

E．推下肢：术者用掌推法沿股前侧或股外侧、小腿前外侧至踝部进行施术，操作 2～3 遍。

F．摇下肢关节：首先摇髋，然后摇膝，最后摇踝关节，各操作 2～3 遍。

（2）辨证推拿

①肝肾亏损

证候：筋骨痿弱，发育迟缓，立迟、行迟、发迟，五硬明显；伴惊惕，夜啼，烦躁，肢体强直，关节屈伸不利。舌淡，少苔，脉沉细无力。

治法：滋补肝肾、健脑益智。

处方：

滋补肝肾：补肾经，揉二马、肝俞、肾俞、太溪、悬钟。

健脑益智：摩囟门，掐揉百会、四神聪，捏脊。

随症加减：惊惕、夜啼加清肝经、捣小天心，揉印堂、内关。

②心脾两虚

证候：肌肉松弛，五软明显，智力低下，神情倦怠，咀嚼无力，唾液多，发稀疏，面白无华，厌食，大便稀溏或秘结。舌质胖，苔少，脉细弱、指纹淡红。

治法：补益气血，养心安神。

处方：

补益气血：补脾经，揉心俞、脾俞、足三里、三阴交，顺时针摩腹。

养心安神：揉神门、内关，摩囟门，掐揉百会、四神聪。

随症加减：大便稀溏加捏脊、补大肠。

③痰瘀阻滞

证候：五硬，肢体麻木不遂，关节强硬、屈伸不利，语言不利，耳窍不聪，反应迟钝，步态不稳，吞咽困难，喉间痰鸣。舌胖有瘀斑瘀点，苔厚腻，脉沉涩，指纹暗滞。

治法：豁痰开窍，逐瘀通络。

处方：

豁痰开窍：清补脾经，揉丰隆、合谷、太冲、风池，掐揉百会、四神聪。

逐瘀通络：点按天宗、环跳、阳陵泉、血海、三阴交、膈俞。

随症加减：语言不利加点按廉泉、哑门，耳窍不聪加揉耳门、听宫、听会。

④脾虚肝旺

证候： 偏脾虚以五软为主，偏肝旺以五硬为主。手足震颤，肢体扭转，表情怪异，四肢抽动，时作时止，运动无力，口角流涎，面色萎黄，神疲乏力，不思饮食，大便稀溏。舌淡，苔白，脉弦细，指纹淡红。

治法： 平抑肝木，健脾益智。

处方：

健脾益智：补脾经，揉脾俞、足三里、中脘，摩囟门，掐揉百会、四神聪，四大手法，捏脊。

平抑肝木：揉合谷、太冲、风池、肝俞，搓摩胁肋，清肝经，擦涌泉。

随症加减：纳差加揉中脘、足三里，口角流涎加揉廉泉。

【其他疗法】

1.针刺疗法：取穴百会、四神聪、神庭、风池、本神、脑空、脑户、风府及哑门。每日1次，捻转补法，不留针，7次为1个疗程。

2.药物治疗：如胞二磷胆碱、丹参等，根据患儿病情制定给药方案，多种药物配合使用，通常1种药物停药1周后开始进行其他药物治疗。

3.功能训练：根据病情制定功能训练方案，以训练患儿运动姿势、协调平衡能力、肌力为主要目的，促使患儿正常直立行走，坐姿恢复正常，并在运动过程中逐步提升环境适应能力，从以体能基础训练为主到站立行走训练，同时每天配合抚摸、语言及认知能力训练，并对患儿家属进行培训，指导开展家庭训练活动。

4.中药熏洗：多采用活血化瘀、通经活络的药物，常用药有当归、牛膝、伸筋草、透骨草、木瓜、红花、黄芪、川芎、白芍、杜仲、防风、鸡血藤、赤芍等。水煎外洗，每日1次，7次为1个疗程。

【预防护理】

1.预防

（1）避免脑瘫的危险因素，如产时窒息、低出生体重、新生儿期感染及外伤等。

（2）胎儿期孕母要防止患风疹、弓形体病、李司忒菌病等疾病，避免外伤、早产及难产。

（3）避免新生儿脑缺氧、脑损伤等因素，如窒息缺氧、低血糖、高胆红素血症等。

2. 护理

（1）管理好饮食，防止营养不良、消化不良，预防褥疮。吞咽困难者缓慢进食，给予易于下咽的食物。

（2）重视心理护理，防止患儿发生孤独和自卑情绪，增强克服困难的信心。

（3）加强教育训练，锻炼动作和语言，经常按摩瘫痪肢体等。

（4）对吞咽困难的患儿，喂养时要耐心，每勺食物不宜过多，以免发生呕吐。

【饮食宜忌】

1. 宜

（1）宜食营养丰富且易于消化的食物；宜食富含维生素C的新鲜蔬菜和水果。根据患儿口部功能的发展，由流食、半流食至固体食物逐渐改变质地。

（2）宜食滋补肝肾、补益脾胃的食物，如萝卜、芋头、山药、鲫鱼、黑豆、枸杞子等。

（3）鲜羊肉100g，萝卜1个，粳米30g。秋冬季食用，羊肉味甘性温，助元阳、补精血，可治疗肾虚骨弱，肌肉痿弱，足膝无力。

2. 忌：忌食肥甘厚腻等不易消化的食物及香燥辛辣之品，如韭菜、葱、辣椒、大蒜、生姜等。

【临证提要】

1. 本病应早发现，早诊断，早治疗，年龄越小，疗效越好。推拿治疗小儿脑瘫，可促使瘫痪肌肉恢复功能，减轻肌肉痉挛，尤其适用于5岁以下的患儿。针对5岁以上的患儿，除推拿治疗外，还应配合矫形治疗。

2. 肌张力偏高的患儿，应以轻柔手法为宜；而肌张力低下的患儿，应以重手法刺激为宜。

3. 采取药物、针灸、推拿等多种综合疗法进行治疗，配合合理的教育、功能训练以及充足的营养供给，是本病获取最佳疗效的关键。

第四节　臂丛神经损伤

臂丛神经损伤，又称"臂麻痹"，是指出生时由于胎儿体重较大，胎位不正，或助产失误，或因后天外伤、骨折等原因造成臂丛神经损伤，导致患儿上肢完全或部分麻痹，引起肩、肘、手等局部功能障碍的疾病。本病发生率为0.5‰～0.85‰，足月及大于胎龄儿多见。本病属中医"痿""痹"的范畴。

【病因病机】

臂丛神经损伤与宫缩乏力、难产、巨大儿、臀位和横位等胎位不正有关。由于分娩过程中过度牵拉，或产道挤压损伤了臂丛周围组织，受损软组织产生的血肿或炎性水肿刺激压迫了臂丛神经，导致神经功能障碍而致麻痹。临床最常见的是上臂麻痹，其次为前臂麻痹，亦有损伤严重者为全臂麻痹。

中医学认为，该病为产伤、受寒等使经脉受损，血液不循常道，瘀而成痹，筋骨失养，废而不用所致。

【临床诊断】

1. 病史：一般有头位或臀位娩出时的过度牵拉史。

2. 临床表现：出生后患侧上肢下垂、肌力下降、活动障碍、皮肤感觉异常等。

3. 辅助检查：核磁共振可确定病变部位，肌电图检查及神经传导试验也有助于诊断。

4. 临床分型：根据受损部位的不同，可分为上臂丛（颈5～颈7）损伤、下臂丛（颈8～胸1）损伤及全臂丛损伤。

（1）上臂丛（颈5～颈7）损伤：腋、肌皮、肩胛上神经及肩胛背神经麻痹，桡神经、正中神经部分麻痹。肩关节不能外展与上举，肘关节不能屈曲，腕关节肌力减弱，前臂旋转功能障碍，上肢伸面感觉大部分缺失。三角肌、冈上肌、冈下肌、肩胛提肌、大小菱形肌、桡侧腕屈肌、旋前圆肌、肱桡肌、旋后肌等出现瘫痪或部分瘫痪，但手指活动正常。

（2）下臂丛（颈8～胸1）损伤：尺神经麻痹，臂内侧皮神经、前臂内侧皮神经受损，正中、桡神经部分麻痹。肩、肘、腕关节活动尚好，但手内肌萎缩，骨间肌尤其明显，手指不能屈伸，拇指不能掌侧外展，前臂及手部尺侧皮肤感觉缺失。尺侧腕屈肌、指深浅屈肌、大小鱼际肌群、全部蚓状肌与骨间肌瘫痪。

（3）全臂丛损伤：早期整个上肢呈迟缓性麻痹，各关节不能主动运动，但被动运动正常，上肢温度略低，腱反射消失，肢体远端肿胀，Horner征（瞳孔缩小，眼睑下垂及眼裂狭小，眼球内陷，同侧额部无汗）阳性。后期上肢肌肉明显萎缩，各关节常因关节囊挛缩而致被动活动受限，尤以肩关节与指关节严重。

【鉴别诊断】

1. 小儿麻痹后遗症：一般无产伤史，多见于1～5岁儿童，有瘫痪前驱期症状，以不规则、不对称的肢体瘫痪，后期骨骼畸形为特征。常见于四肢，以下肢瘫痪最多。

2. 脑性瘫痪：多呈痉挛性，常以单侧上下肢发病，伴有智力低下、反应迟钝、语言障碍、吐字不清等。

3.感染性多发性神经根炎：患儿多数急性起病，有发热病史，运动障碍常从下肢开始，向上发展，瘫痪肢体远端重于近端。四肢麻痹呈对称性，两侧受累程度相似。受累肢体腱反射减弱或消失，并伴有肌肉萎缩。急性期脑脊液检查常为阳性。

【辨证论治】

1.辨证思路

（1）辨病因：分娩过程中过度牵拉及产道挤压损伤了臂丛神经者，属产伤；后天外伤、骨折等损伤臂丛神经者，属后天损伤。

（2）辨病位：根据临床表现，辨识上臂丛损伤、下臂丛损伤、全臂丛损伤。

2.治疗原则：活血化瘀，舒筋通络。

3.推拿治疗

（1）㨰肩部：从肩前部开始沿肱二头肌、肘窝、前臂掌侧进行施术，然后沿三角肌、肱三头肌、前臂背侧进行施术，操作2～3遍。

（2）拿上肢：首先沿肱二头肌、前臂尺侧进行施术，然后沿肱三头肌、前臂桡侧进行施术，最后拿三角肌，操作2～3遍。

（3）按揉穴位：按揉中府、云门、肩前、肩髃、肩髎、肩贞、曲池、手三里、外关、合谷，每穴操作0.5～1分钟。

（4）摇上肢关节：先托肘摇肩，然后摇肘关节，最后摇腕关节，操作2～3遍。

（5）结束手法：搓抖上肢2～3遍，捻理十指2～3遍，分抹手掌大小鱼际2～3遍。

【其他疗法】

1.一般治疗：不活动时，用绷带将患儿手不间断地吊在床架上，保持患肢上举姿势；经常活动患侧手指，保持关节功能位的维持，防止关节僵硬。

2.药物治疗：大量的B族维生素（维生素B_1、维生素B_6、维生素B_{12}等）及扩张神经内微血管的药物、神经生长因子类药物能营养神经，促进受损神经的髓鞘修复，加快神经传导速度。早期注射糖皮质激素，可抑制神经损伤处的炎症反应，减轻组织水肿，降低毛细血管的通透性，为神经修复创造良好的微环境。

3.物理疗法：电刺激可促进神经生长因子的表达，促进神经轴突的修复再生。磁刺激是通过变化的电流产生变化的磁场，进而产生感应电流刺激受损的神经，使神经细胞兴奋、去极化，促进周围神经的修复。

4.作业治疗：晚期可根据损伤的范围和程度，即肌力和皮肤感觉情况进行作业治疗，以及使用矫形器预防或矫正畸形。

5. 手术治疗：若保守治疗不满意，出生后 3 个月至半年内无明显功能恢复或仅部分功能恢复，即可考虑手术治疗。

【预防护理】

1. 预防：提高产科技术是预防小儿臂丛神经损伤的最好方案，尤其是接生巨大儿、臀位儿或操作产钳时，特别注意不要损伤臂丛神经。

2. 护理

（1）根据患儿病情，应加强与患儿家属的交流和沟通，疏导家长焦虑紧张情绪，向其详细介绍疾病知识，提高患儿及其家长的治疗依从性。

（2）加强肢体保暖、基础护理、肿胀预防以及营养支持等综合护理。

【饮食宜忌】

1. 宜

（1）宜食富含维生素 B_1 的食物，如花生、大豆、黑米、鸡蛋、香菜、黄瓜、胡萝卜、猕猴桃、香蕉、葡萄等。

（2）宜食富含膳食纤维的食物，如菠菜、芹菜、燕麦、玉米等。

（3）宜食富含维生素 B_{12} 的食物，如花生、芹菜、牛肝等。

2. 忌：忌食刺激性食物，如韭菜、茴香菜等。

【临证提要】

1. 早期治疗尤为重要。出生后第二天，若生命体征正常即可开始治疗。

2. 手法宜轻柔，切忌粗暴。被动运动要缓和，切忌强拉硬扳。

3. 临证时应首先辨识神经损伤程度，并在治疗过程中随时观察患肢功能的恢复程度。

第五节　特发性脊柱侧弯

脊柱侧弯是指脊柱的一个或数个节段在冠状面上偏离身体中线向侧方弯曲，形成一个带有弧度的脊柱畸形。通常伴有脊柱的旋转和矢状面上后突或前突的增加或减少，肋骨左右高低不平、骨盆旋转倾斜畸形及椎旁韧带肌肉的异常，是多种病因所致的临床症状。

生长发育期间原因不明的脊柱侧弯，称为"特发性脊柱侧弯"。该病好发于青少年，女孩多于男孩，但早期不易发现。轻度脊柱侧弯一般不会导致严重并发症，严重者可对患儿造成较严重的心理和生理影响。如胸段脊柱侧弯会导致胸廓发育畸形，胸腔容积变小，从而影响心肺发育，导致肺活量低。

【病因病机】

1. 遗传因素：特发性脊柱侧弯与遗传因素有关，可能与常染色体主导和不完全性的连锁以及多样性表达等有关。父母双亲均有侧凸，子女患病可能性是正常人的50倍。

2. 激素影响：特发性脊柱侧弯可能与生长激素有关，如女患儿的身高常比同龄正常女孩高。

3. 结缔组织发育异常：患儿的结缔组织中存在胶原和蛋白多糖质与量的异常，此是侧弯的原发因素还是继发因素，目前尚不清楚。

4. 神经－平衡系统功能障碍：人体平衡系统的功能是控制作用于人体上的各种重力和维持在各种不同状态下的平衡，在这个平衡系统反射弧中的某个反射环节上出现功能障碍，脊柱就有可能发生侧凸来调整或建立新的平衡。

5. 神经内分泌系统异常：血清褪黑素的降低可能是发生脊柱侧弯的重要始动因素，并与脊柱侧弯的进展相关。

6. 其他因素：高龄母亲的后代易患特发性脊柱侧弯，且进展较快。

【临床诊断】

1. 病史：部分患儿有长期习惯性不良姿势。

2. 临床表现：冠状面脊柱侧弯，矢状面脊柱生理弯曲改变、椎体旋转。早期征象为双髋不等高，腰部不对称，一侧肩膀比另一侧明显突出或增大，出现"剃刀背"，女孩双乳发育不匀称，平卧时双下肢不等长。较明显的患儿，可见两侧肩胛高低不在同一个平面或体态畸形。严重畸形可引起内脏功能紊乱，如心、肺发育不良，肺活量低，活动时出现胸闷、心悸、气促等。

3. 辅助检查

（1）X线检查：X线是诊断脊柱侧弯的主要手段，可以确定畸形的类型、病因、部位、严重度和柔软性。站立位脊柱正位X线片的脊柱弯曲角度大于10°即可确诊。

摄片要求：在站立位下摄脊柱全长正侧位片，并包括两侧髂嵴，以反映畸形的真实情况和躯干的平衡状态。脊柱侧弯角度Cobb角测量方法：选用脊柱标准全长正位相X线片，首先确定侧弯的顶椎，在上端的第一个侧弯的椎体上缘画一横线，选同样在下端第一个侧弯的椎体下缘画一条横线，两条线交叉的角就是Cobb角。实际测量中，两条线交叉有时需要延长很多，所以用两条线各自垂直线交叉上、下方的角即是。

（2）CT、MRI检查：经各椎体椎弓根平面的CT平扫，有助于了解各椎体的旋转情况，并可测量椎弓根的直径和深度，以指导手术中椎弓根螺钉的应用。

4.脊柱侧弯分型

（1）根据病理变化特点：可分为功能性脊柱侧弯及结构性脊柱侧弯两大类，功能性脊柱侧弯没有脊柱内部结构破坏。

（2）根据年龄特点：一般将特发性脊柱侧弯分为三种类型：幼儿型（在 3 岁内发现的一种结构性脊柱畸形），少年型（4 ～ 10 岁之间发现的脊柱侧弯畸形，占特发性脊柱侧弯的 12% ～ 21%），青春型（较常见，10 ～ 16 岁年龄组的青少年有 2% ～ 4% 的发病率）。

（3）按脊柱侧凸顶椎所在的解剖位置：分为颈弯（顶椎在 C1 ～ C6 之间）、颈胸弯（顶椎在 C7 ～ T1 之间）、胸弯（顶椎在 T2 ～ T11 之间）、胸腰弯（顶椎在 T12 ～ L1 之间）、腰弯（顶椎在 L2 ～ L4 之间）、腰骶弯（顶椎在 L5 或 S1）。

【鉴别诊断】

1.胸椎结核：疼痛常是最先出现的症状。起病缓慢，有低热、疲倦、消瘦、盗汗、食欲不振与贫血等症状。通常为脊柱后凸，背痛，下胸椎病变的疼痛有时表现为腰骶部疼痛。

2.先天性脊柱侧弯：由脊柱胚胎发育异常所致，发病较早，大部分在婴幼儿期被发现，发病机理为脊柱的结构性异常和脊柱生长不平衡，鉴别诊断并不困难，X 线摄片可发现脊柱有结构性畸形。

3.神经肌肉源性脊柱侧弯：由于神经系统和肌肉失去了对脊柱躯干平衡的控制调节所致，其病因常需临床检查才能发现，有时需用神经 – 肌电生理，甚至神经 – 肌肉活检才能明确诊断。

【辨证论治】

1.辨证思路

（1）辨病因：本病多由先天不足、后天失养及长期姿势不正引起，需要根据病史、临床表现及 X 线表现确定侧弯类型，决定治疗方法。

（2）辨病位：根据临床表现、X 线表现确定病变部位，辨证选用手法进行治疗。

2.治疗原则：舒筋通络，理筋整复，矫正畸形。

3.推拿治疗

（1）擦背腰部：首先沿斜方肌、肩胛骨周围、冈下窝往返施术，然后沿背腰部膀胱经往返施术，操作 2 ～ 3 遍。

（2）按揉背腰部：沿背腰、下肢部膀胱经往返施术，操作 2 ～ 3 遍。

（3）弹拨背腰部：首先沿斜方肌、肩胛骨内侧缘、冈下窝进行弹拨施术，然后重点弹拨斜方肌、肩胛骨内侧缘、冈下肌、腰三横突处、臀中肌，操作 2 ～ 3 遍。

（4）点按穴位：拇指点按天宗、肾俞、居髎、委中、承山、太溪、背腰夹脊穴、环跳、秩边，每穴操作 0.5～1 分钟。

（5）整复胸腰椎：术者用胸椎扩胸扳法及侧卧位腰椎扳法施术于胸椎、腰椎，各操作 1 遍。

（6）错位椎体矫正手法：患者取俯卧位。第一助手立于患者足部床边，双手紧握双踝，并根据病变节段调整双下肢高度。第二助手立于患者床头，双手握持双侧腋下。术者一手拇指按于错位椎体上一节的棘突旁约 2cm 处，另一手拇指按于错位椎体棘突的对侧旁约 2cm 处。嘱患者呼气，于呼气末时，两助手同时用力朝相反方向牵拉，术者双拇指同时向对侧做轻巧推按。操作 2～4 次。

（7）推背腰膀胱经：用掌推法沿背腰部膀胱经进行施术，操作 2～3 遍。

（8）叩击腰背部：用小鱼际横向叩击腰背部膀胱经，最后拳背击大椎、八髎，操作 2～3 遍。

（9）拍背腰经络：用虚掌从上往下竖拍膀胱经、督脉三条线，最后横拍腰骶部，操作 2～3 遍。

（10）牵引调整：推拿治疗结束后，以牵引皮带固定牵引。牵引的固定点上端在腋下，下端在骨盆处。根据患者情况给予适当的牵引力及牵引时间，牵引力以患者体重 60% 计，每日 1 次，每次 20 分钟，目的是纠正侧弯角度。

【其他疗法】

1. 康复训练：根据患儿病情严重程度、侧弯位置及方向、背部肌力等情况由康复理疗师制定康复训练方案。

2. 中药治疗：根据患儿整体情况，进行辨证论治，可长期服用六味地黄丸等中成药以补益先天不足，并辅以补脾益气以调补后天之本。

3. 矫形器矫正：理论上是年龄越小效果越好，患者是否按要求穿戴也是影响疗效的关键因素。生长迅速阶段，需全天长时间穿戴进行被动矫正。由于患者年龄偏小，自控能力差，在佩戴过程中有时会放松甚至摘除矫形器，影响矫正效果。

【预防护理】

1. 预防

（1）端正坐姿：日常生活中要注意保持身形正直，不可歪斜趴于桌面。写字看书保持"三个一"，即眼睛离桌面一尺，胸离桌子一拳，手离笔尖一寸。

（2）挺拔站姿：从正面看时，两眼正视，两肩平齐，两臂自然下垂，身体重心落于两腿正中；从侧面看时，两眼平视，下颌微收，挺胸收腹，两脚平行，身体呈自然的 S 曲线。

2.护理

（1）睡眠时注意矫正，必要时使用高低合适的枕头垫起背部进行矫正。

（2）写作业及使用电脑时注意正确姿势，帮助患儿每日1次进行背部正确姿势拉伸。

【饮食宜忌】

1.宜

（1）宜食富含维生素D、钙及高蛋白食物，如大骨头汤、肝泥、鱼肝油制品、牛奶、鱼虾、牛羊肉、鸡蛋、豆类制品等。多晒太阳以增加维生素，协助体内钙、磷吸收。

（2）宜食新鲜蔬菜与水果。

（3）羊骨1副，陈皮、良姜各6g，草果2个，生姜30g，粳米（或小米）50g，盐适量，煮粥服用。

2.忌：忌食肥甘、厚腻及香辣刺激的食物，如辣椒、生姜、大蒜等。

【临证提要】

1.筋骨并调，恢复脊柱力学平衡，重视调整胸肋，改善胸廓畸形。

2.若能早期诊治，推拿治疗本病具有较好的疗效，应在青春发育期前接受治疗。

3.对因姿势不良而引起的患儿，应嘱家长督促其纠正不良姿势；对侧弯明显的患儿，早期可穿塑料背心或石膏背心等进行矫正。若治疗无效或患先天性脊柱侧弯，多需要手术矫正。

第六节　儿童自闭症

儿童自闭症，又称为"孤独症"，为广泛性发育障碍，是儿童常见的精神行为疾病之一。主要表现为社会交往障碍、语言发育障碍及特殊行为表现。儿童自闭症多起病于婴幼儿时期，以男童多见，男女比例为（4～10）：1。我国发病率约为1%。目前，自闭症的发病机制尚不明确，大多数学者将其病因归结为家族遗传、母体孕产期失调、环境影响、染色体改变、神经及脑改变等诸多方面。本病属中医"五迟""五软""胎弱"等范畴。

【病因病机】

本病的病因病机多为先天不足，肾精亏虚，心窍不通，神失所养，肝失条达，痰浊郁结，升发不利。其病位在脑，与心、肝、脾、肾均有密切关系。

1.先天不足，肾精亏虚：多见于母体怀孕期间感受外邪，跌仆损伤，精神刺激，误服药物等损伤胎元；或父母体质欠佳，孕母素体虚弱，高龄妊娠等使胎儿禀赋不足，肾精亏虚不能化髓充脑，元神不得滋养而致本病。

2.心窍不通，神失所养：心主神志，心藏神。若心窍不通则不能藏神，故可见表情淡漠、神志痴呆、言语不清等表现。

3.肝失条达，升发不利：肝主疏泄，具有调畅气机和情志的作用。患儿由于其特殊的行为方式，常易受到责备，故肝失条达，出现肝气郁滞之象；病程日久，可出现肝郁化火，从而影响情志活动，最终导致自我封闭的状态。

【临床诊断】

1.病史：大部分患儿无特殊既往病史，少数患儿有抑郁症、自闭症等精神障碍性遗传病史。

2.临床表现：主要表现为社会交往障碍、言语障碍和兴趣与行为异常三个方面。

（1）社会交往障碍：患儿往往回避目光接触，对他人的声音缺乏反应和兴趣；没有期待被抱起的姿势，或抱起时身体僵硬、不愿与人贴近；呼其姓名常无明显反应，缺乏与同龄儿童玩耍或交往的兴趣，不能与同龄儿童建立伙伴关系；对父母不产生依恋，不会与他人分享快乐，遇到不愉快或受到伤害时也不会向他人寻求安慰；对社交常缺乏理解，对他人情绪缺乏反应；交往方式存在问题，不能根据社交场合调整自己的行为。

（2）语言与交流障碍：该症状一般是大多数患儿就诊的主要原因。多数患儿有语言发育迟滞或障碍，通常到2～3岁时仍然不会说话；或者在正常语言发育后出现语言倒退，在2～3岁以前有表达性语言，随着年龄增长逐渐减少，甚至完全丧失，终身沉默不语或在极少数情况下使用有限的语言。

（3）兴趣范围狭窄和刻板的行为方式：患儿对正常儿童所热衷的游戏、玩具都不感兴趣，而喜欢一些非玩具性的物品，如一个瓶盖或观察转动的电风扇等，并且可以持续数十分钟甚至几个小时而没有厌倦感。患儿的日常活动程序常固执不变，如上床睡觉时间、所盖的被子都要保持不变，外出时要走相同的路线等。若这些活动被制止或行为模式被改变，患儿会表现出不愉快和焦虑情绪，甚至出现反抗行为。患儿可有重复刻板动作，如反复拍手、转圈、重复蹦跳、跺脚等。

（4）其他症状：约3/4患儿存在精神发育迟滞，1/3～1/4患儿合并癫痫。部分患儿在智力低下的同时可出现"自闭症才能"，如在计算、推算日期、音乐、机械记忆和背诵等方面呈现超常表现。

3.辅助检查：CT和MRI检查，可见脑部结构无特质性影像。

【鉴别诊断】

1.智力残疾：此病属于精神发育迟滞（一般智商＜70且社会适应行为较差）。在感知、社交、兴趣、语言等方面的发展与智商成正比，发展的次序正常，愿意沟通交往，只是能力有限。

2.多动症：主要表现为行为兴奋、多动，性格孤僻、不合群，上课注意力不集中，作业不认真。但他们随着年龄的增长和教育干预，症状可逐渐减轻或消失。

3.听觉障碍：自闭症儿童一般无听力损失，发音器官功能正常，也可以说话，但主要是交往障碍，缺乏交往欲望。

4.精神障碍：自闭症与精神分裂症的症状有相似之处，如眼神不谋合、兴趣范围狭小等。但自闭症患儿以男童多见，精神分裂症患儿的男女发病比例相当。从遗传方面来看，精神分裂症有明显家族遗传倾向，常有幻听、妄想等症状，而自闭症患儿很少出现。

【辨证论治】

1.辨证思路

（1）辨虚实：发育迟缓，神志痴呆，面色苍白，语言迟滞，多为虚证；动作过多，急躁易怒，情绪冲动，多为实证。

（2）辨病位：情绪不宁，多梦烦躁，病位在心；好动不静，冲动任性，常不能自控，病位在肝；言语不清，表情淡漠，病位在脾；发育迟缓，骨骼痿软，智力低下，病位在肾。

2.治疗原则：自闭症为形神共病，宜形神共治，以调和脏腑、醒脑开窍为基本治法，随证治以清心平肝、豁痰开窍、填精益髓。

3.辨证推拿

（1）心肝火旺

证候：急躁易怒，任性固执，听而不闻，不易管教，情绪不宁，高声叫喊，跑跳无常，面赤口渴，狂躁谵语；夜不成寐，时有便秘溲黄，口干。舌尖红，苔黄，脉弦数。

治法：清心平肝，安神定志。

处方：

清心平肝：清心经，清肝经，掐揉小天心、五指节，掐揉太冲、行间，按揉心俞、肝俞、合谷、太冲。

安神定志：四大手法，揉印堂、内关、神门，顺时针摩腹，振腹。

随症加减：狂躁谵语加掐揉百会、四神聪。

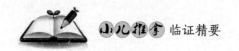

（2）痰迷心窍

证候： 神志痴呆，口角流涎，言语不清或喃喃自语，表情淡漠，对医生及父母的指令充耳不闻。舌体胖大，苔白腻。

治法： 健脾益气，豁痰开窍。

处方：

豁痰开窍：清补脾经，揉丰隆，逆运内八卦，掐揉百会、四神聪、合谷、太冲、内关。

健脾益气：揉脾俞、胃俞、中脘、足三里，顺时针摩腹，振腹，捏脊。

随症加减：表情淡漠加揉二马、摩囟门。

（3）肾精亏虚

证候： 面色苍白，消瘦，营养发育欠佳，语言发育差，发育迟缓，身材矮小，囟门迟闭，骨骼痿软，智力低下，精神呆钝，动作迟缓，舌淡。

治法： 补肾益髓，填精益智。

处方：

补肾益髓：补肾经，揉二马、肾俞、太溪，摩丹田，振腹，捏脊。

填精益智：揉关元、气海，掐揉百会、四神聪。

随症加减：骨骼痿软加揉大杼、绝骨、足三里。

【其他疗法】

1. 针灸疗法：针刺四神聪、神庭、左右本神及左右情感障碍区，针刺后给予电刺激30分钟，每隔2日针刺1次，30次为1个疗程。

2. 头皮针法：选神庭、前顶透百会、智力情感区、双感觉区上1/5、双听理解区、小脑蚓区，配合其他穴位。每周1～2次，7次为1个疗程。

【预防护理】

1. 预防

（1）注意围产期保健，孕妇应保持心情舒畅，生活规律，营养均衡。

（2）合理喂养，保证营养供给，适当参与户外活动。

2. 护理

（1）合理安排患儿生活及教育，积极与患儿互动，给予安慰和鼓励，避免精神刺激。

（2）加强语言及行为教育训练，对患儿的进步应及时给予表扬、鼓励，教育要循序渐进，切勿急躁，更勿训斥、打骂。

（3）加强管理，谨防患儿攻击性、破坏性、危险性行为的发生。

【饮食宜忌】

1.宜

（1）宜食健脾养胃、滋补肾精的食物，如山药、山楂、猴头菇、南瓜、洋芋、萝卜、黑豆、鲫鱼、覆盆子、枸杞子、大豆、蚕豆、胡桃、榛子等。

（2）饮食宜清淡，多食粗粮、新鲜蔬菜和水果等，尤其绿叶菜属于碱性，可中和饮食中糖、肉、蛋及代谢中产生的过多酸性物。

2.忌

（1）忌食奶制品、鸡蛋、巧克力、茄子、含色素的食品和含水杨酸的瓜果、蔬菜等，如黑面包、燕麦片、牛奶、巧克力、橘子汁、彩色泡泡糖、橘子、柠檬、番茄等。

（2）忌食肥甘厚腻、香燥辛辣等刺激性食物，如辣椒、大蒜、生姜等。

【临证提要】

1.治疗初期患儿若不能配合，可调整推拿操作的先后顺序。

2.部分自闭症儿童的临床表现复杂，往往"虚实夹杂"，临证时辨证精准，整体治疗。

第七节 癫 痫

癫痫是指以突然倒仆，昏不知人，口吐涎沫，两目上视，肢体抽搐，惊掣啼叫，喉中发出异声，片刻即醒，醒后如常人为特征的一种病证。具有反复发作的特点。本病是由多种原因引起的脑部神经元过度放电导致反复性、发作性和短暂性的中枢神经系统功能失常的一种慢性脑部疾病。小儿癫痫具有多样性、易变性、不典型性、短时性、易诱发性和周期性等特点。

【病因病机】

痰气交阻，神机不运为癫痫发作的基本病机。

1.痰浊内蕴：因胎禀、外伤、脾虚失运等而生痰浊，痰浊胶固难化，宿为病根。

2.气机逆乱：多因情绪激动、忧思太过、外感、饮食、运动失调等刺激而发作。发作时，痰裹气，气夹痰，痰气交阻，蒙蔽心脑，神机不运，发为癫痫。

【临床诊断】

1.病史：一般有家族史、产伤缺氧史、颅脑外伤史等。

2.临床表现

（1）大发作：全身肌肉突然强直，意识丧失，两眼上翻，口吐白沫，喉间发出猪羊般叫声，二便失禁。持续1～10分钟始醒，醒后如常人，既往有类似发作。

（2）小发作：以突然短暂意识丧失为特征。表现为突然意识不清，语言中断，活动停止，固定于某一体位，持续时间不超过30秒，很快恢复正常。

（3）精神性发作：精神失常，激怒狂笑，妄哭，夜游或呈一时性痴呆状态。

（4）局限性发作：常见身体局部阵发性痉挛。

3. 辅助检查

（1）脑电图：长程视频脑电监测或24小时动态脑电图中出现棘波、尖波、棘慢波、尖慢波及多棘慢波等痫性放电对诊断具有重要价值。脑电图正常亦不能除外本病，必须结合临床是否有癫痫发作予以诊断。

（2）神经影像学检查：CT、MRI检查可发现脑结构异常，协助明确病因。单光子发射断层扫描和正电子发射断层扫描（PET）有利于病灶的定位。

（3）其他：血生化、脑脊液检查、遗传代谢病筛查等有助于鉴别诊断或寻找病因。

【鉴别诊断】

1. 屏气发作：因不遂意或疼痛引发，先大声哭闹或愤懑不堪；过度换气后出现屏气，呼吸暂停，哭不出声；并唇甲青紫，四肢强直；严重者意识丧失，伴四肢抽动，全过程数秒至1分钟。多发于2岁以下，5岁后常自愈。

2. 晕厥：年长儿多见，可有家族史，发作前常有精神刺激。几乎都发生于站立位，面色苍白、四肢厥冷、冷汗，突然跌倒。一般无四肢抽动和口中怪叫，数秒钟或数分钟后恢复。脑电图多无异常波形。

【辨证论治】

1. 辨证思路

（1）辨病因：来势急骤，神昏猝倒，不省人事，口噤牙紧，颈项强直，四肢抽搐，属风；发作时口吐涎沫，气粗痰鸣，呆木无知，发作后或有情志错乱，幻听，错觉，或有梦游，属痰；猝倒啼叫，面赤身热，口流血沫，平素或发作后有大便秘结，口臭苔黄，属热；面色潮红、紫红，继则青紫，口唇紫绀，或有颅脑外伤、产伤等病史，属瘀。

（2）辨轻重：发作时持续时间长则病重，短则病轻；发作间隔时间短则病重，间隔时间长则病轻。其病情轻重、痰浊浅深和正气盛衰密切相关。

2. 治疗原则：发作时开窍醒神，分解痰气以治标；缓解期治痰治气，调体质以治本。

3. 辨证推拿

（1）发作期

证候： 发作时间较短，有典型的痫病临床表现或短智的意识丧失。部分患者可呈连续状态，意识久不恢复，常有呕吐涎沫，喉间痰鸣，手足抽动等。

治法：开窍醒神，祛痰理气。

处方：

开窍醒神：掐人中、合谷、太冲，掐百会、四神聪，掐老龙、仆参。

祛痰理气：点丰隆，揉足三里、中脘、天枢。

随症加减：若发作时间长可配合针刺人中、合谷、太冲、百会、十宣。

（2）缓解期

证候：缓解期可长可短，可无任何症状。或见身体瘦弱，精神疲惫，健忘，易烦，食少。脉弱，指纹青淡等。

治法：理气化痰，健脾安神。

处方：

理气化痰：掐揉四横纹，揉丰隆、足三里、阴陵泉、中脘、天枢，顺时针摩腹。

健脾安神：补脾经，揉脾俞、胃俞、内关、神门，掐揉百会、四神聪，捏脊。

随症加减：易烦加揉小天心，食少加揉板门，精神疲惫、健忘加揉二马、补肾经。

【其他疗法】

1. 药物治疗：合理选用抗癫痫新药，可进一步提高临床疗效，尽可能避免或减少经典抗癫痫药物的不足或缺陷。目前新型抗癫痫药物主要有托吡酯、拉莫三嗪、奥卡西平、左乙拉西坦等。

2. 针刺疗法：主穴取人中、太冲、百会、风池、内关、足三里。人中、太冲用泻法，百会、风池、内关用平补平泻法，足三里用补法。留针30分钟，每10分钟行针1次。每日针刺1次，8次为1个疗程。配穴：风痫加风府、风门，瘀血痫加三阴交，痰痫配丰隆，惊痫加神门。痫证昼发者加申脉，夜发者加照海。癫痫持续状态选内关、人中、涌泉，用强刺激法。可配合电针治疗。

3. 艾灸疗法：取穴大椎、肾俞、足三里、丰隆、间使、腰奇。方法：每次选1～2个穴位，采用化脓灸法，隔30日灸治1次，4次为1个疗程。以上各穴可交替使用。

【预防护理】

1. 预防

（1）孕期保持心情舒畅，避免精神刺激。避免跌仆或撞击腹部。定期产检，避免感染疾病、营养缺乏、特殊药物等因素对胎儿的不良影响。

（2）对引起智力低下、癫痫的遗传代谢病进行产前诊断，必要时终止妊娠。

（3）避免产伤、分娩窒息、颅内感染、颅脑外伤、颅内出血等不良因素。

2. 护理

（1）避免高热、情志刺激、饥饱无度、声光刺激、长时间玩电子游戏等诱发因素。

（2）嘱患儿勿单独到水边、火边等危险地带玩耍，或持用剪刀锐器，以免发生意外。

（3）平时注重与患儿以多种方式沟通，满足其情感需要，唤起与疾病斗争的信心。

【饮食宜忌】

1. 宜

（1）食品宜多样化，如米饭、面食、瘦肉、蛋类、水果、蔬菜等。

（2）宜食润肠通便的食物，如菠菜、香蕉、蜂蜜等，保持大便通畅。

（3）宜食奶、蛋、肉汤、参芪药粥、山药、莲肉、红枣、桂圆等补养肝肾心脾之品。

（4）羊肝60g，谷精草、白菊花各10g。慢火炖食，每日1次，适用于癫痫虚证。

（5）丹参、龙眼肉、炒枣仁各15g。水煎，白蜜适量调服，每日2次，用于癫痫调养。

2. 忌

（1）忌食牛羊肉、无鳞鱼、生冷油腻及辛辣刺激食物；少吃碱性食物，如海带、香蕉、桃子、茄子、南瓜、芹菜等。

（2）忌食兴奋性和过咸食物，如巧克力、腌制品等。

【临证提要】

1. 本病应早发现、早诊断、早治疗。推拿对于控制癫痫症状，减少发作和改善体质具有一定的效果。

2. 避免诱发因素。推拿环境宜安静，推拿手法宜轻柔，小儿哭闹时不宜强行推拿。

3. 若出现前驱症状时，迅速让其平卧，并清除周围带损伤性的物品，使患儿保持侧卧位；解开颈部衣扣，用纱布包裹压舌板放在上下牙齿之间，以免咬伤舌头或发生窒息；及时清除呼吸道异物，保持呼吸道通畅。抽搐时切勿强力制止，以免扭伤筋骨或造成骨折。抽搐后，患儿常疲乏昏睡，应保证休息，避免噪音。

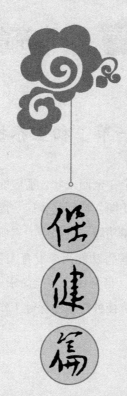

保健篇

第十六章 小儿养育保健

第一节 初生养护

初生婴儿，五脏六腑成而未全，全而未壮，适应能力和调节能力常常不足，抵抗力弱，细心调护尤为重要。新生儿期，特别是生后一周内的新生儿发病率和死亡率极高。渡过新生儿期后，婴儿的脏腑功能和抗病能力有所增强。但此期生长发育极为迅速，对营养物质的需求量多，但脾胃功能尚未发育完善，容易发生营养和消化紊乱。同时，来自母体的抗体逐渐减少，自身免疫功能尚未成熟，易发生各种感染性疾病。故此期必须做好喂养、护养和预防接种等各项保健工作。

一、拭口洁眼

新生儿刚出生后应清除口腔内黏液污物，可用吸管清除，亦可用消毒纱布探入口内，轻轻拭去。同时，要拭去眼睛、耳朵中的污物。拭口后立即进行体表皮肤的清洁护理，但不要马上拭净皮肤新生儿表面的胎脂，但皮肤皱褶处及二阴前后用纱布蘸消毒植物油轻轻擦拭去除污垢。

二、断脐护脐

婴儿出生后随即需要结扎脐带，脐带切断后，必须严格消毒，无菌操作，脐带残端要进行无菌处理，然后用无菌敷料覆盖。若在特殊情况下未能保证无菌处理，则应在24小时内重新消毒、处理脐带残端，以防止感染。断脐后还需护脐。脐部要保持清洁、干燥，注意保暖以防风冷外袭。脐带残端经 4～10 天后自然脱落，在此期间，注意勿让脐部被尿液、污水及其他脏物所侵，洗澡时勿浸湿脐部，避免脐部感染，预防脐风、脐湿、脐疮等脐部疾病的发生。

三、洗浴衣着

新生儿洗澡水要用温开水，水温以 36～37℃为宜，洗浴时将小儿托于左手前臂，右手持纱布，蘸水后轻轻擦拭小儿体表皮肤。不可将小儿没入水中，以免浸湿脐部。初生儿皮肤表面附有一层厚薄不均的胎脂，对皮肤既有保护作用，也有刺激作用，所以新生沐浴不宜一次将胎脂洗净，洗后可在体表涂以少量润肤油或鱼肝油。第 3 天再次洗浴，称为"三朝浴儿"，浴毕拭干全身，皮肤皱褶潮湿处扑以少许滑石粉。洗浴时注意动作轻柔，避免冒受风寒。臀部、会阴部及肛门周围宜经常清洗，保持皮肤清洁干燥，防止红臀。

四、祛除胎毒

胎毒为胎中禀受之毒，主要指热毒。胎毒重者，初生时多有面红目赤眵多、烦闹多啼、大便秘结等表现，易发生丹毒、痈疖、湿疹、胎黄、胎热、口疮等病证。初生儿可服用少量具有清热解毒作用的中药，以清除胎毒，减少遗患。实践证明，祛胎毒法对于改善小儿热性体质、减少某些疾病发生有积极作用。临床常用的祛胎毒法有多种，可结合小儿体质情况选用。

一般选用黄连汁、银花汁、大黄汁或甘草汁。抱新生儿呈喂乳势，将清洁纱布裹食指上，蘸已蒸好黄连汁，或浓煮的银花汁、甘草汁，伸入初生儿口内，在舌上或牙龈周围轻拭 2～3 遍或让幼儿吮吸即可。

甘草法：甘草 3g，浓煎去渣，甘草能解诸毒，性平而甘，多数幼儿可用。

黄连法：用黄连 1.5～3g，打碎，用水浸泡出汁，蒸后用。此法用于胎热重，或正值炎夏之时，要少量吮吸，谨防损伤胃气。

银花法：银花 10g，用冷水浸泡 1 小时后煎汁，适用于夏暑季节。

大黄法：生大黄 3g，沸水适量浸泡或略煮，取汁滴入儿口中，胎粪通下后停服。脾虚气弱者勿用。

五、初生儿哺乳法

初生儿的喂养应以母乳最为适宜。哺乳时应做好清洁准备，母亲洗手，用毛巾湿热敷乳房、清洁乳头等，用手按摩乳房，使乳汁流畅，并将宿乳挤出。母乳流出较急时，应用手指按揉乳头，或用食中指挟持乳晕处，使其减压再喂，如此反复数次，甚至十余次，视幼儿吃饱为度。喂哺姿势宜取坐位，身体放松，怀抱婴儿，将其头、肩部枕于母亲哺乳侧肘弯部、侧身稍向上，尽量让婴儿吸空一侧乳房后再吸另一侧。哺乳完毕将婴儿抱直，头靠母肩，轻拍其背，使吸乳时吞入胃中的空气排出，可减少溢乳。

第 1、2 个月不定时喂哺，可按需哺乳。此后按照婴儿睡眠规律可每 2～3 小时喂 1 次，逐步延长到 3～4 小时 1 次，夜间逐渐停 1 次。一般 2 个月以内每 3 小时喂 1 次，昼夜 6～7 次；3～4 个月约 6 次。每次哺乳时间约 15～20 分钟。根据婴儿个体差异，可适当延长或缩短每次哺乳时间，以吃饱为度。

第二节　起居保健

新生儿居室要定期开窗通风，保持室内空气清新。新生儿要有专用食具和用具，食具用后要消毒。母亲在哺乳和护理前应洗手。家人患感冒、肠炎及其他传染病者，不要接触新生儿。尽量减少亲友探视和亲吻，避免交叉感染。注意防止因包被蒙头过严、哺乳姿势不当、乳房堵塞新生儿口鼻等造成新生儿窒息。

新生儿体温调节功能不全，容易散热，常出现体温下降，故必须特别注意保暖。寒冷季节更需做好保暖，可采用暖气、热水袋、辐射式保暖床、暖箱等保暖方法。夏季则要防暑降温，环境温度不能过高，婴儿衣被不能过厚或包裹过严，以免引起中暑。有条件者，将室内温度保持在 22～24℃，湿度 55%～65%，对新生儿最为适宜。

新生儿的衣着应选择柔软、浅色、吸水性强的纯棉织物。衣服式样宜简单，容易穿脱，宽松而少接缝，不用纽扣、松紧带，以免损伤娇嫩的皮肤。临产前应将给婴儿准备的衣服取出吹晒。存放衣服的衣柜不要放置樟脑丸。天冷时将婴儿包入襁褓，包扎松紧要适宜，要让婴儿活动自如、保持双下肢屈曲姿势，以利于髋关节发育。婴儿最好穿连衣裤或背带裤，以利于胸廓发育。夏季可给新生儿只围一只布肚兜，既凉爽又护腹。尿布要柔软而且吸水性强，勤换衣裤，早晚洗脸、洗脚，便后清洁臀部，有条件者可每天洗浴。衣着要宽松，不可紧束而妨碍气血流通，影响骨骼发育。

婴儿所需睡眠时间较长，要使之得到保证，同时要掌握婴儿睡眠时间逐渐缩短的生理特点，在哺乳、戏耍等安排上，使之逐步形成以夜间睡眠为主，白天活动为主的良好作息习惯。幼儿的睡眠时间可从 14 小时逐渐减至 12 小时，以夜间睡觉为主，日间午休 1.5 ～ 2.5 小时。

1 岁后让孩子坐盆排尿，夜间按时唤醒小儿小便，使其产生条件反射，早日能够自行控制排尿。2 岁开始培养其睡前及晨起漱口刷牙，以保护牙齿，预防龋齿。

第三节　精神保健

婴幼儿要注意精神调摄，避免暴受惊恐而扰乱心神。婴儿期是感知觉发育的重要时期，视觉、听觉及其分辨能力迅速提高，要结合生活实践，教育、训练他们由近及远认识生活环境，促进感知觉发展，培养他们的观察力。

幼儿期小儿体格增长较前减慢，与周围环境接触增多，语言、动作及思维活动发展迅速，大脑皮质功能进一步完善，智能发育较突出。由于感知能力和自我意识的发展，对周围环境产生好奇、乐于模仿。因此，幼儿期是社会心理发育最为迅速的时期，也是启发童蒙，促进幼儿智能发育的关键时期。要重视与幼儿的语言交流，通过对话、游戏、讲故事、唱歌等促进幼儿语言发育与大动作能力的发展。幼儿有强烈的好奇心、求知欲和表现欲，喜欢问问题、翻看漫画、观看动画片等，家长应给予满足，并借以进行启蒙教育。

婴幼儿的智能潜力很大，很早就具备学习的能力，对 3 岁以下婴幼儿进行早期教育的意义，不在于让其很早就要学到多少知识，而是在于通过有目的、有计划、比较系统地对其进行感知（视、听）能力的训练和培养，引导、发掘其潜能，提高其接受外界事物的能力，从而为以后的智力发育打下良好的基础。

第十七章 小儿保健推拿

第一节 小儿体质保健推拿

一、概述

儿童体质理论是中医体质学说的重要组成部分，与儿童发病学密切相关。疾病产生的内在基础是由体质差异决定的，不同体质的人发病倾向不同。

同年龄的小儿不仅体格、形态、饮食习惯、性格爱好等方面存在差别，且同等致病条件下，病情的顺逆、演变也不同。中医学认为，小儿体质的个体差异性是其中最重要的原因之一，每个儿童皆存在不同于他人的体质特点。因此，了解小儿的体质特点，对儿童的健康成长、防病治病等方面具有重要意义。

二、常用体质保健推拿法

1. 均衡型

证候： 目光炯炯有神，发质稠密有光泽，肤色、唇色红润，鼻色润泽，嗅觉灵敏，精力充沛，不易疲劳；可耐受寒热，睡眠质量良好，胃纳可，二便正常。淡红舌，薄白苔，脉和缓有力。

处方：

运脾和胃：补脾经，顺运内八卦，摩腹，揉足三里，捏脊。

补肾益肺：补肺经，揉肺俞、二马，补肾经。

清心平肝：清肝经，清心经。

调脏腑阴阳：推五经，分阴阳。

2. 肺脾气虚型

证候： 平素声音低弱，气短懒言，且易疲劳，精神不振，易出汗。舌淡红，舌边有齿痕，脉弱。

处方：

健脾益气：补脾经，顺运内八卦，揉足三里，推三关，顺时针摩腹。

益肺固表：揉肺俞，补肺经，揉肾顶、关元、气海。

3. 脾虚湿盛型

证候：面色淡黄或无华，面部油脂较多，胸闷；多汗易疲劳，多肥胖，多痰；易便溏，喜食肥甘厚腻，口多甜或黏腻，对梅雨季节及湿重环境适应能力差。苔腻，脉滑。

处方：

健脾益气：补脾经，揉脾俞，顺运内八卦，捏脊。

消积化痰：揉板门、中脘、丰隆，推四横纹，逆运内八卦。

4. 心肝火旺型

证候：平素易心烦易怒，眩晕头痛，胸胁胀痛，口苦咽干。舌质红，舌苔黄，脉弦。

处方：

清心安神：清心经，掐揉小天心，清天河水，清小肠。

清肝解郁：清肝经，揉合谷、太冲、百会、涌泉，搓摩胁肋。

5. 脾胃伏火型

证候：平素多食易饥，脘腹痞满胀痛，呕恶嗳气，口渴喜冷饮，便干，口易臭，齿龈多肿痛。舌质红，苔黄厚，脉弦数。

处方：

清脾泻胃：清补脾经，清胃经，清大肠，清板门。

消胀和胃：推四横纹，逆运内八卦，顺时针摩腹，揉中脘、足三里。

6. 阴虚内热型

证候：口咽干燥，手足心热，鼻衄，干咳，鼻腔干燥，多喜冷饮，大便干结。舌红，少津，脉细数。

处方：

养阴清热：补肾经，揉二马，清天河水，运内劳宫，擦涌泉。

润肺止咳：补脾经，清肺经，揉肺俞，推小横纹，清大肠。

7. 肝肾亏虚型

证候：平素神疲体乏，腰膝酸软，耳鸣眩晕，发育迟缓，运动、智能障碍，小便不利或遗尿。舌体瘦小或淡胖，苔少，脉细弱。

处方：

补肾益精：补肾经，揉二马、肾俞、太溪，摩丹田，擦八髎。

滋阴潜阳：清肝经，揉肝俞、百会、合谷、太冲，擦涌泉。

8. 特禀型

证候： 过敏体质的儿童常见有鼻塞，咽痒，喷嚏，荨麻疹，哮喘等；有遗传性疾病患儿则有家族性、先天性、垂直遗传等特征；有胎传性疾病的患儿有母体影响胎儿个体生长发育及其他相关疾病的特征。

处方：

疏风解表：四大手法，揉迎香、风门、一窝风，推三关。

健脾益肺：补脾经，补肺经，补肾经，揉脾俞、肺俞、足三里，顺运内八卦，顺时针摩腹，捏脊。

第二节　小儿脏腑保健推拿

一、疏风解表保健推拿法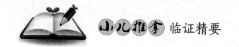

小儿脏腑娇嫩，腠理不密，卫外功能弱，加之寒暖不能自调，若遇气候骤变、冷暖失常，最易感受外邪侵袭而发病。外邪郁于肌表，与正气相争，可出现高热、恶风或无汗等。应用疏风解表推拿法，可发汗散邪，使外邪从汗而解。

【操作】

1. 开天门：受术者取仰卧位，术者坐其头侧。用双手拇指螺纹面从受术者两眉心交替向上直推至前发际边缘 30 次。

2. 推坎宫：术者用双手拇指螺纹面从受术者眉头起向两边分推至眉梢 30 次。

3. 揉太阳：术者用双手拇指按揉太阳穴 30 次。

4. 揉耳后高骨：术者用双手中指指端按揉受术者耳后高骨下凹陷中 30 次。

5. 黄蜂入洞：术者用一手轻扶受术者头部以固定，另一手食、中两指的指端紧贴受术者两鼻孔下缘处反复揉动 30 次。

6. 拿风池：受术者取坐势，术者位于其身侧。用左手轻扶其头部，右手拇指食指按揉位于后发际两侧凹陷处的风池穴 5 次。

【要领】

1. 每日操作 1 次，3 ～ 7 次为 1 个疗程。

2. 可使用滑石粉等介质以保护皮肤。

3. 手法宜轻快柔和，以推后皮肤不发红为佳。

4. 体质虚弱出汗较多者慎用该法。

二、补益肺气保健推拿法

肺为娇脏，主一身之气，外合皮毛，职司卫外，管理人体呼吸功能，可抵御外邪。小儿肌肤娇嫩，卫外不固，易感外邪，由口鼻或皮毛而入，必内归于肺。通过本法操作，可补益肺气，预防感冒。

【操作】

1. 补脾经：患儿取坐位，术者坐其对面，用左手握患儿之左手，同时以拇、食二指捏住患儿拇指，使之微屈，再用右手拇指沿患儿拇指桡侧缘自指尖推向指根，操作 200 次。

2. 补肺经：术者一手托持小儿四指令掌心向上，另一手以拇指螺纹面自无名指指尖推至末节横纹处，操作 200 次。

3. 揉外劳宫穴：术者以一手托持小儿四指令掌背向上，另一手拇指端按揉外劳宫穴（掌背第三、四掌骨歧缝间）100 次。

4. 推三关：术者以一手握持小儿四指令前臂呈中立位，另一手以食、中二指指面由腕至肘向上直推三关穴（前臂桡侧腕横纹向肘横纹一线）100 次。

5. 摩囟门：术者食、中、无名、小指四指并拢，以指面摩小儿囟门穴（前发际正中直上，百会前骨陷中）1 分钟。

6. 推八道：术者用双手拇指螺纹面从第一肋间隙的胸肋关节处向两边分推，依次推第二、三、四肋间隙，最后用中指按揉膻中穴 50 次。

【要领】

1. 每日操作 1 次，3 ～ 7 次为 1 个疗程。

2. 可使用滑石粉等介质以保护皮肤。

3. 注意保暖防寒，但平时衣着不要过于暖厚，以后背不出汗为宜。

4. 多参加户外活动，增强体质。

三、益气健脾保健推拿法

小儿脏腑娇嫩，形气未充，脾常不足，易为饮食所伤。因此，应用本法可以调理脾胃，使小儿运化健旺，食欲增强，促进小儿生长发育。

【操作】

1. 补脾经：患儿取坐位，术者坐其对面，用左手握患儿之左手，同时以拇、食二指捏住患儿拇指，使之微屈，再用右手拇指沿患儿拇指桡侧缘自指尖推向指根，操作 200 次。

2. 运内八卦：术者一手托持小儿四指令掌心向上，同时拇指按定中指根下方离卦，另一手食、中二指夹持小儿拇指，同时以拇指螺纹面从乾卦始顺运内八卦穴 100 次。

3. 按揉足三里：术者以一手拇指指端按揉足三里穴（小腿外侧外膝眼下 3 寸，距胫骨前嵴约一横指处）100 次。

4. 摩腹：术者用手掌着力于小儿腹部，顺时针摩腹 80 ～ 100 次。

5. 捏脊：用二指或三指捏法从长强至大椎穴处交替捻搓 5 遍。

【要领】

1. 每日操作 1 次，3 ～ 7 次为 1 个疗程。

2. 可使用滑石粉等介质以保护皮肤。

四、消积导滞保健推拿法

小儿脏腑娇嫩，脾气未充，运化水谷精微功能未健全，加上饮食不知自节，易过食肥甘厚味，生吃瓜果；或父母过于溺爱，缺乏喂养知识，妄加滋补食品等，导致食停中焦，脘腹胀满。因此，应用该法可以健脾助运，理气和胃，消积导滞。

【操作】

1. 补脾经：患儿取坐位，术者坐其对面，用左手握患儿之左手，同时以拇、食二指捏住患儿拇指，使之微屈，再用右手拇指沿患儿拇指桡侧缘自指尖推向指根，操作 200 次。

2. 清胃经：术者一手持小儿拇指以固定，另一手以拇指螺纹面沿大鱼际桡侧赤白肉际处自掌根推向拇指根 100 次。

3. 揉板门：术者一手托持小儿四指令掌心向上固定手部，另一手拇指端按揉板门穴（大鱼际平面中心）200 次。

4. 掐揉、推四横纹：术者一手持小儿四指固定，另一手用拇指甲自食指至小指依次掐揉四横纹（食、中、无名、小指近侧指间关节横纹处）各 5 次，然后用拇指桡侧依次来回推四横纹 100 次。

5. 按揉天枢穴：术者用食、中两指按揉双侧天枢穴 100 次。

6. 分腹阴阳：术者用两拇指端沿肋弓边缘，向两旁分推整个腹部 100 次。

7. 捏脊：用二指或三指捏法从长强至大椎穴交替捻搓 5 遍。

【要领】

1. 每日操作 1 次，3 ～ 7 次为 1 个疗程。

2. 可使用介质以保护皮肤，如滑石粉等。

五、镇静安神保健推拿法

小儿神气怯弱，知觉未开，心气有余，见闻易动，易受惊吓，故小儿的精神调摄非常重要。该法能养心平肝、镇静安神，改善睡眠，增强自我控制与调节能力。

【操作】

1. 清心经：术者左手握住患儿之手，使其手指向上，手掌向外，然后用右手拇指掌面自中指末节螺纹面推向指尖 200 次。

2. 清肝经：术者左手握住患儿之手，使其手指向上，手掌向外，然后用右手拇指掌面自食指末节螺纹面推向指尖 200 次。

3. 掐揉小天心：术者一手持小儿四指以固定，掌心向上，另一手先以拇指甲掐小天心穴（手掌大小鱼际交接凹陷处）5 次，然后再以中指端按揉 100 次。

4. 掐揉五指节：术者一手持小儿四指以固定，掌背向上，另一手以拇指甲依次掐揉五指节（拇、食、中、无名、小指近侧指间关节背侧处）3 ～ 5 次，掐 1 次揉 3 次。

5. 摩囟门：术者食、中、无名、小指四指并拢，以指面摩小儿囟门穴（前发际正中直上，百会前骨陷中）1 分钟。

6. 推脊：受术者俯卧，术者用一手中指、食指、无名指分别置于脊柱两侧膀胱经及督脉上，自上而下推 10 遍。

【要领】

1. 睡前或下午操作为宜。

2. 每日操作 1 次，3 ～ 7 次为 1 个疗程。

3. 可使用介质以保护皮肤，如滑石粉等。

第三节　局部及全身保健推拿

小儿脏腑娇嫩，形气未充，通过局部及全身保健推拿可促进小儿生长发育，增

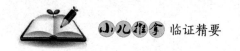

强免疫功能，提高抗病能力，开发儿童智力，有助于儿童健康成长。以下为常用的儿童局部及全身保健推拿法。

一、眼保健推拿法

眼保健推拿法通过眼周及全身的经穴刺激，可改善脏腑功能，疏通经络，调和气血，改善眼部血液循环，消除眼部肌肉的痉挛及疲劳，预防近视、散光等眼部疾患。

【操作】

1. 推、抹面部：术者用双拇指从印堂至神庭交替用拇指推法，抹前额（先自印堂→鱼腰→瞳子髎，再沿额中→阳白→太阳，最后自神庭→头维），抹眉弓，抹眶上缘、眼球、眶下缘，分抹颧髎一线（睛明、迎香、巨髎、颧髎、下关），分抹人中、承浆，各操作2～3遍。

2. 按揉经穴：术者用拇指或中指按揉精明、翳明、攒竹、鱼腰、丝竹空、百会、头维、神庭、承泣、四白、巨髎、颧髎、下关、颊车、太阳穴、头维、角孙、率谷，操作0.5～1分钟，然后按揉合谷、养老、光明，操作0.5～1分钟。

3. 擦、扫颞侧胆经：按揉两侧耳周发际线2～3遍，然后术者用食、中指上下擦胆经2～3遍，最后扫散胆经2～3遍。

4. 搓掌浴面、熨目：双手掌搓热，由上而下，由内而外摩面2～3遍，然后双手掌擦热熨目2～3遍。

5. 按揉头部穴位：用双拇指沿头部督脉、两侧膀胱经自前发际向后分别交替点按经络至头顶部2～3遍，然后掐揉百会、四神聪2～3遍。

6. 搔、抹、叩击头部：搔头部督脉、膀胱经，掌抹颞侧胆经，中指叩击神庭、百会穴，五指尖叩击头部督脉、两侧膀胱经2～3遍。

7. 抹、点项后部：术者双掌交替抹项后部，然后点按双侧风池、风府、天柱穴各2～3遍。

二、鼻部保健推拿

小儿鼻腔狭窄，鼻黏膜柔嫩，血管丰富，易受感染而充血肿胀，引起鼻塞及呼吸困难。通过鼻部保健推拿，可疏风宣肺、通络开窍，预防鼻病和感冒。

【操作】

1. 患儿取仰卧位，术者在前额部推攒竹，推坎宫，运太阳，揉耳后高骨，各操作 100～300 次。然后，摩囟门 100 次，黄蜂入洞 200 次。

2. 接上势，术者按揉人中、迎香、口禾髎、睛明、印堂、上星至百会，往返数次，然后再揉曲差、合谷、曲池。然后用指擦法于鼻梁两侧来回擦动，以透热为度。

3. 患儿取俯卧位，术者先用一指禅推法沿颈椎棘突两侧往返操作 5 分钟；按揉风池、风府，以酸胀为度。

4. 接上势，从风池穴起沿颈椎两侧用拿法治疗，自上而下往返 5 遍。拿双侧肩井穴，按揉大椎、肺俞、风门穴各半分钟。横擦两肩与大椎一线，以局部透热为度，结束治疗。

三、促生长保健推拿法

小儿为纯阳之体，生长发育迅速。小儿正常生长发育需要阳气的温煦推动，依靠肾气的充实以及肝气的调畅，更有赖于脾胃运化水谷的功能。除此之外，还与饮食营养、睡眠及运动有关。肾为先天之本，肾主骨生髓，肾藏精，但小儿气血未充，肾气未固，容易导致小儿生长发育迟缓等病证。脾为后天之本，气血生化之源。小儿由于后天喂养、起居不当，使脾胃受损，气血生化乏源，也容易导致生长的迟缓。因此，在保证营养、睡眠及适当运动的前提下，通过推拿可补肾填精、健脾益气，激发少阳之气，促进儿童的生长发育。

处方：

健脾益气：补脾经，揉脾俞、中脘、足三里，捏脊，顺时针摩腹。

补肾填精：补肾经，揉二马、肾俞、太溪、关元、气海，擦八髎。

调肝安神：清肝经，搓摩胁肋，揉肝俞，擦涌泉，掐揉百会、四神聪。

四、病后调养保健推拿法

小儿患病后，疾病的临床表现虽然消失，但由于疾病和药物的影响，身体各脏腑功能未能恢复到正常状态。此种状态一是可影响小儿发育，二是可因小儿饮食不节或过劳，出现疾病复发或变证而产生食复和劳复。因此，一般在小儿病症消失后，医者可根据小儿体质和当前的亚健康状态，采用病后调养保健推拿法进行预防。

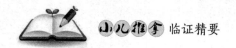

1. 预防食复

患儿热病之后，余邪未尽，脾胃尚虚，病后多为思食，但进食太多，会导致余邪夹食滞而复发热，临床上称之为"食复"。可以通过调理脾胃，改善脾胃的功能，预防食复的发生。

处方：

健脾和胃：补脾经，清胃经，揉板门、足三里、中脘，逆运内八卦，顺时针摩腹，分推腹阴阳，搓摩胁肋，捏脊。

益气养阴：分阴阳，揉二马，补肾经，揉关元、气海。

2. 预防劳复

患儿大病治愈后，因气血津液未复，余邪未尽，应适当休息，减少活动。剧烈活动导致过度疲劳会引起再度发热，临床上称之为"劳复"。通过益气养阴、柔肝补虚以防止劳复。

处方：

益气补血：推三关，补脾经，补肺经，补肾经，揉关元、气海。

滋阴清热：分阴阳（分阴重），揉二马、足三里、涌泉，捏脊。

五、全身脏腑保健推拿法

小儿具有肺、脾、肾不足，心、肝有余的生理病理特点。小儿为稚阴稚阳之体，抗病能力差，加上小儿寒暖不能自调，饮食不能自节，故外易为六淫之邪所侵，内易为饮食所伤，以肺、脾、肝三脏疾患最多。故在小儿全身脏腑保健推拿中要补其不足，泻其有余，以平衡阴阳、调整脏腑、疏通气血，起到扶正祛邪的作用，预防疾病的发生。

处方：

调整脏腑，平衡阴阳：分阴阳，推五经，运内八卦，捏脊。

补脾益肺：补脾经，补肺经，揉脾俞、肺俞、足三里，推三关，顺时针摩腹。

补肾调肝：补肾经，揉二马、肾俞、关元、气海、肝俞，清肝经，搓摩胁肋，擦涌泉。

清心安神：四大手法，清心经，揉小天心、百会、神门、内关、心俞，掐揉五指节。

六、全身躯体保健推拿法

1. 小儿头面部保健推拿法

解表通窍：开天门，推坎宫，揉太阳、耳后高骨、风池、迎香，黄蜂入洞。

益智安神：掐揉百会、四神聪，摩囟门，揉印堂。

2. 小儿胸部保健推拿法

宽胸理气：推八道，推胸法，搓摩胁肋，开璇玑，揉中府、云门。

止咳化痰：推揉膻中，揉乳根、乳旁，擦前胸。

3. 小儿腹部保健推拿法

健脾和胃：揉中脘、天枢，分腹阴阳，顺时针摩腹，推腹法。

温补肾气：揉关元、气海、神阙，摩丹田，振腹。

4. 小儿背腰部保健推拿法

宣肺止咳：推背法，揉风门、肺俞。

健脾和胃：揉脾俞、胃俞，捏脊。

补肾柔肝：揉肝俞、胆俞、命门、肾俞，擦八髎。

5. 上肢部保健推拿法

功效：舒筋活络，调和气血，滑利关节。

操作：

（1）用拿法自三角肌中部沿上臂外侧，拿至前臂桡侧肌群。

（2）接上势，由近端向远端拿腋前壁、三角肌前部，再沿上臂内侧拿肱二头肌，再向下拿前臂两骨之间，直至腕部。

（3）接上势，由内向外拿腋后壁、三角肌后部，再沿上臂后侧拿肱三头肌，再向下拿前臂尺侧肌群直至腕部。

（4）接上势，从大鱼际向上擦上肢桡侧、尺侧各2～3遍。

（5）接上势，拇指按揉天宗、肩贞、肩髃、曲池、手三里、外关，内关、阳溪，各操作0.5～1分钟。

（6）接上势，托肘摇肩、摇肘、摇腕，左右各操作3～5遍；然后用拇指与食指相对按揉手背掌间肌；最后捻理十指，掌劈指缝，掌击拳面。

（7）最后，搓抖上肢3～5遍。

6. 下肢部保健推拿法

功效：舒筋活络，调和气血，滑利关节。

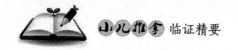

操作：

（1）受术者取俯卧位，术者站其体侧。用揉法（掌根揉法或肘揉法）沿膀胱经往返操作2～3遍，重点在承扶、殷门、委中、承山穴操作。

（2）受术者仰卧位，术者站其体侧，自上而下拿下肢2～3遍。

（3）接上势，用按揉法沿足阳明胃经往返操作2～3遍，重点在髀关、伏兔、梁丘、足三里、上巨虚、丰隆、绝骨穴操作。

（4）接上势，用食、中、无名三指拘揉小腿腓肠肌，从委中至承山操作3～5遍。

（5）接上势，摇髋、摇膝及摇踝各3～5遍。

（6）接上势，屈髋、屈膝、压单腿，左右各1次。再令患者双下肢屈膝，屈髋，压双腿3～5次。

（7）最后，搓抖下肢，每侧操作2～3遍。

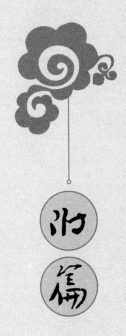

附一：小儿推拿发展简史

附二：小儿推拿各派医家常见病推拿处方